D1674531

A. Flothow, U. Kuhnt (Hrsg.)

Rückengesundheit in der Arbeitswelt

Anne Flothow, Ulrich Kuhnt (Hrsg.)

Rückengesundheit in der Arbeitswelt

BdR-Manual zum Betrieblichen Gesundheitsmanagement in Theorie und Praxis

1. Auflage

Mit Beiträgen von: Angelika Ammann, Bielefeld; Wiebke Arps, Hamburg; René Bethke, Magdeburg; Bianca Biallas, Köln; Markus Birnkammer, Köln; Franz-Josef Burgund, Köln; Detlef Detjen, Bremervörde; Anne Flothow, Hamburg; Uwe Gerecke, Hannover; Annemarie Glowienka, Dötlingen; Michael Hamel, Berlin; Matthias Haun, München; Ulrich Herbeck, Köln; Carina Hoffmann, Köln; Dirk Hübel, Jena; Marlies Jöllenbeck, Hamburg; Gilbert Klüppel, Porta Westfalica; Ulrich Kuhnt, Hannover; Eduard Kurz, Walschleben; Günter Lehmann, Edertal-Giflitz; Andreas Leschau, Lübeck; Ute Manthey-Wasserfuhr, Düsseldorf; Franz Mätzold, Leipzig; Peter Nürnberger, Jena; Melissa Perk, Düsseldorf; Uwe Prümel-Philippsen, Rheinbrohl; Sabine Renevier, Garbsen; Jana Rothe, Braunschweig; Sabrina Rudolph, Göttingen; Egbert Seidel, Weimar; Thomas Senghaas, Hamburg; Heike Streicher, Leipzig; Petra Wagner, Leipzig; Christiane Wilke, Köln; Andrea Wittenbecher; Lörrach

Mit einem Geleitwort von: Dr. Beate Grossmann, Bonn

ELSEVIER

ELSEVIER
Hackerbrücke 6, 80335 München, Deutschland
Wir freuen uns über Ihr Feedback und Ihre Anregungen an books.cs.muc@elsevier.com

ISBN 978-3-437-48604-3
eISBN 978-3-437-29619-2

1. Auflage 2018

Wichtiger Hinweis für den Benutzer
Die Erkenntnisse in der Physiotherapie und Medizin unterliegen laufendem Wandel durch Forschung und klinische Erfahrungen. Herausgeber und Autoren dieses Werkes haben große Sorgfalt darauf verwendet, dass die in diesem Werk gemachten therapeutischen Angaben (insbesondere hinsichtlich Indikation, Dosierung und unerwünschter Wirkungen) dem derzeitigen Wissensstand entsprechen. Das entbindet den Nutzer dieses Werkes aber nicht von der Verpflichtung, anhand weiterer schriftlicher Informationsquellen zu überprüfen, ob die dort gemachten Angaben von denen in diesem Werk abweichen und seine Verordnung in eigener Verantwortung zu treffen.
Geschützte Warennamen (Warenzeichen) werden in der Regel besonders kenntlich gemacht (®). Aus dem Fehlen eines solchen Hinweises kann jedoch nicht automatisch geschlossen werden, dass es sich um einen freien Warennamen handelt.

Bibliografische Information der Deutschen Nationalbibliothek
Die Deutsche Nationalbibliothek verzeichnet diese Publikation in der Deutschen Nationalbibliografie; detaillierte bibliografische Daten sind im Internet über http://www.d-nb.de/ abrufbar.

18 19 20 21 5 4 3 2 1

Um den Textfluss nicht zu stören, wurde bei Berufsbezeichnungen in der Regel die grammatikalisch maskuline Form gewählt. Selbstverständlich sind in diesen Fällen immer Frauen und Männer gemeint.

Planung: Elisa Imbery, München
Projektmanagement: Marion Kraus, München
Redaktion: Doris Tiu, Bonn
Satz: abavo GmbH, Buchloe
Druck und Bindung: Printer Trento, Trento/Italien
Umschlaggestaltung: SpieszDesign, Neu-Ulm
Titelbild: Foto © AdobeStock.com/endostock, Pictogramme G|D GROENEVELD-DESIGN, Giesen

Aktuelle Informationen finden Sie im Internet unter **www.elsevier.de**

Geleitwort

Rückenschmerzen stellen nach wie vor eines der größten Volksleiden in Deutschland dar. Nach den Daten der Gesundheitsberichterstattung des Bundes haben 85 % der Bevölkerung mindestens einmal in ihrem Leben Rückenschmerzen gehabt. Die letzten Gesundheitssurveys 2009 und 2010 zeigen, dass jede vierte Frau (25 %) und etwa jeder sechste Mann (16,9 %) in den letzten zwölf Monaten unter chronischen Rückenschmerzen litt.

Rückenbeschwerden sind außerdem der häufigste Grund für Arbeitsunfähigkeit. Dies belegen insbesondere die Daten der Krankenkassen: Auswertungen unterschiedlicher Gesundheitsberichte kommen übereinstimmend zu dem Ergebnis, dass Erkrankungen des Muskel-Skelett-Systems die Hauptursache für krankheitsbedingte Fehltage darstellen. Auch hinsichtlich der durch Krankheit verursachten Kosten bilden Krankheiten des Muskel-Skelett-Systems zusammen mit nur drei weiteren Krankheitsklassen die Spitzengruppe.

Diese Tatsachen stellen somit nicht nur eine Herausforderung für die Leistungserbringer und die Leistungsangebote in den Bereichen „(Akut-)Therapie" und „Rehabilitation" dar, sondern erfordern vor allem auch eine hohe Aufmerksamkeit im Handlungsfeld „Gesundheitsförderung und Prävention". Ein wichtiger Ansatzpunkt hier ist die Arbeitswelt, denn es gilt als belegt, dass biomechanische, psychische und soziale Arbeitsbedingungen wichtige Risikofaktoren bei der Entstehung bzw. Chronifizierung von Rückenbeschwerden sind.

Ein gesunder Rücken hängt von vielen Faktoren ab. Neben eigenen rückengerechten Verhaltensweisen bedarf es ebenso eines rückengerechten Umfelds – auch im Beruf. Entscheidend sind also nicht nur eine ausbalancierte Körperhaltung und ein muskuläres Gleichgewicht, sondern auch ein ausgewogenes Verhältnis zwischen Belastung und Erholung. Denn neben körperlichen spielen auch psychische Ursachen bei der Entstehung von Rückenschmerzen eine wichtige Rolle. Verhalten und Verhältnisse bedingen sich hier wechselseitig.

Die Bedeutung von Rückenbeschwerden im betrieblichen Umfeld unterstreicht aktuell auch die Gemeinsame Deutsche Arbeitsschutzstrategie (GDA), in deren Rahmen Bund, Länder und Unfallversicherungsträger gemeinsame Arbeitsschutzziele, Handlungsfelder und Arbeitsprogramme festgelegt haben, um die Präventionsarbeit systematischer und enger abgestimmt umzusetzen. Die „Verringerung von arbeitsbedingten Gesundheitsgefährdungen und Erkrankungen im Muskel-Skelett-Bereich" stellt eines von drei Arbeitsschutzzielen der GDA-Periode 2013 bis 2018 dar.

Mit dem Arbeitsprogramm „Muskel-Skelett-Erkrankungen (MSE)" sollen betriebliche Akteure, darunter Führungskräfte, Personalvertretungen sowie Verantwortliche für den Arbeitsschutz, umfassend informiert und qualifiziert werden, um arbeitsbedingte Gesundheitsgefährdungen und Erkrankungen im Muskel-Skelett-Bereich zu senken. Handlungsschwerpunkt des GDA-Arbeitsprogramms ist die gesundheitsgerechte Gestaltung von einerseits bewegungsarmen und einseitig belastenden Tätigkeiten sowie andererseits von Tätigkeiten mit hohen körperlichen Belastungen.

Vor dem Hintergrund des demografischen Wandels, einer längeren Lebensarbeitszeit und wachsenden psychischen Belastungen im Zuge der zunehmenden Digitalisierung und Roboterisierung (vor allem) am Arbeitsplatz ist davon auszugehen, dass Rückenbeschwerden auch zukünftig (nach Abschluss der derzeit laufenden GDA-Periode) nicht an Bedeutung in der Arbeitswelt einbüßen werden. Eine fortwährende Weiterentwicklung von Maßnahmen der Betrieblichen Gesundheitsförderung zur Förderung der Rückengesundheit ist somit auch in Zukunft essenziell.

Das vorliegende BdR-Manual fasst die wichtigsten theoretischen Grundlagen zur Rückengesundheit in der Arbeitswelt aus interdisziplinärer Sicht prägnant zusammen. Die für die Rückengesundheit im Betrieb Verantwortlichen erhalten mit einer „Tool-Box" und zahlreichen „Good-Practice-Beispielen" vielfältige praxistaugliche Anregungen zum konkreten Vorgehen im betrieblichen Alltag.

Ich wünsche dem BdR-Manual Rückengesundheit in der Arbeitswelt viele Leserinnen und Leser, die sich im Rahmen des Betrieblichen Gesundheitsmanagements engagieren!

Bonn, im September 2017
Dr. Beate Grossmann
Bundesvereinigung Prävention und Gesundheitsförderung e. V. (BVPG)

Vorwort

Vor exakt 40 Jahren haben Berquist-Ullmann und Larsson die erste wissenschaftliche Publikation zur Evaluation einer Rückenschule im Betrieb veröffentlicht. Sie konnten in einer kontrollierten, prospektiven Studie in den Volvo-Werken in Schweden nachweisen, dass eine Gruppe von Beschäftigten mit akuten Rückenschmerzen, die an einer Rückenschulung teilgenommen hatten, weniger Arbeitsunfähigkeitstage hatte als eine Vergleichsgruppe, die mit Physiotherapie behandelt wurde.

Seitdem ist im Hinblick auf die Förderung der Rückengesundheit im Betrieb viel passiert. Anfang der 1980er-Jahre etablierten sich die ersten Rückenschulen in Deutschland. Diese wurden zunächst im Rahmen der sekundären Prävention in Kooperation mit orthopädischen oder physiotherapeutischen Praxen und sehr bald auch im Rahmen der Betrieblichen Gesundheitsförderung und Prävention durchgeführt. 1986 wurde die Ottawa-Charta der WHO zur Gesundheitsförderung verabschiedet, und Krankenkassen konnten im Rahmen des § 20 SGB V Maßnahmen im Rahmen der individuellen und der Betrieblichen Gesundheitsförderung finanziell bezuschussen. Seit Beginn der 1990er-Jahre sind zwei Rückenschul-Verbände gegründet worden, der *Bundesverband deutscher Rückenschulen (BdR) e. V.* und das *Forum Gesunder Rücken e. V.*, die seitdem mehrere Tausend Bewegungsfachkräfte zum Rückenschullehrer fortgebildet haben. Im Jahre 2004 haben sich acht Bewegungsfachverbände zur Konföderation der deutschen Rückenschulen (KddR) zusammengeschlossen. Die KddR hat ein einheitliches Curriculum zur Fortbildung von Rückenschullehrern verabschiedet, welches als *KddR-Manual Neue Rückenschule* im Jahre 2011 von uns, Ulrich Kuhnt und Anne Flothow, gemeinsam mit Hans-Dieter Kempf und Günter Lehmann in diesem Verlag publiziert wurde.

Das *BdR-Manual Rückengesundheit in der Arbeitswelt,* welches Sie, liebe Leserinnen und Leser, nun in den Händen halten, basiert auf den Grundgedanken und Konzepten der Neuen Rückenschule. Gleichzeitig geht es weit darüber hinaus und zeigt vielfältige Möglichkeiten zur Förderung der Rückengesundheit im Rahmen eines systematischen Gesundheitsmanagements in Betrieben auf.

Seit vielen Jahren stellen Muskel-Skelett-Erkrankungen – und dabei vor allem die ICD-Diagnose *M54 Rückenschmerzen* – die häufigste Ursache für Arbeitsunfähigkeit dar. Jeder vierte Fehltag im Betrieb entsteht aufgrund von Muskel-Skelett-Erkrankungen. Führungskräfte in den Unternehmen stellen sich deshalb die Frage, wie sie die daraus resultierenden hohen Ausfallzeiten verhüten können, welche Präventionsmaßnahmen effektiv und effizient sind und wie diese möglichst gut in Betriebsroutinen integriert werden können.

Betriebe stellen ein ideales Setting für Gesundheitsförderung dar. Zum einen werden hier Bevölkerungsgruppen erreicht, die sich in ihrem Alltag eher weniger mit Gesundheit beschäftigen. Zum anderen können im Betrieb technische Maßnahmen (z. B. Hebehilfen) ideal mit arbeitsorganisatorischen und individuellen Maßnahmen (z. B. Rückentraining) kombiniert werden.

Während in den Anfängen der Rückenschule vor allem das Erlernen der „richtigen, rückenschonenden" Haltung und Bewegung im Vordergrund stand, steht heute die Entwicklung von Bewegungsfreude im (Arbeits-)Alltag im Blickpunkt. Dazu braucht es weniger den klassisch ausgebildeten „Rückenschullehrer", sondern vielmehr eine breit qualifizierte „Fachkraft Rückengesundheit", die die vielfältigen Möglichkeiten zur Förderung der Rückengesundheit im Betrieb kennt, betriebliche Rahmenbedingungen analysieren und zielgruppenbezogene Maßnahmen mit den entsprechenden inner- und außerbetrieblichen Akteuren planen, durchführen und evaluieren kann.

Das Ziel dieses Manuals ist es, Sie, liebe Gesundheits- und Bewegungsfachkräfte, für die vielfältigen Möglichkeiten der Förderung der Rückengesundheit im betrieblichen Setting zu begeistern und Ihnen kompakt und gut lesbar die notwenigen Informationen zu geben, die Sie als Fachkraft Rückengesundheit im Betrieb brauchen.

Im Kapitel 1 werden (gesetzliche) Grundlagen zum Betrieblichen Gesundheitsmanagement und die Aufgaben der wichtigsten inner- und außerbetrieblichen Akteure beschrieben. Kapitel 2 beschreibt Möglichkeiten zur Förderung der Rückengesundheit aus (arbeits-) medizinischer, arbeits- und sportwissenschaftlicher, physiotherapeutischer und psychologischer Perspektive. Wie ein Blick in die Toolbox des Kapitels 3 dieses Manuals zeigt, werden neben den klassischen Rückenschulkursen eine Vielzahl von Maßnahmen, wie z. B. ergonomische Beratung am Arbeitsplatz, Personal Training oder Rückenzirkel, angeboten. Der Praxisleitfaden in Kapitel 4 bietet praxistaugliche „Rezepte" zur Umsetzung. Für unterschiedliche Zielgruppen, wie z. B. Führungskräfte, Schichtarbeiter oder Auszubildende, und verschiedene Branchen, wie z. B. die Automobilindustrie, Zahnarztpraxen, Kitas oder Krankenhäuser, werden in Kapitel 5 Good-Practice-Beispiele beschrieben.

Wir Herausgeber möchten uns an dieser Stelle zunächst herzlich für die konstruktive und inspirierende Zusammenarbeit mit den Autorinnen und Autoren dieses Manuals bedanken. Ohne ihre Bereitschaft, ihr Fachwissen und ihre (Frei-)Zeit zum Verfassen der Artikel zur Verfügung zu stellen, wäre dieses Buch nicht zustande gekommen!

Nicht minder gilt unser Dank dem mit nahezu unendlicher Geduld ausgestatteten Team des Elsevier Verlags, vor allem Marion Kraus und Doris Tiu. Sie haben trotz aller Terminverschiebungen an das Erscheinen des Buches geglaubt und uns fachkompetent und unermüdlich in allen Phasen unterstützt!

Wir hoffen, mit diesem Manual einen wichtigen Beitrag zur Förderung der Rückengesundheit geleistet zu haben und wünschen Ihnen, liebe Leserinnen und Leser, viel Spaß bei der Lektüre und viel Freude bei Ihren Aktivitäten im Betrieb.

Über Ihr Feedback zu diesem Buch freuen sich
Ihre Herausgeber
Hannover und Hamburg, im November 2017
Ulrich Kuhnt und Anne Flothow

Benutzerhinweise

PRAXISTIPP
Hinweise für die Umsetzung von Konzepten in die Praxis

FAKTENWISSEN
Nützliche Informationen – knapp und übersichtlich zusammengefasst

CHECKLISTE
Fragestellungen und To-do's zur Planung und Vorbereitung von Maßnahmen

BEISPIEL
Umsetzungsbeispiele aus der Praxis

Hinweis auf ergänzende Materialien und Informationen im Plus im Web, auf die Sie mithilfe der Rubbel-PIN auf der Buchdeckelinnenseite online Zugriff haben.

Abbildungsnachweis

Der Verweis auf die jeweilige Abbildungsquelle befindet sich bei allen Abbildungen im Werk am Ende des Legendentextes in eckigen Klammern. Alle nicht besonders gekennzeichneten Grafiken und Abbildungen © Elsevier GmbH, München.

L143	Heike Hübner, Berlin
L300	Kevin Röthel
O1062	Robert Güther, Leipzig
P410	Dirk Hübel, Jena
P411	Franz Mätzold, Leipzig
P412	Sabrina Rudolph, Göttingen
P413	Angelika Ammann, Bielefeld
P424	Thomas Senghaas, Hamburg
P425	Michael Hamel, Berlin
P427	Annemarie Glowienka, Dötlingen
V762	AOK Medienservice
V773	Dentsply Sirona
W1021	Dr. Beate Grossmann, Bundesvereinigung Prävention und Gesundheitsförderung e. V. Bonn
W1022	Hans-Jürgen Gruner, Evoletics, Leipzig
W1023	Initiative Neue Qualität der Arbeit, Berlin
X304	Aktion Gesunder Rücken (AGR) e. V., Bremervörde
X309	Ulrich Kuhnt, Rückenschule Hannover

Adressen

Angelika Ammann
Bodelschwinghstr. 324
33647 Bielefeld

Wiebke Arps
Techniker Krankenkasse
Bramfelder Straße 140
22305 Hamburg

René Bethke
Lüneburger Straße 4
39106 Magdeburg

Dr. Bianca Biallas
Deutsche Sporthochschule Köln
Am Sportpark Müngersdorf 6
50933 Köln

Markus Birnkammer
BGF-Institut
Neumarkt 35–37
50667 Köln

Franz-Josef Burgund
BGF-Institut
Neumarkt 35–37
50667 Köln

Detlef Detjen
AGR e. V.
Stader Str. 6
27432 Bremervörde

Prof. Dr. Anne Flothow
Hochschule für angewandte
Wissenschaften
Fakultät Life Sciences/Department
Ökotrophologie
Ulmenliet 20
21033 Hamburg

Dr. med. Uwe Gerecke
Betriebsarzt
enercity
Ihmeplatz 6F
30449 Hannover

Annemarie Glowienka
hochForm Gesundheits- und
Demografiemanagement
Jasminweg 23
27801 Dötlingen

Michael Hamel
Rückenzentrum am Markgrafenpark
Markgrafenstraße 19
10969 Berlin

Matthias Haun
step into sports
Saportastraße 10
80637 München

Ulrich Herbeck
Longericher Str. 540a
50739 Köln

Carina Hoffmann
Institut für Betriebliche Gesundheitsförderung BGF GmbH
Neumarkt 35–37
50667 Köln

Dirk Hübel
Health&Fitness Academy
Wöllnitzer Str. 6
07749 Jena

Dr. Marlies Jöllenbeck
Berufsgenossenschaft für Gesundheits-
dienst und Wohlfahrtspflege (BGW)
Produktentwicklung – Beratungsprodukte
Pappelallee 33/35/37
22089 Hamburg

Dr. Gilbert Klüppel
Flurweg 13
32457 Porta Westfalica

Ulrich Kuhnt
Rückenschule Hannover
Forbacher Straße 14
30559 Hannover

Eduard Kurz
Erfurter Str. 19
99189 Walschleben

Günter Lehmann
Physiotherapie – Prävention –
Betriebliche Gesundheitsförderung
Bahnhofstr. 20
34549 Edertal-Giflitz

Andreas Leschau
Deutsche Rentenversicherung Nord
Abteilung Leistungen
Ziegelstraße 150
23556 Lübeck

Ute Manthey-Wasserfuhr
Betriebskrankenkasse der
Deutsche Bank AG
Königsallee 60c
40212 Düsseldorf

Dr. Franz Mätzold
Rosentalgasse 10a
04105 Leipzig

Peter Nürnberger
Health&Fitness Academy
Wöllnitzer Str. 6
07749 Jena

Melissa Perk
Betriebskrankenkasse der
Deutsche Bank AG
Königsallee 60c
40212 Düsseldorf

Dr. Uwe Prümel-Philippsen
Hartmannshof
56598 Rheinbrohl

Sabine Renevier
Marienstraße 3
30823 Garbsen

Jana Rothe
Rückenschule – Gymnastik – Yoga
Am Bülten 4b
38106 Braunschweig

Sabrina Rudolph
Institut für Sportwissenschaften
Sprangerweg 2
37075 Göttingen

Prof. Dr. med. Egbert Seidel
Ambulanz für Musiker, Sänger, Tänzer und Künstler
Zentrum für Physikalische und Rehabilitative Medizin
Sophien- und Hufeland-Klinikum Weimar gGmbH
Henry-van-de-Velde-Straße 2
99425 Weimar

Thomas Senghaas
Maria-Louisen-Straße 67
22301 Hamburg

Dr. phil. Heike Streicher
Universität Leipzig
Sportwissenschaftliche Fakultät
Institut für Gesundheitssport und Public Health
Jahnallee 59, Haus 1/A 202
04109 Leipzig

Prof. Dr. Petra Wagner
Universität Leipzig
Sportwissenschaftliche Fakultät
Institut für Gesundheitssport und Public Health
Jahnallee 59, Haus 1/A 202
04109 Leipzig

Dr. Christiane Wilke
Deutsche Sporthochschule Köln
Am Sportpark Müngersdorf 6
50933 Köln

Andrea Wittenbecher
Im Sand 26
79540 Lörrach

Abkürzungen

ADFC	Allgemeiner Deutscher Fahrrad-Club
AGR	Aktion Gesunder Rücken
AGS	Arbeitssicherheits- und Gesundheitsschutz
ArbMedVV	Verordnung zur arbeitsmedizinischen Vorsorge
ArbSchG	Arbeitsschutzgesetz
ArbStättV	Arbeitsstättenverordnung
ASA	Arbeitsschutzausschuss
ASiG	Arbeitssicherheitsgesetz
BAR	Bundesarbeitsgemeinschaft für Rehabilitation
BAuA	Bundesanstalt für Arbeitsschutz und Arbeitsmedizin
BBGM	Bundesverband Betriebliches Gesundheitsmanagement
BdR	Bundesverband deutscher Rückenschulen
BEM	Betriebliches Eingliederungsmanagement
BGF	Betriebliche Gesundheitsförderung
BGM	Betriebliches Gesundheitsmanagement
BildscharbV	Bildschirmarbeitsverordnung
BKK	Betriebskrankenkasse
BMAS	Bundesministerium für Arbeit und Soziales
BSG	Betriebssportgemeinschaft
BWS	Brustwirbelsäule
CD	Corporate Design
CI	Corporate Identity
DBSV	Deutscher Betriebssportverband
DGUV	Deutsche Gesetzliche Unfallversicherung
DNBGF	Deutsches Netzwerk für Betriebliche Gesundheitsförderung
DRV	Deutsche Rentenversicherung Bund
EFQM	European Foundation for Quality Management
ENWHP	European Network for Workplace Health Promotion
EPC	ErgoPhysConsult
ERI	Effort Reward Imbalance
EU-OSHA	Europäische Agentur für Sicherheit und Gesundheitsschutz am Arbeitsplatz
FK	Führungskraft
FT	Funktionelles Training
GDA	Gemeinsame Deutsche Arbeitsschutzstrategie
GKV	Gesetzliche Krankenversicherung
HIIT	Hochintensives Intervalltraining
HIT	Hochintensives Training
HWS	Halswirbelsäule
ICD	International Classification of Diseases
iga	Initiative Gesundheit und Arbeit
INQUA	Initiative Neue Qualität der Arbeit
JD-C	Job Demand Control
JD-R	Job Demands Ressources
KddR	Konföderation der deutschen Rückenschulen
KGG	Gerätegestützte Krankengymnastik
KMU	Kleine und mittlere Unternehmen
LärmVibrationsArbSchV	Lärm- und Vibrations-Arbeitsschutzverordnung
LASI	Länderausschuss für Arbeitsschutz und Sicherheitstechnik
LasthandhabV	Lastenhandhabungsverordnung
LMM	Leitmerkmalmethode
LWS	Lendenwirbelsäule
lx	lux
MA	Mitarbeitende
MBOR	Medizinisch-beruflich orientierte Rehabilitation
MI	Motivational Interviewing (Motivierende Gesprächsführung)
MSE	Muskel-Skelett-Erkrankungen
NAK	Nationale Arbeitsschutzkonferenz
NPK	Nationale Präventionskonferenz
PDCA	Plan–Do–Check–Act
PrävG	Gesetz zur Stärkung der Gesundheitsförderung und der Prävention (Präventionsgesetz)
PSA	Persönliche Schutzausrichtung
PT	Personal Training
RKI	Robert Koch-Institut
ROI	Return on Investment
SGA	Screening Gesundes Arbeiten
SGB	Sozialgesetzbuch
SL	Seminarleitung
TK	Techniker Krankenkasse
TN	Teilnehmende
T-O-P	Technisch-bauliche, organisatorische und personenbezogene Maßnahmen
TrA	Musculus transversus abdominis
TZI	Themenzentrierte Interaktion
USP	Unique Selling Proposition
WAI	Work Ability Index
WH	Work Hardening
WHO	Weltgesundheitsorganisation
ZPP	Zentrale Prüfstelle Prävention

Inhaltsverzeichnis

KAPITEL

1 Betriebliches Gesundheitsmanagement (BGM)

1.1 Einleitung

Anne Flothow

Auf einen Blick

- Begriffsbestimmung Betriebliches Gesundheitsmanagement, Betriebliche Gesundheitsförderung, Arbeits- und Gesundheitsschutz, Betriebliches Eingliederungsmanagement und Betrieb
- Gesetzliche Grundlagen
- Akteure
- Kernprozesse (Analyse, Planung, Umsetzung, Evaluation)
- Evidenz von betrieblichen Maßnahmen zur Förderung der Rückengesundheit
- Finanzierung von Maßnahmen zur Förderung der Rückengesundheit durch die gesetzliche Krankenversicherung

Leitfragen

- Was versteht man unter Betrieblichem Gesundheitsmanagement? Skizzieren Sie die drei Bereiche des Betrieblichen Gesundheitsmanagements.
- Auf welchen gesetzlichen Grundlagen basiert das Betriebliche Gesundheitsmanagement, und welche Änderungen haben sich durch das Präventionsgesetz ergeben?
- Welche sind die wichtigsten inner- und außerbetrieblichen Akteure („Stakeholder") im Betrieblichen Gesundheitsmanagement? Nennen Sie jeweils mindestens drei Beispiele für inner- bzw. außerbetriebliche Akteure und beschreiben Sie deren Funktionen.
- Erläutern Sie die Kernprozesse eines Gesundheitsförderungsprozesses anhand eines Beispiels.
- Was versteht man unter einem ROI?
- Wie hoch sollen die Ausgaben der gesetzlichen Krankenversicherungen pro Jahr pro Versicherten für gesundheitsfördernde Maßnahmen insgesamt sein? Welcher Betrag entfällt für Maßnahmen der Betrieblichen Gesundheitsförderung?

Definition „Betriebliches Gesundheitsmanagement"

Was genau unter einem Betrieblichen Gesundheitsmanagement zu verstehen ist, ist selbst unter Experten umstritten (Faller 2017, S. 28 f.). Im Rahmen der DIN SPEC 91020 wird Betriebliches Gesundheitsmanagement als die *„(...) systematische sowie nachhaltige Schaffung und Gestaltung von gesundheitsförderlichen Strukturen und Prozessen einschließlich der Befähigung der Organisationsmitglieder zu einem eigenverantwortlichen, gesundheitsbewussten Verhalten"* (DIN 2012) definiert. Faller beschreibt das Betriebliche Gesundheitsmanagement als die „Verankerung von Gesundheit als betriebliches Ziel unter Inanspruchnahme von Managementmethoden" (Faller 2017, S. 28). Kennzeichen sind dabei Zielorientierung, strategische Planung, Kennzahlenbasierung, Verantwortungsklärung und Anschlussfähigkeit an andere betriebliche Managementsysteme. In Ergänzung der genannten Definitionen und in Anlehnung an den Leitfaden Prävention der gesetzlichen Krankenkassen wird im Folgenden Betriebliches Gesundheitsmanagement als die Verknüpfung der für die Gesundheit relevanten inner- und überbetrieblichen Akteure und Aktivitäten, die in einem Managementsystem gebündelt werden, verstanden (GKV-Spitzenverband 2017). Die einzelnen Komponenten des Betrieblichen Gesundheitsmanagements werden in ➤ Kap. 1.2 näher ausdifferenziert.

Rahmenbedingungen

Den gesetzlichen Rahmen für die Etablierung eines Betrieblichen Gesundheitsmanagements bilden neben dem Präventionsgesetz die Sozialgesetzbücher V, VI, VII und IX sowie diverse Richtlinien (➤ Kap. 1.3). In den Sozialgesetzbüchern sind auch die Aufgaben der maßgeblichen Akteure im Gesundheitswesen (gesetzliche Kranken-, Renten- und Unfallversicherung) im Bereich der Prävention und Rehabilitation festgeschrieben.

Neben den Versicherungsträgern engagieren sich verschiedene Organisationen auf nationaler und europäischer Ebene sowie in Deutschland die Konföderation der deutschen Rückenschulen (KddR) und die Aktion Gesunder Rücken (AGR) im Betrieblichen Gesundheitsmanagement und Gesundheitsschutz. Nicht zuletzt kommt innerbetrieblichen Instanzen und Fachkräften eine wichtige Rolle zu. Auf die maßgeblichen Akteure des Gesundheitsmanagements wird in ➤ Kap. 1.4 näher eingegangen.

Kernprozesse

Maßnahmen zur Arbeits- und Gesundheitsschutz, zur Betrieblichen Gesundheitsförderung, zum Betrieblichen Eingliederungsmanagement und zur Teilhabe sollen möglichst zu einem „Gesundheitsmanagementsystem" zusammengeführt werden. Wie dieses System im Betrieb auf der Basis der bestehenden Gesetze (vgl. ➢ Kap. 1.3) gestaltet wird, hängt von einer Vielzahl von Faktoren ab, wie z. B. der Branche, der Betriebsgröße oder dem Engagement der Geschäftsführung.

Die Kernprozesse – Aufbau von Strukturen (➢ Kap. 1.5), Analyse (➢ Kap. 1.6), Planung, Durchführung und Evaluation (➢ Kap. 1.7) sollen hier in Anlehnung an den Public Health Action Cycle (Rosenbrock 1995) bzw. PDCA-Zyklus (Deming 1982, S. 88) dargestellt werden.

In ➢ Kap. 1.8 ist die aktuelle Studienlage zur Evidenz bewegungsbezogener Maßnahmen im Betrieb dargestellt. Detaillierte Informationen für Berater Rückengesundheit zum Ablauf der Prozesse finden sich in ➢ Kap. 4.

LITERATUR

Deming WE (1982) Out of the Crisis. Cambridge: Massachusetts Institute of Technology.

DIN – Deutsches Institut für Normung (2012) DIN SPEC 91020 Betriebliches Gesundheitsmanagement. Berlin: Beuth.

Faller G (2017) Lehrbuch Betriebliche Gesundheitsförderung. Bern: Hogrefe, 3. Aufl.

GKV-Spitzenverband (2017) GKV-Leitfaden Prävention. Handlungsfelder und Kriterien des GKV-Spitzenverbandes zur Umsetzung der §§ 20, 20a und 20b SGB V. www.gkv-spitzenverband.de/krankenversicherung/praevention_selbsthilfe_beratung/praevention_und_bgf/leitfaden_praevention/leitfaden_praevention.jsp (Letzter Zugriff: 29.8.2017).

Rosenbrock R (1995) Public Health als soziale Innovation. Gesundheitswesen 57, 140–144.

1.2 Begriffsbestimmung

Anne Flothow

Das Betriebliche Gesundheitsmanagement setzt sich aus den drei vom Gesetzgeber geregelten Bereichen zusammen (GKV-Spitzenverband 2017, S. 83):

- Arbeitssicherheit und Gesundheitsschutz (AGS)
- Betriebliche Gesundheitsförderung (BGF)
- Betriebliches Eingliederungsmanagement (BEM)

Die Träger der gesetzlichen Kranken- und Unfallversicherung unterstützen Geschäftsführer und die für die Gesundheit im Betrieb Verantwortlichen bei ihren Verpflichtungen im Rahmen des Arbeitsschutzes und der betrieblichen Eingliederung und bei ihren (freiwilligen) Aktivitäten zur Umsetzung von gesundheitsförderlichen und präventiven Interventionen. Rentenversicherungsträger unterstützen ihre Versicherten mit besonderen gesundheitlichen Risiken im Betrieb darin, definierte Leistungen zur Teilhabe nach § 31 Abs. 2 SGB VI zu erhalten und durchzuführen (➢ Kap. 1.4.3).

Derzeit stehen diese drei Bereiche meist noch wenig verzahnt nebeneinander: Häufig werden weder der Informationsaustausch bzw. Datenabgleich zur gesundheitlichen Situation im Betrieb noch die Formulierung von gemeinsamen gesundheitlichen Zielen noch die Koordination von Maßnahmen der beteiligten Akteure im Rahmen eines abgestimmten Prozesses im Betrieb organisiert. Zukünftig sollen die Aktivitäten im Rahmen einer Präventionsstrategie nach § 20d SGB V nach den Bundesrahmenempfehlungen der Nationalen Präventionskonferenz (NPK) besser koordiniert werden (NPK 2016).

1.2.1 Arbeitssicherheit und Gesundheitsschutz (AGS)

Anne Flothow

Der gesetzlich verpflichtende Arbeits- und Gesundheitsschutz basiert vor allem auf dem Arbeitsschutzgesetz (ArbSchG) mit den entsprechenden Verordnungen, dem Arbeitssicherheitsgesetz (ASiG) und dem Sozialgesetzbuch VII (➢ Kap. 1.3). Er hat in Deutschland eine lange Tradition.

FAKTENWISSEN

Empfehlenswert für alle, die sich für die Geschichte des deutschen Arbeitsschutzes interessieren, ist der Kurzfilm des TÜV Rheinland unter www.tuv.com/de/deutschland/aktuelles/arbeitsschutzgesetz/geschichte_des_arbeitsschutzes_in_deutschland/diegeschichtedesarbeitsschutzesindeutschland.html

Unternehmer sind verpflichtet, Unfallverhütungsvorschriften zu beachten und die Erste Hilfe im Betrieb zu organisieren. Zu ihren Aufgaben gehören vor allem:

- Bereitstellung von Schutzvorrichtungen zur Sicherstellung der Arbeitssicherheit und des Gesundheitsschutzes im Betrieb
- Durchführung und Dokumentation einer Gefährdungsbeurteilung: Zentrales Instrument der Arbeitssicherheit und des Gesundheitsschutzes ist die Gefährdungsbeurteilung (BAuA, 2016). Es liegt in der Verantwortung der Arbeitgeber, dass die Beschäftigten von Chemikalien, Krankheitserregern, Gefahrstoffen, Lärm, schweren Maschinen, technischen Arbeitsmitteln und anderen Gefahren, die sich aus der Arbeit ergeben können, geschützt werden. Seit September 2013 sind auch psychische Belastungen, die am Arbeitsplatz auftreten können, im Arbeitsschutzgesetz geregelt und müssen ebenfalls im Rahmen einer Gefährdungsbeurteilung beurteilt und bewertet werden (BauA 2014; vgl. ➢ Kap. 1.6.2).
- Durchführung von Unterweisungen für alle Beschäftigten zur Arbeitssicherheit und zum Gesundheitsschutz.

- Bereitstellung einer persönlichen Schutzausrüstung (PSA) für die Beschäftigten. Dazu gehören z. B. Helme, Sicherheitsschuhe, Schutzbrillen oder Gehörschutz bei Arbeitsplätzen mit entsprechenden Gefährdungen.
- Arbeitsmedizinische Betreuung der Beschäftigten: Dazu bestellt der Unternehmer einen Arbeitsmediziner/Betriebsarzt (➤ Kap. 2.3). Dieser führt u. a. Vorsorgeuntersuchungen durch und berät den Unternehmer in allen Fragen des Gesundheitsschutzes.
- Bestellung von Fachkräften für Arbeitssicherheit: Die Fachkräfte für Arbeitssicherheit verfügen über umfangreiche sicherheitstechnische Fachkenntnisse und werden von den jeweiligen Berufsgenossenschaften aus- und fortgebildet.
- Bestellung von Sicherheitsbeauftragten: Sicherheitsbeauftragte müssen bei einer Betriebsgröße von mehr als 20 Beschäftigten bestellt werden und haben eine ausschließlich beratende Funktion. Sie sorgen dafür, dass Schutzvorrichtungen und -ausrüstungen vorhanden sind, und weisen ihre Kolleginnen und Kollegen ggf. auf sicherheits- bzw. gesundheitswidriges Verhalten hin.
- Organisation eines Arbeitsschutzausschusses (ASA): In Betrieben mit mehr als 20 Beschäftigten muss vierteljährlich ein Arbeitsschutzausschuss tagen. Diesem Gremium gehören der Arbeitgeber bzw. Führungskräfte, Mitglieder des Betriebs- bzw. Personalrats, Betriebsarzt, Fachkraft für Arbeitssicherheit und Sicherheitsbeauftragter an. Im ASA findet ein Austausch über Probleme und Lösungsansätze im Bereich der Arbeitssicherheit und des Gesundheitsschutzes statt, Maßnahmen werden festgelegt und koordiniert.

Die wichtigsten gesetzlichen Grundlagen sind in ➤ Kap. 1.3 beschrieben. Arbeitgeber werden bei der Sicherstellung der Arbeitssicherheit und des Gesundheitsschutzes umfassend von den Trägern der gesetzlichen Unfallversicherung (Unfallkassen bzw. Berufsgenossenschaften) beraten und unterstützt (➤ Kap. 1.4.2).

1.2.2 Betriebliche Gesundheitsförderung (BGF)

Anne Flothow

Im Gegensatz zum gesetzlich verpflichtenden Arbeits- und Gesundheitsschutz ist die Betriebliche Gesundheitsförderung ein sowohl für Arbeitgeber als auch für Beschäftigte freiwilliger Leistungskomplex: Betriebe können Maßnahmen zur Betrieblichen Gesundheitsförderung anbieten, müssen dies aber nicht. Wenn Maßnahmen angeboten werden, erfolgt die Teilnahme der Beschäftigten auf freiwilliger Basis. Die Betriebliche Gesundheitsförderung ist in § 20b des SGB V (➤ Kap. 1.3.2) geregelt. Krankenkassen sind seit 2007 gesetzlich verpflichtet, interessierten Betrieben Leistungen zur Betrieblichen Gesundheitsförderung bereitzustellen. Diese werden in ➤ Kap. 1.4.1 beschrieben.

Neben Kitas, Schulen, Kommunen und pflegerischen Einrichtungen stellen Betriebe ein ideales Setting für die Gesundheitsförderung dar. Hier können in Deutschland ca. 40 Mio. Erwerbstätige erreicht werden und damit auch Zielgruppen, die individuelle Präventionsangebote eher selten in Anspruch nehmen (z. B. Männer, junge Menschen, Migranten).

Betriebliche Gesundheitsförderung fußt zum einen auf der Ottawa-Charta der Weltgesundheitsorganisation (WHO 1986) und zum anderen auf der Luxemburger Deklaration (BKK-Dachverband 2004).

In der Ottawa-Charta heißt es: *„Die sich verändernden Lebens-, Arbeits- und Freizeitbedingungen haben entscheidenden Einfluss auf die Gesundheit. Die Art und Weise, wie eine Gesellschaft die Arbeit, die Arbeitsbedingungen und die Freizeit organisiert, sollte eine Quelle der Gesundheit und nicht der Krankheit sein. Gesundheitsförderung schafft sichere, anregende, befriedigende und angenehme Arbeits- und Lebensbedingungen"* (WHO, 1986). Der Fokus liegt auf der Befähigung der Beschäftigten zur aktiven Gestaltung in ihrer Lebenswelt („Setting") im Betrieb, auf dem Abbau von sozial bedingten gesundheitlichen Ungleichheiten und auf der Förderung der gesundheitlichen Ressourcen der Beschäftigten.

Nach dem Verständnis der Luxemburger Deklaration umfasst Betriebliche Gesundheitsförderung *„(…) alle gemeinsamen Maßnahmen von Arbeitgebern, Arbeitnehmern und Gesellschaft zur Verbesserung von Gesundheit und Wohlbefinden am Arbeitsplatz. Dies kann durch eine Verknüpfung folgender Ansätze erreicht werden: Verbesserung der Arbeitsorganisation und der Arbeitsbedingungen, Förderung einer aktiven Mitarbeiterbeteiligung und Stärkung persönlicher Kompetenzen"* (BKK-Dachverband 2004). Dazu wurden 1999 Qualitätskriterien in Anlehnung an das EFQM-Modell (European Foundation for Quality Management) für die Bereiche Unternehmenspolitik, Personalwesen, Arbeitsorganisation, soziale Verantwortung sowie die Planung, Umsetzung und Evaluation von betrieblicher Gesundheitsförderung definiert (DGUV 2014; BKK-Dachverband 1999).

Arbeitgeber werden bei der Durchführung der Betrieblichen Gesundheitsförderung umfassend von der gesetzlichen Krankenversicherung (➤ Kap. 1.4.1) beraten und unterstützt.

1.2.3 Betriebliches Eingliederungsmanagement (BEM)

Anne Flothow

Seit 2004 sind Arbeitgeber auf der Grundlage des § 167 Abs. 2 SGB IX gesetzlich verpflichtet, Beschäftigten, die innerhalb eines Jahres länger als sechs Wochen ununterbrochen oder wiederholt arbeitsunfähig waren, ein Betriebliches Eingliederungsmanagement (BEM) anzubieten. Das BEM ist ein Instrument, Beschäftigte nach längerer Arbeitsunfähigkeit bzw. mit Behinderungen trotz eventuell bleibender gesundheitlicher Einschränkung wieder in den Arbeitsprozess einzugliedern. Es dient somit dem Erhalt der Beschäftigungsfähigkeit.

Das Gesetz legt fest, dass der Arbeitgeber klären muss, *„wie die Arbeitsunfähigkeit möglichst überwunden werden und mit welchen Leistungen oder Hilfen erneuter Arbeitsunfähigkeit vorgebeugt und der Arbeitsplatz erhalten werden kann"*. Dazu zählen vor allem Maßnahmen wie die technische bzw. organisatorische Umgestaltung des Arbeitsplatzes, eine stufenweise Wiedereingliederung bzw. die Entlastung von bestimmten Tätigkeiten (z. B. Nachtschichtarbeit, schweres Heben und Tragen). Welche Maßnahmen zielführend sein könnten, sollten Arbeitgeber, Erkrankte, die Rehabilitationsträger und ggf. die Integrationsämter (bei Schwerbehinderten) gemeinsam abstimmen. Weitere Akteure im Unternehmen sind – bei Zustimmung der Beschäftigten – die betriebliche Interessenvertretung (Betriebs- bzw. Personalrat) bzw. die Schwerbehindertenvertretung. Weiterhin

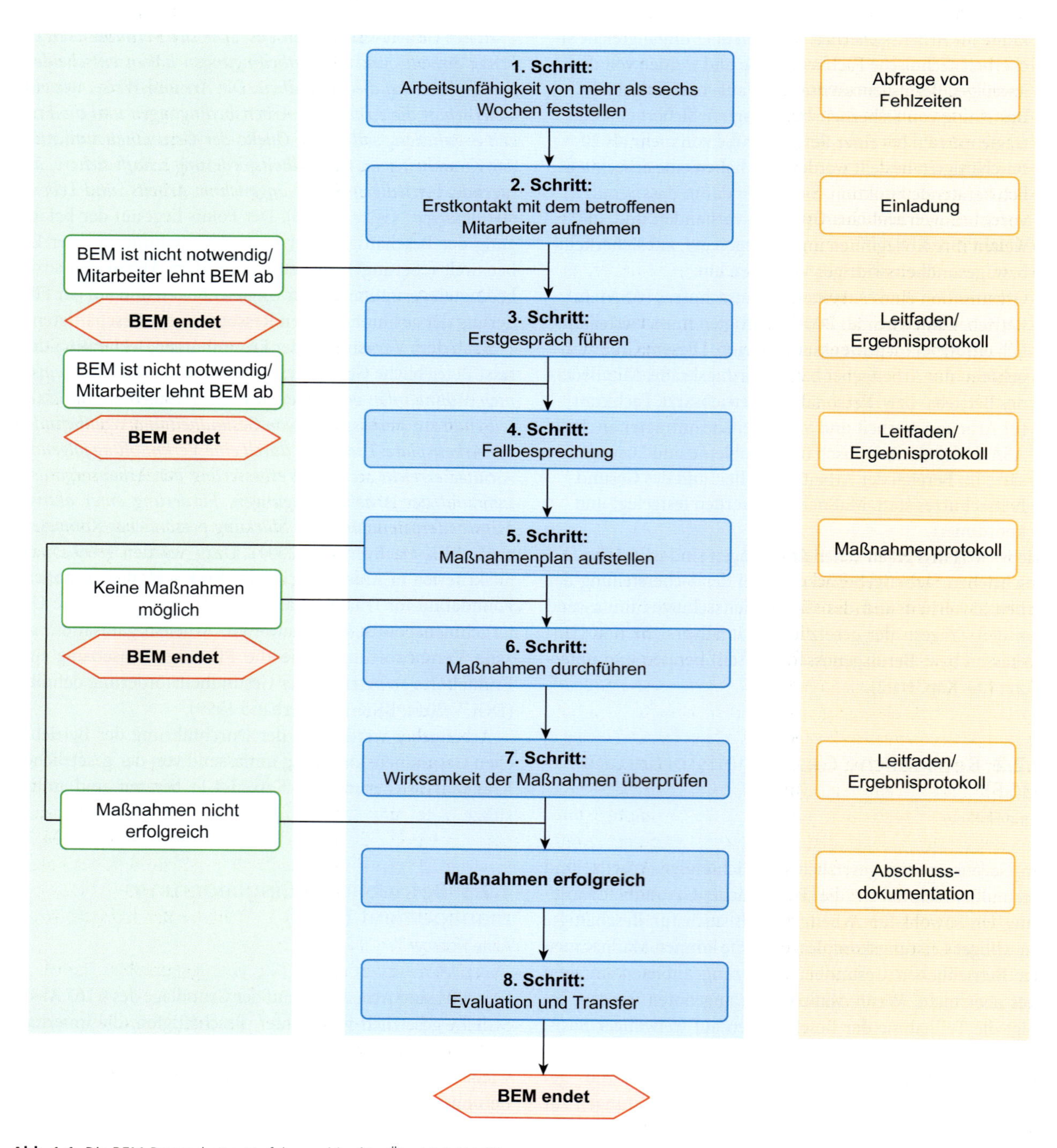

Abb. 1.1 Die BEM-Prozesskette: Verfahrensablauf im Überblick [L143]

sollte der Werks- oder Betriebsarzt hinzugezogen werden, wenn dies erforderlich ist. ➤ Abb. 1.1 zeigt die einzelnen Prozessschritte des BEM im Überblick.

Ein erfolgreiches BEM bietet für alle Beteiligten Vorteile:

- Langzeiterkrankungen machen mehr als ein Drittel des Arbeitsunfähigkeitsgeschehens aus. Ein erfolgreiches BEM entlastet die *Sozialkassen* durch die Vermeidung von Krankengeldzahlungen oder Erwerbsminderungsrenten. Vor dem Hintergrund des demografischen Wandels kann es einen Beitrag leisten, die Beschäftigungsfähigkeit älterer Menschen dauerhaft zu sichern.
- In Zeiten des Fachkräftemangels ist das BEM für *Arbeitgeber* ein wichtiges Instrument, um das krankheitsbedingte Ausscheiden von Beschäftigten zu verhindern.
- Für die erkrankten *Beschäftigten* ist BEM ein Angebot auf freiwilliger Basis, das vor Arbeitslosigkeit oder Frühverrentung schützen kann.

Es besteht noch erheblicher Optimierungsbedarf hinsichtlich der Qualität der Durchführung des BEM, vor allem im Hinblick auf den Datenschutz, die ausreichende Information der Betroffenen und die Transparenz des Verfahrens insgesamt.

Betriebe werden bei der Durchführung eines Betrieblichen Eingliederungsmanagements u. a. von der gesetzlichen Unfallversicherung (➤ Kap. 1.4.2) bzw. der gesetzlichen Rentenversicherung (➤ Kap. 1.4.3) unterstützt.

1.2.4 Betrieb

Ulrich Kuhnt

Die Beratertätigkeit in der Betrieblichen Gesundheitsförderung ist für Fachkräfte Rückengesundheit interessant und anspruchsvoll. Vor dem Einstieg in das Setting „Betrieb" ist es allerdings ratsam, sich mit den Besonderheiten dieser komplexen Systeme zu beschäftigen. Dabei ist zunächst festzuhalten: Jeder Betrieb ist anders! Diverse betriebsspezifische Aspekte, wie z. B. Ziele, Organisation, Branche, Konjunktur, Führung, Mitarbeiterschaft, Region, sind grundsätzlich verschieden und bestimmen den Charakter eines Betriebes. Da der Gesundheitszustand der Mitarbeiterschaft pauschal von diesen Faktoren beeinflusst wird, ist es für Gesundheitsförderer notwendig, sich mit dem internen und externen Bedingungsgefüge eines Betriebes zu beschäftigen. Wegen der Komplexität des Themas ist eine detaillierte Darstellung im Sinne der Betriebs- und Volkswirtschaftslehre an dieser Stelle nicht möglich. Die nachfolgenden Informationen sollen jedoch die Fachkraft Rückengesundheit für das komplexe System „Betrieb" sensibilisieren.

Begriff Betrieb

Ein Betrieb ist eine organisierte Wirtschaftseinheit, in der Sachgüter produziert oder Dienstleistungen bereitgestellt werden. Unabhängig vom jeweils gültigen Wirtschaftssystem – Markt- oder Planwirtschaft – gelten für alle Betriebe bestimmte Merkmale. Dazu zählt das Prinzip der Wirtschaftlichkeit und der Notwendigkeit des finanziellen Gleichgewichts. Während „Betrieb" der allgemeine Begriff ist, bezeichnet man in der Betriebswirtschaftslehre Betriebe im Wirtschaftssystem der Marktwirtschaft als „Unternehmung" (Mentzel 2013). Weitere Begriffe für den Betrieb im täglichen Sprachgebrauch sind: Firma, Werk, Fabrik oder Geschäft. Das vorliegende Buch verwendet den Begriff „Betrieb" ganz allgemein für alle Organisationen, in denen Personen abhängig beschäftigt oder selbstständig arbeiten. Dazu zählen neben den Betrieben auch die Behörden. Eine Behörde oder ein Amt ist eine staatliche Einrichtung, die im weitesten Sinne für die Erfüllung von gesetzlich vorgeschriebenen Aufgaben der Verwaltung des Staates und dabei insbesondere für Dienstleistungen des Staates gegenüber seinen Bürgern zuständig ist.

Arten von Betrieben

Je nach Art der Leistung eines Unternehmens unterscheidet man

- Sachleistungsbetriebe: z. B. Land- und Forstwirtschaft, Investitions- oder Verbrauchsgüterindustrie, Baugewerbe, und
- Dienstleistungsbetriebe: z. B. Handelsbetrieb, Fremdenverkehrsbetriebe

„Eng mit der Einteilung nach der Art der erstellten Leistungen hängt auch die Einteilung nach Wirtschaftszweigen (Branchen) zusammen. Danach werden Unternehmungen unterteilt in Betriebe:

- *der Industrie und des Handwerks,*
- *des Handels,*
- *der Banken,*
- *der Versicherungen,*
- *des Verkehrs*
- *und sonstige Dienstleistungsbetriebe."* (Mentzel, 2013, S. 9)

Je nach Zahl der Beschäftigten (Betriebsgröße) werden Groß-, Mittel- und Kleinbetriebe unterschieden. Häufig wird auch der Begriff „kleine und mittlere Unternehmen" (KMU) verwendet. In Anlehnung an die KMU-Definition der Europäischen Kommission (EU-Empfehlung 2003/361/EG) werden die KMU-Betriebe nach der Zahl der Beschäftigten bzw. der Umsatzgröße abgegrenzt:

- Kleinstunternehmen: bis 9 Beschäftigte und bis 2 Mio. € Umsatz/Jahr
- Kleines Unternehmen: bis 49 Beschäftigte und bis 10 Mio. € Umsatz/Jahr
- Mittleres Unternehmen: bis 249 Beschäftigte und bis 50 Mio. € Umsatz/Jahr

PRAXISTIPP

Betriebliche Gesundheitsförderung in Kleinbetrieben

In Deutschland arbeiten ca. 40 % der Beschäftigten in Kleinbetrieben mit weniger als 50 Mitarbeitern. In Bezug auf die Betriebliche Gesundheitsförderung weisen Kleinbetriebe eine Reihe betriebsstruktureller und arbeitsprozessbezogener Besonderheiten auf. Um möglichst vielen Betrieben und deren Beschäftigten die Teilnahmen an Maßnahmen der Betrieblichen Gesundheitsförderung zu ermöglichen, ist die Beratung und Betreuung über Netzwerke (z. B. Innungen, Handwerkskammern, Industrie- und Handelskammern, Kreishandwerkerschaften) sinnvoll (GKV-Spitzenverband 2017, S. 85 f.).

Ziele und betriebswirtschaftliche Prinzipien

Oberstes Ziel eines Unternehmens in der marktwirtschaftlichen Wirtschaftsordnung ist das Gewinnstreben. Neben dem Erwirtschaften eines Gewinns sollen die Umsätze und die Rentabilität erhöht sowie die Liquidität verbessert werden. Neben monetären Zielsetzungen verfolgen Unternehmen im Idealfall auch die Umsetzung sozialer Prinzipien, z. B. die Förderung des Wohlbefindens der Belegschaft, den Aufbau sozialer Einrichtungen oder den Einsatz alternativer Energien.

Zu den Grundprinzipien des wirtschaftlichen Handelns gehören:

- Ökonomie: Ökonomisch wirtschaften heißt, entweder mit einem gegebenen Aufwand an Produktionsmitteln den größtmöglichen Gütelertrag zu erzielen (Maximalprinzip) oder einen bestimmten Güterertrag mit einem möglichst geringen Einsatz zu erreichen (Minimalprinzip).
- Produktivität: Diese Größe errechnet sich aus dem Verhältnis zwischen der produzierten Gütermenge (Output) und der eingesetzten Menge an Produktionsfaktoren (Input).
- Rentabilität: Die Rentabilität drückt die Höhe der Verzinsung des eingesetzten Kapitals in einem bestimmten Zeitabschnitt aus. In der Regel will jede Person, die in ein Unternehmen Geld investiert hat, dass sich ihr Einsatz lohnt.

Unternehmensorganisation und -führung (Management)

Zur Erreichung der Betriebsziele muss jedes Unternehmen eine sinnvolle Ordnung und Regeln aufstellen. Entsprechend den Aufgabenschwerpunkten unterscheidet man die Aufbauorganisation und Ablauforganisation. Die Aufbauorganisation beschreibt die einzelnen Arbeitsplätze, die Abteilungen und die Hierarchie. Die Ablauforganisation regelt Abfolge und Form der Arbeitsprozesse.

Zum Management zählen alle Personen der obersten, mittleren und unteren Führungsebene in einem Betrieb, die mit Weisungsbefugnissen ausgestattet sind. Das Betriebliche Gesundheitsmanagement kann Teil der Managementaufgabe sein.

Führungsstil

Der Begriff Führungsstil bezeichnet ein langfristiges, relativ stabiles, von der Situation unabhängiges Verhaltensmuster einer Führungskraft. Der Führungsstil hat maßgeblichen Einfluss auf die Arbeitszufriedenheit, Motivation und Leistungsbereitschaft der Mitarbeitenden.

Führung hat zwei unterschiedliche Dimensionen: Zum einen die sachbezogene Führung (Ziele setzen, Planung, Entscheidung, Umsetzung und Kontrolle) und zum anderen die personenbezogene Führung (Einstellung und Entlassung von Mitarbeitern, Personalentwicklung, Teamführung).

FAKTENWISSEN

In den letzten Jahren sind zahlreiche Studien zum Zusammenhang von Mitarbeitergesundheit und Qualität des Führungsverhaltens durchgeführt worden (Badura et al. 2010). Führungskräfte haben einen großen Einfluss auf die Gestaltung der (gesundheitsförderlichen) Rahmenbedingungen und der Kommunikation im Betrieb. Darüber hinaus sind sie wichtige Vorbilder für einen gesundheitsförderlichen Arbeits- und Lebensstil. Krankenkassen bieten Führungskräften Unterstützung bei der Entwicklung eines gesundheitsförderlichen Führungsstils an (GKV-Spitzenverband 2017, S. 93 ff.).

Unternehmenskultur

In jedem Unternehmen entwickeln sich bestimmte Verhaltensnormen, Wertvorstellungen, Traditionen oder Denk- und Handlungsweisen, wobei die Führungskräfte hier eine ganz besondere Vorbildfunktion haben. Eine fest verankerte, authentische Unternehmenskultur fördert das Image eines Betriebes nach außen und stärkt nach innen das Wir-Gefühl im Unternehmen.

Personalwirtschaft

Zur Personalwirtschaft zählen sämtliche Aufgabenbereiche, die durch die Beschäftigung von Mitarbeitenden anfallen:

- Personalplanung und -beschaffung
- Personalentwicklung
- Gestaltung des Arbeitsentgelts (Zeitlohn, Akkordlohn, Prämienlohn)
- Arbeitsgestaltung (Job Enlargement, Job Enrichment, Job Rotation, Arbeitsgruppen, Teamarbeit)
- Arbeitszeitregelungen (gleitende Arbeitszeit, Schichtarbeit, Telearbeit, Job Sharing)

PRAXISTIPP

Jeder Betrieb ist anders!

Die Fachkraft Rückengesundheit sollte sich vor dem Einstieg in die Betriebliche Gesundheitsförderung darüber im Klaren sein, dass Betriebe/Unternehmen besonders vielschichtige Institutionen sind, in denen neben wirtschaftlichen auch technische, rechtliche, soziologische und psychologische Themen relevant werden können. Zahlreiche Faktoren, wie z. B. Betriebsgröße, Branche, Führung, Mitarbeiterschaft oder Region beeinflussen ganz entscheidend die Arbeit der Gesundheitsförderer. Daher besteht der erste Schritt der Gesundheitsförderung in der gründlichen Analyse des Betriebes. Erst danach kann für den Betrieb ein maßgeschneidertes Konzept entwickelt werden. Die Angebote der Betrieblichen Gesundheitsförderung müssen zu den wichtigsten betriebswirtschaftlichen Prinzipien, dem Aufbau und den Aufgaben des Unternehmens passen.

LITERATUR

Badura B, Walter U, Hehlmann T (2010) Kernkompetenzen im Betrieblichen Gesundheitsmanagement. In: *Dies.* Betriebliche Gesundheitspolitik. 2. Aufl. Heidelberg: Springer, S. 204 ff.

BAuA – Bundesanstalt für Arbeitsschutz und Arbeitsmedizin (2014) Gefährdungsbeurteilung psychischer Belastungen. Berlin: Erich Schmidt.

BAuA – Bundesanstalt für Arbeitsschutz und Arbeitsmedizin (2016) Ratgeber zur Gefährdungsbeurteilung. Handbuch für Arbeitsschutz-Fachkräfte. 3. Aufl. Dortmund: BAuA. www.baua.de/DE/Angebote/Publikationen/Fachbuecher/Gefaehrdungsbeurteilung.html (Letzter Zugriff: 22.8.2017).

BGW – Berufsgenossenschaft für Gesundheitsdienste und Wohlfahrtspflege (2013) Betriebliches Eingliederungsmanagement. Praxisleitfaden. www.bgw-online.de/DE/Medien-Service/Medien-Center/Medientypen/BGW-Broschueren/BGW04-07-111_Praxisleitfaden-betriebliches-Eingliederungsmanagement.html (Letzter Zugriff: 22.8.2017).

BKK-Dachverband (1999) Gesunde Mitarbeiter in gesunden Unternehmen. Qualitätskriterien für die Betriebliche Gesundheitsförderung. www.dnbgf.de/fileadmin/downloads/materialien/dateien/Gesunde_Mitarbeiter_in_gesunden_Unternehmen_Erfolgreiche_Praxis_Qualitaetskriterien.pdf (Letzter Zugriff: 11.8.2017)

BKK-Dachverband (2004) Luxemburger Deklaration zur Gesundheitsförderung. www.bkk-dachverband.de/fileadmin/publikationen/luxemburger_deklaration/Luxemburger_Deklaration.pdf (Letzter Zugriff: 10.8.2017).

DGUV – Deutsche Gesetzliche Unfallversicherung (2014) Qualitätskriterien im Präventionsfeld „Gesundheit im Betrieb" der gesetzlichen Unfallversicherungsträger und der DGUV. www.dguv.de/medien/inhalt/praevention/fachbereiche/fb-gesundheitsdienst/documents/qualitaet_uv_traeger.pdf (Letzter Zugriff: 11.8.2017).

Europäische Kommission (2003): Empfehlung der Kommission vom 6. Mai 2003 betreffend die Definition der Kleinstunternehmen sowie der kleinen und mittleren Unternehmen. EU-Empfehlung 2003/361/EG.

GKV-Spitzenverband (2014) GKV-Leitfaden Prävention. Handlungsfelder und Kriterien des GKV-Spitzenverbandes zur Umsetzung der §§ 20, 20a und 20b SGB V. www.gkv-spitzenverband.de/krankenversicherung/praevention_selbsthilfe_beratung/praevention_und_bgf/leitfaden_praevention/leitfaden_praevention.jsp (Letzter Zugriff: 18.6.2017)

Mentzel, W. (2013) BWL Grundwissen. 5. Aufl. München: Haufe.

NPK – Nationale Präventionskonferenz (2016) Bundesrahmenempfehlungen der Nationalen Präventionskonferenz nach § 20d Abs. 3 SGB V. www.gkv-spitzenverband.de/media/dokumente/presse/pressemitteilungen/2016/Praevention_NPK_BRE_verabschiedet_am_19022016.pdf (Letzter Zugriff: 19.7.2017).

WHO – Word Health Organization (1986) Ottawa Charta für Gesundheitsförderung. www.euro.who.int/__data/assets/pdf_file/0006/129534/Ottawa_Charter_G.pdf (Letzter Zugriff: 11.8.2017).

1.3 Gesetzliche Grundlagen

Franz-Josef Burgund und Uwe Prümel-Philippsen

Im Folgenden werden das Präventionsgesetz (➤ Kap. 1.3.1), die für das Betriebliche Gesundheitsmanagement wichtigsten Gesetze der Sozialgesetzbücher (➤ Kap. 1.3.2), das Arbeitsschutz- und das Arbeitssicherheitsgesetz (➤ Kap. 1.3.3) und die entsprechenden Rahmenrichtlinien (➤ Kap. 1.3.4) vorgestellt.

1.3.1 Präventionsgesetz

Uwe Prümel-Philippsen

Am 17. Juni 2015 verabschiedete der Deutsche Bundestag das „Gesetz zur Stärkung der Gesundheitsförderung und der Prävention (Präventionsgesetz – PrävG)", ein Artikelgesetz, das am 24. Juli 2015 im Bundesgesetzblatt veröffentlicht wurde und am Tage nach der Verkündung in Kraft trat. Bestimmte Teile des Gesetzes – Artikel 2 und Artikel 7 – sind jedoch erst ab dem 1. Januar 2016 in Kraft getreten. Das Gesetz ist der vierte Anlauf einer Bundesregierung zur Verbesserung der gesetzlichen Regelungen des Handlungsfelds „Gesundheitsförderung und Prävention". Es sieht die folgenden Neuregelungen vor:

- Stärkung der Leistungen zur Gesundheitsförderung und Prävention in Lebenswelten
- Intensivierung der Betrieblichen Gesundheitsförderung insbesondere für kleine und mittelständische Betriebe
- Eine auf prioritäre Ziele und Handlungsbereiche ausgerichtete Nationale Präventionsstrategie
- Maßnahmen zur Steigerung der Qualität verhältnis- und verhaltenspräventiver Leistungen
- Verdopplung der bisher für Gesundheitsförderung und Prävention zur Verfügung stehenden Finanzmittel.

Zur Umsetzung des Gesetzes sind neue Kooperations- und Organisationsstrukturen geschaffen worden (➤ Abb. 1.2).

Für die Anbieter von Maßnahmen zur Förderung der Rückengesundheit sind zum derzeitigen Stand der bereits laufenden wie der geplanten Umsetzung des Gesetzes zwei Neuerungen von besonderem Interesse:

Zum einen regelt der neu gefasste § 20 SGB V in Abs. 2 das Verfahren der Qualitätssicherung von Leistungen zur verhaltensbezogenen Prävention sowie von Leistungen zur Gesundheitsförderung in Betrieben (Betriebliche Gesundheitsförderung) nach § 20b (Abs. 4, Nr. 1 und 3):

Der Spitzenverband Bund der Krankenkassen *„bestimmt (…) die Anforderungen und ein einheitliches Verfahren für die Zertifizierung von Leistungsangeboten durch die Krankenkassen, um insbesondere die einheitliche Qualität von Leistungen nach Absatz 4 Nummer 1 und 3 sicherzustellen."* Das einheitliche Zertifizierungsverfahren für Leistungen der verhaltensbezogenen Prävention (individuelle Maßnahmen) wurde

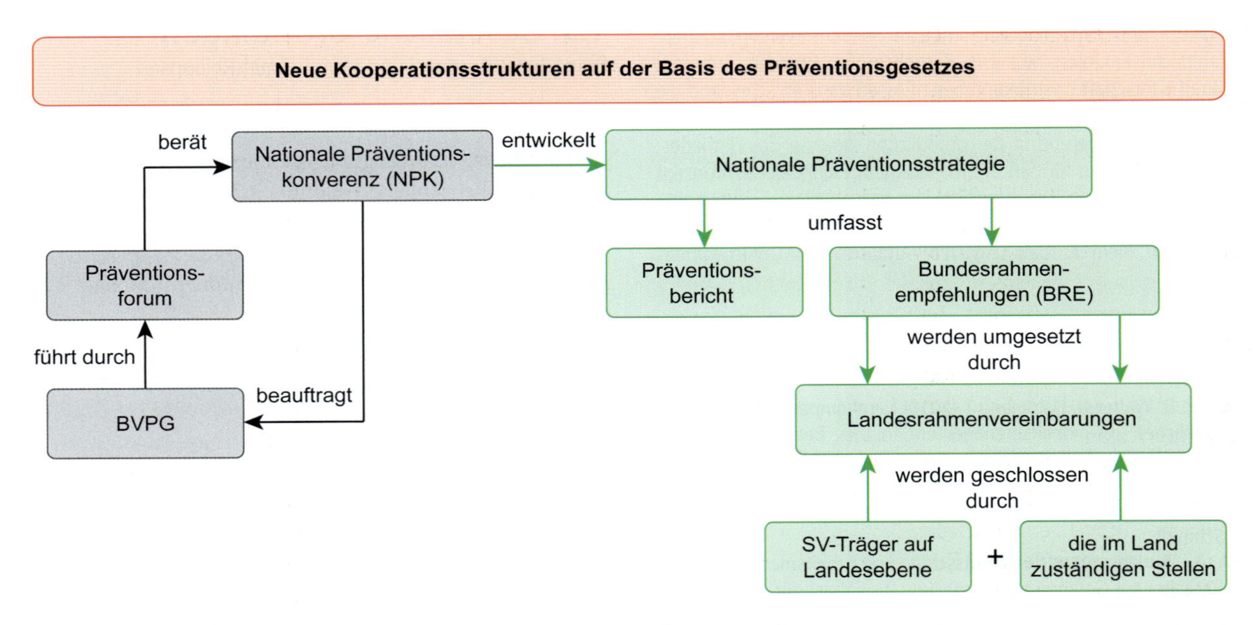

Abb. 1.2 Neue Kooperationsstrukturen auf der Basis des Präventionsgesetzes [W1021/L143]

bereits in 2014, also vor Verabschiedung des Präventionsgesetzes, von einer Kooperationsgemeinschaft zur kassenartenübergreifenden Prüfung von Präventionsangeboten nach § 20 Abs. 1 SGB V in Form der bundesweit tätigen „Zentralen Prüfstelle Prävention" (www.zentrale-pruefstelle-praevention.de) eingerichtet und sozusagen im Nachhinein dann durch das neue Gesetz legitimiert. Allerdings sind Maßnahmen der Betrieblichen Gesundheitsförderung (BGF) hiervon ausgenommen – für diese gelten weiterhin die im Kapitel 6 des „Leitfadens Prävention" definierten Anforderungen bzw. Förderkriterien (GKV-Spitzenverband 2017).

Zum anderen sieht das Präventionsgesetz in § 20b Abs. 3 eine Neuregelung vor, die insbesondere die Betriebliche Gesundheitsförderung in kleinen und mittelständischen Unternehmen (KMU) stärken soll: *„Die Krankenkassen bieten Unternehmen unter Nutzung bestehender Strukturen in gemeinsamen regionalen Koordinierungsstellen Beratung und Unterstützung an."*

Diese Koordinierungsstellen haben Anfang Mai 2017 ihre Arbeit aufgenommen. Kern des Angebots ist eine individuelle Beratung durch die gesetzlichen Krankenkassen, die auf der Grundlage des „Leitfadens Prävention" erfolgt. Die Koordinierungsstellen arbeiten eng mit den Unternehmensorganisationen vor Ort sowie anderen Netzwerkpartnern und regionalen Akteuren zusammen. Sie sind jedoch keine örtlich direkt ansässigen Beratungsstellen, sondern halten als anbieterneutrale Stellen ein Online-Beratungs- und Informationsportal bereit: www.bgf-koordinierungsstelle.de

1.3.2 Sozialgesetzbücher (SGB)

Uwe Prümel-Philippsen

Das heute vorliegende Sozialgesetzbuch (SGB, Rechtsstand 1. Januar 2016) ist das Ergebnis der Zusammenführung von vielen Einzelgesetzen zum Sozialrecht in Deutschland. Es umfasst insgesamt 12 (Sozialgesetz-)Bücher und hat einen Umfang von ca. 2.200 Seiten.

Die Aufgaben des Sozialgesetzbuches werden in § 1 von SGB I „Allgemeiner Teil" (in der Fassung vom 11.12.1975) wie folgt umrissen:

„(1) Das Recht des Sozialgesetzbuchs soll zur Verwirklichung sozialer Gerechtigkeit und sozialer Sicherheit Sozialleistungen einschließlich sozialer und erzieherischer Hilfen gestalten. Es soll dazu beitragen, ein menschenwürdiges Dasein zu sichern, gleiche Voraussetzungen für die freie Entfaltung der Persönlichkeit, insbesondere auch für junge Menschen, zu schaffen, die Familie zu schützen und zu fördern, den Erwerb des Lebensunterhalts durch eine frei gewählte Tätigkeit zu ermöglichen und besondere Belastungen des Lebens, auch durch Hilfe zur Selbsthilfe, abzuwenden oder auszugleichen.

(2) Das Recht des Sozialgesetzbuchs soll auch dazu beitragen, dass die zur Erfüllung der in Absatz 1 genannten Aufgaben erforderlichen sozialen Dienste und Einrichtungen rechtzeitig und ausreichend zur Verfügung stehen."

Die Sozialgesetzbücher SGB V und SGB VII sind im Rahmen des Betrieblichen Gesundheitsmanagements von besonderer Bedeutung.

SGB V Gesetzliche Krankenversicherung

Das Sozialgesetzbuch Fünftes Buch (SGB V) betrifft die gesetzliche Krankenversicherung und ist im Bundesgesetzblatt erstmalig am 20.12.1988 veröffentlicht worden. Das SGB V legt den versicherten Personenkreis und die Leistungen der Krankenversicherung fest, regelt die Beziehungen der Krankenkassen zu den Leistungserbringern (Ärzte, Zahnärzte, Psychotherapeuten, Krankenhäuser und andere Einrichtungen, Leistungserbringer von Heilmitteln und Hilfsmitteln, Apotheken etc.) sowie die Organisation der Krankenkassen und ihrer Verbände. Weitere Kapitel behandeln u. a. Finanzierungsfragen und den Umgang mit krankenversicherungsrelevanten Daten.

Für Anbieter von Rückenschulmaßnahmen von besonderem Interesse ist der § 20 SGB V „Prävention und Selbsthilfe" in Verbindung mit dem „Leitfaden Prävention" (GKV 2017), der die Handlungsfelder und Kriterien des GKV-Spitzenverbandes zur Umsetzung des § 20 aufzeigt. Seit 2007 ist der Bereich der Betrieblichen Gesundheitsförderung (neu: § 20b SGB V) eine Pflichtleistung der gesetzlichen Krankenkassen. Die gesetzliche Krankenversicherung ist daher verpflichtet, *„(…) Betriebe zu Maßnahmen der Betrieblichen Gesundheitsförderung zu motivieren. Es ist ihr Recht und ihre Pflicht, auf diese Weise – präventiv – auf das von der GKV versicherte Risiko ‚Krankheit' einzuwirken"* (Faller, 2017, S. 71).

Neben dem § 20 SGB V ist im Rahmen der Betrieblichen Gesundheitsförderung der § 65a interessant. Hier heißt es im Absatz 2: *„Die Krankenkasse soll in ihrer Satzung auch vorsehen, dass bei Maßnahmen zur Betrieblichen Gesundheitsförderung durch Arbeitgeber sowohl der Arbeitgeber als auch die teilnehmenden Versicherten einen Bonus erhalten."*

SGB VI Gesetzliche Rentenversicherung

Rechtsgrundlage für Leistungen der gesetzlichen Rentenversicherung ist das Sechste Buch des Sozialgesetzbuches (SGB VI). Die Träger der gesetzlichen Rentenversicherung erbringen hiernach neben Rentenleistungen (Alters-, Erwerbsminderungs- und Hinterbliebenenrente) vor allem Leistungen zur Erhaltung, Besserung und Wiederherstellung der Erwerbsfähigkeit. Diese werden in ➤ Kap. 1.4.3 näher beschrieben.

SGB VII Gesetzliche Unfallversicherung

Das SGB VII betrifft die gesetzliche Unfallversicherung und ist erstmalig am 7.8.1996 veröffentlicht worden. Das SGB VII legt ebenfalls zunächst den versicherten Personenkreis fest, definiert die Aufgaben der Prävention (hier: Unfallverhütung), umreißt die Leistungen nach Eintritt eines Versicherungsfalls, zeigt die Haftung von Unternehmern, Unternehmensangehörigen und anderen Personen auf, skizziert die Organisation der Unfallversicherungsträger und ihrer Zuständigkeiten, die Aufbringung der Mittel, die Zusammenarbeit der Unfallversicherungsträger mit anderen Leistungsträgern und die Regelungen zum Datenschutz.

Bezogen auf den Handlungsbereich „Prävention" legen beide Sozialgesetzbücher die wechselseitige Zusammenarbeit der gesetzlichen Krankenversicherung (GKV) mit der gesetzlichen Unfallversicherung (DGUV) fest.

Das SGB V formuliert dies nach Inkrafttreten des Präventionsgesetzes in § 20b Abs. 2 (neu) und § 20c (neu); SGB VII regelt dies in § 14 Abs. 2: *„Bei der Verhütung arbeitsbedingter Gesundheitsgefahren arbeiten die Unfallversicherungsträger mit den Krankenkassen zusammen."*

Anbieter von Maßnahmen zur Rückengesundheit können mithin weder ein bestimmtes Konzept noch eine bestimmte Leistungsvergütung aus dem SGB selbst ableiten – beide hier nur kurz skizzierten Sozialgesetzbücher sind jedoch die gesetzliche Grundlage für diese Leistungen. Die konkreten Durchführungsbestimmungen im Einzelnen, sofern die Leistung mit der gesetzlichen Kranken- oder Unfallversicherung abgerechnet werden soll, ergeben sich aus gesonderten Vorschriften – bei der gesetzlichen Krankenversicherung (GKV) z. B. aus dem „Leitfaden Prävention" (GKV-Spitzenverband 2017).

SGB IX Rehabilitation und Teilhabe behinderter Menschen

Im Rahmen des Sozialgesetzbuchs IX ist vor allem der § 167 Absatz 2 zum Betrieblichen Eingliederungsmanagement von Bedeutung (➤ Kap. 1.2.3).

1.3.3 Arbeitsschutzgesetz und Arbeitssicherheitsgesetz

Franz-Josef Burgund

Arbeitsschutzgesetz (ArbSchG)

Als Arbeitsschutz bzw. Arbeitnehmerschutz wird die Summe aller Maßnahmen verstanden, welche systematisch zur *„… Sicherheit und zum Gesundheitsschutz der Beschäftigten bei der Arbeit …"* (§ 1 Abs. 1 ArbSchG) beitragen. Die wesentlichen Anforderungen an den Arbeitsschutz sind im Arbeitsschutzgesetz geregelt und werden in Richtlinien und Verordnungen sowie in Umsetzungs- und Handlungshilfen weiter erläutert. In den jeweiligen Mitgliedsstaaten der EU existieren unterschiedliche Arbeitsschutzstandards. Zur Verbesserung des Arbeitsschutzes und Vermeidung der Konkurrenzsituationen zwischen den Mitgliedsstaaten infolge von Ausnutzung wirtschaftlicher Standortvorteile auf Kosten des Arbeitsschutzes ist vom Rat der EG die sogenannte Rahmenrichtlinie für Arbeitsschutz verabschiedet worden. Die Rahmenrichtlinie definiert Mindestanforderungen für Sicherheit und Gesundheitsschutz im betrieblichen Sektor und deckt die wesentlichen Risiken im Bereich der Arbeitsumwelt für den Sicherheits- und Gesundheitsschutz sowie die Arbeitshygiene ab.

Der allgemeine Arbeitsschutz soll Leben und Gesundheit der Arbeitnehmer schützen, ihre Arbeitskraft erhalten sowie die Arbeit menschengerecht gestalten. Angestrebtes Ziel des Arbeitsschutzes ist demnach nicht nur die Verhütung von Arbeitsunfällen (Beschränkung auf sicherheitstechnische Aspekte), sondern auch der Schutz der Gesundheit der Beschäftigten, der neben physischen Belastungen auch organisatorische Bedingungen und soziale Beziehungen berücksichtigt.

PRAXISTIPP

In der Praxis bedeutet dies, *dass „… sämtliche Gefährdungen und Belastungen zu ermitteln sind, die die Gesundheit negativ beeinflussen können, also auch die psychischen Fehlbelastungen."* Mit psychischen Fehlbelastungen sind dabei *„… die Anforderungen und Belastungen gemeint, die mit hoher Wahrscheinlichkeit zu gesundheitlichen Beeinträchtigungen führen" (Holm und Geray 2012).*

Im Gesetzestext werden daher als Gefährdungspotenziale neben der Arbeitsplatzgestaltung, den physikalischen, chemischen und biologischen Einwirkungen, den Arbeitsmitteln, Maschinen und Geräten auch die Gestaltung von Arbeits- und Fertigungsverfahren, die Gestaltung von Arbeitsabläufen und Arbeitszeit sowie unzureichende Qualifikation und unzureichende Unterweisung der Beschäftigten genannt (§ 5 Abs. 3).

Im Unterschied zur früheren Gesetzgebung gibt das Arbeitsschutzgesetz, das europäischen Vorschriften folgt, den Unternehmen einen sehr weiten Ermessensspielraum bei der Umsetzung, um den konkreten Gegebenheiten eines Betriebs gerecht werden zu können. Da das Arbeitsschutzgesetz eine Rahmenvorschrift ohne detaillierte Vorgaben ist, erweitert es nicht nur Spielraum und Verantwortung des Arbeitgebers, sondern bietet zusammen mit dem Betriebsverfassungsgesetz den Betriebsräten sehr weitgehende Mitbestimmungs- und Gestaltungsmöglichkeiten. So können in Unternehmen mit Betriebsräten oder Personalräten die Anforderungen des ArbSchG u. a. mit freiwilligen Betriebsvereinbarungen umgesetzt werden.

Aus Gründen der Sicherheit und des Gesundheitsschutzes sind die Arbeitsbedingungen bzw. **Gefährdungen** für die Mitarbeiter zu **beurteilen** und zu **dokumentieren** (§§ 5 und 6 ArbSchG). Die Dokumentationsform der Gefährdungsbeurteilung wird dabei nicht explizit vorgegeben, wohl aber ist festgelegt, dass die Dokumentationsunterlagen das Ergebnis der Beurteilung, die festgelegten Maßnahmen sowie deren Umsetzungsverfolgung enthalten müssen. Die entsprechenden Maßnahmen bei Gefährdungen sind einzuleiten und „… *mit dem Ziel zu planen, Technik, Arbeitsorganisation, sonstige Arbeitsbedingungen, soziale Beziehungen und Einfluss der Umwelt auf den Arbeitsplatz sachgerecht zu verknüpfen*" (§ 4 ArbSchG). Konkret fordert das Gesetz in einem präventiven Ansatz auch für die Arbeitsplanung Gefährdungsbeurteilungen, eine auf diesen Beurteilungen basierende Festlegung von Arbeitsschutzmaßnahmen sowie die Umsetzung dieser Maßnahmen und Wirksamkeitskontrollen.

Während bei physikalischen, chemischen und biologischen Einwirkungen (Gewichte, Arbeitshöhen, Lärm, Temperatur, Gefahrstoffe, etc.) eine Gefährdung in Abhängigkeit von der Belastungszeit bzw. -häufigkeit relativ objektiv beschrieben werden kann, ist die Erfassung psychischer Belastungen aufgrund der Summe der Faktoren im Arbeitsprozess (Zusammenwirken von Faktoren wie Arbeitsverfahren, Arbeitsorganisation, Arbeitszeit, Ausbildung und Qualifikation, Kommunikation und Information) sowie aufgrund der unterschiedlichen subjektiven Belastungsempfindung des einzelnen Mitarbeiters deutlich schwieriger zu erfassen und entsprechend schwieriger mit allgemeinen Maßnahmen zu begegnen.

PRAXISTIPP

Hilfen zur **Erfassung psychischer Belastungen** bietet z. B. die DIN EN ISO 10075, eine DIN-Norm, welche wesentliche Begriffe und Zusammenhänge im Umgang mit psychischen Belastungen erläutert und Hilfestellung zur Erfassung entsprechender Belastungsfaktoren bietet.

Für den Arbeitgeber ergibt sich insgesamt die Aufgabe, durch Fehlbelastungen verursachte Gefährdungen zu vermeiden sowie arbeitsbedingten Erkrankungen vorzubeugen.

Arbeitssicherheitsgesetz (ASiG)

Im Arbeitssicherheitsgesetz wird die organisatorische und inhaltliche Umsetzung des Arbeits- und Gesundheitsschutzes im Betrieb beschrieben. Jeder Arbeitgeber ab einem Mitarbeiter ist verpflichtet, sich um den Arbeitsschutz zu kümmern. Fachlich beraten und unterstützt werden Arbeitgeber dabei durch die Fachkraft für Arbeitssicherheit und den Betriebsarzt, die grundsätzlich der Geschäftsleitung als Stabsstellen beigestellt und in ihrer Tätigkeit weisungsfrei sind. Als fachliche Ansprechpartner für die Aufgaben, die aus den Umsetzungen der EG-Rahmen-Richtlinie 89/391/EWG resultieren, beraten sie das Unternehmen hinsichtlich der Arbeitssicherheit, äußern Empfehlungen, führen Begehungen durch usw. In regelmäßigen Abständen (mindestens vier Mal im Jahr) trifft sich der Arbeitsschutzausschuss (ASA). Hier werden alle Themen des Arbeitsschutzes besprochen, Ziele gesetzt, Meilensteine überprüft, Anregungen und Kritik geübt etc. Der ASA besteht grundsätzlich aus Vertretern der

Geschäftsführung, Führungskräften, der Fachkraft für Arbeitssicherheit, dem Betriebsarzt, Mitgliedern des Betriebsrats und ggf. den Sicherheitsbeauftragten. Mitunter nehmen auch von Maßnahmen betroffene Mitarbeiter teil.

Für die **Betriebsärzte** werden in § 3 Abs. 1 ASiG neben den Voraussetzungen vorwiegend folgende inhaltlichen Aufgabenbereiche beschrieben:

- **Beratende Tätigkeiten:** z. B. bei der Planung von Betriebsanlagen, bei der Beschaffung technischer Arbeitsmittel und Einführung von Arbeitsverfahren, bei der Auswahl von Körperschutzmitteln, bei arbeitsphysiologischen und arbeitshygienischen Fragen sowie bei der Organisation der „Ersten Hilfe" im Betrieb
- **Arbeitsmedizinische Untersuchungen**
- **Umsetzungsunterstützende Tätigkeiten:** z. B. Begehung der Arbeitsplätze, Weiterleitung festgestellter Mängel, Maßnahmenentwicklung zur Mängelbeseitigung.
- **Sicherheitsbelehrungen/Information der Belegschaft** zur Umsetzung der Anforderungen des Arbeits- und Unfallschutzes sowie zur Schulung der Helfer in „Erster Hilfe" und des medizinischen Hilfspersonals

Nach § 5 ASiG muss der Arbeitgeber **Fachkräfte für Arbeitssicherheit** schriftlich bestellen und ihnen die Aufgaben übertragen, die in § 6 ASiG beschrieben werden. Ihre Aufgabenbereiche weichen inhaltlich nur geringfügig von denen der Betriebsärzte ab. Im Wesentlichen übernehmen sie folgende Aufgaben:

- **Beratende Tätigkeiten:** z. B. bei der Planung von Betriebsanlagen, bei der Beschaffung technischer Arbeitsmittel und Einführung von Arbeitsverfahren und Arbeitsstoffen, bei der Auswahl von Körperschutzmitteln, bei der Gestaltung von Arbeitsabläufen und zu Fragen der Ergonomie, bei der Beurteilung von Arbeitsbedingungen
- **Sicherheitstechnische Überprüfungen**
- **Umsetzungsunterstützende Tätigkeiten:** z. B. Begehung der Arbeitsplätze, Weiterleitung festgestellter Mängel, Maßnahmenentwicklung zur Mängelbeseitigung, Benutzung der Körperschutzmittel
- **Sicherheitsbelehrungen/Information der Belegschaft** zur Umsetzung der Anforderungen des Arbeits- und Unfallschutzes sowie zur Schulung der Sicherheitsbeauftragten als Multiplikator i. S. Arbeitssicherheit

Für Kleinunternehmen besteht die Möglichkeit, im sogenannten Arbeitgebermodell – nach vorheriger Schulung des Unternehmers durch Mitarbeiter der zuständigen Berufsgenossenschaft – selbst diese Aufgaben zu übernehmen. Ansonsten können externe Honorarkräfte verpflichtet werden. Großunternehmen haben in der Regel eigene Abteilungen mit vollzeitig tätigen Betriebsärzten und Fachkräften für Arbeitssicherheit.

1.3.4 Rahmenrichtlinien

Franz-Josef Burgund

Arbeitsstättenverordnung (ArbStättV)

Die Arbeitsstättenverordnung regelt die Einrichtung und die Betreibung von Arbeitsstätten inkl. deren Außenbereiche (Gelände, Verkehrswege) vor dem Hintergrund der Sicherheit und des Gesundheitsschutzes mit dem Ziel, keine unnötigen Gefährdungen für die Gesundheit und die Sicherheit der Mitarbeitenden entstehen zu lassen.

Neben Hygienevorschriften, dem Freihalten von Verkehrs- und Fluchtwegen sowie Notausgängen werden dort auch der Nichtraucherschutz sowie die Zahl und Qualität der Arbeits-, Sanitär-, Pausen- und Bereitschaftsräume, Erste-Hilfe-Räume und Unterkünfte geregelt.

Lastenhandhabungsverordnung (LasthandhabV)

Die Lastenhandhabungsverordnung regelt die Maßnahmen hinsichtlich der Sicherheit und des Gesundheitsschutzes bei der manuellen Handhabung von Lasten bei der Arbeit. Hauptaugenmerk liegt dabei auf Tätigkeiten, „*... die aufgrund ihrer Merkmale oder ungünstiger ergonomischer Bedingungen für die Beschäftigten eine Gefährdung für Sicherheit und Gesundheit, insbesondere der Lendenwirbelsäule ...*" mit sich bringen (§ 1 Abs. 1 LasthandhabV).

Diese Verordnung dient damit u. a. zur Umsetzung der Richtlinie 90/269/EWG über die Mindestvorschriften bezüglich gleichen Inhalts. Folgende Merkmale für eine Gefährdung werden im Anhang der Verordnung aufgeführt:

- **Art der Last:** Gewicht, Form, Größe, Lage der Zugriffsstellen, Schwerpunktlage, Möglichkeit einer unvorhergesehenen Bewegung
- **Arbeitsaufgabe:** erforderliche Körperhaltung, Entfernung der Last vom Körper, die mit Last zu überbrückende Entfernung, die Häufigkeit bzw. Dauer des Arbeitsvorgangs, das Arbeitstempo bzw. mögliche Erholungszeiten
- **Beschaffenheit des Arbeitsplatzes und der Arbeitsumgebung:** in vertikaler Richtung zur Verfügung stehender Platz/Raum, Höhenunterschied, klimatische Bedingungen, Beleuchtung, Stabilität der Stand- und Arbeitsfläche, Bekleidung (Arbeitskleidung, Schutzkleidung, Sicherheitsschuhe/Schuhwerk) und Hilfsmittel

Nach den Vorgaben des Bundesministeriums für Arbeit und Sozialordnung (BMAS) liegen die Werte für Lastgewichte, deren regelmäßiges Heben und Tragen mit einem erhöhten Risiko für die Entwicklung bandscheibenbedingter Erkrankungen der Lendenwirbelsäule gemäß Berufskrankheit 2108 verbunden ist, bei 18–39-jährigen Männern bei 25 kg und mehr (BMAS 1993). Dabei empfiehlt das BMAS in Relation zum Lebensalter, zur Häufigkeit und Trageentfernung

Grenzwerte für das Heben und Tragen von Lasten (➤ Tab. 1.1).

➤ Tab. 1.2 zeigt die Orientierungswerte zur Häufigkeit von Hebe- und Tragevorgängen in Abhängigkeit vom Geschlecht, vom Gewicht und der Trageentfernung unter Berücksichtigung einer Ganztagsschicht (≥ 7 Stunden):

Entsprechend diesen Merkmalen hat der Arbeitgeber Maßnahmen – z. B. im Bereich der Arbeitsorganisation oder des Hilfsmitteleinsatzes – zu ergreifen, um manuelle Handhabungen, die eine Gefährdung bedeuten, zu vermeiden (§ 2 Abs. 1 LasthandhabV).

Leitmerkmalmethode (LMM)

Eine Beurteilungshilfe der Gefährdung aufgrund der Handhabung von Lasten bietet u. a. die Leitmerkmalmethode (BAuA/LASI 2001). Davon ausgehend, dass die Belastung der Lendenwirbelsäule nicht nur vom Gewicht der Last und der Hebe-/Absetzhäufigkeit bzw. Tragestrecke/Haltedauer abhängt, sondern auch die Ausführungs- und Rahmenbedingungen (Platzverhältnisse, Standsicherheit, Beleuchtung) und die vorwiegend eingenommene Körperhaltung den Belastungsgrad prägen, werden diese Faktoren zur Belastungsorientierung berücksichtigt und mit einer Wichtung belegt.

Tab. 1.1 Empfohlene Grenzwerte für das Heben und Tragen von Lasten (nach BMAS 1981, S. 96; Hettinger 1991)

	Häufigkeit der Hebe- und Tragevorgänge			
	Gelegentlich (< 2×/h; ≤ 4 Schritte)		Häufiger (≥ 2×/h; ≥ 5 Schritte)	
Lebensalter (Jahre)	**Frauen**	**Männer**	**Frauen**	**Männer**
15–18	15	35	10	20
19–45	15	55	10	30
> 45	15	45	10	25

Die höchste Wichtung erhält dabei z. B. das Gewicht von ≥ 40 kg bei Männern bzw. ≥ 25 kg bei Frauen mit einem Wert von 25.

Lastwichtung

1	Männer < 10 kg, Frauen < 5 kg
2	Männer 10 bis < 20 kg, Frauen 5 bis < 10 kg
4	Männer 20 bis < 30 kg, Frauen 10 bis < 15 kg
7	Männer 30 bis < 40 kg, Frauen 15 bis < 25 kg
25	Männer ≥ 40 kg, Frauen ≥ 25 kg

Haltungswichtung

1	Aufrechte Haltung möglich, kurzer Lasthebel möglich
2	Geringe Rumpfvorbeuge oder -rotation, kurzer Lasthebel möglich
4	Rumpfvorbeuge mit Rotation oder weite Rumpfvorbeuge, Last körperfern
8	Weite Rumpfvorbeuge inkl. -rotation, Last körperfern, instabiler Stand

Wichtung Ausführungsbedingungen

0	Gute Bedingungen: Rutschfester Boden, ausreichende Platzverhältnisse etc.
1	Eingeschränkte Bewegungsfreiheit: z. B. eingeschränkte Standsicherheit
2	Stark eingeschränkte Bewegungsfreiheit/Standsicherheit

Die Summe der drei Wichtungen „Lastgewicht", „erforderliche, charakteristische Körperhaltung" und „Ausführungsbedingungen" wird mit der Zeitwichtung multipliziert.

Tab. 1.2 Orientierungswerte zur Hebe- und Tragehäufigkeit von Lasten für eine Ganztagsschicht (≥ 7 Stunden) (DGUV 2003)

Geschlecht	**Lastgewicht (kg)**	**Heben, Absetzen, Umsetzen, Halten**	**Tragen** Trageentfernung		
		Dauer < 5 Sek.	5 bis < 10 m	10 bis < 30 m	≥ 30 m
Männer	< 10	Im Allgemeinen keine Einschränkungen			
	10 – < 15	Bis 1000-mal pro Schicht	Bis 500-mal pro Schicht	Bis 250-mal pro Schicht	Bis 100-mal pro Schicht
	15 – < 20	Bis 250-mal pro Schicht	Bis 100-mal pro Schicht		Bis 50-mal pro Schicht
	20 – < 25	Bis 100-mal pro Schicht	Bis 50-mal pro Schicht		
	≥ 25	Nur in Verbindung mit speziellen präventiven Maßnahmen			
Frauen	< 5	Im Allgemeinen keine Einschränkungen			
	5 – < 10	Bis 1000-mal pro Schicht	Bis 500-mal pro Schicht	Bis 250-mal pro Schicht	Bis 100-mal pro Schicht
	10 – < 15	Bis 250-mal pro Schicht	Bis 100-mal pro Schicht		Bis 50-mal pro Schicht
	≥ 15	Nur in Verbindung mit speziellen präventiven Maßnahmen			

Eine entsprechende Verringerung der Orientierungswerte bei ungünstigen Ausführungsbedingungen/Körperhaltungen bzw. für Jugendliche, Ältere und Leistungsgeminderte ist zu berücksichtigen.

Zeitwichtung (Beispiel Heben – Absetzen)

1	< 10 Wiederholungen/Arbeitstag
2	10 bis < 40 Wiederholungen/Arbeitstag
4	40 bis < 200 Wiederholungen/Arbeitstag
6	200 bis < 500 Wiederholungen/Arbeitstag
8	500 bis < 1000 Wiederholungen/Arbeitstag
10	≥ 1000 Wiederholungen/Arbeitstag

Das Ergebnis ergibt als Punktwert eine erste Orientierung:

< 10 Punkte:	Geringe Belastung	→ Keine offensichtliche Gesundheitsgefährdung, kein konkreter Handlungsbedarf.
10 bis < 25 Punkte:	Erhöhte Belastung	→ Für eingeschränkt belastbare Personen können verhältnispräventive Maßnahmen sinnvoll sein.
25 bis < 50 Punkte:	Wesentlich erhöhte Belastung	→ Eine Gesundheitsgefährdung ist auch für uneingeschränkt belastbare Personen möglich. Eine weitergehende Ermittlung der Gefährdung je nach Belastungsempfindung und persönlicher Belastbarkeit seitens der Beschäftigten ist angezeigt.
≥ 50 Punkte:	Hohe Belastung	→ Maßnahmen im Bereich arbeitstechnischer und/oder arbeitsorganisatorischer Verhältnisprävention sind aufgrund der hohen Belastung angezeigt.

Die unterschiedlichen Wichtungen können – je nachdem, ob sie als Einzelfaktor maßgeblich für die Höhe des Punktwerts verantwortlich sind oder nur eine untergeordnete Rolle spielen – einen ersten Anhaltspunkt hinsichtlich der Art der erforderlichen Maßnahmen geben:

- Lastwichtung: z. B. Reduzierung der Lastgewichte; Einsatz von Hilfsmitteln
- Haltungswichtung: z. B. Anpassung von Arbeitshöhen
- Ausführungsbedingungen: z. B. Verbesserung der räumlichen Bedingungen und Bewegungsfreiheit, Bodenverhältnisse, zu bewältigende Höhenunterschiede, etc.
- Zeitwichtung: z. B. Verkürzung der Tragestrecken, Job Rotation

In Anlehnung an die unterschiedlichen Beanspruchungen und Wichtungen und die daraus abzuleitenden Maßnahmen ist laut LMM jede Teiltätigkeit – insbesondere bei unterschiedlicher bzw. unterschiedlich hoher Beanspruchung – getrennt zu beurteilen.

Richtlinien für Bildschirmarbeitsplätze

Die Bildschirmarbeitsverordnung regelte bis zum 30. November 2016 die Maßnahmen zum Gesundheitsschutz derjenigen Beschäftigten, die „... *gewöhnlich bei einem nicht unwesentlichen Teil ihrer normalen Arbeit ein Bildschirmgerät benutzen*" (§ 2 Abs. 3 BildscharbV). Sie wurde im Dezember 2016 außer Kraft gesetzt. Die Bestimmungen der BildscharbV wurden in die neue Arbeitsstättenverordnung (ArbStättV) integriert, teilweise präzisiert sowie ergänzt um Bestimmungen für tragbare Bildschirmgeräte und Arbeitsmittel. Die detaillierten Gestaltungskriterien für Bildschirmarbeitsplätze sind im Anhang 6 der ArbStättV aufgelistet:

Allgemeine Anforderungen an Bildschirmarbeitsplätze

- Beachtung ergonomischer Grundsätze
- Gewährleistung von Unterbrechungen der Bildschirmarbeit im täglichen Arbeitsalltag durch wechselnde Tätigkeiten oder Pausen
- Ausreichender Arbeitsraum für wechselnde Arbeitshaltungen
- Ausreichend große und reflexionsarme Arbeitsfläche (Arbeitstisch)
- Variable Anordnung der Tastatur und Eingabemittel mit Auflagemöglichkeit der Handballen
- Bereitstellung von Fußstützen und Manuskripthaltern bei anderenfalls ungünstiger Sitzhaltung
- Ausreichende und blendungsfreie Beleuchtung, ausreichender Kontrast zwischen Bildschirm und Arbeitsumgebung
- Vermeidung einer gesundheitlich unzuträglichen Wärmeentwicklung am Arbeitsplatz

Allgemeine Anforderungen an Bildschirme

- Text- und Grafikdarstellung: scharf, deutlich, ausreichende Größe, ausreichender Zeilenabstand
- Stabiles, flimmerfreies und verzerrungsfreies Bild
- Einfache Einstellbarkeit von Helligkeit und Kontrast
- Der Arbeitsanforderung angemessene Größe und Form des Bildschirms
- Strahlungsarme Bildschirmgeräte

Anforderungen an ortsgebundene Bildschirmgeräte und Arbeitsmittel

- Freie Dreh- und Neigbarkeit des Monitors
- Blendungs- und reflexionsarme Oberfläche
- Vom Monitor getrennte und neigbare Tastatur
- Reflexionsarme Oberfläche der Tastatur
- Form und Anschlag der Tasten für ergonomische Bedienung
- Gut lesbare Tastenbeschriftung

Anforderungen an tragbare Bildschirmgeräte und Arbeitsmittel (Laptops, Tablets)

- Der Arbeitsaufgabe angemessene Größe, Form und Gewicht
- Reflexionsarme Bildschirmoberfläche
- Gewährleistung einer Gerätenutzung ohne störende Blendung und Reflexion

- Ortsgebundene Verwendung von Geräten ohne Trennung zwischen Bildschirm und Tastatur nur kurzfristig oder wenn für die Arbeitsaufgabe unerlässlich

Anforderungen an die Benutzerfreundlichkeit von Bildschirmarbeitsplätzen

- Benutzerfreundliche, der Arbeitsaufgabe und dem Kenntnisstand der Beschäftigten angepasste Software
- Benutzerfreundliche Dialogführung
- Keine Nutzung von Kontrollvorrichtungen ohne Wissen der Benutzer

Es ist Aufgabe des Arbeitgebers, Bildschirmarbeitsplätze so zu gestalten, dass gesundheitliche Beeinträchtigungen der Beschäftigten vermieden werden. Nach § 3 ArbStättV (Gefährdungsbeurteilung) hat er dabei *„insbesondere die Belastungen der Augen oder die Gefährdung des Sehvermögens der Beschäftigten zu berücksichtigen"*. Gemäß Verordnung zur arbeitsmedizinischen Vorsorge (ArbMedVV) muss er den Beschäftigten im Rahmen der Angebotsvorsorge eine angemessene Untersuchung der Augen und des Sehvermögens anbieten, bei Bedarf eine augenärztliche Untersuchung ermöglichen und ggf. spezielle Sehhilfen zur Verfügung stellen (Anhang zur ArbMedVV, Teil 4).

Die EU-Bildschirmrichtlinie 90/270/EWG vom 29.5.1990 konkretisiert die im Anhang 6 der ArbStättV aufgeführten Kriterien und beschreibt die Mindestvorschriften bezüglich der Sicherheit und des Gesundheitsschutzes bei der Arbeit an Bildschirmgeräten.

Lärm- und Vibrations-Arbeitsschutzverordnung (LärmVibrationsArbSchV)

In der Lärm- und Vibrations-Arbeitsschutzverordnung (LärmVibrationsArbSchV) vom 6. März 2007 wird den physikalischen Belastungsfaktoren Lärm und Vibration Rechnung getragen, sofern Beschäftigte diesen während ihrer Arbeit ausgesetzt sind. In dieser Verordnung werden die Richtlinien 2002/44/EG (Vibrationen) und 2003/10/EG (Lärm) des Europäischen Parlaments und des Rates von 2002/2003 über Mindestvorschriften zum Schutz von Sicherheit und Gesundheit der Beschäftigten vor der Gefährdung durch physikalische Einwirkungen in nationales Recht umgesetzt.

Bezüglich der Gefährdungsbeurteilung sind in § 6 die Auslösewerte in Bezug auf den Tageslärm-Expositionspegel und den Spitzenschalldruckpegel (ohne Berücksichtigung der dämmenden Wirkung des persönlichen Gehörschutzes) festgelegt.

In der praktischen Umsetzung bedeutet dies, dass der Arbeitgeber den Lärmpegel nicht nur in regelmäßigen Abständen mit einem einheitlichen Lärm-Mess-Verfahren nachmessen sollte, sondern bei entsprechender Erhöhung dieser Grenzwerte auch die technischen und baulichen Möglichkeiten des Lärmschutzes ausschöpfen sollte. Unabhängig hiervon sind Lärmbereiche bzw. Maschinen mit einem Lärmpegel ab 80 dB (A) zu kennzeichnen, damit Gehörschutz getragen wird. Es wird im Gesetz jedoch explizit betont, dass technische Maßnahmen Vorrang vor organisatorischen Maßnahmen haben (§ 7 Abs. 1 LärmVibrationsArbSchV).

Bezüglich der Belastungen aufgrund von Vibrationen beschreibt § 10 die Maßnahmen zur Reduzierung von Ganzkörper- und Hand-Arm-Vibrationen. Auch hier gelten technische Maßnahmen als vorrangig. Genannt werden u. a.: Vibrationsreduzierte alternative Arbeitsmittel und Arbeitsverfahren, Verbesserung der technischen Teilausstattung (z. B. Fahrersitze), regelmäßige Überprüfung und ggf. Verbesserung der Arbeitsmittel und Fahrbahnen (§ 10 Abs. 1 und 2 LärmVibrationsArbSchV).

LITERATUR

BAuA – Bundesanstalt für Arbeitsschutz und Arbeitsmedizin; LASI – Länderausschuss für Arbeitsschutz und Sicherheitstechnik (2001) Leitmerkmalmethode zur Beurteilung von Heben, Halten, Tragen. www.baua.de/DE/Themen/Arbeitsgestaltung-im-Betrieb/Physische-Belastung/Leitmerkmalmethode/Leitmerkmalmethode_node.html (Letzter Zugriff: 25.8.2017).

BMAS – Bundesministerium für Arbeit und Sozialordnung (1993): Merkblatt für die ärztliche Untersuchung zu Nr. 2108. Bundesarbeitsblatt 3/1993, S. 50–53.

BMAS – Bundesministerium für Arbeit und Sozialordnung (1981): Gesundheitsgefährdung beim Heben und Tragen von Lasten. Bundesarbeitsblatt 11/1981, S. 96.

DGUV – Deutsche Gesetzliche Unfallversicherung (2003) Sichere Reifenmontage. DGUV-Information 209–064 (bisher BGI 884). Köln: Carl Heymanns.

DIN – Deutsches Institut für Normung (2004) DIN EN ISO 10075 Ergonomische Grundlagen bezüglich psychischer Arbeitsbelastung. Grundsätze und Anforderungen an Verfahren zur Messung und Erfassung psychischer Arbeitsbelastung. Berlin: Beuth.

Faller G (2017) Lehrbuch Betriebliche Gesundheitsförderung. 3. Aufl. Bern: Hogrefe.

GKV-Spitzenverband (2017) GKV-Leitfaden Prävention. Handlungsfelder und Kriterien des GKV-Spitzenverbandes zur Umsetzung der §§ 20, 20a und 20b SGB V. www.gkv-spitzenverband.de/krankenversicherung/praevention_selbsthilfe_beratung/praevention_und_bgf/leitfaden_praevention/leitfaden_praevention.jsp (Letzter Zugriff: 25.8.2017).

Hettinger T (1991) Handhabung von Lasten. München: Carl Hanser.

Holm M, Geray, M. (2012) Integration der psychischen Belastungen in die Gefährdungsbeurteilung – Handlungshilfe. Berlin: Initiative Neue Qualität der Arbeit (INQA). www.inqa.de/DE/Angebote/Publikationen/integration-der-psychischen-belastungen-in-die-gefaehrdungsbeurteilung.html (Letzter Zugriff: 25.8.2017).

GESETZE, RICHTLINIEN UND VERORDNUNGEN

Gesetz über die Durchführung von Maßnahmen des Arbeitsschutzes zur Verbesserung der Sicherheit und des Gesundheitsschutzes der Beschäftigten bei der Arbeit (Arbeitsschutzgesetz – ArbSchG) vom 7. August 1996, zuletzt geändert durch Art. 427 der Verordnung vom 31. August 2015.

Gesetz über Betriebsärzte, Sicherheitsingenieure und andere Fachkräfte für Arbeitssicherheit (Arbeitssicherheitsgesetz – ASiG) vom 12. Dezember 1973, zuletzt geändert durch Art. 3 Abs. 5 des Gesetzes vom 20. April 2013.

Gesetz zur Stärkung der Gesundheitsförderung und der Prävention (Präventionsgesetz – PrävG) vom 17. Juli 2015.

Sozialgesetzbuch – Fünftes Buch – Gesetzliche Krankenversicherung (SGB V) vom 20. Dezember 1998, zuletzt geändert durch Art. 4 des Gesetzes vom 14. August 2017.
Sozialgesetzbuch – Siebtes Buch – Gesetzliche Unfallversicherung (SGB VII) vom 7. August 1986, zuletzt geändert durch Art. 4 und Art. 22 des Gesetzes vom 17. Juli 2017.
Sozialgesetzbuch – Sechstes Buch – Gesetzliche Rentenversicherung (SGB VI) vom 18. Dezember 1981.
Sozialgesetzbuch – Neuntes Buch – Rehabilitation und Teilhabe behinderter Menschen (SGB IX) vom 19. Juni 2001.
Richtlinie 89/391 EWG des Rates über die Durchführung von Maßnahmen zur Verbesserung der Sicherheit und des Gesundheitsschutzes der Arbeitnehmer bei der Arbeit vom 12. Juni 1989.
Richtlinie 90/270/EWG des Rates vom 29. Mai 1990 über die Mindestvorschriften bezüglich der Sicherheit und des Gesundheitsschutzes bei der Arbeit an Bildschirmgeräten (5. Einzelrichtlinie i. S. v. Artikel 16 Absatz 1 der Richtlinie 89/391 EWG, zuletzt geändert durch Richtlinie 2007/30/EG vom 20. Juni 2007).
Richtlinie 2002/44/EG des Europäischen Parlaments und des Rates vom 25. Juni 2002 über Mindestvorschriften zum Schutz von Sicherheit und Gesundheit der Arbeitnehmer vor der Gefährdung durch physikalische Einwirkungen (Vibrationen) (16. Einzelrichtlinie im Sinne des Artikels 16 Absatz 1 der Richtlinie 89/391/EWG).
Richtlinie 2003/10/EG des Europäischen Parlaments und des Rates vom 6. Februar 2003 über Mindestvorschriften zum Schutz von Sicherheit und Gesundheit der Arbeitnehmer vor der Gefährdung durch physikalische Einwirkungen (Lärm) (17. Einzelrichtlinie im Sinne des Artikels 16 Absatz 1 der Richtlinie 89/391/EWG).
Verordnung über Arbeitsstätten (Arbeitsstättenverordnung – ArbStättV) vom 12. August 2004, zuletzt geändert durch Artikel 1 der Verordnung vom 30. November 2016.
Verordnung über Sicherheit und Gesundheitsschutz bei der Arbeit an Bildschirmgeräten (Bildschirmarbeitsverordnung – BildscharbV) vom 4. Dezember 1996, zuletzt geändert durch Verordnung vom 18. Dezember 2008, außer Kraft gesetzt durch Art. 1 der Arbeitsstättenverordnung vom 30. November 2016.
Verordnung zum Schutz der Beschäftigten vor Gefährdungen durch Lärm und Vibrationen (Lärm- und Vibrations-Arbeitsschutzverordnung – LärmVibrationsArbSchV) vom 6. März 2007, zuletzt geändert durch Art. 2 der Verordnung vom 15. November 2016.
Verordnung über Sicherheit und Gesundheitsschutz bei der manuellen Handhabung von Lasten bei der Arbeit (Lastenhandhabungsverordnung – LasthandhabV) vom 4. Dezember 1996, zuletzt geändert durch Art. 428 der Verordnung vom 31. August 2015.

1.4 Akteure

Anne Flothow, Ulrich Kuhnt, Andreas Leschau, Uwe Prümel-Philippsen und Detlef Detjen

Am Betrieblichen Gesundheitsmanagement ist eine Vielzahl von inner- und außerbetrieblichen Akteuren („Stakeholder") und Organisationen beteiligt. Mit dem Präventionsgesetz sind die Sozialversicherungsträger zur Kooperation verpflichtet worden. Die Bundesrahmenempfehlungen der Nationalen Präventionskonferenz (NPK) nach § 20d Abs. 3 SGB V beschreiben gemeinsame Ziele, Handlungsfelder und Zielgruppen für die Prävention und Gesundheitsförderung. Für das Ziel „Gesund leben und arbeiten, Zielgruppe Erwerbstätige" haben die gesetzlichen Krankenkassen (➤ Kap. 1.4.1), die gesetzlichen Unfallkassen (➤ Kap. 1.4.2) und die gesetzliche Rentenversicherung (➤ Kap. 1.4.3) einen Unterstützungs- und Leistungsauftrag (NPK 2016).

Darüber hinaus werden weitere Organisationen genannt, die im Rahmen des Betrieblichen Gesundheitsmanagements von Bedeutung sind, wie das Europäische bzw. das Deutsche Netzwerk für Betriebliche Gesundheitsförderung (ENWHP bzw. DNBGF), die Initiative Gesundheit und Arbeit (iga), die Bundesanstalt für Arbeitsschutz und Arbeitsmedizin (BAuA) und die Europäische Agentur Sicherheit und Gesundheitsschutz am Arbeitsplatz (EU-OSHA) (➤ Kap. 1.4.4). Mit der Konföderation der deutschen Rückenschulen (KddR) e. V. und der Aktion Gesunder Rücken (AGR) e. V. werden zwei wichtige Institutionen zur Förderung der Rückengesundheit vorgestellt (➤ Kap. 1.4.5). Innerbetriebliche Akteure und ihre Aufgaben im Betrieb werden in ➤ Kap. 1.4.6 beschrieben.

Zur Steuerung der gesundheits- und sicherheitsbezogenen Prozesse im Betrieb sollten die Akteure ihre Arbeit im Rahmen eines Steuerungsgremiums koordinieren (vgl. ➤ Kap. 1.5).

FAKTENWISSEN

Interne und externe Stakeholder

„Stake" kann mit Einsatz, Anteil oder Anspruch übersetzt werden, „holder" mit Eigentümer oder Besitzer. Stakeholder sind Personen, die ein Interesse am Verlauf oder Ergebnis eines Prozesses oder Projekts haben. Es wird zwischen internen und externen Stakeholdern unterschieden (Uhle und Treier 2011, S. 19 f.):

- **Interne Stakeholder:** Sicherheitsfachkräfte, Betriebsärzte, Betriebs- bzw. Personalräte, Personalreferenten, Demografie- und Gleichstellungsbeauftragte, Schwerbehindertenvertretung, Sozial- und Suchtberatung
- **Externe Stakeholder:** Gesetzliche Krankenversicherung, gesetzliche Unfallversicherung (Berufsgenossenschaften) Gewerbeaufsichtsamt, Gewerkschaften, Arbeitgeberverbände, Bundesagentur für Arbeit, Innungen, Handwerks- und Industrie- und Handelskammern

1.4.1 Gesetzliche Krankenversicherung (GKV)

Anne Flothow

Die gesetzliche Krankenversicherung ist neben der Unfall-, Renten-, Arbeitslosen- und Pflegeversicherung eine wichtige Säule im deutschen Gesundheitssystem. Das *Gesetz betreffend die Krankenversicherung der Arbeiter* wurde 1883 als erste Sozialversicherungsleistung von Otto von Bismarck in Deutschland eingeführt.

Heute ist in insgesamt 113 gesetzlichen Krankenkassen (Allgemeine Ortskrankenkassen, Ersatzkassen, Betriebskrankenkassen, Innungskrankenkassen, Knappschaft, Landwirtschaftliche Krankenkassen) mit knapp 72 Millionen Menschen der größte Teil der deutschen Bevölkerung versichert (Simon 2016). Seit 1996 können die Versicherten frei wählen, in welcher Krankenkasse sie versichert sein wollen. Der Krankenversicherungsschutz in der GKV kann im Rahmen einer Pflichtmitgliedschaft (insbes. Arbeitnehmer und Rentner), durch eine (kostenfreie) Familienversicherung oder als freiwillige Versicherung bestehen. Die Finanzierung für pflichtversicherte Beschäftigte – um die es in diesem Beitrag vor allem gehen soll – erfolgt sowohl über Beiträge der Arbeitnehmer als auch der Arbeitgeber. Neben den gesetzlichen Krankenversicherungen bieten private Krankenversicherungen Leistungen im Krankheitsfall vor allem für Selbstständige und Beamte an. Diese werden in diesem Kapitel nicht berücksichtigt.

Rechtsgrundlage für die gesetzliche Krankenversicherung ist das fünfte Sozialgesetzbuch (SGB V) (vgl. ➤ Kap. 1.3.2). Aufgabe der gesetzlichen Krankenversicherung nach § 1 SGB V ist es, die Gesundheit der Versicherten zu erhalten, wiederherzustellen oder ihren Gesundheitszustand zu bessern und nach § 27 SGB V die Krankheitsbeschwerden zu lindern. Die Leistungen sind für alle Versicherten gleich und sollen ausreichend, zweckmäßig und wirtschaftlich sein; sie dürfen das Maß des Notwendigen nicht überschreiten. Es werden umfangreiche Leistungen nach dem Sachleistungsprinzip erbracht, z. B.:

- Leistungen zur Gesundheitsförderung und Prävention von Krankheiten (z. B. Betriebliche Gesundheitsförderung) und zur Früherkennung von Krankheiten (z. B. Screening-Maßnahmen)
- Leistungen bei Krankheit (z. B. ärztliche, zahnärztliche bzw. kieferorthopädische Behandlung, Zahnersatz, Psychotherapie, Versorgung mit Arznei-, Verband-, Heil- und Hilfsmitteln, häusliche Krankenpflege, Haushaltshilfe, Krankenhausbehandlung, Leistungen zur medizinischen Rehabilitation, Hospizleistungen, Belastungserprobung und Arbeitstherapie)
- Krankengeld, Fahrkosten, z. B. für Krankentransporte, Leistungen bei Schwangerschaft und Mutterschaft

Aufgaben und Ziele der gesetzlichen Krankenversicherung im Rahmen des Betrieblichen Gesundheitsmanagements

Gesunde, arbeits- und leistungsfähige Mitarbeiter sind eine unverzichtbare Voraussetzung für den wirtschaftlichen Erfolg eines Unternehmens. Gesetzliche Krankenkassen sind nach § 20b SGB V verpflichtet, Maßnahmen zur Betrieblichen Gesundheitsförderung anzubieten und Betriebe zu unterstützen, diese auf freiwilliger Basis durchzuführen (vgl. ➤ Kap. 1.3.2). Die gesetzliche Krankenversicherung bietet folgende Leistungen an (NPK 2016, S. 19):

- *„Information und Beratung von Betrieben*
- *Unterstützung beim Aufbau von innerbetrieblichen Strukturen für die Steuerung von Betrieblichen Gesundheitsförderungs- und Präventionsmaßnahmen*
- *Ermittlung und Analyse des Handlungsbedarfs, Erhebung der gesundheitlichen Situation*
- *Unterstützung bei der Planung und Umsetzung von Maßnahmen der Betrieblichen Gesundheitsförderung in den Handlungsfeldern der gesundheitsförderlichen Arbeitsgestaltung und des gesundheitsförderlichen Arbeits- und Lebensstils (Stressbewältigung und Ressourcenstärkung, Bewegungsförderung, gesundheitsgerechte Ernährung und Suchtprävention)*
- *Unterstützung bei der Planung und Umsetzung von Maßnahmen der Prävention insbesondere chronischer Krankheiten*
- *Unterstützung bei der Qualifizierung innerbetrieblicher Präventions- und Gesundheitsförderungsmultiplikatoren, inkl. gesundheitsgerechter Führung von Mitarbeiterinnen und Mitarbeitern*
- *Dokumentation, Evaluation und Qualitätssicherung*
- *Kommunikation und Öffentlichkeitsarbeit zur gesundheitsförderlichen Gestaltung an alle Zielgruppen*
- *Überbetriebliche Vernetzung und Beratung*
- *Aktive Mitwirkung in Gremien zur Prävention und Betrieblichen Gesundheitsförderung mit allen verantwortlichen Partnern auf Landes- und kommunaler Ebene“*

Betriebliche Gesundheitsförderung sollte als systematischer Lernprozess angelegt werden mit den Prozessschritten Analyse, Planung, Umsetzung und Evaluation (➤ Kap. 1.6 und ➤ Kap. 1.7).

Krankenkassen unterstützen Betriebe bei der Betrieblichen Gesundheitsförderung sowohl durch Angebote qualifizierter eigener Fachkräfte als auch durch finanzielle Förderung. Mit dem Inkrafttreten des Präventionsgesetzes hat sich der Ausgaberichtwert der Krankenkassen für Maßnahmen der Prävention und Gesundheitsförderung beträchtlich erhöht. Nach § 20 SGB V sollen die Krankenkassen einen Betrag in Höhe von 7 Euro pro Jahr und pro Versicherten für Leistungen der Prävention und Gesundheitsförderung zur Verfügung stellen; davon entfallen

- 2 Euro für die Betriebliche Gesundheitsförderung,
- 2 Euro für Maßnahmen in nichtbetrieblichen Settings wie Kindertagesstätten oder Schulen und
- 3 Euro für individualpräventive Maßnahmen wie z. B. Rückenschulkursangebote.

Lagen die Ausgaben der Krankenkassen für Maßnahmen der Betrieblichen Gesundheitsförderung im Jahre 2013 bei 54,694 Mio. Euro, sollen zukünftig 140,24 Mio. Euro pro Jahr ausgegeben werden (Grossmann 2016).

Werden Maßnahmen zur Betrieblichen Gesundheitsförderung durch die Krankenkassen (ko-)finanziert, sind diese verpflichtet sicherzustellen, dass die Qualitätskriterien des GKV-Leitfadens eingehalten werden. Für Rückenschulkurse wird dies über die Zentrale Prüfstelle Prävention (ZPP) gewährleistet (www.zentrale-pruefstelle-praevention.de). Verhaltensbezogene Maßnahmen wie z. B. Rückenschulkurse stehen prinzipiell allen Beschäftigten des jeweiligen Betriebes zur Verfügung und nicht nur den Versicherten der jeweils anbietenden Krankenkasse.

Die größeren Krankenkassen (z. B. AOK, TK, DAK, BKK) geben einmal pro Jahr einen Gesundheitsreport heraus. Als Beispiel sei hier der BKK-Gesundheitsreport 2016 zum Thema „Arbeit und Gesundheit" genannt (Knieps und Pfaff 2016). Die Gesundheitsberichte geben u. a. einen umfangreichen Überblick über das Arbeitsunfähigkeitsgeschehen der jeweiligen Versicherten. Darüber hinaus unterstützen die Krankenkassen ihre Versicherten und die Betriebe durch umfangreiche Beratungsangebote und Informationsmaterialien zur Betrieblichen Gesundheitsförderung und zur Rückengesundheit, die im Leitfaden Prävention (GKV-Spitzenverband 2017) beschrieben werden.

PRAXISTIPP

Krankenkassen als attraktive Arbeit- und Auftraggeber

Krankenkassen beschäftigen i. d. R. eigenes Fachpersonal zur *Koordination* der Aktivitäten im Bereich der Betrieblichen Gesundheitsförderung. Bei der *Durchführung* arbeiten sie meist mit einem Expertenpool an Dienstleistern und Fachkräften, z. B. Ernährungs- und Bewegungsfachkräften, Psychologen und Medizinern, zusammen. Krankenkassen sind daher attraktive Arbeit- bzw. Auftraggeber für Fachkräfte Rückengesundheit.

Maßnahmen der GKV zur Förderung der Rückengesundheit

Im Rahmen des Präventionsprinzips „Gesundheitsförderliche Gestaltung betrieblicher Rahmenbedingungen" ist die „Gestaltung einer bewegungsförderlichen Umgebung" im Betrieb unter Berücksichtigung ergonomischer und arbeitsorganisatorischer Aspekte von besonderer Bedeutung (➤ Kap. 3.4). Multifaktorielle Programme, die Bewegungsmöglichkeiten im Betrieb schaffen, z. B. durch das Angebot von Bewegungspausen (➤ Kap. 3.6) bzw. bewegungsfördernden Gesundheitskursen (➤ Kap. 3.2) oder Betriebssportangeboten (➤ Kap. 3.7) sind besonders Erfolg versprechend.

Insbesondere für Beschäftigte mit einseitiger und hoher physischer Belastung, bewegungsarmen Tätigkeiten, bereits vorhandenen Rückenbeschwerden bzw. mit hohem Chronifizierungsrisiko sollten arbeitsplatzbezogene, verhaltensorientierte Maßnahmen mit folgenden Schwerpunkten angeboten werden (GKV-Spitzenverband 2017, S. 102; vgl. ➤ Kap. 3):

- *„Vermittlung von Wissen und Aufbau von Handlungskompetenzen zur Vorbeugung von bewegungsmangelbedingten Beschwerden und Erkrankungen*
- *Anleitung zur Bewältigung von Schmerzen und Beschwerden im Bereich des Muskel-Skelett-Systems*
- *Beratung und soziale Unterstützung zur Aufnahme und Verstetigung eigenständiger körperlicher Aktivitäten mit dem Ziel, physische und psychosoziale Gesundheitsressourcen zu stärken*
- *Hinweis auf Sportangebote, z. B. im Rahmen des Betriebssports, sowie primärpräventive Kursangebote (…)"*

Präventionsbericht und Gesundheitsziele

Der GKV-Spitzenverband und der Medizinische Dienst des Spitzenverbandes Bund der Krankenkassen (MDS) erstellen seit Beginn des Jahres 2000 einen Präventionsbericht. Dieser erscheint jährlich und dokumentiert die Leistungen der gesetzlichen Krankenkassen bei der primären Prävention und der Betrieblichen Gesundheitsförderung und informiert über die Inanspruchnahme durch Versicherte und Betriebe (GKV-Spitzenverband 2016). Die Kennzahlen der Krankenkassen zu ihren Leistungen im Bereich Prävention und Gesundheitsförderung fließen zukünftig in den trägerübergreifenden Präventionsbericht der Nationalen Präventionskonferenz ein. Wie die Kennzahlen zeigen, soll für zielgerichtete und qualitätsgesicherte Maßnahmen im Bereich der Betrieblichen Gesundheitsförderung zukünftig ca. doppelt so viel investiert werden wie zurzeit.

FAKTENWISSEN

Zahlen, Daten, Fakten zur Betrieblichen Gesundheitsförderung

- Krankenkassen haben im Jahre 2015 mehr als 76 Mio. Euro in die BGF investiert (zukünftig geplant: 140 Mio. Euro)
- Pro Versicherten und Jahr wurde 2015 1,08 Euro für Maßnahmen der BGF ausgegeben (zukünftig geplant: 2 Euro)
- In knapp 11.000 Betrieben wurden Maßnahmen der BGF mit Geldern der GKV durchgeführt
- In Deutschland sind etwa 40 Mio. Menschen erwerbstätig; mit Maßnahmen zur BGF wurden im Jahre 2015 lediglich 1,3 Mio. Beschäftigte direkt erreicht
- 37 % der Beschäftigten, die mit Maßnahmen zur BGF erreicht wurden, waren weiblich, 63 % männlich
- Etwa ein Drittel der Betriebe hat Maßnahmen zur Verhütung von Muskel-Skelett-Erkrankungen durchgeführt.

(GKV-Spitzenverband 2016)

Die gesetzliche Krankenversicherung legt seit 2007 auf freiwilliger Basis in regelmäßigen Abständen bundesweite Präventions- und Gesundheitsförderungsziele auf epidemiologisch-gesundheitswissenschaftlicher Grundlage fest. Damit sollen Aktivitäten und Leistungen unterschiedlicher Träger und Akteure auf prioritäre Felder (z. B. Risiken, Zielgruppen, Lebensbereiche, Maßnahmenarten) abgestimmt und gebündelt werden. Der Zielerreichungsgrad wird im Präventionsbericht dargestellt.

Die arbeitsweltbezogenen GKV-Präventions- und Gesundheitsförderungsziele wurden bislang auf freiwilliger Basis mit den Zielen der Gemeinsamen Deutschen Arbeitsschutzstrategie (GDA) abgestimmt (➤ Kap. 1.4.2). Im Rahmen des 2015 verabschiedeten Präventionsgesetzes werden zukünftig neben den GDA-Zielen auch die gemeinsam mit anderen Trägern der Nationalen Präventionskonferenz (z. B. der gesetzlichen Rentenversicherung, ➤ Kap. 1.3.3) abgestimmten Ziele berücksichtigt, eine nationale Präventionsstrategie entwickelt und ein trägerübergreifender Präventionsbericht – erstmalig zum 1.7.2019 – veröffentlicht (§ 20d SGB V).

1.4.2 Gesetzliche Unfallversicherung (GUV)

Anne Flothow

Am 1.10.1885 trat das Unfallversicherungsgesetz als Versicherung der Arbeiter gegen Betriebsunfälle in Kraft. Bereits 1886 erließen die Berufsgenossenschaften Unfallverhütungsvorschriften (heute: Berufsgenossenschaftliche Vorschriften).

Während in den anderen vier Zweigen der deutschen Sozialversicherung Beiträge sowohl von den Arbeitgebern als auch von den Arbeitnehmern erhoben werden, finanzieren sich die Unfallversicherungsträger ausschließlich aus Beiträgen der Unternehmer. Die gesetzliche Unfallversicherung ist somit eine Art Haftpflichtversicherung für Unternehmer: Bei Arbeits- bzw. Wegeunfällen, bei Berufserkrankungen oder arbeitsbedingten Erkrankungen müssen sich die betroffenen Arbeitnehmer an ihre Berufsgenossenschaft wenden und können keine Schadensersatzansprüche gegen die Unternehmer durchsetzen.

Nach einem umfangreichen Fusionierungsprozess existieren heute insgesamt neun gewerbliche, nach Branchen orientierte Berufsgenossenschaften als Körperschaften öffentlichen Rechts:

- Berufsgenossenschaft der Bauwirtschaft (BG BAU)
- Berufsgenossenschaft Handel und Warenlogistik (BGHW)
- Berufsgenossenschaft Energie Textil Elektro Medienerzeugnisse (BG ETEM)
- Verwaltungs-Berufsgenossenschaft (VBG)
- Berufsgenossenschaft Rohstoffe und Chemische Industrie (BG RCI)
- Berufsgenossenschaft für Transport und Verkehrswirtschaft (BG Verkehr)
- Berufsgenossenschaft Nahrungsmittel und Gastgewerbe (BGN)
- Berufsgenossenschaft Holz und Metall (BGHM)
- Berufsgenossenschaft für Gesundheitsdienst und Wohlfahrtspflege (BGW)

Die Aufgaben der Berufsgenossenschaften werden für den Bereich des öffentlichen Dienstes vom Unfallversicherungsträger der Länder und Gemeinden übernommen. Dazu zählen der Gemeindeunfallversicherungsverband (GUVV), die Unfallkasse des Bundes, die Landesunfallkassen und die Feuerwehr-Unfallkassen. Dort sind auch Schülerinnen und Schüler sowie ehrenamtlich Tätige versichert. Die Berufsgenossenschaften und die Unfallversicherungsträger der öffentlichen Hand werden gemeinsam vom Spitzenverband der Deutschen Gesetzlichen Unfallversicherung (DGUV) vertreten. Rechtliche Grundlage der gesetzlichen Unfallversicherung ist das SGB VII (➤ Kap. 1.3.2).

Aufgaben der gesetzlichen Unfallversicherung

Die Aufgaben der gesetzlichen Unfallversicherung sind die Prävention, die Rehabilitation und die Entschädigung im Falle von Arbeitsunfällen, Wegeunfällen, Berufskrankheiten und arbeitsbedingte Gesundheitsgefahren. Darüber hinaus überwacht die GUV das Sicherstellen einer wirksamen Ersten Hilfe in den Betrieben (➤ Kap. 1.2.1, ➤ Kap. 1.3.3)

Im Rahmen der *Prävention* haben die Unfallversicherungsträger nach § 14 SGB VII (➤ Kap. 1.3.2) die Aufgabe, Arbeits- und Wegeunfälle, Berufskrankheiten und arbeitsbedingte Gesundheitsgefahren mit allen geeigneten Mitteln zu verhüten. Dies geschieht durch das Erlassen von Berufsgenossenschaftlichen Vorschriften nach § 15 SGB VII und die Überwachung der Einhaltung der Vorschriften durch Aufsichtspersonen, die nach § 17 SGB VII mit hoheitlichen Befugnissen ausgestattet sind. Die Aufsichtspersonen verstehen sich aber nicht in erster Linie als Kontrolleure, sondern als Berater der Betriebe in allen Fragen des Arbeits- und Gesundheitsschutzes. Trotzdem können die von den Aufsichtspersonen angeordneten Maßnahmen – bis hin zur Schließung des Betriebes – notfalls mit Zwangsmitteln durchgesetzt werden. Alle Personen, die im Betrieb für den Arbeits- und Gesundheitsschutz zuständig sind, wie die Fachkräfte für Arbeitssicherheit, die Sicherheitsbeauftragten bzw. Führungskräfte, werden von den Unfallversicherungsträgern umfassend zum Arbeits- und Gesundheitsschutz geschult. Darüber hinaus entwickeln die Berufsgenossenschaften Präventionskonzepte für die jeweiligen Branchen.

BEISPIEL

TOPAS_R-Konzept zur Prävention von Rückenschmerzen der BGW

Die „Fachgruppe Rücken" der Berufsgenossenschaft für Gesundheitsdienste und Wohlfahrtspflege (BGW) hat ein ganzheitliches Präventionskonzept für den Pflegebereich entwickelt. TOPAS_R steht für **T**echnisch-bauliche, **O**rganisatorische, **P**ersonenbezogene **A**rbeits **S**chutzmaßnahmen zur Prävention von **R**ückenerkrankungen und Muskel-Skelett-Erkrankungen (BGW 2012).

Eine weitere Aufgabe der gesetzlichen Unfallversicherung besteht in der medizinischen, beruflichen und sozialen *Rehabilitation* nach dem Eintritt eines Versicherungsfalls mit dem Ziel, die Gesundheit und die berufliche Leistungsfähigkeit der Versicherten „mit allen geeigneten Mitteln" wiederherzustellen. Den versicherten Beschäftigten stehen dabei besondere Rehabilitationseinrichtungen bzw. BG-Kliniken zur Verfügung.

Sollte eine Rehabilitation nicht gelingen bzw. nicht möglich sein – es besteht der Grundsatz „Rehabilitation vor Rente" –, steht dem Versicherten bzw. seinen Angehörigen oder Hinterbliebenen eine *Entschädigung* in Form von Verletztengeld, Renten oder Sterbegeld zu.

Gemeinsame Deutsche Arbeitsschutzstrategie (GDA)

Die Gemeinsame Deutsche Arbeitsschutzstrategie (GDA 2016) ist eine dauerhafte Aktion von Unfallversicherungsträgern, dem Bund und den Ländern zur Stärkung Sicherheit und Gesundheit am Arbeitsplatz. Seit 2008 wird die GDA durch die Nationale Arbeitsschutzkonferenz (NAK) koordiniert.

Die GDA-Träger formulieren jeweils für einen bestimmten Zeitraum gemeinsame Ziele und setzen diese systematisch um. Von 2008 bis 2012 standen die Themen Arbeitsunfälle, Muskel-Skelett-Belastungen und Hauterkrankungen im Fokus. Von 2013 bis 2018 werden die Themenbereiche „Organisation des betrieblichen Arbeitsschutzes", „Arbeitsbedingte Gesundheitsgefährdungen", „Erkrankungen im Muskel-Skelett-Bereich" und „Schutz und Stärkung der Gesundheit bei arbeitsbedingter psychischer Belastung" bearbeitet.

BEISPIEL

gda-bewegt

Zur Prävention von Muskel-Skelett-Erkrankungen im Betrieb ist das branchenübergreifende Portal „gda-bewegt" entwickelt worden (www.gdabewegt.de/). Hier werden alle Angebote der GDA-Träger und Sozialpartner zur Prävention von Muskel-Skelett-Erkrankungen (MSE) gebündelt. Interessant für die Fachkraft Rückengesundheit ist die Produktdatenbank mit über 400 zielgruppenspezifischen Präventionsangeboten. Umfangreiche Informationsmaterialien wie Broschüren, Checklisten, Filme und Beispiele guter Praxis stehen zum kostenlosen Download zur Verfügung.

1.4.3 Gesetzliche Rentenversicherung (DRV)

Andreas Leschau

Aufbauend auf den in ➤ Kap. 1.3.2 beschriebenen Aufgaben ist vorrangiges Ziel der Deutschen Rentenversicherung (DRV) im Rahmen der Leistungen zur Teilhabe die Erhaltung, Besserung und Wiederherstellung der Erwerbsfähigkeit ihrer Versicherten, um ein vorzeitiges Ausscheiden aus dem Erwerbsleben zu verhindern (➤ Abb. 1.3).

Um dies zu erreichen, erbringen die Träger der DRV – bei Vorliegen der entsprechenden Anspruchsvoraussetzungen – Leistungen gemäß dem Grundsatz „Prävention vor Rehabilitation vor Rente". Hierzu zählen Leistungen zur Prävention, zur medizinischen Rehabilitation, zur Kinderrehabilitation, zur Teilhabe am Arbeitsleben, zur Nachsorge sowie sonstige und ergänzende Leistungen. Für erwerbsgeminderte Versicherte kommen Renten wegen voller oder teilweiser Erwerbsminderung in Betracht.

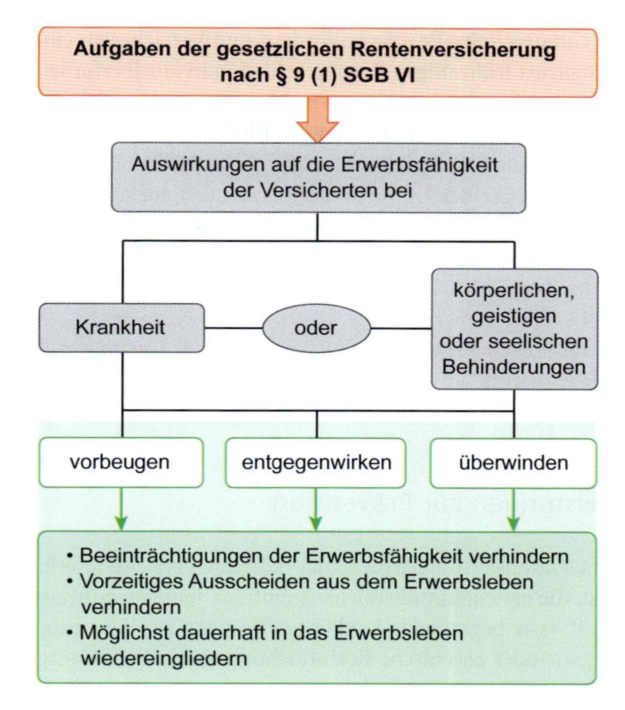

Abb. 1.3 Aufgaben der DRV im Bereich der Leistungen zur Teilhabe [L143]

Aufgaben der DRV im Rahmen des Betrieblichen Gesundheitsmanagements (BGM)

Zu den Aufgaben der DRV im Rahmen des BGM gehören u. a.:

- *„Information und Beratung von Betrieben*
- *Information und Beratung zum Thema BGM*
- *Individuelle Präventionsangebote für Versicherte: multiprofessionelle und modularisierte Leistungen zur Förderung der Eigenverantwortung der/des Versicherten zur Gestaltung eines gesundheitsgerechten Lebensstils im Alltag und am Arbeitsplatz*
- *Vernetzung und aktive Zusammenarbeit mit Haus-, Werks- und Betriebsärztinnen und -ärzten, mit Selbsthilfegruppen vor Ort sowie mit anderen regionalen und überregionalen Beratungs- und Präventionsangeboten für Arbeitsnehmerinnen und Arbeitnehmer sowie Arbeitgeberinnen und Arbeitgeber (…)"* (NPK 2016, S. 20).

Bei der Unterstützung von Betrieben, z. B. durch den Firmenservice der DRV, erfolgt eine Koordinierung und Vernetzung mit den Leistungen und Angeboten anderer Sozialversicherungsträger. Exemplarisch sei hierzu u. a. die gemeinsame Erklärung der DRV Bund und der DGUV „Starke Partner für gesundes Leben und Arbeiten" zur Unterstützung von Unternehmen im BEM genannt (DGUV 2016).

Um den Reha-Prozess zu fördern und Versicherten einen möglichst frühzeitigen Zugang zu den individuell erforderlichen Leistungen der DRV zu ermöglichen, haben viele Träger Kooperationsvereinbarungen mit den Verbänden der Betriebs- und Werksärzte abgeschlossen (DRV Nord o. J.).

Die Träger der DRV wirken hierzu auch auf die Einführung einer freiwilligen, individuellen, berufsbezogenen Gesundheitsvorsorge für Versicherte ab Vollendung des 45. Lebensjahres in trägerübergreifenden Modellprojekten hin (§ 14 Abs. 3 SGB VI).

Im Folgenden werden einige ausgewählte Leistungen der DRV näher beschrieben, die im Rahmen eines BGM von Bedeutung sind.

Leistungen zur Prävention

Präventionsleistungen der DRV können Versicherte erhalten, die erste gesundheitliche Beeinträchtigungen aufweisen (z. B. erste beginnende Funktionsstörungen der Bewegungsorgane oder psychische Beeinträchtigungen), die die ausgeübte Beschäftigung gefährden.

Diese individuelle verhaltenspräventive Leistung dient dem Aufbau von Gesundheitskompetenzen sowie der Stärkung einer gesundheitsbewussten Lebensführung im Alltag und am Arbeitsplatz. Die Präventionsleistungen werden mit den Schwerpunkten Ernährung, Bewegung sowie Resilienzbildung/Stressbewältigung in Gruppen über einen längeren Zeitraum modular erbracht.

Zur Prävention von Rückenschmerzen können beispielsweise folgende Einheiten im Bereich Bewegungsvielfalt angeboten werden:

- Einheit 1: Körpererfahrung und Selbstwahrnehmung
- Einheit 2: Sensibilisierung für Arbeitstätigkeiten
- Einheit 3: Training I „Heben und Tragen“
- Einheit 4: Training II „Schieben und Ziehen“
- Einheit 5: Sitzende Tätigkeiten; aktive Bewegungspausen

PRAXISTIPP

Informationen über Inhalt, Umfang und Ablauf von Präventionsleistungen der DRV sowie deren Anbieter können u. a. über http://praevention.drv.info/ eingeholt werden.

Leistungen zur medizinischen Rehabilitation

Leistungen zur medizinischen Rehabilitation werden von der DRV stationär, ambulant oder teilstationär-ambulant in speziellen Rehabilitationseinrichtungen erbracht. Indikationen für Leistungen zur medizinischen Rehabilitation sind u. a. Gelenk- und Wirbelsäulenerkrankungen, psychische Erkrankungen, Erkrankungen des Herz-Kreislauf-Systems sowie Krebserkrankungen. Die DRV erbringt auch Entwöhnungsbehandlungen bei Suchterkrankungen. Näheres ist dem Rahmenkonzept zur medizinischen Rehabilitation zu entnehmen (DRV 2009a). Speziell mit dem Schwerpunkt Rückengesundheit wurden seitens der DRV die Reha-Therapiestandards zum chronischen Rückenschmerz aufgelegt (DRV 2016).

Für Personen mit besonderen beruflichen Problemlagen kommt ggf. eine medizinisch-beruflich orientierte Rehabilitation in Betracht, bei der u. a. spezielle berufsbezogene Angebote erbracht werden. Hierzu zählen z. B. arbeitsmedizinische Untersuchungen, Ergonomieschulungen an Modellarbeitsplätzen oder Belastungserprobungen (DRV 2015a).

PRAXISTIPP

Weitere Informationen und indikationsbezogene Fallbeispiele zum Reha-Bedarf bieten folgende Internetseiten:

- www.rehainfo-aerzte.de
- www.reha-jetzt.de

Oftmals ist eine direkte Wiederaufnahme der Beschäftigung nach einer medizinischen Rehabilitation nicht möglich. Mit der stufenweisen Wiedereingliederung („Hamburger Modell“) besteht die Möglichkeit, Personen, die weiterhin arbeitsunfähig sind, schrittweise durch sukzessive Steigerung der Arbeitszeit über einen längeren Zeitraum wieder an die volle Arbeitsbelastung am bisherigen Arbeitsplatz heranzuführen. Die DRV kann Leistungen zur stufenweisen Wiedereingliederung im unmittelbaren Anschluss an eine medizinische Rehabilitation der DRV erbringen.

Die Bundesarbeitsgemeinschaft für Rehabilitation (BAR) hat eine Arbeitshilfe zur stufenweisen Wiedereingliederung in den Arbeitsprozess veröffentlicht, in der Fallbeispiele zum Thema Gelenk- und Wirbelsäulenerkrankungen beschrieben werden (BAR 2015).

Leistungen zur Teilhabe am Arbeitsleben („berufliche Rehabilitation“)

Sofern medizinische Rehabilitationsmaßnahmen alleine nicht ausreichen, um der zuletzt ausgeübten Berufstätigkeit wieder nachgehen zu können, bietet das Leistungsportfolio der DRV auch Leistungen zur Teilhabe am Arbeitsleben. Durch diese soll eine dauerhafte, dem Leistungsvermögen des Versicherten entsprechende berufliche Integration erreicht und ein Ausscheiden aus dem Erwerbsleben vermieden werden. Die Instrumente zur beruflichen Rehabilitation sind vielfältig. Sie reichen von Hilfen zur Erhaltung und Erlangung eines Arbeitsplatzes (z. B. Eingliederungszuschüsse, technische Hilfen, Kfz-Hilfen) bis hin zu beruflichen Anpassungen oder Weiterbildungen. Eine Übersicht der Leistungen zur Teilhabe am Arbeitsleben gibt die Broschüre „Berufliche Rehabilitation: Ihre neue Chance“ (DRV 2017). Ziele, Grundlagen und Aufgaben der beruflichen Rehabilitation können dem Rahmenkonzept zu Leistungen zur Teilhabe am Arbeitsleben entnommen werden (DRV 2009b).

Leistungen zur Nachsorge

Um den Rehabilitationserfolg nachhaltig zu sichern, können Versicherte im Anschluss an durch die DRV erbrachte Leistungen zur Teilhabe noch indikationsspezifische Nachsorgeleistungen erhalten. Ziel dieser Leistungen ist es, die Eigeninitiative zu fördern sowie die während der Leistung zur Teilhabe erlernten Verhaltensweisen zu verstetigen und in den Alltag zu transferieren. Vertiefende Informationen zu den Leistungen der Nachsorge gibt das Rahmenkonzept zur Reha-Nachsorge der Deutschen Rentenversicherung (DRV 2015b).

Firmenservice der DRV

Mit dem bundesweiten Firmenservice (FS) der DRV steht Arbeitgebern und den für die Gesundheit im Betrieb Verantwortlichen ein flächendeckendes Beratungsangebot der DRV im Rahmen des BGM zur Verfügung.

Schwerpunkte der kostenlosen Beratung ist das Thema „Gesunde Mitarbeiter". Hierzu zählt auch die Hilfe und Unterstützung im konkreten Einzelfall, z. B. im Rahmen des Betrieblichen Eingliederungsmanagements. Aber auch bei Fragen zur Rente, der Altersvorsorge oder den Beiträgen und Meldungen zur Sozialversicherung steht der FS zur Verfügung. Nähere Informationen unter http://firmenservice.drv.info/.

1.4.4 Weitere (internationale) Organisationen

Das Europäische bzw. das Deutsche Netzwerk für Betriebliche Gesundheitsförderung (ENWHP bzw. DNBGF)

Uwe Prümel-Philippsen

Das Europäische Netzwerk für Betriebliche Gesundheitsförderung (European Network for Workplace Health Promotion/ENWHP) wurde 1996 von der Europäischen Union im Zusammenhang mit dem Ersten Aktionsprogramm zur Gesundheitsförderung, -aufklärung, -erziehung und -ausbildung gegründet. Mit diesem Programm sollten Public-Health-Standards in Europa verbessert werden – und dem Setting „Arbeitsplatz" kam hierin eine besondere Rolle zu.

Die Aufgabe des ENWHP *„besteht darin, alle in den Mitgliedsstaaten und der Gemeinschaft zu dem betreffenden Thema zur Verfügung stehenden Informationen wie neueste Forschungsergebnisse, Konzepte und bereits durchgeführte Projekte zu sammeln und allen Interessierten zugänglich zu machen. Das Netzwerk führt selbst keine eigenständigen Interventionen auf transnationaler oder auf supranationaler Ebene durch, sondern nimmt Informationen über Gesundheitsförderungsprojekte auf lokaler, regionaler, nationaler und gemeinschaftlicher Ebene auf, verarbeitet diese in einer Datenbank und sorgt für deren Verbreitung"* (Österreichisches BGF-Netzwerk o. J.).

Die „Luxemburger Deklaration für Betriebliche Gesundheitsförderung in Europa" wurde 1997 von den Mitgliedern des Europäischen Netzwerks für Betriebliche Gesundheitsförderung verabschiedet (BKK-Dachverband 2004). Seit 1997 startet das ENWHP diverse zwei- oder dreijährige Initiativen und Kampagnen – die letzten thematisierten das Problem der „Psychischen Gesundheit am Arbeitsplatz" und „Gesundheitsförderliche Arbeitsbedingungen für Personen mit chronischen Krankheiten".

Für die Durchführung guter Betrieblicher Gesundheitsförderung sind Qualitätskriterien entwickelt worden. Die Zusammenstellung der Qualitätskriterien ist angelehnt an das Modell der European Foundation for Quality Management (EFQM-Modell).

Seit 2002 wurde der organisatorische Aufbau des Netzwerkes vorangetrieben: Das ENWHP versteht sich seither als (informelles) Europäisches Netzwerk nationaler Netzwerke, wobei jeweils eine nationale Organisation als ENWHP-Mitglied das jeweilige nationale Netz repräsentiert – für Deutschland wird das Deutsche Netzwerk für Betriebliche Gesundheitsförderung (DNBGF) durch den BKK-Dachverband e. V. vertreten.

Das DNBGF orientiert sich an den Grundsätzen der Luxemburger Deklaration und steht für die Förderung und Verbreitung einer qualitätsorientierten betrieblichen Gesundheitsförderung. Das Netzwerk hat den Fachaustausch im Fokus und legt Wert auf eine werbefreie Kommunikation. Trägerin des DNBGF ist die „Initiative Gesundheit und Arbeit" (iga).

Initiative Gesundheit und Arbeit (iga)

Anne Flothow

Die „Initiative Gesundheit und Arbeit (iga)" wurde 2002 gegründet. Sie ist ein freiwilliger Zusammenschluss von vier Verbänden der gesetzlichen Kranken- und Unfallversicherung: BKK-Dachverband, Deutsche Gesetzliche Unfallversicherung (DGUV), AOK-Bundesverband (AOK-BV) und der Verband der Ersatzkassen e. V. (vdek). Ihr Ziel ist die Bearbeitung der gesetzlichen Aufgaben im Rahmen von Prävention und Gesundheitsförderung am Arbeitsplatz. In gemeinsamen Projekten werden Handlungshilfen und Instrumente für die Prävention in der Arbeitswelt entwickelt und u. a. als iga-Reporte oder iga-Fakten veröffentlicht (www.iga-info.de). Sie richten sich an Fachkräfte von Prävention und Gesundheitsförderung in der Arbeitswelt und können kostenlos heruntergeladen oder als gedruckte Broschüren bestellt werden.

PRAXISTIPP

Informationen der iga zur Situation der Erwerbstätigen

Ergebnisse aktueller Befragungen unter Erwerbstätigen bieten die folgenden iga-Reporte:

- iga.Report 30 (2015): Arbeit und Gesundheit im Wandel. Auswertungen der vier Wellen des iga.Barometers für die Jahre 2004 bis 2013
- iga.Report 26 (2014): Zusammenschau von Erwerbstätigenbefragungen aus Deutschland

Download: www.iga-info.de/veroeffentlichungen/igareporte/

iga-Fakten zum Thema Rückengesundheit

Daten aus Deutschland und Europa zu Muskel-Skelett-Erkrankungen, Risikofaktoren und Empfehlungen zur Prävention bietet das folgende iga-Faktenheft:

- iga.fakten 2 (2010) Starke Muskeln, gesunde Knochen – beweglich bleiben im Beruf

Download: www.iga-info.de/veroeffentlichungen/igafakten/

Bundesanstalt für Arbeitsschutz und Arbeitsmedizin (BAuA)

Anne Flothow

Die Bundesanstalt für Arbeitsschutz und Arbeitsmedizin (BAuA) ist eine Bundesoberbehörde im Geschäftsbereich des Bundesministeriums für Arbeit und Soziales mit Sitz in Dortmund. Sie beschäftigt etwa 650 Mitarbeiterinnen und Mitarbeiter. Ihre Aufgabe besteht in der Politikberatung zu allen Fragen von Sicherheit und Gesundheit bei der Arbeit und der praxisorientierten Forschung. Darüber hinaus nimmt die BAuA hoheitliche Aufgaben wahr, stellt Informationen und Handlungshilfen für die für die betriebliche Praxis zur Verfügung. Im Rahmen der ständigen DASA-Arbeitsweltausstellung werden die gewonnenen wissenschaftlichen Erkenntnisse der interessierten Öffentlichkeit präsentiert. Einer von insgesamt sechs Fachbereichen (Fachbereich 3) hat den Schwerpunkt „Arbeit und Gesundheit" und beschäftigt sich u. a. mit evidenzbasierter Arbeitsmedizin, dem Betrieblichen Gesundheitsmanagement und Muskel-Skelett-Erkrankungen in der Arbeitswelt (BAuA, o. J.).

Europäische Agentur Sicherheit und Gesundheitsschutz am Arbeitsplatz (EU-OSHA)

Anne Flothow

Die EU-OSHA wurde 1996 von der Europäischen Union als wichtigste Vertreterin für alle Belange für Sicherheit und Gesundheitsschutz bei der Arbeit gegründet und hat ihren Sitz in Bilbao, Spanien. Zu den Aufgaben zählt die Analyse von wissenschaftlichen Studien und Statistiken im Bereich Arbeits- und Gesundheitsschutz, der Erarbeitung von praktikablen Lösungsansätzen und der Austausch und die Vernetzung mit Sozialpartnern aus ganz Europa (https://osha.europa.eu/de).

1.4.5 KddR-Verbände und AGR

KddR-Verbände

Ulrich Kuhnt

2004 gründeten die folgenden neun führenden deutschen Rückenschul- und Bewegungsfachverbände die Konföderation der deutschen Rückenschulen (www.kddr.de/):

- Bundesverband deutscher Rückenschulen (BdR) e. V.
- Forum Gesunder Rücken – besser leben e. V.
- Berufsverband staatlich geprüfter Gymnastiklehrerinnen/-lehrer e. V. (DGymB)
- Bundesverband staatlich anerkannter Berufsfachschulen für Gymnastik und Sport (BBGS)
- Deutscher Verband für Gesundheitssport und Sporttherapie e. V. (DVGS)
- Deutscher Verband für Physiotherapie und Verband Physikalische Therapie (VPT)
- Deutscher Verband für Physiotherapie (ZVK) e. V.
- Bundesverband selbstständiger Physiotherapeuten (IFK) e. V.
- Seminar Wirbelsäule – Rückenschule – Schmerztherapie (wurde inzwischen in den Bundesverband deutscher Rückenschulen integriert).

In der Kooperationsvereinbarung einigen sich die Verbände darauf, dass einheitliche verbands- und organisationsübergreifende Zielsetzungen, Inhalte und Methoden für die Durchführung präventiver Rückenschulmaßnahmen erarbeitet werden, um eine höhere Wirksamkeit der Interventionen und mehr Transparenz und Einheitlichkeit gegenüber Kunden und Kostenträgern zu erreichen. Es wurde ein einheitliches Curriculum zur Fortbildung von Fachkräften für Rückengesundheit abgestimmt (KddR, 2016). Die Kurskonzeptionen sind in einem KddR-Manual Neue Rückenschule umfangreich beschrieben (Flothow et al. 2011). Neben dem gemeinsamen Curriculum zur Fortbildung von Fachkräften für Rückengesundheit sollen zusätzlich einheitliche Schulungsprogramme für die therapeutische Rückenschule, die Kinderrückenschule und die arbeitsplatzbezogene Rückenschule festgelegt werden.

BGM- und BGF-Aktivitäten der KddR-Verbände

Tag der Rückengesundheit 2009

Anlässlich des „Tages der Rückengesundheit" fand am 14. März 2009 als zentrale Veranstaltung der Konföderation der deutschen Rückenschulen (KddR) ein Experten-Workshop in der Bundesanstalt für Arbeitsschutz und Arbeitsmedizin (BAuA) in Dortmund statt. Thema der hochrangigen Expertenrunde war die Betriebliche Gesundheitsförderung in Bezug auf Rückenschmerzen und ihre Prävention mit den modernen Methoden der „Neuen Rückenschule" der KddR und ihrem biopsychosozialen Ansatz. Die Ergebnisse des Expertenworkshops wurden von den Teilnehmenden in einer Dortmunder Deklaration 2009 zusammengefasst (KddR 2009).

BdR-Workshop 2013 – Betriebliche Gesundheitsförderung in der Praxis

Am Standort des Fahrradherstellers Riese und Müller veranstaltete der BdR gemeinsam mit den Kooperationspartnern Aktion Gesunder Rücken (AGR), Berufsverband staatlich geprüfter Gymnastiklehrerinnen/-lehrer e. V. (DGymB) und Verband Physikalische Therapie (VPT) einen besonders interessanten Expertenworkshop. Die Leitthematik der Fortbildungsveranstaltung befasste sich mit der arbeitsplatzbezogenen Rückenschule im Rahmen der Betrieblichen Gesundheitsförderung (BGF). Der Workshop gliederte sich in zwei methodische Verfahren.

Zum einen erfuhren die Teilnehmenden in sieben Vorträgen vielfältiges Hintergrund- und Praxiswissen zur arbeitsplatzbezogenen Rückenschule. Die Referenten vertraten die Disziplinen Orthopädie, Arbeitsmedizin, Sportwissenschaft, Sportpädagogik und Psychologie. Besonderer Wert wurde dabei auf die aktuellen wissenschaftlichen Erkenntnisse und die konkreten Praxiserfahrungen gelegt.

Zum anderen hatten die Fachkräfte für Rückengesundheit die Gelegenheit, die arbeitsplatzbezogene Rückenschule hautnah in der Firma Riese und Müller praktisch zu erfahren und auszuprobieren. Ihre ergonomischen Verbesserungsempfehlungen wurden ausgewertet und prämiert.

Fortbildungsaktivitäten der KddR-Verbände im Setting „Betrieb" (Stand 2016)

- Der Bundesverband deutscher Rückenschulen (BdR) e. V. organisiert in BdR-Weiterbildungsstützpunkten in Hannover, Jena, München und Rostock diverse Refresherkurse mit ausgewählten Schwerpunkten aus der Betrieblichen Gesundheitsförderung.
- Das Forum Gesunder Rücken – besser leben e. V. bietet Fortbildung mit der Bezeichnung „Rückenschule am Arbeitsplatz – Betriebliche Gesundheitsförderung" in Dresden, Leipzig, Wiesbaden und Stuttgart an.
- Der Deutsche Verband für Gesundheitssport und Sporttherapie e. V. (DVGS) veranstaltet folgende Lizenzlehrgänge:
  - Betrieb bewegt – Burnin/Burnout (Vermeidung von Erschöpfungszuständen)
  - Betrieb bewegt – Fit-to-go (Multimodales Programm Muskel-Skelett-Apparat)
  - Betrieb bewegt – Geht doch! (Vermeidung von Herz-Kreislauf-Erkrankungen)
  - Fachberater Betriebliches Gesundheitsmanagement
- Das zentrale Fortbildungskonzept des Deutschen Verbands für Physiotherapie (ZVK) e. V. zur BGF besteht in der „Weiterbildung zum ErgoPhysConsult® (EPC)" (➤ Kap. 2.6.2).
- Der Bundesverband selbstständiger Physiotherapeuten – (IFK) e. V. bietet seinen Mitgliedern eine 24 Unterrichtseinheiten umfassende Fortbildungen zum Thema „Betrieb in Bewegung" an.
- Der Berufsverband staatlich geprüfter Gymnastiklehrerinnen/-lehrer e. V. (DGymB) hat das Fortbildungskonzept zum „BGF-Coach – Betriebliche Gesundheitsförderung" entwickelt.

Ausblick

Diese Übersicht zeigt, dass sich fast alle Verbände der Konföderation mit speziellen Fortbildungen zu BGF/BGM beschäftigen. Insgesamt vermitteln diese kein einheitliches Bild, sondern es herrscht eine recht heterogene Angebotssituation, vergleichbar mit den Angeboten zur Klassischen Rückenschule, bevor die Konföderation ihre Arbeit begonnen hatte. Somit es im Sinne der Qualitätssteigerung dringend notwendig, dass in der Konföderation gemeinsame Curricula für Fortbildungen in diesem Setting erarbeitet werden.

Aktion Gesunder Rücken (AGR) e. V.

Detlef Detjen

Die „Aktion Gesunder Rücken (AGR)" wurde 1995 als Verein gegründet. Sie hat das Ziel, Fachwissen zur Rückengesundheit u. a. aus Medizin, Ergonomie, Psychologie und den Bewegungswissenschaften zusammenzuführen und sowohl für Experten als auch für Laien aufzubereiten. Ihre Arbeit versteht sich als Beitrag zur Bekämpfung des Volksleidens Rückenschmerzen. Die AGR arbeitet mit zahlreichen Fachverbänden zusammen, u. a. mit dem Bundesverband deutscher Rückenschulen (BdR e. V.) und dem Forum Gesunder Rücken – besser leben e. V. Im Fokus steht die Entwicklung von und Informationen zu rückengerechten Alltagsprodukten, wie z. B. Autositzen, Betten, Schuhen, Fahrrädern oder Polstermöbeln (www.agr-ev.de).

Im Rahmen der Betrieblichen Gesundheitsförderung spielt die rückengerechte Gestaltung von sogenannten ergodynamischen Arbeitsplätzen eine besondere Rolle. Bei der Gestaltung dieser Arbeitsplätze wird im Rahmen der Verhaltensprävention auf die Förderung der Bewegung und im Rahmen der Verhältnisprävention auf eine rückengerechte Gestaltung geachtet.

AGR-Gütesiegel

Weil den meisten Produkten ihre rückenfreundliche, ergodynamische Beschaffenheit nicht auf den ersten Blick anzusehen ist, hat die Aktion Gesunder Rücken (AGR) e. V. 1995 das Gütesiegel „Geprüft & empfohlen" (➤ Abb. 1.4) entwickelt, eine verlässliche Entscheidungshilfe für Verbraucher und Unternehmen. Das AGR-Gütesiegel ist ein seriöses und einzigartiges Qualitätsmerkmal für ergonomische Alltagsprodukte. Ausgezeichnet werden ausschließlich Produkte, die den strengen Prüfkriterien einer unabhängigen medizinisch/therapeutischen Expertenkommission genügen. Das Gütesiegel wurde in Zusammenarbeit mit den beiden größ-

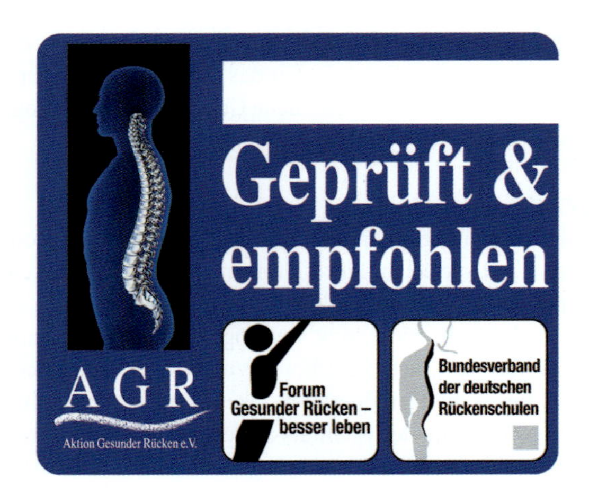

Abb. 1.4 AGR-Gütesiegel [X304]

ten deutschen Rückenschulverbänden, dem Bundesverband deutscher Rückenschulen e. V. und dem Forum Gesunder Rücken – besser leben e. V., entwickelt.

Das AGR-Gütesiegel wurde von ÖKO-TEST mit „sehr gut" bewertet und von „Label-online" – einem Portal des Bundesverbandes „Die Verbraucher Initiative e. V." – mit der Bestnote „Besonders empfehlenswert" ausgezeichnet. Somit unterstreichen auch andere unabhängige Institutionen die Seriosität des AGR-Gütesiegels.

Zunehmend werden nicht nur Produkte, sondern auch Konzepte von der AGR ausgezeichnet. So gibt es inzwischen bespielweise einen AGR-zertifizierten Industriearbeitsplatz, bestehend aus Beleuchtung, Industriestuhl und Arbeitstisch, sowie ein zertifiziertes Konferenzraumkonzept, welches sich mit dem Mobiliar und der Bewegung gleichermaßen beschäftigt. Derzeit gibt es rund 70 unterschiedliche Themenbereiche, für die Anforderungskriterien erarbeitet und Produkte ausgezeichnet wurden. Besonders erfreulich ist die Tatsache, dass es immer mehr Hersteller gibt, die die ärztlichen/therapeutischen Anforderungen bei der Entwicklung ihrer Produkte berücksichtigen.

AGR-Aktivitäten

Die AGR leistet seit vielen Jahren wichtige Aufklärungsarbeit rund um das Thema Rückengesundheit. Hierzu nutzt sie ein einzigartiges Netzwerk von Ärzten und Therapeuten sowie die sogenannte „Allianz gegen Rückenschmerzen", die derzeit aus 33 medizinisch-therapeutischen Berufsverbänden besteht. Somit stehen der AGR rund 150.000 Experten zur Seite.

Die AGR gibt einen kostenlosen Patientenratgeber heraus – „AGR-MAGAZIN" – der in über 7.700 Praxen ausliegt und unter anderem zum Thema Verhältnisprävention informiert. Mit der Fachzeitschrift „AGR aktuell" erhalten regelmäßig ca. 14.000 Ärzte und Therapeuten Informationen rund um den Rücken und zur Rückengesundheit.

Auf der eigenen Internetseite, Twitter, Google+ und Facebook informiert die AGR täglich Menschen mit Rückenproblemen. Unter anderem sind z. B. alle Anforderungen an ergodynamische Produkte unter www.ruecken-produkte.de einzusehen. Die Darstellung erfolgt sowohl ausführlich als auch in Checklistenform. Weiterhin informiert die AGR im Rahmen ihrer intensiven Pressearbeit regelmäßig eine breite Öffentlichkeit. So erfolgt eine nachhaltige Sensibilisierung der Bevölkerung zum Thema Rückengesundheit.

AGR-Fernlehrgang

Für Bewegungsfachkräfte, Ärzte und Sicherheitsbeauftragte hat die AGR einen staatlich anerkannten Fernlehrgang geschaffen. Der Fernlehrgang erstreckt sich über ca. 4 Monate – vom Versand des ersten Teils bis zur Vergabe des Zertifikates „Referent für rückengerechte Verhältnisprävention" – und umfasst ca. 500 Seiten.
Die Ziele der Qualifikation sind:

- Zusammenfassen wesentlicher Aspekte der Körperhaltungen „Sitzen, Stehen und Liegen" und der Körperbewegungen „Aufstehen, Hinsetzen, Bücken, Heben, Tragen, Absetzen"
- Übertragen der Aussagen zur Verhaltensprävention auf die wichtigsten Aspekte der Verhältnisprävention
- Erlernen der Kriterien für rückengerechte Produkte aus den unterschiedlichen Lebensbereichen
- Durchführen individueller Beratungen zur Verhältnisprävention in den gesundheitsorientierten Angeboten
- Umsetzen rückengerechter Arbeitsplatzgestaltung auch im Rahmen der „Arbeitsstättenverordnung" und der „Lastenhandhabungsverordnung"

Die Konzeption und kontinuierliche Aktualisierung des Fernlehrgangs erfolgt durch ein interdisziplinäres Autorenteam. Der Lehrgang ist anerkannt als ärztliche Fortbildung und zur Verlängerung der KddR-Rückenschulleiterlizenz.

1.4.6 Innerbetriebliche Akteure

Anne Flothow

Zu den wichtigsten innerbetrieblichen Akteuren gehören, neben dem Unternehmer selbst, Sicherheitsfachkräfte, Betriebsärzte, Betriebs- bzw. Personalräte, Personalreferenten, Sicherheitsbeauftragte und – falls im Betrieb vorhanden – Demografie- und Gleichstellungsbeauftragte, Schwerbehindertenvertretung, Sozial- und Suchtberater (➤ Abb. 1.5).

Der Unternehmer bzw. die Geschäftsführung eines Betriebes bestimmt unter Berücksichtigung der gesetzlichen Vorschriften über die gesundheitsrelevanten Aktivitäten im Betrieb.

Maßnahmen zur Betrieblichen Gesundheitsförderung sind mitbestimmungspflichtig. Ist im Betrieb eine Mitarbeitervertretung vorhanden, muss sich der Unternehmer mit

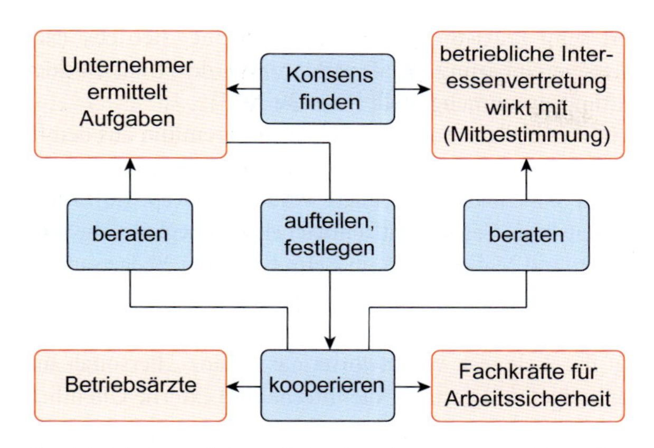

Abb. 1.5 Arbeits- und Gesundheitsschutzakteure im Betrieb [L143]

der Interessenvertretung der Mitarbeitenden **(Betriebs- bzw. Personalrat)** über alle Maßnahmen abstimmen.

Arbeitgeber sind laut Arbeitssicherheitsgesetz (ASiG, ➢ Kap. 1.3.3) verpflichtet, **Betriebsärzte** und **Sicherheitsfachkräfte** zu bestellen. Diese beraten den Unternehmer in allen Fragen zur Sicherheit und Gesundheit. Ihre Aufgaben sind in der DGUV-Vorschrift 2 (BGHW 2011) bzw. in ➢ Kap. 1.2.3 beschrieben.

Sicherheitsbeauftragte müssen bei einer Betriebsgröße von mehr als 20 Beschäftigten bestellt werden und haben eine ausschließlich beratende Funktion. Sie sorgen dafür, dass Schutzvorrichtungen und -ausrüstungen vorhanden sind, und weisen ihre Kolleginnen und Kollegen ggf. auf sicherheits- bzw. gesundheitswidriges Verhalten hin.

Personalreferenten können einen wichtigen Beitrag zum Gesundheitscontrolling leisten. Personalabteilungen verfügen i. d. R. über Daten zum Alter und Geschlecht bzw. zu Fehlzeiten der Beschäftigten. Diese können unter Beachtung des Datenschutzes einen wichtigen Beitrag zur innerbetrieblichen Gesundheitsberichterstattung leisten. Darüber hinaus ist die innerbetriebliche Koordination der gesundheitsbezogenen Aktivitäten im Betrieb häufig in der Personalabteilung angesiedelt.

Themen- bzw. anlassbezogen können weitere Akteure, wie z. B. Demografie- und Gleichstellungsbeauftragte, Schwerbehindertenvertretung, Sozial- und Suchtberater relevant sein.

LITERATUR

BAR – Bundesarbeitsgemeinschaft für Rehabilitation e. V. (2011) Rahmenvereinbarung über den Rehabilitationssport und das Funktionstraining der Bundesarbeitsgemeinschaft für Rehabilitation. www.bar-frankfurt.de/fileadmin/dateiliste/publikationen/empfehlungen/downloads/Rahmenvereinbarung_Rehasport_2011.pdf (Letzter Zugriff: 25.8.2017).

BAR – Bundesarbeitsgemeinschaft für Rehabilitation e. V. (2015) Stufenweise Wiedereingliederung in den Arbeitsprozess. Arbeitshilfe. www.bar-frankfurt.de/fileadmin/dateiliste/publikationen/arbeitshilfen/downloads/BroschuereAH8.web.pdf (Letzter Zugriff: 25.8.2017).

BAuA – Bundesanstalt für Arbeitsschutz und Arbeitsmedizin (o. J.) Muskel-Skelett-Erkrankungen in der Arbeitswelt. www.baua.de/DE/Themen/Arbeit-und-Gesundheit/Muskel-Skelett-Erkrankungen/Muskel-Skelett-Erkrankungen_dynnode.html (Letzter Zugriff: 25.8.2017).

BGW – Berufsgenossenschaft für Gesundheitsdienst und Wohlfahrtspflege (Hrsg.) 2012. Prävention von Rückenbeschwerden. TOPAS_R-Konzept der BGW für Pflege und Betreuung. www.bgw-online.de/DE/Medien-Service/Medien-Center/Medientypen/Wissenschaft-Forschung/BGW07-00-001_Praevention-Ruecken beschwerden-TOPAS-R-Konzept.html (Letzter Zugriff: 25.8.2017).

BGHW – Berufsgenossenschaft Handel und Warendistribution (2011) DGUV-Vorschrift 2: Betriebsärzte und Fachkräfte für Arbeitssicherheit. Unfallverhütungsvorschrift. http://publikationen.dguv.de/dguv/pdf/10002/v2-bghw.pdf (Letzter Zugriff: 25.8.2017).

BKK-Dachverband (2004) Luxemburger Deklaration zur Gesundheitsförderung. www.bkk-dachverband.de/fileadmin/publikationen/luxemburger_deklaration/Luxemburger_Deklaration.pdf (Letzter Zugriff: 25.8.2017).

DGUV – Deutsche Gesetzliche Unfallversicherung (2016) Starke Partner für gesundes Leben und Arbeiten. Gemeinsame Erklärung der Deutschen Gesetzlichen Unfallversicherung (DGUV) und der Deutschen Rentenversicherung Bund. www.reha-recht.de/fileadmin/user_upload/RehaRecht/Infothek/Betriebe_und_Interessenvertretungen/2016/DGUV-DRV_Bund_-_gemeinsame_Erklärung.pdf (Letzter Zugriff: 25.8.2017).

DRV – Deutsche Rentenversicherung (2009a) Rahmenkonzept zur medizinischen Rehabilitation in der gesetzlichen Rentenversicherung. www.deutsche-rentenversicherung.de/cae/servlet/contentblob/207036/publicationFile/2127/rahmenkonzept_medizinische_reha.pdf (Letzter Zugriff: 20.9.2017).

DRV – Deutsche Rentenversicherung (2009b) Leistungen zur Teilhabe am Arbeitsleben (LTA). Rahmenkonzept der Deutschen Rentenversicherung. www.deutsche-rentenversicherung.de/Allgemein/de/Inhalt/3_Infos_fuer_Experten/01_sozialmedizin_forschung/downloads/konzepte_systemfragen/konzepte/rahmenkonzept_lta_datei.html (Letzter Zugriff: 25.8.2017).

DRV – Deutsche Rentenversicherung (2015a) Anforderungsprofil zur Durchführung der Medizinisch-beruflich orientierten Rehabilitation (MBOR) im Auftrag der Deutschen Rentenversicherung. www.deutsche-rentenversicherung.de/cae/servlet/contentblob/207024/publicationFile/50641/mbor_datei.pdf (Letzter Zugriff: 25.8.2017).

DRV – Deutsche Rentenversicherung (2015b) Rahmenkonzept zur Reha-Nachsorge der Deutschen Rentenversicherung vom 9. Juni 2015. www.deutsche-rentenversicherung.de/Allgemein/de/Inhalt/3_Infos_fuer_Experten/01_sozialmedizin_forschung/downloads/konzepte_systemfragen/konzepte/rahmenkonzept_reha_nachsorge.html (Letzter Zugriff: 25.8.2017).

DRV – Deutsche Rentenversicherung (2016) Reha-Therapiestandards Chronischer Rückenschmerz. www.deutsche-rentenversicherung.de/Allgemein/de/Inhalt/3_Infos_fuer_Experten/01_sozialmedizin_forschung/downloads/quali_rehatherapiestandards/Rueckenschmerz/rts_rueckenschmerz_download.html (Letzter Zugriff: 25.8.2017).

DRV – Deutsche Rentenversicherung (2017) Berufliche Rehabilitation: Ihre neue Chance. 12. Aufl. www.deutsche-rentenversicherung.de/Allgemein/de/Inhalt/5_Services/03_broschueren_und_mehr/01_broschueren/01_national/berufliche_reha_ihre_chance.html (Letzter Zugriff: 25.8.2017).

DRV – Deutsche Rentenversicherung Nord (o. J.) Informationen für Betriebsärztinnen und -ärzte. www.deutsche-rentenversicherung.de/Nord/de/Navigation/2_Rente_Reha/02_Reha/Fachinformationen/Informationen_fuer_Betriebsaerzte/Infos_fuer_Betriebsaerzte_node.html (Letzter Zugriff: 25.8.2017).

Flothow A, Kempf HD, Kuhnt U, Lehmann G (2011). KddR-Manual Neue Rückenschule. Professionelle Kurskonzeption in Theorie und Praxis. München: Elsevier Urban & Fischer.

GDA – Gemeinsame Deutsche Arbeitsschutzstrategie (2016) Gemeinsame deutsche Arbeitsschutzstrategie. www.gda-portal.de/de/Ueber-die-GDA/Ueber-die-GDA.html (Letzter Zugriff: 25.8.2017).
GKV-Spitzenverband (2017) GKV-Leitfaden Prävention. Handlungsfelder und Kriterien des GKV-Spitzenverbandes zur Umsetzung der §§ 20, 20a und 20b SGB V. www.gkv-spitzenverband.de/krankenversicherung/praevention_selbsthilfe_beratung/praevention_und_bgf/leitfaden_praevention/leitfaden_praevention.jsp (Letzter Zugriff: 25.8.2017).
Grossmann B. (2016) Gesundheitsförderung stärken – das neue Präventionsgesetz. VDD – Diät und Information 2/2016, S. 8–10.
KddR – Konföderation der deutschen Rückenschulen (2009) Dortmunder Deklaration 2009. www.kddr.de/wp-content/uploads/2011/09/Dortmunder-Deklaration2009.pdf (Letzter Zugriff: 25.8.2017).
KddR – Konföderation der deutschen Rückenschulen (2017) Curriculum zur Fortbildung Rückenschullehrer/in. www.kddr.de/wp-content/uploads/2016/12/KddR-Curriculum-2017.pdf (Letzter Zugriff: 25.8.2017).
Knieps F, Pfaff, H (Hrsg.) (2016) BKK-Gesundheitsreport 2016. Gesundheit und Arbeit. Berlin: MWV Medizinisch-wissenschaftliche Verlagsgesellschaft. www.bkk-dachverband.de/fileadmin/publikationen/gesundheitsreport_2016/BKK_Gesundheitsreport_2016.pdf (Letzter Zugriff: 25.8.2017).
NPK – Nationale Präventionskonferenz (2016) Bundesrahmenempfehlungen der Nationalen Präventionskonferenz nach § 20d Abs. 3 SGB V. www.gkv-spitzenverband.de/media/dokumente/presse/pressemitteilungen/2016/Praevention_NPK_BRE_verabschiedet_am_19022016.pdf (Letzter Zugriff: 25.8.2017).
Österreichisches Netzwerk Betriebliche Gesundheitsförderung (o. J.) Aufgaben der ENHWP. www.netzwerk-bgf.at/portal27/bgfportal/contentPrint?contentid=10007.751731&view (Letzter Zugriff: 25.8.2017).
Uhle, T, Treier M (2011) Betriebliches Gesundheitsmanagement. Gesundheitsförderung in der Arbeitswelt – Mitarbeiter einbinden, Prozesse gestalten, Erfolge messen. Berlin: Springer.

1.5 Aufbau von Strukturen des Betrieblichen Gesundheitsmanagements

Anne Flothow

In der Vorbereitungsphase sollten die Geschäftsführung und die für die Gesundheit im Betrieb Verantwortlichen von den Trägern der Sozialversicherung (➤ Kap. 1.4) beraten werden. Den für die Gesundheit im Betrieb Verantwortlichen sollte der Nutzen im Hinblick auf Gesundheit, Mitarbeiterzufriedenheit, Mitarbeiterbindung und ökonomische Aspekte anhand der aktuellen Daten zur Evidenz (➤ Kap. 1.6) aufgezeigt werden, und sie sollten sich über den personellen und finanziellen Aufwand für den Betrieb im Klaren sein.

Maßnahmen zur Betrieblichen Gesundheitsförderung sind mitbestimmungspflichtig: In der Vorbereitungsphase sollten die Firmenleitung und die Mitarbeitervertretung (Betriebs- bzw. Personalrat) ihre prinzipielle Bereitschaft erklären, einen systematischen Gesundheitsförderungsprozess aktiv zu gestalten. Rahmenbedingungen sollten möglichst im Rahmen einer Betriebs- bzw. Dienstvereinbarung dokumentiert sein. Praxistipps zur Gestaltung einer Betriebs- bzw. Dienstvereinbarung BGM werden von der Hans-Böckler-Stiftung zusammengestellt (Kiesche 2013).

In dieser Phase sollte ein Steuerungsgremium aus den für die Gesundheit im Betrieb verantwortlichen internen und externen Stakeholdern installiert werden (➤ Kap. 1.4). Dieser „Arbeitskreis Gesundheit" entwickelt und begleitet die Aktivitäten und Maßnahmen im Betrieb von der Bedarfsanalyse über die Planung und Implementierung von Maßnahmen bis hin zur abschließenden Erfolgskontrolle. Der Arbeitskreis legt die Ziele fest, verantwortet das Finanz-, Personal- und Zeitbudget und gestaltet die interne und externe Öffentlichkeitsarbeit. Ihm gehören sowohl betriebsinterne Personen aus unterschiedlichen Bereichen, wie die Geschäftsleitung, Betriebs- bzw. Personalrat, Betriebsärzte, Sicherheitsfachleute bzw. Vertreter der Personal- und Organisationsentwicklung, als auch externe Personen, wie Vertreter der Krankenkassen oder der Unfallversicherung, an. Bedarfsorientiert können weitere Mitglieder benannt werden, z. B. Mitarbeitende aus der Suchtberatung bzw. Schwerbehindertenvertretung (➤ Abb. 1.6). Um Doppelstrukturen zu vermeiden bzw. Synergien zu nutzen, sollte überprüft werden, wie bestehende Strukturen, wie z. B. der Arbeitsschutzausschuss, mit dem Arbeitskreis Gesundheit verknüpft werden können.

LITERATUR

Kiesche E (2013) Betriebliches Gesundheitsmanagement. Betriebs- und Dienstvereinbarungen – Analyse und Handlungsempfehlungen. Frankfurt/M: Bund-Verlag. www.boeckler.de/pdf/mbf_bvd_betriebliches_gesundheitsmanagement.pdf (Letzter Zugriff: 29.8.2017).

1.6 Analyse der gesundheitlichen Situation im Betrieb

Anne Flothow, Wiebke Arps und Marlies Jöllenbeck

Übersicht

Anne Flothow

Keine Therapie ohne Diagnose: In dieser Phase sollen die gesundheitlichen Belastungen und Ressourcen der Beschäftigten systematisch ermittelt werden, um daraus zielgerichtet Maßnahmen zur Verbesserung der gesundheitlichen Situation im Betrieb ableiten und durchführen zu können.

Im Arbeitskreis Gesundheit werden dazu die vorhandenen Erkenntnisse zur gesundheitlichen Situation zusammengestellt und ausgewertet. Mögliche Datenquellen sind:

- Gesundheitsbericht zur Analyse des Arbeitsunfähigkeits- bzw. Fehlzeitengeschehens (➤ Kap. 1.6.1)
- Gefährdungsbeurteilungen (➤ Kap. 1.6.2)
- beteiligungsorientierte Verfahren wie Arbeitssituationsanalysen und Gesundheitszirkel (➤ Kap. 1.6.3, ➤ Kap. 1.6.4)
- Mitarbeiterbefragungen (➤ Kap. 1.6.5)

Geschäftsführung
Personalabteilung
Betriebs- bzw. Personalrat
Aufgaben
• Projektplanung und Steuerung
• Erarbeitung eines Gesamtkonzeptes
• Festlegung von Zielen
• Entscheidung über Umsetzung von Maßnahmen
• Kontrolle über das Finanz-, Personal- und Zeitbudget
• Interne und externe Öffentlichkeitsarbeit
Arbeitspsychologischer Dienst; Sozialdienst
Arbeitsmedizinischer Dienst
Weitere Mitglieder nach Bedarf
Fachkraft für Arbeitssicherheit; Sicherheitsbeauftragte/r
Vertreter von Unfall-, Kranken- bzw. Rentenversicherungsträgern

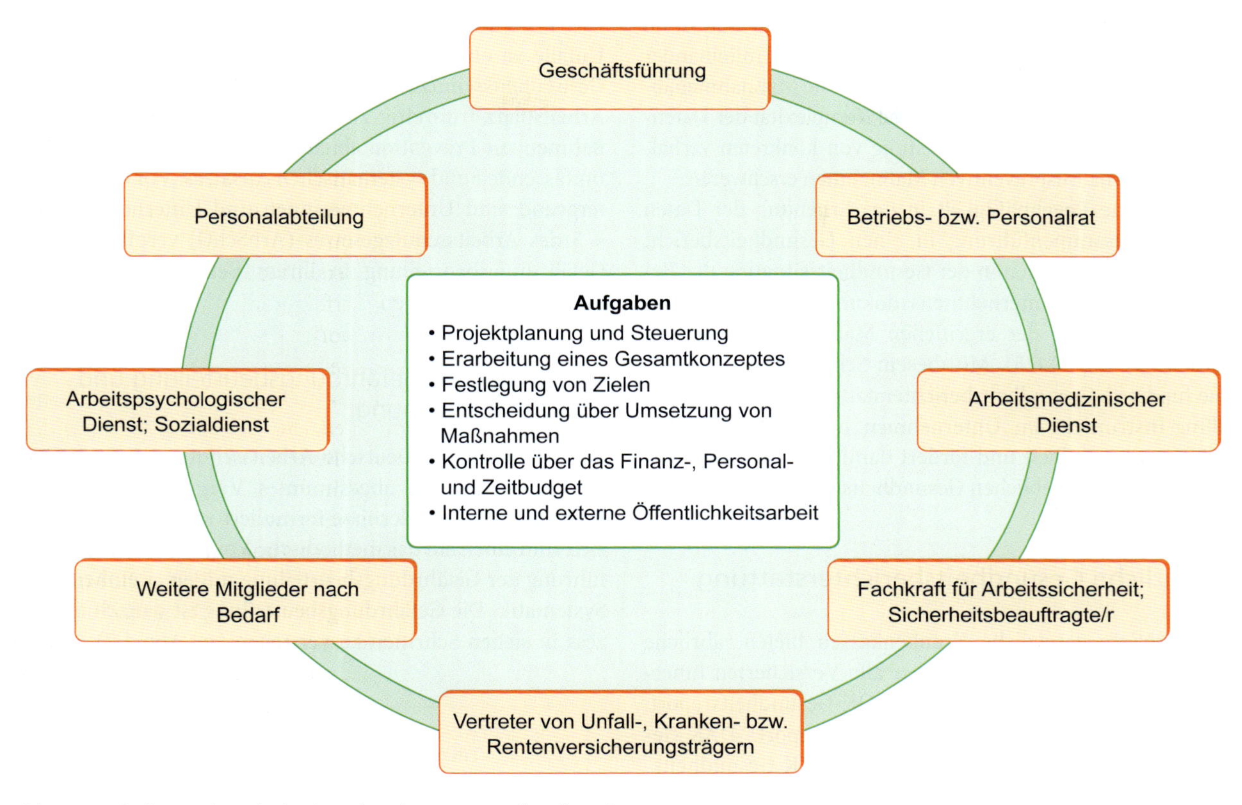

Abb. 1.6 Aufgaben und Mitglieder des Arbeitskreises Gesundheit [L143]

Weiterhin sind folgende Verfahren zur Erfassung der gesundheitlichen Situation geeignet:

- Anonymisierte Fallauswertungen des Betrieblichen Eingliederungsmanagements (➤ Kap. 1.2.3)
- Auswertungen von Daten der arbeitsmedizinischen Tätigkeit (➤ Kap. 2.3)
- Arbeitsplatzbegehungen (➤ Kap. 3.4)

Es empfiehlt sich, quantitative und qualitative bzw. objektive und subjektive Verfahren zu kombinieren (Wegner 2009, S. 10), wie z. B. Fehlzeitenanalyse (quantitativ objektives Verfahren), Gefährdungsbeurteilung (qualitativ objektives Verfahren), Mitarbeiterbefragung (quantitativ subjektives Verfahren) und Gesundheitszirkel (qualitativ subjektives Verfahren).

Gesundheitsbezogene Daten sind hochsensibel; bei der Erhebung und Auswertung muss zwingend der Datenschutz gewährleistet sein. Rückschlüsse auf Einzelpersonen müssen unbedingt ausgeschlossen sein.

Um die Akzeptanz bei den Beschäftigten zu erhöhen und somit auch die Beteiligungsraten zu steigern, ist es ratsam, die Beschäftigten vor der Analyse über Ziele und Inhalte der Analyseverfahren sowie die Handhabung des Datenschutzes, z. B. im Rahmen einer Betriebsversammlung, umfassend zu informieren. Es sollte sichergestellt sein, dass die Ergebnisse der Analyse den Beschäftigten zeitnah mitgeteilt werden.

1.6.1 Gesundheitsberichterstattung

Wiebke Arps

Gesundheitsberichterstattung im Unternehmen

Die Gesundheitsberichterstattung im Unternehmen verbindet Informationen über Belastungen und Ressourcen von Beschäftigten und bildet damit die entscheidende Informationsquelle für die Ableitung bedarfsspezifischer Maßnahmen. Diese Berichte setzen sich in der Regel aus unterschiedlichen Datenquellen zusammen:

- Arbeitsunfähigkeitsanalysen der Krankenkassen
- Ergebnisse von Mitarbeiterbefragungen
- Erkenntnisse von Betrieblichen Gesundheitsexperten (Betriebsarzt, Arbeitssicherheitsfachkraft usw.)

Zusätzlich können aber auch Daten zur Fluktuation, Qualität, Produktivität und/oder zu Gefährdungsbeurteilungen im Rahmen des gesetzlich vorgeschriebenen Arbeits- und Gesundheitsschutzes in einen Bericht einfließen, sofern diese im Unternehmen routinemäßig erhoben werden. Neben diesen mehr oder weniger quantitativen Daten können die Gesundheitsberichte auch um qualitative Ergebnisse aus beteiligungsorientierten Gesundheitsworkshops (➤ Kap. 1.6.4) ergänzt werden.

Je mehr quantitative Daten, Erkenntnisse von Experten und qualitative Aussagen direkt Betroffener zusammengeführt werden können, desto höher ist die Aussagekraft und desto zielgenauer kann auf Basis der verfügbaren und miteinander in Verbindung gebrachten Informationen die Maßnahmenableitung erfolgen. Umgekehrt kann die Komplexität der Datensammlungen z. T. auch die Ableitung von konkreten verhaltens- und verhältnispräventiven Maßnahmen erschweren.

Durch eine Regelmäßigkeit in der Erhebung der Daten und der Zusammenführung in einen Gesundheitsbericht können Veränderungen in der Gesundheitssituation der Beschäftigten eines Unternehmens dokumentiert und damit auch die Wirkung der ergriffenen Maßnahmen überprüft werden (➤ Kap. 1.6.5). Mit diesem Schritt entwickelt sich eine fundierte Gesundheitsberichterstattung zu einem Controlling-Instrument im Unternehmen hinsichtlich der Beschäftigtengesundheit und fördert damit den Managementgedanken des Betrieblichen Gesundheitsmanagements.

Öffentliche Gesundheitsberichterstattung

Viele größere gesetzliche Krankenkassen bieten jährliche Auswertungen der Fehlzeiten über alle Versicherten innerhalb eines Kalenderjahres an, z. B. AOK-Gesundheitsreport, TK-Gesundheitsreport, BKK-Gesundheitsreport, DAK-Gesundheitsreport. Als Beispiel sei hier der „TK-Gesundheitsreport 2014 – Risiko Rücken" (TK 2014) genannt. Zusätzlich können ab einer datenschutzrechtlich relevanten Versichertenanzahl die Unternehmen auch eine Auswertung der Arbeitsunfähigkeitsdaten nur für das eigene Unternehmen bei den gesetzlichen Krankenkassen anfordern. Für kleine und Kleinstunternehmen mit zu geringen Versichertenzahlen in einer Krankenkasse sind sogenannte Branchenauswertungen hilfreich, die alle Unternehmen einer Wirtschaftsgruppe oder Branche zusammenfassen und von den Krankenkassen zur Unterstützung angeboten werden. Diese können dann als eine Informationsquelle für die Gesundheitsberichterstattung genutzt werden.

Bundesweite Daten stehen beim Bundesministerium für Gesundheit (BMG), beim Robert Koch-Institut (RKI), beim Statistischen Bundesamt (destatis) und auf den Seiten des Bundesamtes für Arbeitsschutz und Arbeitsmedizin (BAuA) in den jeweiligen Internetauftritten zur Verfügung. Viele Bundesländer und etliche Kommunen bieten ebenfalls Gesundheitsberichte für Interessierte an. Speziell zu dem Thema Rückenschmerz hat das Robert Koch-Institut in 2012 einen Gesundheitsbericht veröffentlich (Raspe, 2012).

1.6.2 Gefährdungsbeurteilung

Marlies Jöllenbeck

„Die Gefährdungsbeurteilung nimmt im Arbeitsschutzhandeln eine zentrale Rolle ein."

(GDA 2017, S. 6)

Die Prävention gesundheitlicher Beeinträchtigungen und Unfälle ist ein Kernanliegen der Arbeitssicherheit und des Gesundheitsschutzes. Um gesundheitliche Gefährdungen am Arbeitsplatz frühzeitig zu erfassen und zielführende Maßnahmen zur Prävention ableiten zu können, bedarf es eines umfassenden und systematischen Ansatzes. Vor diesem Hintergrund sind Unternehmerinnen und Unternehmer nach § 5 des Arbeitsschutzgesetzes (ArbSchG) verpflichtet, eine Gefährdungsbeurteilung in ihrem Betrieb durchzuführen und zu dokumentieren.

Systematik der Gefährdungsbeurteilung und Maßnahmenplanung

Die „Gemeinsame Deutsche Arbeitsschutzstrategie (GDA)" setzt dabei auf ein abgestimmtes Vorgehen, indem zwei grundlegende Erfordernisse formuliert werden. Dies bezieht sich zum einen auf das methodische Vorgehen bei der Durchführung der Gefährdungsbeurteilung mit einer einheitlichen Systematik. Die Gefährdungsbeurteilung ist danach als Prozess in sieben Schritten zu verstehen (➤ Abb. 1.7), in dem

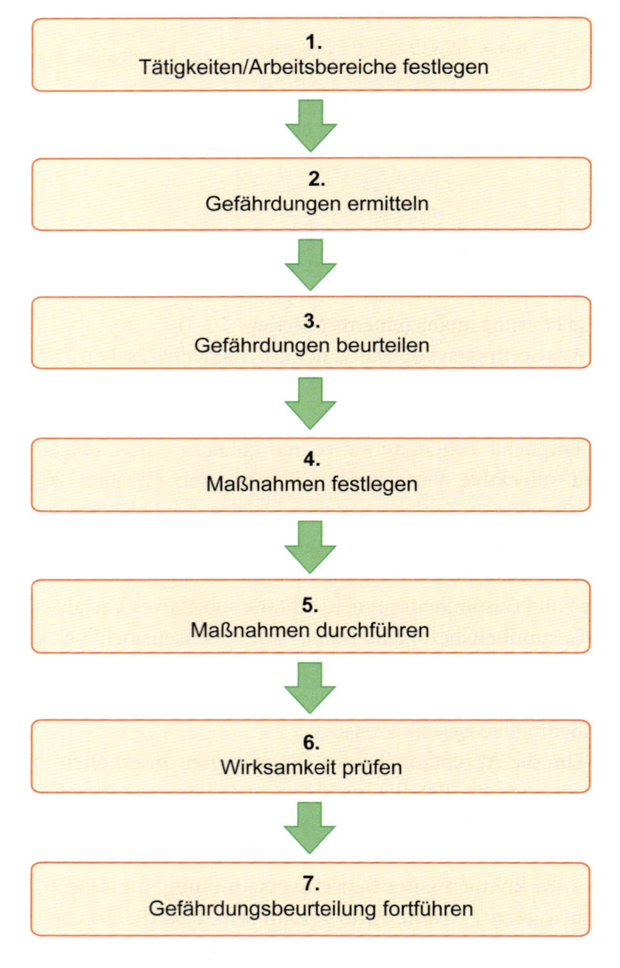

Abb. 1.7 Sieben Schritte der Gefährdungsbeurteilung [L143]

Gefährdungen identifiziert und bewertet werden, geeignete Maßnahmen ermittelt und durchgeführt und einer Erfolgskontrolle unterzogen werden. Im Sinne eines kontinuierlichen Verbesserungsprozesses werden dabei regelmäßig neue oder weiterhin bestehende Gefährdungen aufgenommen und entlang der Prozessschritte bearbeitet (fortgeschrieben) (GDA 2017, S. 10 ff.).

Neben den „sieben Schritten der Gefährdungsbeurteilung" ist als weiterer allgemeiner Grundsatz (nach § 4 des ArbSchG) das **T-O-P-Prinzip** zu nennen, nach dem die Auswahl der Maßnahmen entlang der drei zentralen Handlungs- und Gestaltungsfelder eines Arbeitssystems vorzunehmen ist:

- **T** – technische Maßnahmen
- **O** – organisatorische Maßnahmen
- **P** – personen- und verhaltensbezogene Maßnahmen

Gemäß dem Grundsatz, „Gefahren an ihren Quellen zu bekämpfen" (ebd.), sollen dabei technische Lösungen Vorrang vor organisatorischen und personenbezogenen Maßnahmen erhalten. Gleichwohl sind die drei Handlungsfelder im betrieblichen Alltag nicht getrennt voneinander zu betrachten, sondern stehen in Wechselwirkung zueinander, wie die nachfolgenden Ausführungen verdeutlichen sollen.

Die Gefährdungsbeurteilung ist gesetzlich obligat, stellt aber gleichzeitig ein nützliches Instrument des betrieblichen Gesundheitsmanagements (BGM) zur Arbeitsorganisation und Optimierung von Abläufen in Unternehmen dar, sofern sie als solches verstanden und zielführend in betriebliche Prozesse und Strukturen integriert wird.

Analyse von Gesundheitsrisiken für das Muskel-Skelett-System

Die genannten Grundsätze gelten auch in Hinblick auf Gefährdungen des Muskel- und Skelettsystems, die bei der Betrachtung von Arbeitsbedingungen einen besonders hohen Stellenwert einnehmen und deshalb integraler Bestandteil jeder Gefährdungsbeurteilung sein sollten.

Die Ursachen für die Entstehung von Muskel-Skelett-Erkrankungen gehen weit über das Heben und Tragen von Lasten oder das Bewegen von Menschen hinaus; sie können ebenso etwa durch psychische Anforderungen oder auch arbeitsorganisatorische Aspekte wie die Ausgestaltung von Arbeitszeitmodellen bedingt sein. Dennoch birgt der manuelle Umgang mit physikalischer Belastung (Mensch, Tier oder Gegenstand) wie beispielsweise durch Heben, Halten, Tragen, Ziehen und Schieben in besonderer Weise Gefährdungspotenzial für das gesamte Muskel-Skelett-System. Hier hebt der Gesetzgeber speziell die Gefährdungen für die Lendenwirbelsäule hervor. Das Themenfeld „Umgang mit Lasten" wird gesetzlich durch die branchenübergreifende Lastenhandhabungsverordnung (LasthandhabV) konkretisiert (➢ Kap. 1.3.4) die verbindlich für alle Branchen ist. Eine Ausnahme bilden hier lediglich Betriebe, die dem Bundesberggesetz unterliegen.

Daraus ergibt sich eine Reihe von Aspekten, die im Zuge einer Gefährdungsbeurteilung systematisch betrachtet und bewertet werden können. Als gesetzliche Prämisse bei der Ableitung geeigneter Maßnahmen gilt für den Unternehmer/die Unternehmerin, die Gefährdungen idealerweise zu beseitigen, z. B. indem ein technisches Hilfsmittel zum Einsatz kommt, sodass kein manueller Kraftaufwand für die Erledigung der Arbeitsaufgabe mehr vonnöten ist. Kann ein manueller Kraftaufwand für die Beschäftigten nicht vermieden werden, so müssen Maßnahmen ausgewählt werden, um die Gefährdungen auf ein Mindestmaß zu reduzieren. Um eine objektive Einschätzung über den Grad der Gefährdung zu erlangen, empfehlen die Arbeitsschutzbehörden den Einsatz der sogenannten Leitmerkmalmethode (BAuA/LASI 2001, vgl. ➢ Kap. 1.3.4).

Dies kann ein geeignetes Analyseverfahren zur Gefährdungsabschätzung sein, um Maßnahmen entlang der Eintrittswahrscheinlichkeit (dem Risiko des Eintritts) sowie anhand des Gefährdungspotenzials zu priorisieren.

Entlang der T-O-P-Logik impliziert diese Vorgehensweise, zunächst auf technischer Ebene nach Lösungsansätzen zu suchen. Das kann dazu führen, dass eine Gefährdung komplett beseitigt wird (Beispiel: Durch eine bauliche Maßnahme entfällt eine potenzielle Stolperstelle, oder durch den Einbau elektrischer Türöffner werden ungünstige Körperdrehungen vermieden). Damit Maßnahmen jedoch nachhaltige Wirkkraft entfalten können, bedarf es in der Regel einer sinnhaften, systematischen Verknüpfung mit den beiden anderen Handlungsfeldern.

BEISPIEL

Auswahl von Maßnahmen nach dem T-O-P-Prinzip in der Pflegebranche

In einer Pflegeeinrichtung soll die Gesundheitsgefährdung der Beschäftigten beim Bewegen immobiler Patientinnen und Patienten durch Bereitstellung eines Liftersystems reduziert werden.

- **T** – technische Maßnahmen: Es wird ein passendes, voll funktionsfähiges Gerät angeschafft.
- **O** – organisatorische Maßnahmen: Um die korrekte Handhabung sicherzustellen und die Beschäftigten zur Nutzung dieses Liftersystems zu motivieren, bedarf es der Planung und Durchführung von Geräteeinweisungen und Unterweisungen am Gerät. Zudem ist beispielsweise eine entsprechende Dienstplangestaltung sinnvoll, um in jeder Schicht erfahrene Personen bereitzuhalten, die die Etablierung des Hilfsmittels im Arbeitsbereich fördern können.
- **P** – personenbezogene Maßnahmen: Auf der personenbezogenen Ebene bedeutet dies, dass die Beschäftigten ihr Wissen und Können fachgerecht ein- und umsetzen.

(BGW 2012)

Beispielhaft für Faktoren entlang des T-O-P-Prinzips, die Gefährdungen des Muskel-Skelett-Systems beeinflussen, ist in ➢ Tab. 1.3 ein Auszug aus einer Veröffentlichung der Berufsgenossenschaft für Gesundheitsdienst und Wohlfahrtspflege (BGW) abgebildet.

➢ Tab. 1.4 zeigt am Beispiel einer Kindertageseinrichtung, wie eine Gefährdungsbeurteilung konkret aussehen könnte.

Potenziale der systematischen Gefährdungsbeurteilung sinnvoll nutzen

Angesichts des multikausalen Erklärungsansatzes für die Entstehung von Muskel-Skelett-Erkrankungen liegt auf der Hand, dass es eines Bündels an geeigneten Maßnahmen auf den verschiedenen Ebenen eines Arbeitssystems (technisch, organisatorisch, personen- und verhaltensbezogen) bedarf, um eine zielgerichtete Prävention zu etablieren. Auch sind kollektive Maßnahmen individuellen Maßnahmen – ganz im Sinne des gesamtstrategischen Vorgehens eines BGM – stets vorzuziehen. Betriebliche Gesundheitsförderung und Prävention interveniert immer in soziale Systeme hinein mit vielerlei Effekten, die naturgemäß keinen Rückschluss entlang monokausaler Wirkungspfade zulassen. Das erschwert den Nachweis über die Wirksamkeit solcher Maßnahmen. Interventionen, die Verhaltens- und verhältnistheoretische Ansätze miteinander verbinden und eine Wirkkette sichtbar machen, gelten Einzelmaßnahmen gegenüber deshalb als deutlich überlegen (Kolip und Müller 2009, S. 8 ff.).

Das T-O-P-Prinzip berücksichtigt die Verhältnisebene systematisch. Durch eine Verknüpfung der drei Handlungsfelder ist ein Zuwachs an Wirksamkeit und Nachhaltigkeit von präventiven Maßnahmen wahrscheinlicher.

Die Gefährdungsbeurteilung ist mit Blick auf Risiken und Gefahren primär ein klassisches Instrument der Prävention. Aber auch Stärken und Ressourcen eines Unternehmens werden durch die systematische Betrachtung und Einschätzung von Arbeitsbereichen entlang der Gefährdungsbeurteilung sichtbar. Diese können im Sinne eines gesundheitsfördernden Verständnisses aufgegriffen und für BGM-Prozesse nutzbar gemacht werden.

Jenseits der grundlegenden, oben erläuterten Erfordernisse lässt der Gesetzgeber angesichts individueller betrieblicher Bedingungen erheblichen Spielraum bei der Ausgestaltung der Gefährdungsbeurteilung. Das mag ein Grund dafür sein, dass es Unternehmen offenbar nicht leichtfällt, eine Gefährdungsbeurteilung durchzuführen, wie die Daten einer repräsentativen Befragung belegen. Danach können durchschnittlich nur ca. 36 % der befragten Betriebe eine Gefährdungsbeurteilung vorweisen, mit Streuung in Abhängigkeit von der Betriebsgröße, Branche und wirtschaftlichen Lage der Betriebe (Beck und Lenhardt 2009).

Tab. 1.3 Faktoren, die Gefährdungen des Muskel-Skelett-System beeinflussen (BGW 2012, S. 14)

Technisch	Organisatorisch	Personen-/verhaltensbezogen
Bauliche Gestaltung, barrierefrei	Gesundheitsgerechte Gestaltung der Arbeitsabläufe	Ergonomische Arbeitsweise unter Berücksichtigung der Patientenressourcen
Ergonomische Arbeitsplatzgestaltung (z. B. Pflege, Materiallager, Büro)	Einbinden und Kooperation der innerbetrieblichen Akteure im Arbeitsschutz und des Qualitätsmanagements	Ergonomische Arbeitsweise beim Bewegen von Lasten
Geeignete Fußbodenbeschaffenheit	Arbeitsorganisation: z. B. geeignetes Arbeitszeitmodell, Dienstplangestaltung	Konsequentes Anwenden der Arbeits- und Hilfsmittel
Geeignetes Raumklima/keine Zugluft	Systematische und kontinuierliche Personalentwicklung, Qualifizierung, Unterweisung	Berücksichtigen der eigenen Körperkonstitution

Tab. 1.4 Gefährdungsbeurteilung am Beispiel Kindertageseinrichtung (nach BGW 2008)

Schritt der Gefährdungsbeurteilung	Inhalt
Schritt 1: Arbeitsbereich und Tätigkeiten festlegen	**Kindertagesstätte: Gruppenbetreuung** Basteln und Malen
Schritt 2: Gefährdungen ermitteln	Beschäftigte sitzen auf Kinderstühlen, oft in Zwangshaltung vornübergebeugt, und berichten über Muskelverspannungen und Rückenschmerzen
Schritt 3: Gefährdungen beurteilen	Es liegt ein mittleres Risiko vor, d. h., die dauerhafte (Fehl-)Belastungen für den Rücken sind langfristig nicht tolerabel (Risiko von Rückenerkrankungen)
Schritt 4: Maßnahmen festlegen	Auswahl und Kauf von vier ergonomisch geeigneten Stühlen „Bewegte Pausen" mit Stehen und Strecken beim Malen und Basten in das pädagogische Konzept einbauen
Schritt 5: Maßnahmen durchführen	Anschaffung der Stühle Umsetzung des im Vorwege erarbeiteten Konzepts „Bewegungspause"
Schritt 6: Wirksamkeit prüfen	Prüfung, ob die Maßnahme umgesetzt und das Ziele erreicht wurde
Schritt 7: Gefährdungsbeurteilung fortschreiben	Wiederholung in definierten Abständen oder anlassbezogene Fortschreibung der Gefährdungsbeurteilung (z. B. die Gruppenbetreuung wurde umorganisiert)

Die Durchführung einer Gefährdungsbeurteilung ist unternehmerische Pflicht und unumgänglich. Mit der Erstellung der Gefährdungsbeurteilung wird der gesetzliche Handlungsauftrag erfüllt, und sie schafft Rechtssicherheit für das Unternehmen. Umso sinnvoller ist es, hier keine Parallelstrukturen im eigenen Betrieb aufzubauen, sondern die Potenziale der Gefährdungsbeurteilung auszuschöpfen, indem diese als ein effektives Instrument des betrieblichen Gesundheitsmanagements systematisch in betriebliche Abläufe einbezogen wird.

PRAXISTIPP

Weiterführende Informationen zur Durchführung einer Gefährdungsbeurteilung zur Prävention von Muskel-Skelett-Erkrankungen bieten folgende Links:

- Gemeinsame Deutsche Arbeitsschutzstrategie/Arbeitsprogramm MSE: www.gdabewegt.de
- Portal zur Gefährdungsbeurteilung der Bundesanstalt für Arbeitsschutz und Arbeitsmedizin (BAuA): www.gefaehrdungsbeurteilung.de
- Deutsche Gesetzliche Unfallversicherung e. V. (DGUV) (Hrsg.) 2014: Bewegen von Menschen im Gesundheitsdienst und in der Wohlfahrtspflege. Hilfestellung zur Gefährdungsbeurteilung nach der Lastenhandhabungsverordnung. DGUV Information 207–022. publikationen.dguv.de/dguv/pdf/10002/207-022.pdf
- Berufsgenossenschaft für Gesundheitsdienst und Wohlfahrtspflege: www.bgw-online.de. Suchwort: BGW-Check (Gefährdungsbeurteilungen für Branchen)
- BGW-Fachkonzept TOPAS-R (branchenspezifisch für Pflege und Betreuung): www.bgw-online.de, Stichwortsuche: TOPAS_R-Konzept

1.6.3 Arbeitssituationsanalyse

Marlies Jöllenbeck

„Man kann Organisationen als Strukturen und Prozesse begreifen, doch sind es (…) letztlich immer Menschen, die diese Wirklichkeiten gestalten und verantworten müssen."

(Schmid, 2014, 195)

Arbeitssituationen stehen in einem engen Zusammenhang mit den Mitarbeitenden und *deren* subjektiver Bewertung und Wahrnehmung. Somit gibt es keine objektive Arbeitssituation (Nieder 1998, S. 162; Schmid 2014, S. 195). Die subjektive Bewertung der Mitarbeitenden entscheidet darüber, wie sie ihre Arbeit erleben, und hat Einfluss auf die damit verbundene Arbeitszufriedenheit. Die Mitarbeiterzufriedenheit ist eine sehr relevante Determinante sowohl der Mitarbeitergesundheit als auch betrieblicher Effektivität und Effizienz: Sie beeinflusst die Motivation und Leistungsbereitschaft, die Produktivität, Kündigungsabsichten und Fluktuation sowie Absentismus (Paridon 2016; Drabe 2015).

Dies legt nahe, die Beschäftigen als Experten in eigener Sache einzubeziehen, indem sie zu ihrer subjektiven Arbeitssituation befragt werden, um praxisnahe und effektive Veränderungspotenziale zu identifizieren. Keiner weiß besser als die Mitarbeitenden selbst, wie es um ihre Arbeitssituation bestellt ist. Dies kann ein geeigneter Ausgangspunkt betrieblicher Veränderungsprozesse sein, zumal die Einbindung der Mitarbeitenden grundsätzlich die innerbetriebliche Akzeptanz für Maßnahmen, sei es im Zuge der Gefährdungsbeurteilung oder anderer gesundheitsbezogener Prozesse in Unternehmen, deutlich erhöht.

Ein etabliertes Verfahren in diesem Zusammenhang stellt die Arbeitssituationsanalyse dar. Dieses Verfahren, im industriesoziologischen Kontext im Nachkriegsdeutschland entwickelt (Meyn et al. 2011, S 13 ff.; Nieder 1998, S. 162), stellt mittlerweile ein bewährtes und etabliertes Analyseinstrument in Unternehmen dar (Schambortski et al. 2008, S. 195 ff.).

Die Arbeitssituationsanalyse (syn: Arbeitssituationserfassung) ist ein moderiertes Gruppendiskussionsverfahren, um (Fehl-)Belastungssituationen aus Sicht der Teilnehmenden zu ermitteln. Diese greift die Arbeitssituationsanalyse anhand weniger Leitfragen systematisch auf. Eine typische Einstiegsfrage ist etwa, ob die anwesenden Teilnehmer/-innen eine „Verbesserung der persönlichen Arbeitssituation entweder für sehr wichtig, teilweise wichtig oder nicht wichtig halten" (Nieder, 2005).

PRAXISTIPP

Im Verlauf des moderierten Gruppengesprächs werden Fragen zur Arbeitssituation anhand folgender Leitfragen konkretisiert und vertieft (Nieder 2005; BGW o. J.):

1. Halten Sie eine Veränderung Ihrer Arbeitssituation für
   a. sehr wichtig?
   b. teilweise wichtig?
   c. nicht wichtig?
2. In welchen Bereichen *Ihrer* Arbeitssituation sollte eine Veränderung stattfinden?
   a. Arbeitsumgebung
   b. Arbeitsorganisation
   c. Arbeitsinhalte
   d. Führung
   e. Soziales Klima
3. Welche konkreten Störungen fallen Ihnen zu den ausgewählten Bereichen *Ihrer* Arbeitssituation ein?
4. Welche konkreten Vorschläge zur Verbesserung *Ihrer* Arbeitssituation haben Sie?
5. Was gefällt Ihnen in Ihrer Einrichtung und an Ihrer Arbeit besonders gut?

Befragt werden Personen eines Teams desselben Arbeitsbereichs und innerhalb einer Hierarchieebene mit ca. 10–15 Teilnehmenden. In einem Zeitraum von 90–120 Minuten werden anhand der Leitfragen subjektive Belastungsfolgen ermittelt und erste Lösungsvorschläge erarbeitet. Mithilfe dieses qualitativen Verfahrens kann es gelingen, wesentliche Arbeitsbelastungen und „neuralgische Punkte" aus subjektiver Sicht der Mitarbeitenden zu identifizieren und den Grad der Auswirkungen dieser Belastungen einzuschätzen. Die Arbeitssituationsanalyse ermöglicht darüber hinaus, bislang verdeckte oder nicht offen ausgesprochene Konflikte (z. B. mit einer Führungskraft) aufzugreifen.

Voraussetzungen für das Gelingen

Arbeitssituationsanalysen stellen wie andere innerbetriebliche Mitarbeiterbefragungen eine Form der Intervention dar, weil damit eine kritische Reflexion der eigenen Arbeitssituation angestoßen wird und Erwartungen bei Beschäftigten entstehen. Anders als bei einer anonymen schriftlichen Mitarbeiterbefragung (➢ Kap. 1.6.5) wird die Arbeitssituation im gemeinsamen Gespräch und Austausch ermittelt. Dies macht die Arbeitssituationsanalyse zu einem sensiblen Instrument, das mit Bedacht und klarer Zielstellung Einsatz finden sollte.

Grundvoraussetzung ist deshalb, dass seitens der Unternehmensleitung eine Bereitschaft besteht, die Ergebnisse von Arbeitssituationsanalysen im eigenen Betrieb konstruktiv aufzugreifen und einen transparenten Umgang mit den Lösungsvorschlägen sicherzustellen. Mit diesem Verfahren kommt die Arbeits- und Führungssituation auf den Prüfstand. Wenn ein Führungsstil oder eine Führungsentscheidung kritisch bewertet wird, kann dies zu sensiblen Situationen und persönlicher Betroffenheit von Führungskräften führen. Deshalb sollten auch die Führungskräfte sorgsam auf den Umgang mit den Ergebnissen der Arbeitssituationsanalyse vorbereitet werden, z. B. durch Fortbildungen im Bereich gesundheitsgerechte Führung, Konfliktmanagement oder z. B. Gesprächsführung.

Für das Gelingen der Arbeitssituationsanalyse ist eine vertrauensvolle und wertschätzende Gesprächsatmosphäre von zentraler Bedeutung. Die Teilnehmenden entscheiden bzw. sind im Vorwege darüber informiert, wer die Ergebnisse erhalten wird. Adressaten können Führungskräfte oder z. B. eine innerbetriebliche Steuer- oder Projektgruppe sein. Der Moderator/die Moderatorin arbeitet die Ergebnisdokumentation in anonymisierter Form als Gruppenergebnisse auf, die keinerlei Rückschluss auf individuelle Mitarbeitende zulassen (z. B. keine Fotodokumentation, die das Zuordnen von Schriftbildern zu einzelnen Personen zulässt).

Anforderungen an die Moderation

Die Neutralität und Allparteilichkeit des Moderators/der Moderatorin ist eine notwendige Voraussetzung für das Gelingen der Arbeitssituationsanalyse. Vor diesem Hintergrund kann es für Betriebe sehr sinnvoll sein, für die Durchführung der Moderation eine externe, hierfür qualifizierte Person in Anspruch zu nehmen, die das Verfahren, die innerbetrieblichen Kommunikationsanforderungen wie auch den Umgang mit konfliktbehafteten Themen sicher beherrscht und sensibel vorgeht. Dies ist in der Regel mit Kosten für das Unternehmen verbunden.

Doch auch der Einsatz innerbetrieblicher Fachpersonen, die kompetent in Methoden des Moderierens, der Gesprächsführung und des Konfliktmanagements von Gruppen sind, kann sehr sinnvoll sein, da sie Kenntnisse über betriebliche Abläufe und Prozesse haben. Zudem ist die innerbetriebliche Fachkraft vor Ort im Unternehmen und kann ggf. weiter mit dem Team am Thema arbeiten sowie Unterstützung geben. Bei der Auswahl einer innerbetrieblichen Moderation ist wichtig, dass diese aus Sicht der Beschäftigten glaubhaft Neutralität, Offenheit und Vertrauen repräsentiert.

Neben der grundlegenden Qualifizierung als Moderator/Moderatorin ist ein sicherer Umgang mit dem Verfahren der Arbeitssituationsanalyse notwendig. Verschiedene Anbieter (Institutionen, Unternehmensberatungen) bieten dafür eine Moderationsausbildung an. Investiert das Unternehmen in die Fortbildung eines innerbetrieblichen Experten, spart es in der Folge Ausgaben für externe Beratungen. Insbesondere für größere oder große Unternehmen kann dies eine kluge und nachhaltige Investition sein.

Vorteile dieses zeitlich unaufwendigen Vorgehens sind, dass eine hohe partizipative Einbindung der Beschäftigten erreicht wird, kommunikative Prozesse gefördert und wertvolle Hinweise auf das Veränderungspotenzial eines Betriebes generiert werden können. Um eine weitere Vertiefung der Ergebnisse zu erreichen, kann es notwendig werden, weitere Analyseverfahren einzusetzen (z. B. quantitative Befragungen).

„Trotz aller Rationalisierungsfortschritte im Produktionsprozess werden die Mitarbeiterinnen und Mitarbeiter die wichtigste betriebliche Ressource für den Erfolg eines Unternehmens bleiben."

(Badura, Walter und Hehlmann 2010, S. 204).

1.6.4 Gesundheitszirkel und -workshops

Wiebke Arps

Zum Grundverständnis eines systematischen und ganzheitlichen Betrieblichen Gesundheitsmanagements gehört die frühzeitige Partizipation der Führungskräfte und der Beschäftigten als Garant für eine erfolgreiche Umsetzung. In der Analysephase müssen die Ressourcen und Belastungen der Mitarbeitenden erhoben werden, um daraus den aktuellen Handlungsbedarf abzuleiten („Gesundheitsförderungsprozess nach Leitfaden Prävention"). Neben den schon vorgestellten Analysemethoden haben sich über die Jahre unterschiedliche qualitative Workshopmethoden herausgebildet, die die Beschäftigten als Experten ihrer jeweiligen Arbeitssituation in den Analyseprozess einbeziehen. Sie nutzen deren spezielles Know-how und entwickeln auf Basis dieses Wissens erste Lösungsvorschläge und -ansätze. Durch eine Erarbeitung in Gruppen mit unterschiedlichen Ideen wächst das Wissen über die zu verändernde Arbeitssituation und ermöglicht vielfältigere Lösungen als durch Einzelgespräche.

Gesundheitszirkel

Die bekannteste Methode ist der Gesundheitszirkel, der sich in den 1980er-Jahren aus dem Qualitätsmanagementkonzept und Workshopkonzepten zu kontinuierlichen Verbesserungsprozessen im Betrieblichen Gesundheitsmanagement weiterentwickelt hat. Dabei sind zwei unterschiedliche Methode zu unterscheiden. Das *Düsseldorfer Modell* (Slesina 1994) favorisiert eine Zusammensetzung von Beschäftigten und Experten bzw. Führungskräften, während das *Berliner Modell* (Friczewski und Görres 1994) eine homogene Zusammensetzung nur auf Ebene der betroffenen Beschäftigten vorschlägt. Gemeinsam ist beiden Modellen, dass der Workshop von einem speziell geschulten Moderator geleitet wird. Ziel ist es, möglichst nah an den zu analysierenden Arbeitsplätzen bzw. -bereichen auf Basis einer Ressourcen- und Belastungsanalyse Verbesserungsideen und -vorschläge zu generieren.

Die dafür zur Verfügung stehende Zeit wird durch die Thematik und den Teilnehmerkreis beeinflusst und kann zwischen vier und acht Sitzungen á 1,5 bis drei Stunden angesetzt werden. In Bereichen mit Schichtarbeit bieten sich oft noch kürzere Zeiträume für die Durchführung an, da die Zusammensetzung der Gruppe während des Zirkels möglichst stabil bleiben sollte.

Gesundheitsworkshops

Aufgrund der Heterogenität der betrieblichen Rahmenbedingungen gibt es inzwischen eine Vielzahl von Abwandlungen der Grundidee des Gesundheitszirkels, die unter dem Oberbegriff Gesundheitsworkshops zusammengefasst werden können. Hier sind etwa Fokusgruppen zu nennen, die mit nur einem Thema (Fokus) betraut sind und in einem Termin (ca. 2–3 Stunden) versuchen, ein Thema (inkl. Belastungen und Ressourcen) zu erfassen und Lösungsvorschläge zu entwickeln. Auch bieten sich Halb- oder Ganztagesworkshops an, die beauftragt werden, mehrere Themen zu bearbeiten und hierzu gemeinsam Lösungsvorschläge zu entwickeln. ➤ Tab. 1.5 gibt eine Übersicht über mögliche Formate.

Darüber hinaus bieten Methoden für Großgruppen, wie z. B. Worldcafé, Open Space und Fishbowl Möglichkeiten zur beteiligungsorientierten Analyse von Belastungen und Ressourcen im Rahmen des Betrieblichen Gesundheitsmanagements.

Allen diesen Gruppenverfahren gemeinsam ist die Begleitung durch erfahren Moderatoren, die sowohl aus dem Unternehmen kommen (dann aber nicht aus demselben Bereich) oder als Externe (z. B. von Krankenkassen vermittelt) eingebunden werden können.

1.6.5 Mitarbeiterbefragung

Wiebke Arps

Die Mitarbeiterbefragung stellt ein klassisches Instrument der empirischen Sozialforschung dar, das zu unterschiedlichsten Themen genutzt werden kann. Ein Schwerpunkt im Betrieblichen Gesundheitsmanagement ist die Erfassung der gesundheitlichen Situation der Beschäftigten. Dabei ist die Anzahl der abgefragten Schwerpunkte und der zu den Schwerpunkten ausgewählten Fragen variabel. Es gibt neben

Tab. 1.5 Übersicht Workshopformate

Format/Dauer/ Teilnehmer	Methode	Einstieg	Schwerpunkt	Ergebnis
Arbeitssituationsanalyse (1,5–2 Std., 10–15 TN)	Moderierte Gruppenbefragung	Ermittlung subjektiver Ursachen von gesundheitlichen Ressourcen und Belastungen am Arbeitsplatz	Vorgegebene Schwerpunkte Strukturierte Problemanalyse	Thematisch begrenzter Ressourcen- und Belastungsüberblick Überlegungen zu Problemlösungen bei Hauptbelastungen
Fokusgruppe (2 Std., 8–12 TN)	Moderierter Workshop	Ermittlung subjektiver Ursachen von gesundheitlichen Ressourcen und Belastungen am Arbeitsplatz, begrenzt auf ein vorgegebenes Schwerpunktthema	Ein vorgegebener Schwerpunkt Strukturierte Problemanalyse	Thematisch begrenzter Ressourcen- und Belastungsüberblick Entwicklung von Problemlösungen für ein Schwerpunktthema
Gesundheitsworkshop (5–8 Std., 8–12 TN)	Moderierter Workshop	Ermittlung subjektiver Ursachen von gesundheitlichen Ressourcen und Belastungen am Arbeitsplatz, Bearbeitung mehrerer Themen möglich	Erarbeitung von Lösungsvorschlägen zur Verminderung der Belastungen durch Beschäftigte	Ressourcen- und Belastungsüberblick Erste Lösungsvorschläge zur Belastungsreduzierung
Gesundheitszirkel (4–8× 1,5–3 Std., 8–12 TN)	Moderierter Arbeitskreis	Ermittlung subjektiver Ursachen von gesundheitlichen Ressourcen und Belastungen am Arbeitsplatz, Bearbeitung mehrerer Themen und Einbezug weiterer nicht im GZ anwesender Experten durch mehrteiligen Prozess möglich	Entwicklung von Verbesserungsvorschlägen durch Beschäftigte	Ressourcen- und Belastungsüberblick Konkrete Verbesserungsvorschläge mit Priorisierung für eine zeitnahe Umsetzung

der klassischen Mitarbeiterbefragung mit einem größeren Umfang an Themen und Fragen auch erprobte Screeningverfahren, die mit erheblich weniger Fragen trotzdem eine erste Einschätzung der Gesundheitssituation ermöglichen.

Auswahl der Fragen

Die ausgewählten Fragen und die Fragentiefe bilden die subjektive Einschätzung der Befragten zu unterschiedlichsten Schwerpunkten ab. Beispiele:

- Physisches und psychisches Erleben
- Arbeitsumgebung
- Verhältnis zu Kollegen und Führungskräften
- Qualitative Arbeitsanforderungen
- Quantitative Arbeitsmenge
- Organisatorische Abläufe
- Transparenz/Kommunikation u. v. m.

Diese Themen müssen vor der Befragung kritisch geprüft werden, insbesondere im Hinblick darauf, ob eine Veränderung möglich bzw. gewünscht ist. Nur wenn dies der Fall ist, sollte die Fragen auch in den Fragebogen aufgenommen werden. Genauso kritisch ist zu prüfen, welche zusätzlichen soziodemografischen Daten in den Fragebogen aufgenommen werden sollen, um die Ergebnisse zielgruppenspezifisch auszuwerten. Je mehr personenbezogene Daten erhoben werden, desto mehr Informationen zum jeweiligen Datenschutz müssen den Beschäftigten vermittelt werden, damit das Vertrauen in die Auswertung erhalten bleibt. Ebenso ist schon vorab zu klären, ob die Befragung in der Papierversion oder als Onlinebefragung durchgeführt werden soll. Beide Verfahren haben Vor- und Nachteile, die im jeweiligen Unternehmenskontext zu bewerten sind.

Auswertung und weiteres Vorgehen

Die schriftliche Befragung der Beschäftigten ist ein erster sehr weitreichender Schritt der Partizipation der Beschäftigten. Diese weckt bei den Befragten in der Regel eine hohe Erwartungshaltung, dass unmittelbar nach der Befragung zu den Themen, die sie als belastend benannt haben, Veränderungen umgesetzt werden. Eine klassische Befragung generiert zunächst nur Zahlenwerte, in der Regel prozentuale Angaben oder Mittelwerte. Die Ergebnisse können auch in Bezug zueinander gesetzt werden, sodass durch diese Korrelationen zusätzliche Informationen zu den Risikofaktoren und Ressourcen im Arbeitsalltag generiert werden können.

Wesentlicher Erfolgsfaktor einer Mitarbeiterbefragung ist, dass die Ergebnisse von der Unternehmensleitung ernst genommen werden und die ermittelten Belastungen konkret angegangen werden. Dazu bedarf es einer ausführlichen Information auf allen Ebenen des Unternehmens zu den Ergebnissen, möglichst top-down. In der Regel ist noch ein weiterer Schritt mittels einer qualitativen Analyse notwendig, um daraus konkrete Verbesserungsmaßnahmen zu bestimmten auffälligen Themen oder in auffälligen Bereichen bzw. Beschäftigtengruppen umsetzen zu können.

Aus den Anforderungen der Gefährdungsbeurteilung psychischer Belastungen im Rahmen des gesetzlich vorgeschriebenen Arbeits- und Gesundheitsschutzes ergibt sich im Unternehmen die Möglichkeit, die Mitarbeiterbefragung als Teil der Gefährdungsbeurteilung durchzuführen und damit den organisatorischen und inhaltlichen Aufwand zu reduzieren. Eine Vielzahl von erprobten Instrumenten der psychischen Gefährdungsbeurteilung können auch als Mitarbeiterbefragung eingesetzt werden und bieten somit einen Synergieeffekt (BAuA 2014). Um den gesetzlich vorgeschriebenen Anforderungen nachzukommen, müssen aus den Ergebnissen der Befragung konkrete Maßnahmen abgeleitet, umgesetzt und bewertet werden; abschließend muss der Prozess dokumentiert werden (➤ Kap. 1.6.2).

LITERATUR

Badura B, Walter U, Hehlmann T (2010) Kernkompetenzen im Betrieblichen Gesundheitsmanagement. In: Betriebliche Gesundheitspolitik. 2. Aufl. Heidelberg: Springer, S. 204 ff.

BAuA – Bundesanstalt für Arbeitsschutz und Arbeitsmedizin – und LASI – Länderausschuss für Arbeitsschutz und Sicherheitstechnik (2001) Leitmerkmalmethode zur Beurteilung von Heben, Halten, Tragen. www.baua.de/DE/Themen/Arbeitsgestaltung-im-Betrieb/Physische-Belastung/Leitmerkmalmethode/Leitmerkmalmethode_node.html (Letzter Zugriff: 29.8.2017).

BAuA – Bundesanstalt für Arbeitsschutz und Arbeitsmedizin (2014) Gefährdungsbeurteilung psychischer Belastungen. Berlin: Erich Schmidt.

Beck D, Lenhardt U (2009) Verbreitung der Gefährdungsbeurteilung in Deutschland. Prävention und Gesundheitsförderung 4:71–76.

BGW – Berufsgenossenschaft für Gesundheitsdienst und Wohlfahrtspflege (2008) www.bgw-online.de/DE/Medien-Service/Medien-Center/Medientypen/BGW-Broschueren/Gefaehrdungsbeurteilung/BGW04-05-130_Gefaehrdungsbeurteilung-in-der-Kinderbetreuung.html (Letzter Zugriff: 29.8.2017).

BGW – Berufsgenossenschaft für Gesundheitsdienst und Wohlfahrtspflege (2012) Prävention von Rückenbeschwerden. TOPAS_R-Konzept der BGW für Pflege und Betreuung. www.bgw-online.de/DE/Medien-Service/Medien-Center/Medientypen/Wissenschaft-Forschung/BGW07-00-001_Praevention-Rueckenbeschwerden-TOPAS-R-Konzept.html (Letzter Zugriff: 29.8.2017).

BGW – Berufsgenossenschaft für Gesundheitsdienst und Wohlfahrtspflege (o. J.) BGW-Arbeitssituationsanalyse: Mitarbeiterbeteiligung von Anfang an. www.bgw-online.de/DE/Arbeitssicherheit-Gesundheitsschutz/Organisationsberatung/Arbeitssituationsanalyse.html (Letzter Zugriff: 29.8.2017).

Bitzer B (2000). Die Arbeitssituationserfassung. Personal – Zeitschrift für Human Ressource Management, Heft 8.

Drabe D (2015) Mitarbeiterzufriedenheit im Organisationskontext. In: Ders. Strategisches Aging Workforce Management. Wiesbaden: Springer Gabler.

Fricewski F, Görres HJ (1994) Arbeit mit Gesundheitszirkeln in den Projekten des AOK-Landesverbandes Niedersachsen. In: Westermayer G, Bähr B (Hrsg.): Betriebliche Gesundheitszirkel. Göttingen: Hogrefe.

GDA – Gemeinsame Deutsche Arbeitsschutzstrategie (2017) Leitlinie Gefährdungsbeurteilung und Dokumentation. www.gda-portal.de/de/pdf/Leitlinie-Gefaehrdungsbeurteilung.pdf?__blob=publicationFile (Letzter Zugriff: 29.8.2017).

Kolip P, Müller V (Hrsg.) (2009) Qualität von Gesundheitsförderung und Prävention. Bern: Hans Huber, S. 13 ff.

Meyn C et al (2011) Warum Arbeitssituationsanalyse heute? In: *Dies.* (Hrsg.) Arbeitssituationsanalyse Band 2 – Praxisbeispiele und Methoden. Wiesbaden: Springer VS Verlag für Sozialwissenschaften.

Nieder P (1998) Fehlzeiten wirksam reduzieren. Konzepte, Maßnahmen, Praxisbeispiele. Wiesbaden: Springer Gabler.

Nieder P (2005) Anpacken, wo der Schuh drückt: Das Instrument der Arbeitssituationsanalyse. Organisationsentwicklung, Zeitschrift für Unternehmensentwicklung und Change Management 24 (4): 54–61.

Paridon H (2016) Psychische Belastung in der Arbeitswelt. Eine Literaturanalyse zu Zusammenhängen mit Gesundheit und Leistung. In: Initiative für Gesundheit und Arbeit (Hrsg.) iga-Report 32.

Raspe H (2012) Rückenschmerzen. Gesundheitsberichterstattung des Bundes, Heft 53. Berlin: Robert Koch-Institut. www.rki.de/DE/Content/Gesundheitsmonitoring/Gesundheitsberichterstattung/Themenhefte/rueckenschmerzen_inhalt.html (Letzter Zugriff: 29.8.2017).

Schambortski H, Dohm S et al. (2008) Arbeitssituationsanalyse. In: *Dies.* (Hrsg.) Mitarbeitergesundheit und Arbeitsschutz. Gesundheitsförderung als Führungsaufgabe. München: Elsevier.

Schmid B (2014) Zum Thema System. In: *Ders.* Systemische Organisationsentwicklung. Change und Organisationskultur gemeinsam entwickeln. Stuttgart: Schaeffer-Poeschel, S. 193 ff.

Slesina W (1994) Gesundheitszirkel: Der „Düsseldorfer Ansatz". In: Westermayer G, Bähr B (Hrsg.): Betriebliche Gesundheitszirkel. Göttingen: Hogrefe.

TK – Techniker Krankenkassen (2014) Gesundheitsreport 2014 – Risiko Rücken. www.tk.de/centaurus/servlet/contentblob/644772/Datei/1864/Gesundheitsreport-2014.pdf (Letzter Zugriff: 29.8.2017).

Wegner B (2009).: Leitfaden Betriebliches Gesundheitsmanagement – in 6 Schritten zum Erfolg. Wilhelmshaven: Unfallkasse des Bundes. www.uk-bund.de/downloads/Gesundheitsförderung/Leitfaden_BGM_UK_Bund_2009.pdf (Letzter Zugriff: 29.8.2017).

1.7 Planung, Durchführung und Evaluation von BGM-Maßnahmen

Anne Flothow

Planung

In dieser Prozessphase steht die Bewertung und Priorisierung des Handlungsbedarfs, der sich aus der Analyse der (Gesundheits-)Situation im Betrieb ergeben hat, im Mittelpunkt. Der Arbeitskreis Gesundheit hat dabei folgende Aufgaben:

- Er formuliert messbare und terminierte „smarte" Ziele. Dabei ist es hilfreich, sich an Kennzahlen zu orientieren. „Harte" Kennzahlen sind z. B. Fehlzeiten, Fluktuation, Unfälle, Berufskrankheiten, Frühberentung, Produktivität, Qualität; „weiche" Kennzahlen sind z. B. wie Mitarbeiterzufriedenheit, Wohlbefinden, Motivation, Identifikation, Betriebsklima und ökonomische Kennzahlen wie der „Return on Investment (ROI)".
- Er leitet konkrete Maßnahmen auf der Verhaltens- und der Verhältnisebene ab.
- Er definiert die Zielgruppen und entscheidet, ob die geplanten Maßnahmen für alle Mitarbeitenden angeboten werden oder nur für einzelne Zielgruppen, z. B. nur für einzelne Abteilungen oder definierte Zielgruppen, wie z. B. ältere Beschäftigte (50+) oder Auszubildende.
- Er kalkuliert die benötigten Ressourcen (Personal, Zeit, Finanzmittel, Räume, Materialien).
- Er antizipiert mögliche Störungen der betrieblichen Routinen und schafft Abhilfe.
- Er informiert die Führungskräfte und bezieht diese, z. B. im Rahmen eines Führungskräfteworkshops, mit ein.
- Er erstellt einen Projektplan mit klar definierten Meilensteinen („Wer macht was mit wem bis wann zu welchen Konditionen?").

Durchführung

Der Arbeitskreis Gesundheit entscheidet darüber, welche Maßnahmen in welcher Reihenfolge, in welchem Zeitrahmen, für welche Zielgruppe, von welchem Anbieter und mit welchen Ressourcen durchgeführt werden. Es bieten sich folgende Schritte an:

- Information der Führungskräfte (z. B. im Rahmen eines Führungskräfteworkshops) und der Beschäftigten (z. B. im Rahmen einer Betriebsversammlung) über Ziele, Inhalte, Ablauf und Ansprechpartner des Betrieblichen Gesundheitsmanagements
- Information der Führungskräfte und der Beschäftigten über die Ergebnisse der Analyse und die Ableitung von ersten Handlungsschritten („quick wins")
- Durchführung eines interaktiven Gesundheitstages (➤ Kap. 3.3) zur Sensibilisierung und Motivation der Beschäftigten für das Thema Gesundheit
- Durchführung der geplanten Maßnahmen nach dem T-O-P-Prinzip (➤ Kap. 1.6.2)
- Regelmäßige Information der Beschäftigten über geplante und durchgeführte Maßnahmen
- Regelmäßige Dokumentation der Maßnahmen nach einem einheitlichen Schema

Maßnahmen zur Förderung der Rückengesundheit im Betrieb werden detailliert in ➤ Kap. 3 beschrieben.

PRAXISTIPP

Erfolgsfaktoren für BGM-Maßnahmen

In Anlehnung an die Qualitätskriterien zur Betrieblichen Gesundheitsförderung des Europäischen Netzwerkes Betriebliche Gesundheitsförderung (vgl. ➤ Kap. 1.4.4) werden Erfolgskriterien von „Good-Practice-Projekten" aufgezeigt:

- **Chefsache:** Verankerung des Betrieblichen Gesundheitsmanagements im Unternehmensleitbild und als Teil der strategischen Unternehmensentwicklung; aktive Unterstützung von Strategien, Zielen und Maßnahmen des Betriebliches Gesundheitsmanagements durch die Führungskräfte.

- **Struktur:** Dauerhafte Etablierung eines Arbeitskreises Gesundheit, der über die notwendigen Ressourcen und Entscheidungsbefugnisse verfügt und Experten einbezieht
- **Lernzyklus:** Gestaltung des Betrieblichen Gesundheitsmanagements als eines nachhaltigen und kontinuierlichen Lernzyklus mit den Kernprozessen Analyse, Planung, Durchführung und Evaluation
- **Transparenz:** Nachvollziehbarkeit der Ziele, Methoden, Inhalte und Ergebnisse für die Beschäftigten
- **Partizipation:** „Betroffene zu Beteiligten machen": Einbeziehung von Beschäftigten und Führungskräften, z. B. im Rahmen von Führungskräfteworkshops oder Gesundheitszirkeln
- **Ganzheitlichkeit:** Berücksichtigung von technischen, organisatorischen, physischen, psychischen und sozialen Einflussfaktoren auf Gesundheit und Krankheit
- **Koordination:** Koordination und Kommunikation der Prozesse durch einen hauptamtlichen Koordinator („Kümmerer")

Evaluation

Evaluation ist *„(…) die systematische Anwendung sozialwissenschaftlicher Forschungsmethoden zur Beurteilung der Konzeption, Ausgestaltung, Umsetzung und des Nutzens sozialer Interventionsprogramme“* (Rossi, Freeman und Hoffmann 1988). Die Evaluation der Betrieblichen Gesundheitsförderung sollte zwei Ziele verfolgen: zum einen die Verbesserung der Prozesse und zum anderen die Verbesserung der Ergebnisse. Dazu können verschiedene Indikatoren berücksichtigt werden:

- Zufriedenheit der Beschäftigten mit den Arbeitsbedingungen, der Arbeitsorganisation, der Führung, den Maßnahmen zum Betrieblichen Gesundheitsmanagement und den Partizipationsmöglichkeiten
- Auswirkungen der durchgeführten BGM-Maßnahmen auf Gesundheitsindikatoren, wie Krankenstand, Unfallhäufigkeit, Inanspruchnahme von Gesundheitsangeboten
- Auswirkungen der durchgeführten BGM-Maßnahmen auf Personalfluktuation, Produktivität und Kundenzufriedenheit
- Kosten-Nutzen-Analysen (➤ Kap. 1.8)

Detailliertere Informationen bietet der Artikel von Elkeles und Beck (2017); Evaluationsmöglichkeiten in Bezug auf Maßnahmen zur Förderung der Rückengesundheit werden in ➤ Kap. 4.3.4 beschrieben.

LITERATUR

Elkeles T, Beck D (2017) Evaluation von Betrieblicher Gesundheitsförderung – mehr als ein „Datenvergleich". In: Faller G (2017) Lehrbuch Betriebliche Gesundheitsförderung. 3. Aufl. Bern: Hogrefe.
Rossi PH, Freeman HE, Hoffmann G (1988). Programm-Evaluation. Einführung in die Methoden angewandter Sozialforschung. Stuttgart: Enke.

1.8 Evidenz bewegungsbezogener Maßnahmen im Betrieb

Christiane Wilke und Bianca Biallas

Zahlreiche Unternehmen, insbesondere Großunternehmen, führen heutzutage Maßnahmen der Betrieblichen Gesundheitsförderung durch. Der Bedarf nach effektiven und wirksamen Maßnahmen wird aufgrund der vielfältigen Möglichkeiten und eingeschränkter finanzieller Ressourcen immer größer. Die internationale Wissenschaft geht der Frage nach Evidenz von bewegungsbezogenen Maßnahmen der Betrieblichen Gesundheitsförderung nach. Dabei unterliegen Studien im komplexen betrieblichen Setting vielen externen Einflüssen, die eine Durchführung und Evaluation von standardisierten Maßnahmen erschweren. Der wissenschaftliche Goldstandard der evidenzbasierten Medizin – die randomisierte kontrollierte Studie – ist in Betrieben meist nicht umsetzbar (Rojatz 2015). Aktuell werden neue Standards zur Übertragung der Evidenzbasierung in die Prävention und Gesundheitsförderung diskutiert (Wright et al. 2013).

Aktuelle Studienlage

Um den aktuellen Forschungsstand zusammenzustellen und Aussagen zur Wirksamkeit treffen zu können, hat die Initiative Gesundheit und Arbeit eine Übersichtsarbeit mit 80 Reviews und Meta-Analysen unter Berücksichtigung von insgesamt mehr als 2.000 Studien zur Gesundheitsförderung und Prävention in der Arbeitswelt erstellt (Pieper und Schröer 2015). Es wird deutlich, dass die Studien sich sowohl in Bezug auf die umgesetzten Inhalte und Maßnahmen als auch hinsichtlich der Methoden und Outcome-Parameter deutlich unterscheiden.

Rongen et al. (2013) weisen in ihrer Meta-Analyse auf die große Heterogenität der Interventionen und der Population hin. Sie stellen den Einfluss des Untersuchungsguts, Charakteristika der Intervention sowie die Qualität der Studien auf die Effektivität von Programmen der betrieblichen Gesundheitsförderung zusammen.

Ausgewählte Studienergebnisse

- Insgesamt können sowohl signifikante Verbesserungen von Gesundheitsfaktoren als auch die Reduktion von Fehlzeiten und positive ökonomische Effekte nachgewiesen werden (Sockoll, Kramer und Bödeker 2008; Pieper und Schröer 2015).
- Zur Erfassung ökonomischer Effekte wird zumeist der Return on Investment (ROI) als Zielvariable herangezogen. Die Ergebnisse diesbezüglich variieren jedoch deutlich und bleiben inkonsistent (Chapman 2012).

- Bezogen auf die gewählten Inhalte zeigt sich der Trend, dass die Effektivität von Mehrkomponenten-Programmen höher ist als die von Einzelinterventionen (Sockoll, Kramer und Bödeker 2008).
- Erfolgreiche Maßnahmen umfassen zumeist ergonomische, verhaltensbezogene sowie arbeitsorganisatorische Komponenten und kombinieren verhaltens- und verhältnispräventive Maßnahmen (Pronk 2009).
- In einem Review von Van Eerd et al. (2015) werden bewegungsorientierte Programme am Arbeitsplatz zunächst kategorisiert und anschließend bewertet. Die Autoren berichten von einer starken positiven Evidenz von krafttrainingsbezogenen Interventionen zur Prävention von muskuloskeletalen Erkrankungen der oberen Extremität. Zusätzlich weisen Mobilisations- und Dehnprogramme eine mittlere positive Evidenzstufe auf und werden von den Autoren empfohlen.
- Bezüglich der Effektivität von Programmen zur Förderung der Rückengesundheit stellen die Arbeiten von Karsh, Moro und Smith (2001) sowie Tveito et al. (2010) die positiven Effekte gesundheitsfördernder Maßnahmen heraus. Auch hier scheinen die multiplen Programme im Vergleich mit Einzelinterventionen am erfolgreichsten zu sein.
- Moreira-Silva et al. (2016) postulieren in ihrer Meta-Analyse den positiven Einfluss von Programmen zur Steigerung der körperlichen Aktivität auf muskuloskeletale Schmerzen insgesamt und insbesondere im Arm- und Schulterbereich.

Zusammenfassend weisen die aktuellen Studien eine große Heterogenität auf und lassen nur uneinheitliche Aussagen bezüglich der Wirksamkeit zu. Es existieren aufseiten der Wissenschaft oft nicht genügend vergleichbare Studienergebnisse, um gesicherte Erkenntnisse zu benennen. Hier besteht weiterhin ein hoher Forschungsbedarf.

LITERATUR

Chapman LS (2012) Meta-evaluation of worksite health promotion economic return studies: 2012 update. Am J Health Prom 26(4): 1–12.

Karsh B, Moro FBP, Smith MJ. (2001) The efficacy of workplace ergonomic interventions to control musculoskeletal disorders: A critical analysis of the peer-reviewed literature. Theoretical Issues in Ergonomics Science 2(1): 23–96.

Moreira-Silva I, Teixeira PM, Santos R, Abreu S, Moreira C, Mota J (2016) The effects of workplace physical activity programs on musculoskeletal pain: a systematic review and meta-analysis. Workplace Health Safty 64(5): 210–222.

Pieper C, Schröer S (2015) Wirksamkeit und Nutzen betrieblicher Gesundheitsförderung und Prävention: Zusammenstellung der wissenschaftlichen Evidenz 2006 bis 2012. In: Bräunig D, Haupt J et al. (Hrsg.). Wirksamkeit und Nutzen betrieblicher Prävention. iga-Report 28. www.iga-info.de/fileadmin/redakteur/Veroeffentlichungen/iga_Reporte/Dokumente/iga-Report_28_Wirksamkeit_Nutzen_betrieblicher_Praevention.pdf (Letzter Zugriff: 29.8.2017).

Pronk NP (2009). Physical activity promotion in business and industry: evidence, context, and recommendations for a national plan. J Phys Act Health 6(2): 220–235.

Rongen A, Robroek SJ, van Lenthe FJ, Burdorf A (2013) Workplace Health Promotion: a meta-analysis of effectiveness. Am J Prev Med 44(4): 406–415.

Sockoll I, Kramer I, Bödeker W (2008) Wirksamkeit und Nutzen betrieblicher Gesundheitsförderung und Prävention: Zusammenstellung der wissenschaftlichen Evidenz 2000 bis 2006. iga-Report 13. www.von-herzen-gesund.de/wp-content/uploads/iga-Report_13_Wirksamkeit_Gesundheitsfoerderung_Praevention_Betrieb.pdf (Letzter Zugriff 29.8.2017).

Tveito TH, Shaw WS, Huang Y, Nicholas M, Wagner G (2010) Managing pain in the workplace: A focus group study of challenges, strategies and what matters most to workers with low back pain. Disab Rehab 32(24): 2035–2045.

Van Eerd D et al. (2015) Effectiveness of workplace interventions in the prevention of upper extremity musculoskeletal disorders and symptoms: an update of the evidence. Occup Environ Med 73(1): 62–70.

Wright MT, Kilian H, Brandes S (2013) Practice-based evidence in prevention and health promotion among socially disadvantaged communities. Gesundheitswesen 75(6): 380–385.

KAPITEL

2 Rückengesundheit in der Arbeitswelt

2.1 Zahlen, Daten, Fakten zur Rückengesundheit

Anne Flothow

Auf einen Blick

- Definition von Rückenschmerzen
- Epidemiologie und sozialmedizinische Bedeutung von Rückenschmerzen
- Arbeitsunfähigkeit aufgrund von Rückenschmerzen in unterschiedlichen Berufsgruppen

Leitfragen

- Welche Differenzialdiagnosen gibt es für Rückenbeschwerden und wie werden diese verschlüsselt?
- Welche volkswirtschaftlichen Kosten entstehen aufgrund von Rückenschmerzen?

Mit der Rückengesundheit scheint es in Deutschland nicht weit her zu sein: „Deutschland hat Rücken" und „40 Millionen Fehltage im Jahr durch Rückenleiden" titeln die Gazetten regelmäßig (Merkel 2014; Spiegel Online 2014). Rückenschmerzen gehören in Deutschland zu den häufigsten und kostenträchtigsten Beschwerden (Schmidt und Kohlmann 2005). Studien zur Epidemiologie geben für die Punktprävalenz Werte von 30 bis 40 % an; d. h., mehr als jeder dritte Erwachsene bejaht die Frage: „Haben Sie heute Rückenschmerzen?" (Raspe und Kohlmann 1998; RKI 2012)

2.1.1 Definition von Rückenschmerzen

Definiert werden Rückenschmerzen (engl.: „low back pain") „(…) als Schmerzen in der Region unterhalb des Rippenbogens und oberhalb der Gesäßfalte" (RKI 2012, S. 7). Die fünf Lendenwirbel mit ihren Bandscheiben und gelenkigen Verbindungen, das Kreuzbein und das Steißbein sind umgeben von zahlreichen Bändern, Sehnen und Muskeln. Der Wirbelkanal, bestehend aus den rückwärtigen Fortsätzen der Lendenwirbelkörper, umschließt den unteren Anteil des Rückenmarks. Jede der genannten Strukturen könnte ursächlich für Rückenbeschwerden bedeutsam sein (RKI 2012).

Rückenschmerzen sind eine „(…) subjektive Erfahrung" (RKI, 2012, S. 7) und lassen sich mit bestehenden diagnostischen Verfahren weder sicher ausschließen noch belegen.

FAKTENWISSEN

Lediglich etwa 20 % der Fälle von Rückenschmerzen lassen sich auf eindeutige organische Ursachen zurückführen, wie z. B. Bandscheibenvorfälle, rheumatische Erkrankungen, Infektionskrankheiten oder Frakturen. Die übrigen 80 % sind (bislang) nicht klassifizierbare Schmerzsyndrome. Bei den meisten Betroffenen können radiologische Befunde, Störungen der Funktionsfähigkeit und subjektives Befinden nicht in einen kausalen Zusammenhang gebracht werden. Daher spricht man von „unspezifischen Rückenschmerzen" (Hildebrandt 2004).

2.1.2 Verschlüsselung von Diagnosen nach ICD-10

Rückenschmerzen werden nach der derzeit gültigen „ICD-10 (International Classification of Diseases)" mit dem übergeordneten Diagnosekapitel XIII „Krankheiten des Muskel-Skelett-Systems und des Bindegewebes" verschlüsselt. Diagnosen mit den Ziffern M40–M54 identifizieren „Krankheiten der Wirbelsäule und des Rückens". Mit dem häufig verwendeten Diagnoseschlüssel M54 werden „Rückenschmerzen" codiert, bei denen keine Hinweise auf eine spezifische organische Ursache vorliegen (DIMDI 2017).

2.1.3 Rückenbeschwerden als Ursache von Fehlzeiten

Laut dem Gesundheitsreport der Techniker Krankenkasse aus dem Jahre 2004 werden pro 100 Versicherte 1.466 Arbeitsunfähigkeitstage erfasst; d. h., jeder Versicherte fehlt bezogen auf alle Diagnosen im Durchschnitt ca. 15 Tage im Jahr am Arbeitsplatz. Davon entfallen bei den Versicherten der Techniker Krankenkasse 19,5 % aller Arbeitsunfähigkeitstage auf die Diagnosegruppe „Krankheiten des Muskel-Skelett-Systems" und 9,2 % auf „Krankheiten der Wirbelsäule und des Rückens" (M40–M54), also auf Rückenbeschwerden im weiteren Sinne. Mehr als die Hälfte der Diagnosen aus dieser Gruppe ist der Ziffer M54 „Rückenschmerzen" (56 %) und mehr als ein Fünftel der Ziffer M51 „Sonstige Bandscheibenschäden" (21 %) zuzuordnen. Problematisch ist die relativ lange Dauer der Arbeitsunfähigkeit: Durchschnittlich fehlen die Versicherten 17,5 Tage pro Arbeitsunfähigkeitsfall (TK 2014).

2

Bei den Versicherten der Betriebskrankenkassen entfällt sogar knapp jeder vierte Arbeitsunfähigkeitstag (24,7 %) auf eine Störung des Muskel-Skelett-Systems (Knieps und Pfaff 2016). Die Diagnosegruppe M00–M99 ist mit Abstand die häufigste Diagnosegruppe bei krankheitsbedingten Fehlzeiten, gefolgt von der Diagnosegruppe J00–J99 „Krankheiten des Atmungssystems" (16,7 %) und der Diagnosegruppe F00–F99 „Psychische und Verhaltensstörungen" (15,1 %) (➤ Abb. 2.1).

2.1.4 Fehlzeiten mit Rückenbeschwerden nach Berufsfeldern

Einzelne Berufsgruppen sind in unterschiedlich hohem Maße betroffen, wegen Rückenschmerzen arbeitsunfähig zu werden. Die höchsten Fehlzeiten mit einer Diagnose von Rückenbeschwerden finden sich in Berufsgruppen mit körperlich hoher Belastung, wie Metallberufe, sowie Bau-, Bauneben- und Holzberufe. Während Beschäftigte mit hoher körperlicher Belastung durchschnittlich ca. drei Tage wegen Krankheiten der Wirbelsäule und des Rückens arbeitsunfähig sind, fehlen Beschäftigte in technisch-naturwissenschaftlichen Berufen mit geringer körperlicher Belastung durchschnittlich weniger als einen Tag wegen Rückenbeschwerden am Arbeitsplatz ➤ Abb. 2.2 (TK 2014).

2.1.5 Gesundheitsökonomische Bedeutung von Rückenschmerzen

FAKTENWISSEN

Rückenschmerzen gehören zu den teuersten Gesundheitsstörungen in Deutschland. Im Gegensatz zu anderen Krankheiten machen die indirekten Kosten den größten Anteil aus: Mehr als zwei Drittel der Ausgaben entfallen auf den durch Arbeits- und Erwerbsunfähigkeit bedingten Produktionsausfall und die Lohnkosten. Weniger als ein Drittel der Kosten wird für Arztbesuche, Klinikaufenthalte, Rehabilitationsmaßnahmen sowie die medikamentöse und physikalische Therapie verwendet (Kohlmann 2001).

Die Bundesanstalt für Arbeitsschutz und Arbeitsmedizin hat die Daten von ca. 31 Millionen Versicherten unterschiedlicher gesetzlicher Krankenkassen und Daten des Statistischen Bundesamts zusammengeführt und die volkswirtschaftlichen Kosten, die aufgrund von Arbeitsunfähigkeit entstehen, berechnet (BAuA 2017).

Mit einer durchschnittlichen Arbeitsunfähigkeit von 15 Tagen je Arbeitnehmer ergeben sich für das Jahr 2015 insgesamt 587 Millionen Arbeitsunfähigkeitstage. Ausgehend von diesem Arbeitsunfähigkeitsvolumen schätzt die BAuA die volkswirtschaftlichen Produktionsausfälle (Lohnkosten) auf insgesamt 64 Milliarden Euro bzw. den Ausfall an Bruttowertschöpfung (Verlust an Arbeitsproduktivität) auf 113 Milliarden Euro. In ➤ Tab. 2.1 sind die Produktionsausfallkosten und Ausfall an Bruttowertschöpfung nach Diagnosegruppen differenziert worden. Auf die Diagnosegruppe

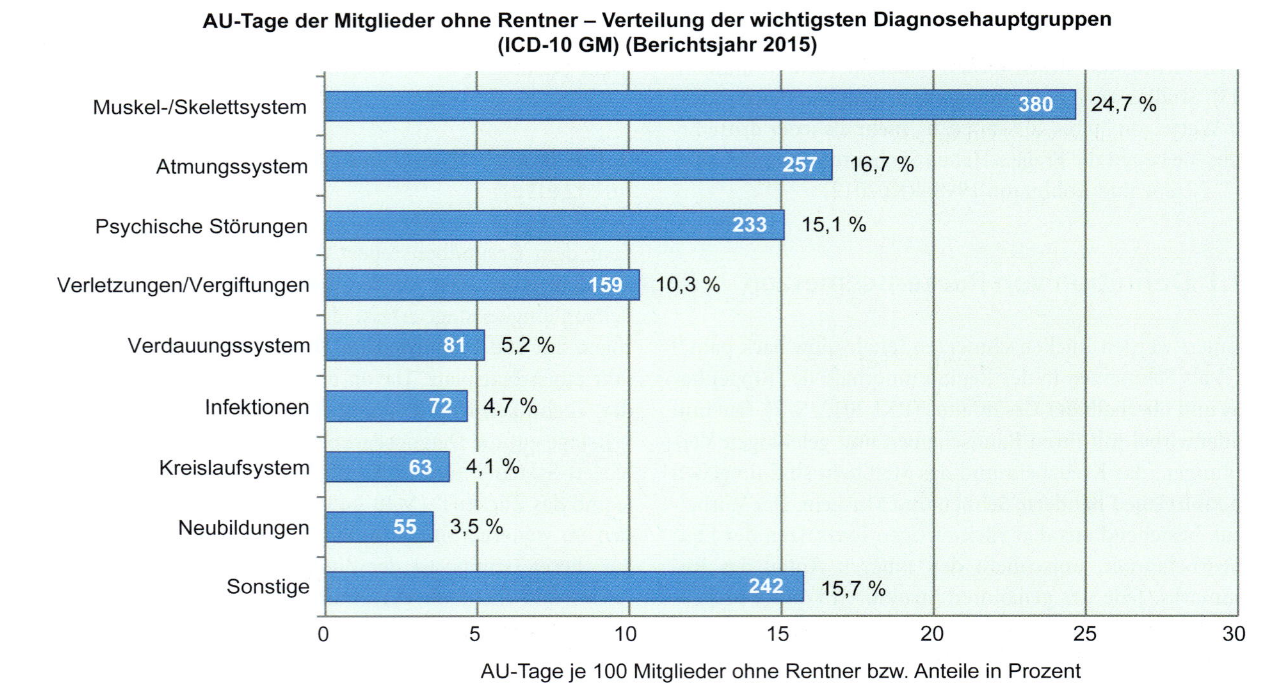

Abb. 2.1 Arbeitsunfähigkeitstage nach Diagnosehauptgruppen der ICD-10 (Knieps und Pfaff 2016) [L143]

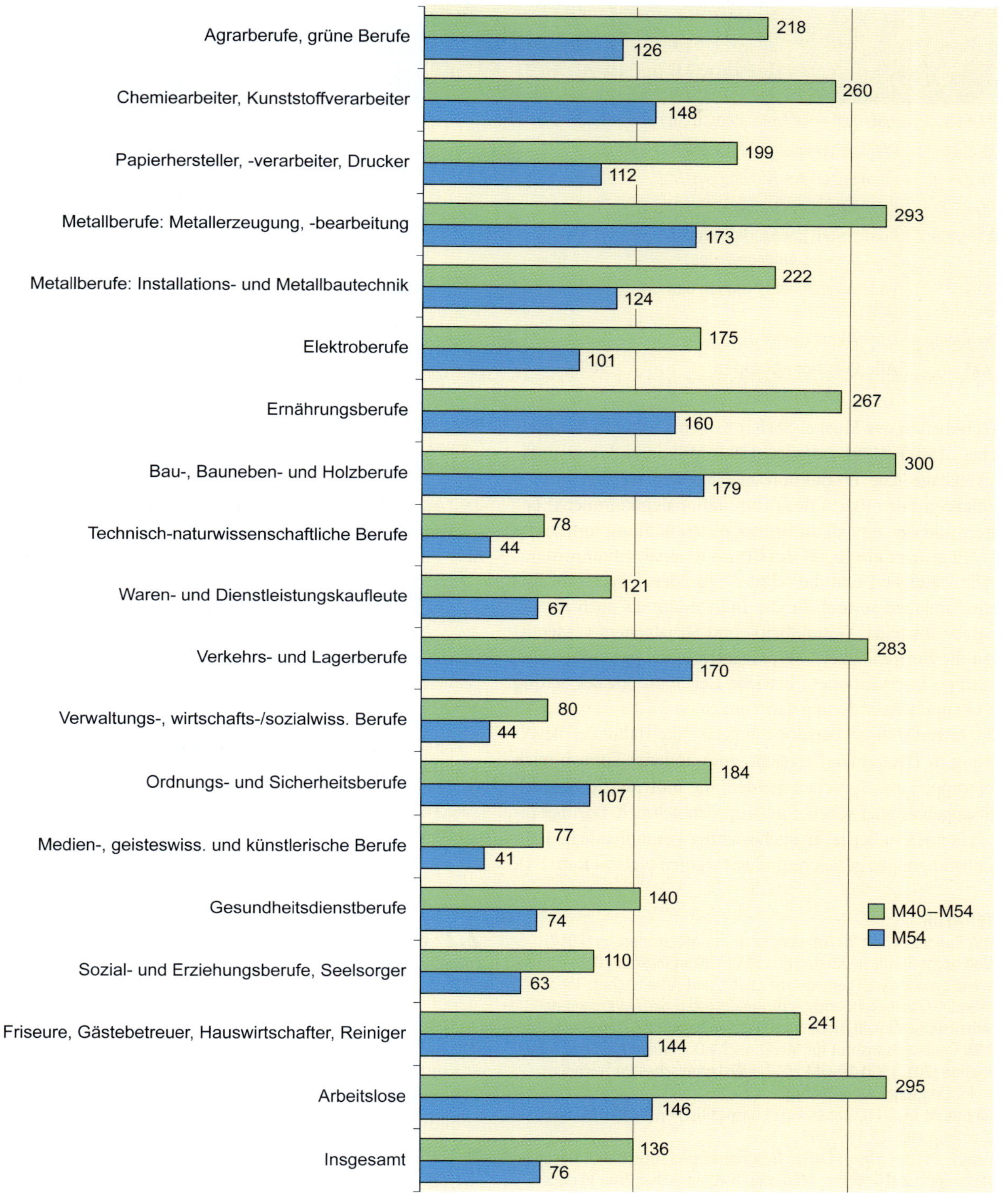

Abb. 2.2 Durchschnittliche Arbeitsunfähigkeitstage aufgrund von Rückenschmerzen (M54) bzw. aufgrund von Krankheiten der Wirbelsäule und des Rückens (M40–M54) bei berufstätigen Versicherten der Techniker Krankenkasse [L143]

Tab. 2.1 Produktionsausfallkosten und Ausfall an Bruttowertschöpfung nach Diagnosegruppen (BAUA 2017)

ICD 10	Diagnosegruppe	Arbeitsunfähigkeitstage		Produktionsausfallkosten		Ausfall an Bruttowertschöpfung	
		Mio.	%	Mrd. €	% vom Bruttonationaleinkommen	Mrd. €	% vom Bruttonationaleinkommen
F00-F99	Psychische und Verhaltensstörungen	87,2	14,8	9,5	0,3	16,8	0,5
I00-I99	Krankheiten des Kreislaufsystems	33,1	5,6	3,6	0,1	6,4	0,2
J00-J99	Krankheiten des Atmungssystems	83,2	14,2	9,1	0,3	16,0	0,5
K00-K93	Krankheiten des Verdauungssystems	28,9	4,9	3,1	0,1	5,6	0,2
M00-M99	Krankheiten des Muskel-Skelett-Systems und des Bindegewebes	129,5	22,0	14,1	0,5	24,9	0,8
S00-T98, V01-X59	Verletzungen, Vergiftungen und Unfälle	57,1	9,7	6,2	0,2	11,0	0,4
alle anderen	Übrige Krankheiten	168,4	28,7	18,3	0,6	32,4	1,1
I-XXI	**Alle Diagnosegruppen**	**587,4**	**100,0**	**64,0**	**2,1**	**113,0**	**3,7**

„Krankheiten des Muskel-Skelett-Systems und des Bindegewebes" (M00–M99) entfallen 129,5 Millionen Arbeitsunfähigkeitstage. Die Produktionsausfallkosten werden mit 14 Milliarden Euro (0,5 % des Bruttonationaleinkommens) beziffert und der Ausfall an Brutto-Wertschöpfung mit knapp 25 Milliarden Euro (0,8 % des Bruttonationaleinkommens).

Die Häufigkeit und die schwerwiegenden Folgen von Rückenschmerzen sowohl für das Individuum als auch für die Betriebe sowie das Gesundheits- und Sozialsystem verdeutlichen die Notwendigkeit von präventiven und gesundheitsförderlichen Interventionen. Betriebe stellen ein ideales Setting für Gesundheitsförderung dar: Zum einen wird dort mit ca. 40 Mio. erwerbstätigen Personen ungefähr die Hälfte der Bevölkerung in Deutschland erreicht, zum anderen können auch Zielgruppen angesprochen werden, die individuelle Gesundheitsangebote eher seltener in Anspruch nehmen. Darüber hinaus können in Betrieben auch wichtige gesundheitliche Rahmenbedingungen gezielt beeinflusst werden (vgl. > Kap. 1.1).

LITERATUR

BAuA Bundesanstalt für Arbeitsschutz und Arbeitsmedizin (2017) Volkswirtschaftliche Kosten durch Arbeitsunfähigkeit 2015. www.baua.de/DE/Themen/Arbeitswelt-und-Arbeitsschutz-im-Wandel/Arbeitsweltberichterstattung/Kosten-der-AU/Kosten-der-Arbeitsunfaehigkeit_node.html (Letzter Zugriff: 27.7.2017).

DIMDI Deutsches Institut für Medizinische Dokumentation und Information (2017) ICD-10-GM 2017 – Systematisches Verzeichnis. Köln: Deutscher Ärzte-Verlag.

Hildebrandt J (2004) Gibt es einen unspezifischen Rückenschmerz? Z Orthop 142 (2): 139–145.

Knieps F, Pfaff H (Hrsg.) (2016) Gesundheit und Arbeit. BKK Gesundheitsreport 2016. Berlin: Medizinisch Wissenschaftliche Verlagsgesellschaft. www.bkk-dachverband.de/fileadmin/publikationen/gesundheitsreport_2016 (Letzter Zugriff: 27.7.2017).

Kohlmann T (2001) Bevölkerungsbezogene Epidemiologie am Beispiel chronischer Rückenschmerzen. In: Zenz M, Jurna I (Hrsg.) Lehrbuch der Schmerztherapie – Grundlagen, Theorie und Praxis für Aus- und Weiterbildung. Stuttgart: Wissenschaftliche Verlagsgesellschaft, S. 221–229.

Merkel W (2014) Deutschland hat Rücken. In: Die WELT v. 28.6.2014. www.welt.de/print/welt_kompakt/print_wissen/article129190624/Deutschland-hat-Ruecken.html (Letzter Zugriff: 27.7.2017).

Raspe H, Kohlmann T (1998) Die aktuelle Rückenschmerzepidemie. In: Pfingsten M, Hildebrandt J (Hrsg.) Chronischer Rückenschmerz – Wege aus dem Dilemma. Bern: Huber, S. 20–36.

RKI – Robert Koch-Institut (2012) Rückenschmerzen. Gesundheitsberichterstattung des Bundes, Heft 53. www.rki.de/DE/Content/Gesundheitsmonitoring/Gesundheitsberichterstattung/GBEDownloadsT/rueckenschmerzen.pdf?__blob=publicationFile (Letzter Zugriff: 27.7.2017).

Schmidt CO, Kohlmann T. Was wissen wir über das Symptom Rückenschmerz? Z Orthop Ihre Grenzgeb 2005; 143(3): 292–298.

Spiegel Online (2014) Mehr als 40 Millionen Fehltage aufgrund von Rückenleiden. www.spiegel.de/gesundheit/diagnose/schmerzen-40-millionen-fehltage-durch-rueckenbeschwerden-a-975622.html (Letzter Zugriff: 27.7.2017).

TK Techniker Krankenkasse (2014) Gesundheitsreport 2014. Risiko Rücken www.tk.de/centaurus/servlet/contentblob/644772/Datei/121848/Gesundheitsreport-2014.pdf (Letzter Zugriff: 27.7.2017).

2.2 KddR Neue Rückenschule

Ulrich Kuhnt

Auf einen Blick

- Konföderation der deutschen Rückenschulen (KddR)
- Entwicklung eines einheitlichen Curriculums für die Fortbildung von Fachkräften für Rückengesundheit
- Neue Rückenschule – Ziele, Inhalte, Durchführung und Organisation

Leitfragen

- Was ist die KddR und welche Ziele verfolgt sie?
- Nennen Sie fünf Module der Neuen Rückenschule und geben Sie jeweils ein Beispiel für die Umsetzung im Betrieb!
- Wie ist ein Rückenschulkurs im Betrieb organisiert?

2004 gründeten die neun führenden deutschen Rückenschul- und Bewegungsfachverbände mit Unterstützung der Bertelsmann-Stiftung die Konföderation der deutschen Rückenschulen (KddR 2011, vgl. ➤ Kap. 1.4.5). Deren zentrale, gemeinsame Aufgabe ist die Vereinheitlichung und fortlaufende Aktualisierung des Kurskonzepts zur Neuen Rückenschule. Dieses Konzept basiert auf dem biopsychosozialen und ressourcenorientierten Modell sowie auf den aktuellen wissenschaftlichen Erkenntnissen zur Chronifizierung von Rückenschmerzen. Nach zweijähriger Arbeit wurde 2006 ein einheitliches Curriculum zur Fortbildung von Rückenschullehrern erstellt (KddR 2017). In den Qualitätskriterien der Krankenkassen zur Umsetzung von §§ 20 und 20a SGB V vom 21. Juni 2000 wird bei den Anbieterqualifikationen ausdrücklich auf das KddR-Curriculum verwiesen (GKV-Spitzenverband 2008, S. 31 und 47). Ebenso fordert die Arzneimittelkommission der deutschen Ärzteschaft (2007) in ihren Empfehlungen zur Therapie von Kreuzschmerzen die Einhaltung der KddR-Richtlinien.

Die wichtigste Leistung der KddR besteht in dem gemeinsamen Weg, den die deutschen Rückenschulverbände über mehrere Jahre gegangen sind. In zahlreichen und tagelangen Sitzungen haben sich die Verbände auf gemeinsame Ziele, Inhalte und Methoden der „Neuen Rückenschule" geeignet. Dieser Arbeit ist es zu verdanken, dass die Rückenschule ihren hohen Stellenwert im Setting sowohl der individuellen als auch der Betrieblichen Gesundheitsförderung beibehalten konnte. Das Konzept der Neuen Rückenschule wird im KddR-Manual ausführlich beschrieben (Flothow et al. 2011). Die darin aufgeführten Ziele, Inhalte und Methoden können auch auf das hier vorliegende Manual übertragen werden. Daher wird an dieser Stelle auf die detaillierte Darstellung des Konzepts zur Neuen Rückenschule verzichtet, und es werden nur die zentralen Kernaussagen herausgestellt.

2.2.1 Ziele

Übergeordnete Leitziele der Neuen Rückenschule:
- Förderung der Rückengesundheit
- Prävention der Chronifizierung von Rückenbeschwerden

Die Ansteuerung dieser Leitziele erfolgt über folgende **Kernziele:**

(1) Physische Gesundheitsressourcen stärken
Körperliche Übungen und Bewegungstherapie sind zur Prävention von Rückenschmerzen geeignet. In erster Linie geht es um die Verbesserung der rückenspezifischen Fitness mit Koordinationsübungen, Übungsprogrammen zur Kräftigung der Rumpf- und Extremitätenmuskulatur sowie der Förderung der Beweglichkeit. Weitere Ziele sind die Steigerung der allgemeinen Ausdauerleistungsfähigkeit und die Vermittlung von rückenfreundlichen Haltungs- und Bewegungsmustern.

(2) Psychosoziale Gesundheitsressourcen stärken
Das Rückenschmerzgeschehen wird zu einem erheblichen Teil durch psychosoziale Faktoren beeinflusst. Eine besondere Rolle spielt dabei das Angstvermeidungsverhalten. Daher zielt die Neue Rückenschule vor allem auf Einstellungs- und Verhaltensänderungen. Wichtige Aspekte sind das Erleben von Freude an der Bewegung, Aufbau von Selbstwirksamkeit, Verbessern der Stimmung und des Wohlbefindens, Aufbau von aktiven Stress- und Schmerzbewältigungsstrategien sowie das Verbessern der mentalen Entspannungsfähigkeit. Positivbotschaften sollen dabei helfen, den Rückenschmerz zu entdramatisieren und die regelmäßige körperliche Aktivität zu fördern.

(3) An langfristige gesundheitsorientierte Aktivitäten binden
Dieses Ziel wird durch die Erkenntnis begründet, dass Bewegungsprogramme eine „pauschale" positive Wirkung auf das Auftreten von Rückenschmerzen und deren Folgen haben. Die Teilnehmenden sollen verschiedene Formen körperlicher Aktivität erfahren, selbstständig durchführbare Übungs- und Trainingsformen kennenlernen und an den Gesundheits- und Lifetimesport herangeführt werden.

(4) Für haltungs- und bewegungsförderliche Verhältnisse sensibilisieren
Optimierte ergonomische Bedingungen in Beruf, Alltag und Freizeit können schädigende Belastungen für das Bewegungssystem vermeiden oder reduzieren. Die Teilnehmenden sollen für die Inhalte der Verhältnisprävention sensibilisiert werden und in der Lage sein, ihr Umfeld im Sinne der Haltungs- und Bewegungsförderung eigenverantwortlich zu gestalten.

(5) Risikofaktoren für Rückenschmerzen reduzieren.
Für das Auftreten von Rückenschmerzen gibt es eindeutige Risikofaktoren. Dazu zählen im Bereich der Psyche das Angst-Vermeidungs-Denken und psychische Beeinträchtigungen. Hinzu kommen die arbeitsplatzbezogenen Faktoren wie Ganzkörpervibrationen, schweres Heben, Tragen, Schieben und Ziehen, Zwangshaltungen sowie Arbeitsunzufriedenheit. Ergänzend sind bereits erlebte Rückenschmerzen, Begleiterkrankungen und das Rauchen als wichtigste Risikofaktoren zu nennen.

2.2.2 Inhalte

Zum Erreichen der genannten Leit- und Kernziele stützt sich die Rückenschule auf neun Module (➤ Tab. 2.2). Dieser Aufbau nach einem „Baukastenprinzip" gewährleistet, dass die Kursleitung unter Berücksichtigung der Bedürfnisse der Teilnehmenden individuell maßgeschneiderte Kurse gestalten kann.

2

Tab. 2.2 Module und zentrale Inhalte der Rückenschule

Module der Rückenschule	Zentrale Inhalte
Körpererfahrung und Körperwahrnehmung	• Elemente aus bewährten Verfahren, z. B. Alexander-Technik, Feldenkrais, Eutonie • Übungen zum Kontrastwahrnehmen und zur Aufmerksamkeitslenkung • Fernöstliche Ansätze, z. B. Yoga, Meditation, Tai Chi, Qigong, Shiatsu
Training der motorischen Grundeigenschaften	• Übungen zur Kräftigung der Rumpf- und Extremitätenmuskulatur (unter besonderer Berücksichtigung des Tiefenmuskeltrainings) • Dehn-, Lockerungs-, Mobilisationsübungen, Faszientraining • Übungen zur Förderung der koordinativen Fähigkeiten • Bewegungsformen zur Verbesserung der allgemeinen aeroben Ausdauer
Kleine Spiele	• Kennenlern- und Aufwärmspiele • Kooperative und sensitive Spiele
Lifetime-Sportart	• z. B. Aerobic, Walking, Nordic Walking, Jogging, Schwimmen, Aqua-Fitness, Tanz, Skilanglauf, Klettern
Haltungs- und Bewegungsschulung	• Aufrecht-dynamisches Sitzen und Stehen • Rückenfreundliches Heben, Tragen, Schieben und Ziehen
Stress und Stressbewältigung	• Die drei Ebenen des Stressgeschehens (Stressoren, persönliche Stressverstärker, Stressreaktion) • Chronischer Stress und Rückenschmerzen • Drei Hauptwege zur individuellen Belastungsbewältigung (instrumentelles, mentales und regeneratives Stressmanagement)
Strategien zur Schmerzbewältigung	• Informationen zur Schmerzphysiologie • Übungen zur kognitiven Umstrukturierung • Aufbau und Stabilisierung aktiver Coping-Strategien für den Umgang mit Rückenschmerz
Entspannung	• Progressive Muskelrelaxation nach Jacobsen • Autogenes Training • Entspannung und Atmung • Reise durch den Körper, Märchen- und Phantasiereisen • Selbst- und Partnermassagen
Verhältnisprävention	• Ergonomische Anforderungsprofile an z. B. Sitzmöbel, Arbeitstisch, Autositz, Fahrrad, Schuhwerk, Bettsystem • Systemergonomische Gestaltung von Büro- und Produktionsarbeitsplätzen

2.2.3 Durchführung

Das Kurskonzept „Neue Rückenschule nach KddR" wird ausschließlich von staatlich anerkannten Fachkräften für Rückengesundheit mit einer Rückenschullizenz nach den Inhalten des Curriculums der KddR durchgeführt. Die Fachkraft Rückengesundheit versteht sich als pädagogisches, moderierendes und motivierendes Vorbild. Sie vermittelt Handlungs- und Effektwissen zur Rückengesundheit, bewirkt Einstellungs- und Verhaltensänderungen und motiviert zur regelmäßigen körperlichen Aktivität. Sie agiert induktiv-erarbeitend, erlebnis- und handlungsorientiert und setzt unterschiedliche Lehr- und Lernmethoden ein. Auf eine dogmatische „Falsch-Richtig-Dichotomie" wird verzichtet.

Organisation

Die Dauer eines Rückenschulkurses soll mindestens 8–12 Einheiten à 60–90 Minuten im Wochenturnus betragen. Eine Gruppengröße von 12–15 Personen bietet erfahrungsgemäß optimale Bedingungen für die individuelle Betreuung und den Aufbau einer positiven gruppendynamischen Atmosphäre. Geeignet sind Räume mit einer Größe von 60–120 m^2. Es werden Eingangs- und Abschlussfragebögen zur Evaluation eingesetzt. Für die Vermittlung der Inhalte der Rückenschule im Betrieb sind auch andere Formate denkbar (➤ Kap. 3).

LITERATUR

Arzneimittelkommission der deutschen Ärzteschaft (2007) Empfehlungen zur Therapie von Kreuzschmerzen. Arzneiverordnung in der Praxis, Band 34, Sonderheft 2, 3. Aufl. Berlin: AKdÄ.

Flothow A, Kempf HD, Kuhnt U, Lehmann G (Hrsg.) (2011) KddR-Manual Neue Rückenschule. Professionelle Kurskonzeption in Theorie und Praxis. München: Elsevier/Urban & Fischer.

GKV-Spitzenverband (2008) GKV-Leitfaden Prävention. Handlungsfelder und Kriterien des GKV-Spitzenverbandes zur Umsetzung der §§ 20 und 20a und SGB V in der Fassung vom 2. Juni 2008. http://quetheb.de/PDFs/Leitfaden_2008.pdf (Letzter Zugriff: 29.8.2017).

Hayden JA et al. (2005) Meta-Analysis: Exercise therapy for nonspecific low back pain. Ann Intern Med 142: 765–775.

Hildebrandt J, Pfingsten M. (Hrsg.) (2012) Rückenschmerz und Lendenwirbelsäule. Interdisziplinäres Praxisbuch entsprechend der Nationalen Versorgungs Leitlinie Kreuzschmerz. 2. Aufl. München: Elsevier/Urban&Fischer.

Kaluza G (2015) Stressbewältigung. Trainingsmanual zur psychologischen Gesundheitsförderung. 2. Aufl. Heidelberg: Springer.

KddR (2011) Konföderation der deutschen Rückenschulen. www.kddr.de/die-kddr/ (Letzter Zugriff: 27.7.2017).

KddR (2017) Curriculum zur Fortbildung Rückenschullehrer/-in. www.kddr.de/wp-content/uploads/2016/12/KddR-Curriculum-2017.pdf (Letzter Zugriff: 27.7.2017).

Kempf HD (2014) Die Neue Rückenschule. 2. Aufl. Heidelberg: Springer.

2.3 Arbeitsmedizinische Aspekte

Uwe Gerecke und Sabine Renevier

Auf einen Blick

- Gesetzliche Grundlagen zur arbeitsmedizinischen Betreuung im Betrieb
- Aufgaben des Betriebsarztes
- Verhaltens- und verhältnispräventive Aspekte

- Positivbeispiele zur Förderung der Rückengesundheit aus Sicht des Betriebsarztes

Leitfragen
- Welche Rolle spielen Betriebsärzte im Betrieb?
- Was ist arbeitsmedizinische Vorsorge?
- Welchen Beitrag leistet die Arbeitsmedizin zur Rückengesundheit?

2.3.1 Gesetzliche Grundlagen zur arbeitsmedizinischen Betreuung im Betrieb

Nach dem „Gesetz über Betriebsärzte, Sicherheitsingenieure und andere Fachkräfte für Arbeitssicherheit" („Arbeitssicherheitsgesetz" – AsiG; §§ 2–4) hat der Arbeitgeber Betriebsärzte und Fachkräfte für Arbeitssicherheit zu bestellen (BMJV 2017b). Diese sollen ihn beim Arbeitsschutz und bei der Unfallverhütung unterstützen. Damit sollen drei Ziele erreicht werden:
- Die Vorschriften zum Arbeitsschutz und zur Unfallverhütung werden den besonderen Betriebsverhältnissen entsprechend angewandt.
- Gesicherte arbeitsmedizinische und sicherheitstechnische Erkenntnisse zur Verbesserung des Arbeitsschutzes und der Unfallverhütung können verwirklicht werden.
- Die dem Arbeitsschutz und der Unfallverhütung dienenden Maßnahmen erreichen einen möglichst hohen Wirkungsgrad.

Als Betriebsärzte dürfen nur Fachärzte für Arbeitsmedizin oder Ärzte mit der Zusatzbezeichnung „Betriebsmedizin" tätig werden.

2.3.2 Voraussetzungen und Aufgaben des Betriebsarztes

Qualifikation

Arbeitsmedizin ist ein eigenes Fachgebiet der Medizin und eine vorwiegend präventiv ausgerichtete Disziplin, die sich mit allen Fragen der Wechselbeziehung zwischen Arbeit, Gesundheit, Krankheit und Arbeitsfähigkeit beschäftigt. Nach erfolgreichem mindestens sechsjährigem Studium der Humanmedizin erlangt man die Approbation als Arzt. Danach beginnt die Facharztausbildung. Bei Arbeitsmedizinern dauert diese Weiterbildung mindestens fünf Jahre, davon mindestens zwei Jahre in der klinischen Medizin (Innere Medizin und Allgemeinmedizin) und mindestens zwei Jahre bei einem zur Weiterbildung ermächtigten Arzt für Arbeitsmedizin. Ärzte mit der Zusatzbezeichnung „Betriebsmedizin" absolvieren zunächst eine Weiterbildung zum Facharzt in einem Fachgebiet der unmittelbaren Patientenversorgung und danach eine mindestens einjährige Weiterbildung bei einem weiterbildungsermächtigten Arzt für Arbeitsmedizin oder Betriebsmedizin. Viele Betriebsärzte haben darüber hinaus eine weitere Facharztqualifikation oder Zusatzbezeichnung erworben.

Die gesetzlich vorgeschriebene notwendige betriebsärztliche Betreuung kann durch angestellte Ärzte, durch niedergelassene Arbeitsmediziner oder durch Ärzte eines überbetrieblichen arbeitsmedizinischen Dienstes geleistet werden.

Aufgaben

Häufig bewegt sich der Betriebsarzt im Spannungsfeld zwischen Arbeitgeber und betreuten Arbeitnehmern. Rechtsgrundlage für die Positionierung bildet das Arbeitssicherheitsgesetz (ASIG). Der Betriebsarzt untersteht direkt dem Betriebsleiter. Betriebsärzte sind bei ihrer Aufgabenerfüllung unabhängig. Sie sind bei der Anwendung ihrer arbeitsmedizinischen und sicherheitstechnischen Fachkunde weisungsfrei (➤ Kap. 1.3.3). Betriebsärzte unterliegen der ärztlichen Schweigepflicht. Zu den Aufgaben der Betriebsärzte gehört es nicht, Krankmeldungen der Arbeitnehmer auf ihre Berechtigung zu überprüfen.

Betriebsärzte sind für die Beschäftigten der Arzt im Betrieb; sie kennen die Zusammenhänge zwischen Arbeit und Gesundheit am besten. Ihre Kernkompetenz liegt in der Vorbeugung, Erkennung, Behandlung und Begutachtung arbeitsbedingter Erkrankungen, in der Verhütung arbeitsbedingter Gesundheitsgefährdungen, in der Gesundheitsberatung und in der berufsfördernden Rehabilitation. Betriebsärzte können für die Beschäftigten eine medizinisch-berufliche Rehabilitation einleiten. Sie beraten Unternehmer und Beschäftigte bei der arbeitsmedizinischen Vorsorge, z. B. bei drohenden Gesundheitsgefahren durch gefährliche Stoffe, Lärm, Infektionen, Stress oder Suchterkrankungen, sowie bei Fragen zur Ergonomie und der Eingliederung bei einer Behinderung oder nach längerer Erkrankung.

Anforderungen

Arbeitsmedizinisches Handeln findet in einem gesellschaftlichen Spannungsfeld statt und bewegt sich im Rahmen öffentlicher sowie betrieblicher Anforderungen. Betriebsärzte bedürfen fundierter fachlich inhaltlicher, methodischer, sozialer sowie ethischer Kompetenzen, um diesen Anforderungen mit ärztlicher Professionalität zu genügen. Ihr Handeln wird darüber hinaus durch die Anwendung nicht nur medizinisch-naturwissenschaftlicher, sondern auch ingenieurwissenschaftlicher, arbeitswissenschaftlicher, psychologischer, soziologischer, betriebswirtschaftlicher wie auch managementwissenschaftlicher Erkenntnisse geprägt. Betriebsärzte arbeiten eng zusammen mit den Fachkräften für Arbeitssicherheit, aber auch mit den Betriebs- oder Personalräten.

2.3.3 Arbeitsmedizinische Vorsorge

Die Veränderungen in der Arbeitswelt bringen für die Beschäftigten neue Belastungen und Beanspruchungen mit sich. Gleichzeitig erfordert die demografische Entwicklung eine deutliche Verlängerung der Lebensarbeitszeiten. Die Verhütung arbeitsbedingter Erkrankungen und der Erhalt der Beschäftigungsfähigkeit der Menschen sowie die Fortentwicklung des betrieblichen Gesundheitsschutzes sind für Politik, Betriebe und Beschäftigte von wachsender Bedeutung. Arbeitsmedizinische Vorsorge kann technische und organisatorische Schutzmaßnahmen nicht ersetzen. Sie kann diese aber durch persönliche Aufklärung und Beratung der Beschäftigten über arbeitsbedingte Gesundheitsgefahren gut ergänzen (BMJV 2017a). Ziel arbeitsmedizinischer Vorsorge ist die Früherkennung und Verhütung arbeitsbedingter Erkrankungen. Zugleich soll arbeitsmedizinische Vorsorge einen Beitrag zum Erhalt der Beschäftigungsfähigkeit und zur Fortentwicklung des betrieblichen Arbeitsschutzes leisten.

FAKTENWISSEN

Beschäftigte haben das Recht, sich auf ihren Wunsch hin arbeitsmedizinisch beraten und untersuchen zu lassen. Bei bestimmten Gefährdungen am Arbeitsplatz muss der Arbeitgeber den Beschäftigten arbeitsmedizinische Vorsorge anbieten. Sind die Gefährdungen besonders groß, ist eine Pflichtvorsorge vorgeschrieben. Rechtliche Grundlage dazu ist die „Verordnung zur arbeitsmedizinischen Vorsorge (ArbMedVV)".

Umsetzung von Vorsorgemaßnahmen

Arbeitsmedizinische Vorsorge soll u. a. in folgenden Fällen angeboten werden:

- Tätigkeiten mit Exposition durch Vibrationen, wenn die Auslösewerte von A(8) = 2,5 m/s^2 für Tätigkeiten mit Hand-Arm-Vibrationen oder A(8) = 0,5 m/s^2 für Tätigkeiten mit Ganzkörpervibrationen überschritten werden
- Tätigkeiten mit wesentlich erhöhten körperlichen Belastungen, die mit Gesundheitsgefährdungen für das Muskel-Skelett-System verbunden sind:
  - Lastenhandhabung beim Heben, Halten, Tragen, Ziehen oder Schieben von Lasten
  - Repetitive manuelle Tätigkeiten
  - Arbeiten in erzwungenen Körperhaltungen im Knien, in langdauerndem Rumpfbeugen oder -drehen oder in vergleichbaren Zwangshaltungen

Folgende Mittel der arbeitsmedizinischen Vorsorge stehen zur Verfügung:

- Arbeitsmedizinische Vorsorgetermine beim Betriebsarzt einschließlich der Aufklärung und Beratung des Beschäftigten über die mit bestimmten Tätigkeiten verbundenen Gesundheitsgefährdungen
- Körperliche Untersuchungen, sofern diese erforderlich sind und der Beschäftigte diese Untersuchungen nicht ablehnt
- Erfassung und Bewertung der Ergebnisse und Befunde aus der Vorsorge
- Arbeitsmedizinisch begründete Vorschläge an den Arbeitgeber für Maßnahmen des Arbeitsschutzes im Betrieb

Bedeutung der arbeitsmedizinischen Vorsorge

Arbeitsmedizin erreicht die erwerbstätige Bevölkerung und damit das Rückgrat der Gesellschaft. Zielführende und nachhaltige Aktivitäten liefern nicht nur Beiträge zur Unternehmenskultur und Unternehmensgesundheit, sondern haben über die sozialen Strukturen der erreichten Mitarbeiter einen Mehrwert für die Gesellschaft.

Betriebsärzte haben z. B. in der alltäglichen betrieblichen Sphäre Zugang zu sozial schwächeren Personenkreisen, die teilweise wenig Einsicht und Eigeninitiative in präventiver Hinsicht zeigen und häufig keine Hausärzte haben. Dadurch können Betriebsärzte gesundheitliche Prävention und Behandlung bei einer ansonsten schwer zu erreichenden Zielgruppe etablieren.

Voraussetzungen für erfolgreiche Präventionsarbeit

Jedes Unternehmen pflegt seine spezifische Sprache und verfügt über eigene Möglichkeiten, Grenzen und Herausforderungen. Voraussetzungen für eine erfolgreiche professionelle arbeitsmedizinische Tätigkeit sind neben der Schärfung kommunikativer Kompetenzen vor allem medizinische Kenntnisse. Aber dieses Wissen kann nur wirksam umgesetzt werden, wenn auch Kenntnisse zum Unternehmen und seiner Geschichte vorhanden sind und laufend erneuert werden. Nur so können stimmige und erfolgreiche verhaltens- und verhältnispräventive Empfehlungen ausgesprochen werden. Arbeitsmediziner benötigen dafür ein paritätisches Verhältnis der Zeitanteile für die individuelle Beratung der Mitarbeitenden, für die Kommunikation mit Betriebsleitung, Führungskräften, internen und externen „Mitspielern" sowie für eigene Fort- und Weiterbildung.

2.3.4 Beratungsangebote für Beschäftigte

Die individuelle Beratung der Mitarbeitenden im Rahmen von arbeitsmedizinischer Vorsorge, Wunschvorsorge, Betrieblichem Eingliederungsmanagement etc. sind Gelegenheiten des gegenseitigen Kennenlernens und bieten die Möglichkeit, Vertrauen aufzubauen. Selbstverständliche Voraussetzungen hierfür sind die Wahrung des persönlichen Schutzes und der ärztlichen Schweigepflicht. Bei Mitarbeitenden mit Rückenbeschwerden besteht oft zusätzlich ein chronisches Schmerzsyndrom. Das erhöht einerseits die Compliance der Mitarbeitenden, andererseits stellt es besondere Anforderungen an den Erfolg der gewählten therapeutischen bzw. rehabilitativen Strategien.

Beratung auf Augenhöhe

Der Austausch von Wissen und Kenntnissen sollte „auf Augenhöhe" erfolgen. Dabei hat der einzelne Beschäftigte die Rolle des Experten seines Arbeitsplatzes. Er kennt alle (Arbeitsplatz-)Verhältnisse, kann sie in Bezug auf seine Gesundheit beurteilen und kennt möglicherweise Lösungsansätze bei Problemen. Betriebsärzte haben hier die Rolle des individuellen Beraters, der passende Unterstützung anbietet. Je mehr Anforderungen aus der Lebenswelt der Beschäftigten erfragt und berücksichtigt werden, umso spezifischer und nachhaltig erfolgreicher können Strategie und Beratung erfolgen. Vorrangiges Ziel des Betriebsarztes ist es, die individuelle Gesundheitskompetenz des Beschäftigten zu erhöhen und Partner auf deren Weg zur eigenen „Gebrauchsanweisung" zu sein. Dieser gleichberechtigte Ansatz befähigt die Beschäftigten dazu, ihre „Gesundheitsstrategie" zu optimieren, und ermöglicht es dem Betriebsarzt, sein Beratungsangebot anzupassen.

Beratung im Kontext des Präventionsgesetzes

Das 2016 in Kraft getretene „Gesetz zur Stärkung der Gesundheitsförderung und der Prävention (Präventionsgesetz)" setzt auf die zielgerichtete Zusammenarbeit der Akteure in der Prävention und Gesundheitsförderung (BMG 2017, vgl. ➤ Kap. 1.3.1). Die Betriebliche Gesundheitsförderung wird dadurch auf ein stabiles Fundament gestellt, und die Sozialversicherungsträger sind noch stärker gefordert, sich diesem Thema zu widmen. Das Gesetz schafft die Möglichkeit, dass auch Betriebsärzte allgemeine Gesundheitsuntersuchungen mit Präventionsempfehlungen durchführen können. Sie sind in die Maßnahmen der Betrieblichen Gesundheitsförderung einzubinden (§ 20b SGB V). Ihre Aufgabe ist zukünftig, noch mehr die Gestaltung gesundheitsfördernder Arbeitsbedingungen und die Befähigung der Beschäftigten zu gesundheitsförderlichen Einstellungen und Verhaltensweisen am Arbeitsplatz und im privaten Umfeld zu fördern. Die Vernetzung kurativer und präventiver Medizin wird weiter zunehmen.

Kooperationsformen und Angebotsauswahl

In Zusammenarbeit mit internen und externen Akteuren, beispielsweise den Sozialversicherungsträgern, kann für die Angebote zur Rückengesundheit im Betrieb eine passende Mischung aus therapeutischen und rehabilitativen Angeboten zusammengestellt werden. In der weiteren individuellen Beratung wird das jeweilige Angebot ausgewählt und im Verlauf in seiner Effektivität von Mitarbeiter und Arzt evaluiert.

Bei den Angeboten zu Rückengesundheit sollten aus allen Bereichen der Prävention Maßnahmen angeboten werden: **Primärprävention** mit Information, Aufklärung und Screening, **Sekundärprävention** mit verschiedensten Kursen, Bewegungspausen am Arbeitsplatz oder zielgruppenspezifischen Angeboten. Bei der **Tertiärprävention** ist das individuelle Angebot unter Berücksichtigung der individuellen Anforderungen, gesundheitlichen Einschränkungen und persönlichen Ziele der Mitarbeitenden zu gestalten.

Gute Erfahrung wurden bei der Auswahl der (jährlichen) BGF-Angebote zu Rückengesundheit mit einer Mischung aus sich wiederholenden (z. B. Kurse mit festen Terminen) und wechselnden Anteilen gemacht. Die wechselnden Anteile können aktuelle Angebote oder Anforderungen berücksichtigen oder als Erfahrungsplattform/Pilot für BGF-Ideen dienen, die auch Anregungen der Mitarbeitenden berücksichtigen. Die Mitarbeitenden entscheiden selbstbestimmt, ob und wann sie ein Angebot in Anspruch nehmen, die Teilnahme sollte aber auf einer gegenseitigen verlässlichen Basis stehen.

Eine Evaluierung der verabredeten kurz-, mittel- und langfristigen Ziele ist dabei unverzichtbar. Das kann mithilfe von Fragen zu Schmerzen, Bewegungseinschränkungen und Einschränkung in der Lebensqualität erfolgen. Teilnehmerzahlen sind bei den Angeboten ein Instrument zur Erfassung der Auswahl- und Beratungsqualität.

2.3.5 Beratungsangebote für Arbeitgeber bzw. Führungskräfte

Bei der Beratung der Arbeitgeber bzw. der Geschäftsführung ist es aus betriebsärztlicher Sicht wichtig, neben der Vermittlung von Grundsätzen gesunden Führungsverhaltens auch die Kenntnisse der Führungskräfte zur eigenen Rückengesundheit zu berücksichtigen. Deren Anspruch an das Bewegungsverhalten der Mitarbeitenden steht gelegentlich im krassen Gegensatz zum reflektierten und lösungsorientierten eigenen Bewegungsverhalten. So sind Meetingräume hinsichtlich ihrer Ausstattung häufig ein Beispiel für ungünstige ergonomische Arbeitsplatzverhältnisse.

In einer gesunden Unternehmenskultur kennen die Verantwortlichen die Möglichkeiten und Grenzen ihrer Einflussnahme auf die Mitarbeitergesundheit. Sie bewerten BGF-Aktivitäten nicht anhand der Arbeitsunfähigkeitszeiten, sondern erfassen deren Nutzen anhand von Kennzahlen, die sie direkt beeinflussen können, z. B. Fluktuation von Mitarbeitenden, Produktivität der Beschäftigten, Qualität ihrer Leistung, Identifikation mit Unternehmen.

2

CHECKLISTE

Hilfreiche Fragen in Bezug auf Rückengesundheit

- Wie und in welcher Qualität werden Gefährdungsbeurteilungen durchgeführt?
- Sind alle Anteile des Arbeitsschutzes, auch die arbeitsmedizinische Vorsorge bei entsprechendem Gefährdungspotenzial, berücksichtigt?
- In welcher Qualität wird die psychische Gefährdungsbeurteilung durchgeführt?
- Wie erfolgt die Planung von Arbeitsplätzen und -abläufen?
- Bei Arbeitsplatzumgestaltung: Werden die Hinweise der Mitarbeitenden, ihre körperlichen Voraussetzungen und ihre gesundheitlichen Einschränkungen berücksichtigt?
- Werden bei der Optimierung von Arbeitsabläufen alle ergonomischen Anforderungen berücksichtigt?
- In Bezug auf mentale und körperlich vielfältige Beanspruchung: In welcher Qualität wird Job-Rotation oder Job-Enrichment umgesetzt?
- Wie gelingt die Integration von leistungsgewandelten Mitarbeitenden innerhalb von Job-Rotation?
- Wie erfolgt die Auswahl und Beratung zu persönlicher Schutzausrüstung?
- Finden Mitarbeiterbefragungen statt, und welche Konsequenz haben die Ergebnisse?
- Berücksichtigen BGF-Angebote alle Arbeitszeitmodelle, z. B. Schichtarbeit?

Bei der Auswahl passender BGF-Angebote können die Antworten auf diese Fragen genauso hilfreich sein wie die Gesundheitsberichte der Krankenkassen und die Informationen allgemeiner wirtschaftsstatistischer und arbeitswissenschaftlicher Quellen. Die Effektivität von BGF-Maßnahmen muss mithilfe derselben Parameter im Verlauf evaluiert werden, die auch zur Planung und Auswahl erfasst werden.

BEISPIEL

Positivbeispiele aus dem betriebsärztlichen Alltag zum Schwerpunkt Rückengesundheit

- Zusammenarbeit mit Sporttherapeuten, Krankengymnasten, Physiotherapeuten, Orthopäden und Schmerztherapeuten
- Arbeitsplatzbezogene Schulungen und Übungen der Mitarbeitenden zur Rückengesundheit
- Bewegungspausen am Arbeitsplatz
- Individuelle Ernährungsberatung
- Individuelle Fuß- und Sicherheitsschuhberatung
- Gesundheitszirkel, Moderation durch den Betriebsarzt
- Einsatz des „CUELA-Rücken-Parcours" der DGUV (Mit diesem Instrument ist es möglich, Rückenbelastungen bei verschiedenen Tätigkeiten anschaulich darzustellen. Dazu können Interessierte eine mit Sensoren ausgestattete Jacke anziehen und beispielhafte Situationen wie das Anheben einer Last nachahmen. Parallel erhalten sie eine Online-Darstellung der jeweils auftretenden Bandscheiben-Druckkräfte, vgl. DGUV 2017.)
- Einsatz des Arbeitsbewältigungsindexes (WAI 2017)
- Einleitung von stationärer oder ambulanter Rehabilitation mit medizinisch-beruflich orientierter Rehabilitation (MBOR) durch die Rentenversicherung

2.3.6 Ausblick

Die Arbeitsmedizin hat sich gewandelt – von der Untersuchung nach dem Gießkannenprinzip über eine individuelle Untersuchungsmedizin mit arbeitsbezogener Diagnostik, Therapie und Rehabilitation hin zur Managementfunktion des Betriebsarztes. In vielen großen Unternehmen ist der Betriebsarzt ein entscheidender Faktor im Risikomanagement. Ziel der Aufmerksamkeit ist nicht nur der kranke Beschäftigte, sondern vor allem der gesunde Betrieb.

In Klein- und Mittelunternehmen ist der Betriebsarzt durch die geringe Einsatzzeit häufig nicht ausreichend präsent und nicht immer in alle Aktionen der Gesundheitsförderung eingebunden. Gerade der Arbeitsplatz hat jedoch ein großes Potenzial für die Gesundheit. Der Gesetzgeber hat dem Betriebsarzt vielfältige Aufgaben übertragen. Diese sind vielfach nur in Kooperation mit anderen Berufsgruppen zu bewältigen, sodass der Betriebsarzt innerhalb und außerhalb des Betriebes vernetzt sein muss. Es ist also nur richtig, auch bei Projekten zur Rückengesundheit im Betrieb den Kontakt zum Betriebsarzt zu suchen und diesen einzubinden.

LITERATUR

BMG Bundesministerium für Gesundheit (2017) Gesetz zur Stärkung der Gesundheitsförderung und der Prävention – Präventionsgesetz. www.bundesgesundheitsministerium.de/themen/praevention/praeventionsgesetz.html (Letzter Zugriff: 27.7.2017).

BMJV Bundesministerium für Justiz und Verbraucherschutz (2017a) Arbeitsmedizinische Vorsorgeverordnung (ArbMedVV) URL: http://www.gesetze-im-internet.de/arbmedvv/ abgerufen am 3.4.2017

BMJV Bundesministerium für Justiz und Verbraucherschutz (2017b) Gesetz über Betriebsärzte, Sicherheitsingenieure und andere Fachkräfte für Arbeitssicherheit – Arbeitssicherheitsgesetz (ASiG). www.gesetze-im-internet.de/asig/index.html (Letzter Zugriff: 27.7.2017).

DGUV Deutsche Gesetzliche Unfallversicherung (2017) CUELA-Messsystem und Rückenmonitor. www.dguv.de/ifa/fachinfos/ergonomie/cuela-messsystem-und-rueckenmonitor/index.jsp (Letzter Zugriff: 27.7.2017).

WAI-Netzwerk (2017) Work Ability Index. www.arbeitsfaehig.com/de/work-ability-index-(wai)-382.html (Letzter Zugriff: 27.7.2017).

2.4 Arbeitswissenschaftliche Aspekte – Ergonomie

Franz-Josef Burgund

Auf einen Blick

- Grundlagen und Ziele der Ergonomie
- Ergonomische Gestaltung des Arbeitsplatzes (Arbeitsbereich, Arbeitshöhe, Arbeitsmittel, Beleuchtung)
- Umsetzung ergonomischer Prinzipien in der Alltagspraxis

Leitfragen
- Welches sind die wichtigsten Ziele der Ergonomie?
- Welche Parameter sind für die korrekte Arbeitshöhe maßgebend?
- Wie viel Raumfläche sollte für einen Bildschirmarbeitsplatz zur Verfügung stehen, um die erforderliche Bewegungsfreiheit zu gewährleisten?
- Welche Greifraumbereiche und optischen Felder sind bei der ergonomischen Gestaltung eines Produktionsarbeitsplatzes zu berücksichtigen?
- Welche Anforderungen muss eine optimale Beleuchtung am Arbeitsplatz erfüllen?
- Welche verhaltenspräventiven Maßnahmen sind geeignet, Belastungen am Arbeitsplatz zu reduzieren?

2.4.1 Grundlagen der Ergonomie

Ergonomie ist ein Kunstwort griechischen Ursprungs zusammengesetzt aus „ergon" (Arbeit) und „nomos" (Ordnung, Regel, Gesetz). Es bedeutet ursprünglich die Lehre von der menschlichen Arbeit und die Anpassung der Arbeitsbedingungen an die Eigenschaften und Fähigkeiten des Menschen. Ergonomie ist heute die Wissenschaft von der Gesetzmäßigkeit menschlicher bzw. automatisierter Arbeit.

Ziel der Ergonomie ist es, die Arbeitsbedingungen, den Arbeitsablauf, die Anordnung der zu bedienenden, der zu greifenden und der zu überwachenden Gegenstände (Werkstück, Werkzeug, Material, Monitor, Tastatur), räumlich und zeitlich optimiert anzuordnen. Darüber hinaus wird angestrebt, die Arbeitsgeräte für eine Arbeitsaufgabe so zu optimieren, dass ein möglichst optimales Arbeitsergebnis (qualitativ und wirtschaftlich) erreicht wird und die Beschäftigten gleichzeitig möglichst wenig ermüden oder gar geschädigt werden. Dies sollte auch dann gewährleistet sein, wenn eine Tätigkeit über Jahre hinweg ausgeübt wird: **Ergonomie in weiterem Sinn.**

Tab. 2.3 Ziele der Ergonomie

Ziel	Maßnahmen
Humanität	• Reduzierung/Vermeidung unnötiger Belastungen • Passgenauer Einsatz des Mitarbeiters nach körperlicher und geistiger Eignung und Konstitution sowie nach Ausbildung, Schulung und Erfahrung • Gestaltung der Arbeitsplätze nach den Anforderungen des Menschen
Wirtschaftlichkeit	• Optimale Anpassung der Mittel an die Aufgaben • Arbeitsablaufoptimierung • Erhöhung der Arbeitsproduktivität
Sicherheit	• Verbesserung der Arbeitssicherheit durch ergonomische Gestaltungslösungen
Reduzierung unnötiger Belastungen	• Verbesserung der Arbeitsaufgabe und des Arbeitsinhalts, des Arbeitsplatz/-raums, der Arbeitsorganisation, der Arbeitsmittel • Verbesserung der Arbeitsumgebung (Beleuchtung, Klima, Lärm, Gefahrstoffe, Vibrationen) • Korrigierende Arbeitsgestaltung (Veränderung bestehender Arbeitsplätze) • Konzipierende Arbeitsgestaltung (Anwendung arbeitswissenschaftlicher Erkenntnisse bereits bei der Planung von Arbeitsabläufen)

In ➤ Tab. 2.3 sind die grundsätzlichen Ziele der Ergonomie zusammengefasst:
Ein besonderes Augenmerk liegt dabei auf der Benutzerfreundlichkeit, also der Verbesserung des Arbeitsplatzes, der Arbeitsorganisation und heute meist der Maschine-Mensch-Schnittstelle. Hierunter fällt auch die physiologische Anpassung – d.h. dem menschlichen Körper angepasste Stühle, Griffe etc. In der diesbezüglichen kommerziellen Fachrichtung und Werbung (ergonomische Stühle, Möbel, Maus, Tastatur, etc.) wird Ergonomie häufig ausschließlich unter diesem Aspekt verstanden: **Ergonomie in engerem Sinn.**

Eine umfassende Ergonomie berücksichtigt aber auch die arbeitsorganisatorischen Voraussetzungen (Passgenauigkeit von Arbeitsinhalt, Arbeitsorganisation und dem innerbetrieblichen Arbeitsumfeld) sowie das Wissen der Anwender bezüglich der Beachtung ergonomischer Kriterien. Das beste Hilfsmittel nutzt wenig oder nichts, wenn es nicht praktikabel ist und daher nicht genutzt wird, weil es am falschen Platz steht bzw. nicht optimal auf die Arbeitsaufgabe abgestimmt ist. Die beste Büroausstattung hilft nicht, sofern sie nicht individuell eingestellt, optimal aufgestellt (z. B. Lichtverhältnisse) bzw. optimal genutzt wird (Beispiele: ➤ Kap. 3.4).

In der tagtäglichen Praxis bedeutet Ergonomie (Ergonomie in engerem Sinne) die Reduzierung unnötiger Belastungen mittels Berücksichtigung individueller Gegebenheiten an der Schnittstelle Maschine–Mensch bzw. Bildschirmarbeitsplatz–Mensch unter folgenden Aspekten:
- Räumliche Anpassungen
  - Anpassung der Arbeitshöhe in Relation zu Körpergrößen und -maßen (Anpassung von Arbeits-/Werk-/Schreibtischen auf die Sitz-/Stehgröße des Mitarbeiters in Relation zur zu bearbeitenden Werkstückgröße und der Häufigkeit/Dauer der Arbeitsvorgänge)
  - Einstellung und Anpassung der Arbeitsmittel unter Beachtung der Arbeitsbereiche und Greifräume
  - Freihaltung des erforderlichen Beinraums
  - Einhaltung der erforderlichen Raum- und Bewegungsmaße
  - Materialaufstellung und Material-/Teilebereitstellung: optimale Platzierung der Arbeits- und Hilfsmittel in Relation zur Größe und Benutzungshäufigkeit
- Adäquater Hilfsmitteleinsatz
  - Hilfsmittelart
  - Hilfsmittelplatzierung
- Einhaltung ausreichender Licht- und Beleuchtungsverhältnisse
- Einhaltung von Lärmgrenzen in Abhängigkeit von der Arbeitsaufgabe

- Beachtung klimatischer Verhältnisse (Temperatur, Luftfeuchtigkeit, etc.)
- Adäquate Pausenregelung (in Relation zur Tätigkeit und Konzentrationsanforderung) und/oder Wechsel der Tätigkeiten (Job-Rotation) im Sinne einer Belastungsunterbrechung bzw. Belastungsänderung
- Schulung der Mitarbeitenden hinsichtlich möglicher Belastungsreduzierung, Belastungsunterbrechung und ggf. privatem Belastungsausgleich

2.4.2 Anpassung der Arbeitshöhe

Festgelegte Arbeitshöhen erschweren oft den aufrechten Stand bzw. eine aufrechte („mittlere") Sitzhaltung und führen zu belastenden Körperhaltungen: Starke Neigungen der Halswirbelsäule nach vorne und gerundeter Rücken (zu niedrige Arbeitsfläche) oder angezogene Schultern (zu hohe Arbeitsfläche). Oft sind – zumindest bei nicht verstellbaren Werk- oder Schreibtischen – Arbeitshöhen vorgegeben, an welche sich die Mitarbeiter sitzend und/oder stehend anpassen müssen.

„Ein erhöhtes Gesundheitsrisiko entsteht, wenn zwischen ein und vier Stunden überwiegend in einer vorübergebeugten Körperhaltung von 20°–60° gearbeitet wird. Von einem stark erhöhten Gesundheitsrisiko kann ausgegangen werden, wenn länger als vier Stunden in Vorbeugung des Körpers von 20°–60° gearbeitet wird."

(Hartmann 2000, S. 143)

Die *einheitliche und folglich richtige* Arbeitshöhe gibt es nicht – dies nicht zuletzt aufgrund unterschiedlicher Körpergrößen, unterschiedlicher Werkstückgrößen, unterschiedlicher Arbeitsaufgaben und Anforderungen an die Feinmotorik, an die visuelle Kontrolle und an die Bewegungsfreiheit. Die Einstellung der Arbeitshöhe sollte aber so erfolgen, dass vorwiegend eine aufrechte Körperhaltung mit ausreichender Bewegungsfreiheit in Abhängigkeit von der Expositionszeit eingenommen werden kann.

PRAXISTIPP

Eine solche individuelle Einstellung der Arbeitsmittel ist aber – zumindest in Produktionsbereichen aufgrund des Einsatzes unterschiedlicher Mitarbeiter an einem Arbeitsplatz bzw. eines Mitarbeiters an unterschiedlichen Arbeitsplätzen – nicht immer möglich. Bei einer Gruppierung der Körpergrößen in Deutschland in grundsätzlich vier Gruppen (Gruppe 1: 1535 mm, „kleinste Frau"; Gruppe 4: 1855 mm, „größter Mann") wird man zwar nicht allen Körpergrößen und Körperproportionen gerecht. In Abhängigkeit von der Arbeitsanforderung lässt sich jedoch eine grobe Erstausrichtung der durchschnittlichen Arbeitshöhe für einen Steharbeitsplatz von 1125 mm +/– 10–15 mm ermitteln.

Für eine ergonomischere Gestaltung der Arbeitsplätze und Ermittlung einer belastungsarmen Arbeitshöhe gilt u. a. eine generelle Überprüfung und entsprechende Anpassung der Arbeitshöhen an individuelle Bedürfnisse. Dabei sind folgende Aspekte zu beachten:

- Körpergröße der Mitarbeiter
- Werkstückgröße (Größe der Ware bzw. der Bearbeitungsstücke, Variation der zu bearbeitenden Werkstückabmessungen)
- Art der Tätigkeit (z. B. visuelle und feinmotorische Anforderungen, ggf. variierende Sehabstände)
- Häufigkeit und Dauer der Tätigkeit.

Ziel ist es, dass eine vorwiegend belastungsarme und aufrechte Körperhaltung eingenommen und ohne zu großen Aufwand beibehalten werden kann (➤ Kap. 2.4.3). So ist zu prüfen, ob durch eine generelle Höherlagerung der Materialien unnötiges Arbeiten in Rumpfvorbeuge/-verdrehung bzw. durch eine Höhenanpassung ein manuelles Handling in bzw. über Kopfhöhe vermieden werden kann. In Abhängigkeit von der Arbeitsaufgabe kann von einer Arbeitshöhe auf Ellbogen-Niveau auch abgewichen werden, wenn die Tätigkeit eine verstärkte Unterstützung oder Führung der Unterarme – z. B. bei grafischen Tätigkeiten – erforderlich macht oder im anderen Fall eine größere Bewegungsfreiheit und/oder Kraftübertragung notwendig ist (➤ Abb. 2.3).

Ein Angebot unterschiedlicher Arbeitshöhen oder die schnelle und damit praktikable Einstellung unterschiedlicher Arbeitshöhen bei wechselnden Tätigkeiten oder wechselnden Mitarbeitenden ist in der Praxis oft das gewünschte Mittel, um Arbeitshöhen bedarfsspezifisch anzupassen und Einstellmöglichkeiten entsprechend zu nutzen. Gleichzeitig sollte die Beachtung gesetzlicher Bestimmungen und der sicherheitstechnischen und wirtschaftlichen Aspekte erfolgen.

PRAXISTIPP

Grundsätzlich gilt: Arbeitstischhöhe = Optimale Arbeitshöhe (für ein Arbeiten im aufrechten Stand bzw. aufrechtem Sitz bei vollständigem Fuß-Untergrund-Kontakt und vorwiegend 90° im Ellbogengelenk) abzgl. mittlerer Werkstückhöhe/-größe.

2.4.3 Anpassung des Arbeitsbereichs

Der Arbeitsbereich sollte bzgl. Höhe und Entfernung der Arbeitsmittel sowie hinsichtlich der Bewegungsfreiheit nicht unnötig belasten. Unnötige Haltearbeit für die Muskulatur (z. B. der Schultergürtelmuskulatur bei Arbeiten in/über Kopfhöhe) bzw. reduzierte Sauerstoffversorgung der Muskulatur aufgrund verminderter Blutzirkulation (z. B. bei langer statischer Haltearbeit oder bei Arbeitsbereichen über Herzhöhe) können durch Arbeitsbereiche unter Herzhöhe sowie durch vorwiegend dynamische Tätigkeiten vermieden oder zumindest reduziert werden. Ein ausreichender Arbeits- und Bewegungsraum sollte gewährleisten, dass der ganze Körper ungehindert, aber ohne unnötige Last-/Transportwege bewegt werden kann (➤ Abb. 2.4).

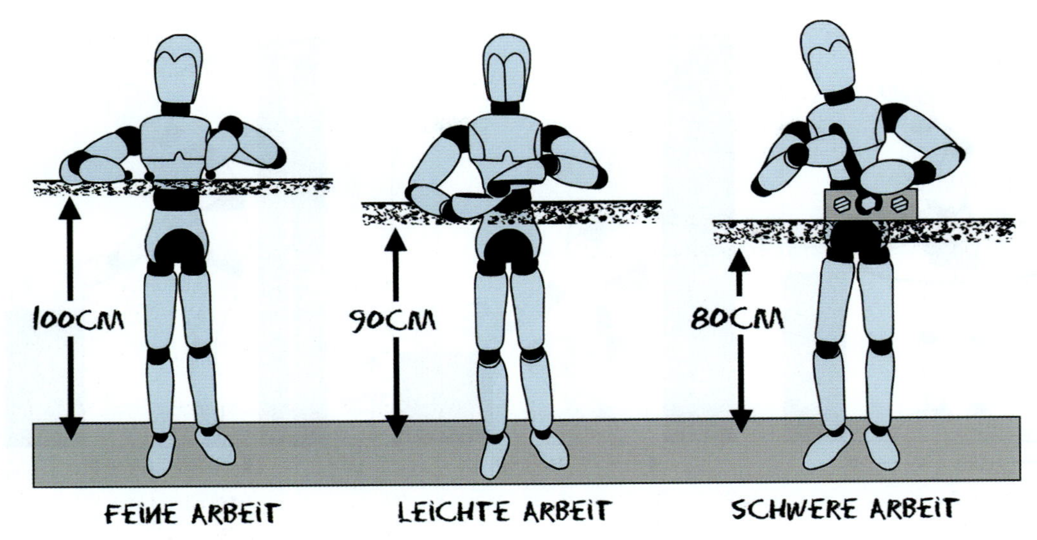

Abb. 2.3 Anpassung der Arbeitshöhen bei stehender Tätigkeit (BAuA 2016) [L300]

Ein Belastungswechsel (Wechsel der Arbeitsaufgaben durch Job-Rotation, Wechsel der Körperpositionen durch Steh-/Sitzarbeitsplätze) ist eine weitere Möglichkeit zur Belastungsreduzierung. Im Bereich der Produktionsarbeitsplätze kann Letzteres z. B. eine Rotation der Mitarbeiter zwischen Sitz- und Steharbeitsplätzen bedeuten, im Bereich der Bildschirmarbeitsplätze z. B. den Einsatz von bis zu Steharbeitsplätzen höhenverstellbaren Tischen.

➢ Tab. 2.4 zeigt die erforderlichen Arbeitsbereiche für den Bildschirmarbeitsplatz:

Tab. 2.4 Erforderliche Arbeits- und Bewegungsbereiche am Bildschirmarbeitsplatz nach DIN 4543–1 (VBG, o. J.)

- Freie, unverstellbare Bewegungsfläche mindestens 1,5 qm pro Arbeitsplatz
- Flächenbedarf mindestens 8–10 qm für jeden Mitarbeiter/Bildschirmarbeitsplatz
- Flächenbedarf in Großraumbüros 12–15 qm (größere Störwirkung)
- Raum hinter dem Schreibtisch mindestens 1 m
- Bewegungsfreiheit, d. h. ausreichend Platz, um wechselnde Arbeitshaltungen einnehmen zu können
- Ausreichend Staumöglichkeiten für Arbeitsmittel und -unterlagen

2.4.4 Einstellung der Arbeitsmittel

Unabhängig vom positiven Aspekt von Haltungsänderungen und Bewegung am Arbeitsplatz sollten die Arbeitsmittel in Abhängigkeit von deren Gewicht, Nutzungshäufigkeit und visuellem Kontrollbedarf platziert werden.

Produktionsarbeitsplatz

Für den Produktionsarbeitsplatz bedeutet dies u. a.
- die gute Zugänglichkeit aller Arbeitsmittel (Vorrichtungen, Bedienelemente, Behälter),
- die Vermeidung von Rotationen unter Last (Gewichte ≥ 1 kg),
- die Platzierung der Materialien analog der Greifraumbereiche (➢ Tab. 2.5),
- die Platzierung der Materialien analog der Blickbereiche (➢ Tab. 2.6).

Hinsichtlich einer belastungsarmen Anordnung der Arbeitsmittel lassen sich drei wesentliche Greifraumbereiche festlegen, unter dessen Berücksichtigung die „Haupt-" und „Neben-"Arbeitsmittel platziert werden sollten (➢ Tab. 2.5).

Tab. 2.5 Wesentliche Greifraumbereiche (DGUV, 2010)

Greifraumbereich A (Arbeitszentrum, Beidhand-Zone; Distanz Ellbogen–Greifhand)
• Beide Hände erreichen die Zone • Feinmotorische Bewegungen • Handhabung geringer Gewichte • Hohe Anforderungen an Kontrolle und Koordination • Reine Unterarmbewegungen • Einsatz kleinerer Muskelgruppen • Bereich zur Bedienung von Tastatur und Eingabeinstrumenten bzw. für Werkstückaufnahme und -bearbeitung
Greifraumbereich B (Großer Greifraum; Distanz Schulter–Greifhand/Bauchtiefe)
• Grobmotorische Bewegungen • Bereich für Werkzeug und Teile, die einhändig gegriffen werden (z. B. Telefon) • Ober- und Unterarmbewegung ohne Schulterbewegung und Rumpfdrehung
Greifraumbereich C (Erweiterte Einhand-Zone; Distanz Schulter–Zeigefinger/Bauchtiefe)
• Gelegentliche Handhabung (z. B. Leerbehälter, Teilweitergabe, Unterlagen) • Schulter- und Rumpfbewegung

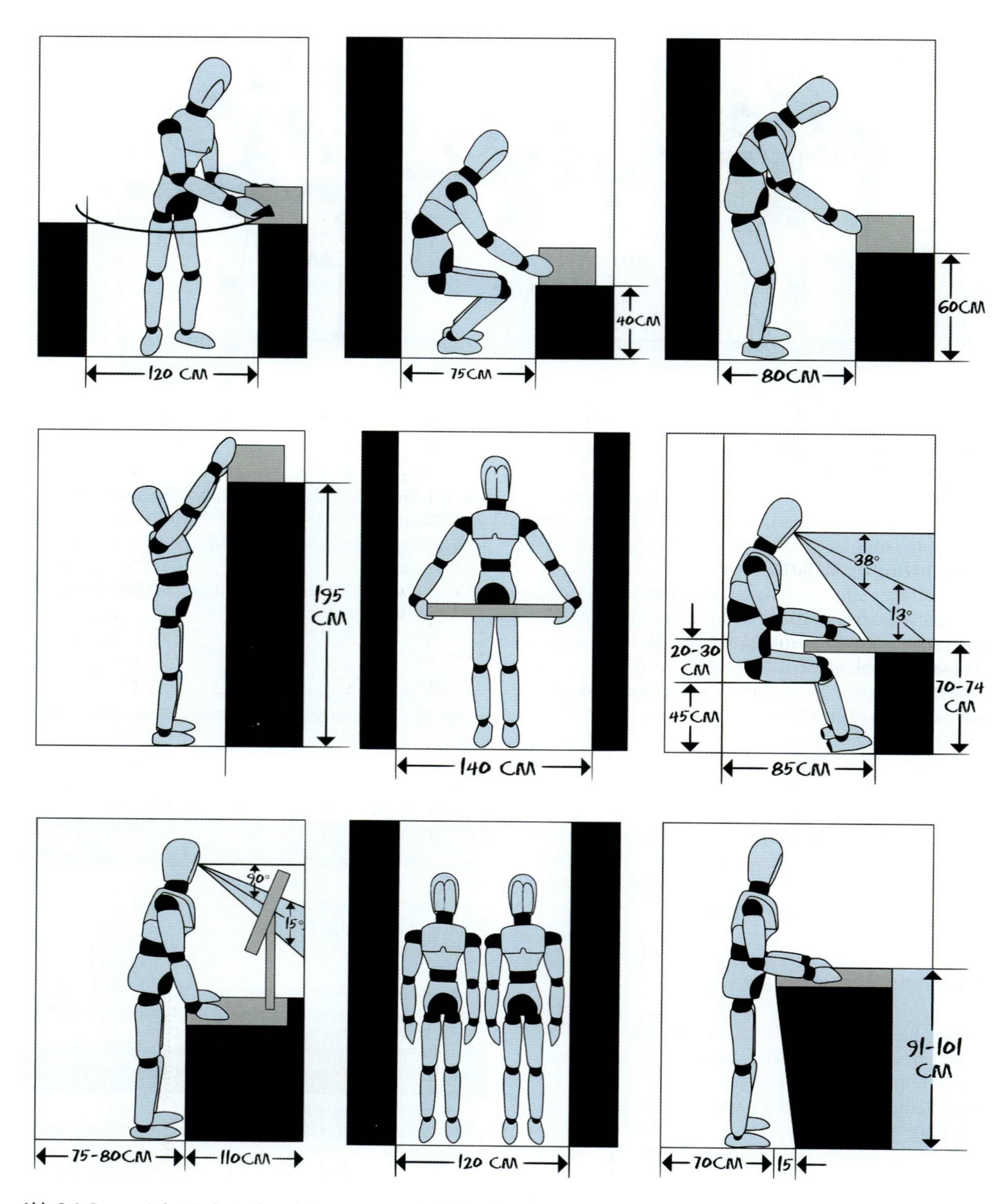

Abb. 2.4 Ergonomische Mindestmaße und Bewegungsraum in Abhängigkeit von der Tätigkeit nach DIN33402 und DIN EN ISO 14738 [L300]

Tab. 2.6 Berücksichtigung der optischen Felder nach DIN EN ISO 14738:2008–12

Gesichtsfeld (horizontaler Sehraumwinkel von 30°)
• Mehrere Objekte können ohne Augen- und Kopfbewegungen gleichzeitig scharf gesehen werden. • Ein zusätzliches Fokussieren in der Tiefe kann dabei erforderlich sein.
Blickfeld (horizontaler Sehraumwinkel von 110°)
• Objekte lassen sich mit Augen-, aber ohne Kopfbewegungen wahrnehmen. • Auch hier ist evtl. ein Fokussieren in der Tiefe notwendig.
Außerhalb dieser Bereiche sind Kopfbewegungen erforderlich. Die Blickneigung beträgt im Stehen ca. 30° und im Sitzen 45° zur Waagrechten.

Zur Vermeidung unnötiger Kopfdrehungen bzw. unnötig langer Körperhaltungen mit Kopf- und Rumpfdrehung sollten hinsichtlich der Arbeitsmittelplatzierung auch die beiden wesentlichen optischen Felder berücksichtigt werden (➤ Tab. 2.6).

Bildschirmarbeitsplatz

Ein ergonomisch-systematisch eingestellter Bildschirmarbeitsplatz (➤ Abb. 2.5) berücksichtigt neben der individuell angepassten Stuhl- und Tischhöhe mit entsprechender Beinfreiheit auch die Platzierung der „Haupt"-Arbeitsgeräte (Tastatur, Vorlage, Maus, Telefon, etc.) unter Berücksichtigung der Greifräume, der optischen Felder, des Lichteinfalls/der Beleuchtung sowie der erforderlichen Arbeitsbereiche (➤ Kap. 2.4.3).

Zur individuellen Anpassung an die jeweilige Sitzgröße gelten folgende Maße für Stuhl-, Tisch- und Beinraumhöhe in Abhängigkeit von der jeweiligen Verstellbarkeit des Mobiliars (➤ Tab. 2.7).

PRAXISTIPP

Auch bei noch so guter und individueller Einstellung des Arbeitsplatzes (Arbeitshöhe, freier Bein- und Bewegungsraum, Arbeitsmittelanordnung nach ergonomischen Kriterien) gilt: **Keine Arbeitshaltung ist so gut, dass sie es wert wäre, auf Dauer beibehalten zu werden.** Es sollten also die Verstellmöglichkeiten des Stuhls immer wieder genutzt wie auch unterschiedliche Sitzpositionen in Abhängigkeit von der momentanen Aufgabe/Tätigkeit eingenommen werden.

2.4.5 Anpassung der Beleuchtung

Eine ausreichende und ausgewogene Beleuchtung ist an Arbeitsplätzen – besonders an solchen mit hohen optischen Anforderungen – erforderlich, um die optischen Aufgaben erfüllen zu können und einer unnötigen Beanspruchung der Augen aufgrund Ermüdung und nicht zuletzt der daraus resultierenden ungünstigen Körperhaltung vorzubeugen.

Grundsätzlich sollte in Abhängigkeit von der Arbeitsaufgabe der Arbeitsplatz/-bereich zur Vermeidung einer unnötigen Augenbeanspruchung ausreichend hell, jedoch blendungs- und spiegelfrei sein. Eine frühzeitige Augenermüdung steuert nicht zuletzt über die Kopf- auch die Körperhaltung und führt – bei Beibehaltung der visuellen Kontrolle – zu weniger physiologischen Arbeitshaltungen mit entsprechender Beanspruchung der Muskulatur. Mit zunehmendem Alter sinkt die mittlere Pupillenweite bei gleicher Beleuchtungsstärke. Ein 60-jähriger Mitarbeiter hat – insbesondere bei optischen Aufgaben – den doppelten Lichtbedarf im Vergleich zu einem 20-jährigen Kollegen.

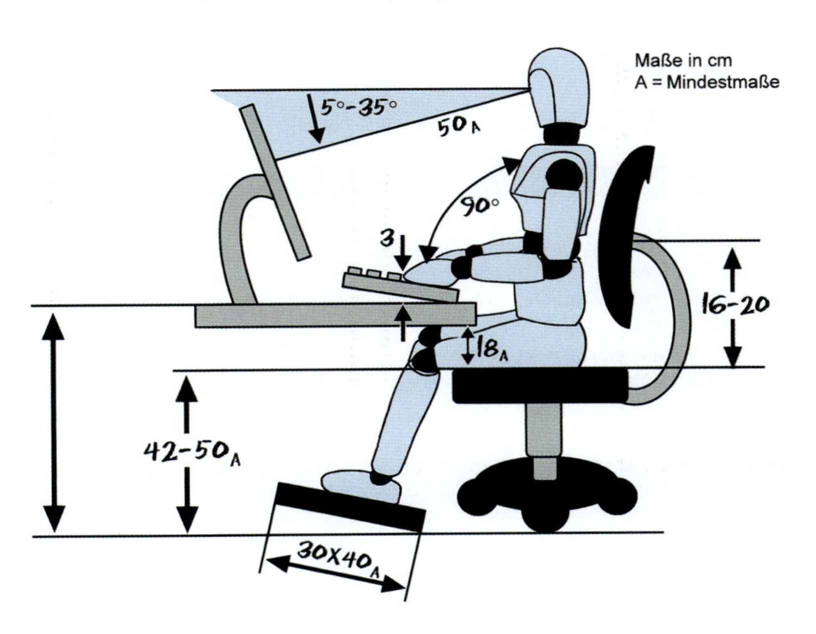

Abb. 2.5 Einstellparameter Bildschirmarbeitsplatz (BAuA 2004) [L300]

Tab. 2.7 Richtlinien Bildschirmarbeitsplätze nach. DIN EN 1335 (Büroarbeitsstuhl), DIN EN 527 (Büroarbeitstisch), DIN EN 4556 (Fußstütze)

Arbeitsstuhl
• Dreh-Roll-Stuhl mit fünf gleichartigen Abstützpunkten (kippsicher) und auf den Bodenbelag abgestimmt • Höhenverstellbare Sitzfläche von 42 bis mindestens 50 cm; empf. 42–53 cm (auch in der untersten Position muss ein Restfederweg vorhanden sein) • Verstellbare, bis zu den Schulterblättern reichende Rückenlehne mit Abstützung der Lendenwirbelsäule • Möglichst tiefenverstellbare Sitzfläche mit verstellbarer Andruckkraft • Empf.: GS-/TÜV-Zeichen, Prüfung durch Verwaltungs-BG
Arbeitstisch
• Höhe im Sitz: 72 cm bzw. 68–76 cm (opt. 62–82 cm) bei Verstellbarkeit • Höhe im Stand: 105 cm bzw. 95–118 cm (opt. 95–120 cm) bei Verstellbarkeit • Höhe bei Sitz-Steh-Dynamik: 68–118 cm (opt. 62–120 cm) • Tischfläche: mindestens 160 × 80 cm • Matte, reflexionsfreie Oberfläche
Raumgestaltung und Beinraum
• Freie Bewegungsfläche mindestens 1,5 qm, an keiner Stelle weniger als 1 m tief • Bewegungsfreiheit für wechselnde Arbeitshaltungen • Beinraumhöhe mindestens 62 cm (opt. 69 cm bzw. 67 cm gemessen an vorderer Tischkante bzw. bei 20 cm Beinraumtiefe ab Tischkante) • Einsatz von Kabelschächten zur Freihaltung des Beinraums
Zubehör
• Tastatur – Flexibel, getrennt vom Monitor – Tastaturneigung kleiner 15°, Tastaturhöhe max. 30 mm in der C-Reihe – Reflexionsfrei, Positivdarstellung – Handballenauflage vor der Tastatur mindestens 5–10 cm • Fußstütze, wenn erforderlich. – Maße: mindestens 30 × 40 cm – Höhenverstellbarkeit: 0 bis mindestens 10 cm (opt. 0–16,5 cm) – Neigung: 5–15° • Vorlagenhalter: Standfest, beweglich, frei aufstellbar, 15–75° neigbar
Raumklima und Beleuchtung
• Raumklima – Raumtemperatur 21–22 °C, im Sommer max. 26 °C – Lichtschutzvorrichtungen an „Sonnenfenstern" – Luftfeuchtigkeit 50–65 % – Vermeidung von Zugluft – Geringe Wärmeabgabe der Geräte – Aufstellung der Zusatzgeräte (Drucker etc.) in gesonderten Räumen • Beleuchtung – Nennbeleuchtungsstärke mindestens 500 lux – Blend- und reflexionsfrei (Vermeidung von Direkt- und Reflexblendungen) – Verspiegelte, indirekte Lichtquelle parallel zur Fensterfront – Vermeidung von Helligkeits- und Lichtdichteunterschieden – Seitlicher „Haupt"-Lichteinfall

Grundlegende Anforderungen an eine ausreichende Beleuchtung

- Optimale und ausreichende Beleuchtung zur Vermeidung vorzeitiger Ermüdung, Verbesserung der Konzentrationsfähigkeit und Reduzierung eines Fehlerrisikos
- Vermeidung von Blendung und Reflexion
- Abstimmung von Beleuchtung und Arbeitsaufgabe (Beachtung erforderlicher mittlerer Beleuchtungsstärken in Abhängigkeit zur Arbeitsaufgabe)

Bei einer Unterscheidung zwischen Beleuchtung mit Tageslicht und künstlicher Beleuchtung ist Tageslicht der Beleuchtung mit ausschließlich künstlichem Licht vorzuziehen.

Die Anpassung der Beleuchtung – ob mit Tageslicht oder durch künstliches Licht – ist in mehreren Gesetzen (u. a. ArbStättV), Gestaltungsrichtlinien (u. a. BGI 650 Leitfaden für die Gestaltung von Bildschirm- und Büroarbeitsplätzen) und technischen Regeln (u. a. Technische Regeln für Arbeitsstätten ASR A3.4, BAuA 2011) geregelt und vorgegeben.

Anhang 1 der Technischen Regeln für Arbeitsstätten (ASR A3.4) gibt die in ➤ Tab. 2.8 aufgeführten Mindestwerte der Beleuchtungsstärken für Arbeitsplätze in Abhängigkeit der Tätigkeiten und deren Sehaufgabe vor.

Insbesondere in Arbeitsbereichen mit hohen Sehanforderungen sollten unnötige Beanspruchungen für die Augen vermieden werden. LED-Prismentechnik gewährleistet i. d. R. eine homogene Lichtabgabe ohne Blendung, sodass selbst bei direktem Hineinsehen blendfreies Arbeiten ohne störende Schattenbildungen möglich ist. Bei LED-Beleuchtungssystemen mit stufenloser Dimmbarkeit kann die Helligkeit in Relation zur Arbeitsaufgabe, zum Alter, zur Tageszeit und zum Lichteinfall abgestimmt werden. Für LED-Beleuchtungssysteme werden folgende Vorteile genannt:

- Gleichmäßige Lichtverteilung
- Hohe Lebensdauer
- Keine/kaum Wartung
- Keine frontale Wärmeabgabe (Wärmeabgabe nach hinten)
- Homogenes, blendfreies Licht

Tab. 2.8 Beispiele der vorgegebenen Mindestbeleuchtungsstärken (BAuA 2011)

• 300 lx für Versand- und Verpackungsbereiche • 200 lx für Pausen-, Warte-, Aufenthaltsräume • 500 lx für Steuerwarten, Schaltwarten und Kontrollräume • 500 lx für Küchen • 300 lx für Empfangstheken, Schalter • 500 lx für Büro: Datenverarbeitung (Bildschirmarbeitsplatz), Lesen • 300 lx für Büro: Ablegen, Kopieren • 750 lx für Büro: Technisches Zeichnen • 300–1.000 lx für Montagearbeiten in Abhängigkeit von der Sehaufgabe – 300 lx: grobe Montagearbeiten – 500 lx mittelfeine Montagearbeiten – 750 lx feine Montagearbeiten – 1.000 lx sehr feine Montagearbeiten

- Keine Schattenbildung, keine Spiegelungen (Abdeckung)
- Stufenlose Dimmbarkeit (in Relation zum Alter, Lichteinfall, Tätigkeit)

2.4.6 Ergonomie in der beruflichen Alltagspraxis

Ergonomie in der beruflichen Alltagspraxis bedeutet eine ständige Anpassung der Arbeitsplatzgestaltung an die sich ständig ändernden Produktionstechniken und Produktionserfordernisse, aber auch eine kontinuierliche Sensibilisierung der Mitarbeitenden für die optimale Nutzung der Betriebs- und Hilfsmittel sowie die Unterbrechung und den Ausgleich einseitiger oder hoher Belastungen.

Produktionsarbeitsplatz

Möglichkeiten der Belastungsreduzierung in der **Produktion** können an folgenden Kriterien ansetzen:

- Last/Gewicht
  - Gewicht
  - Hebeweg (zu überbrückende Hebeentfernung, Tragestrecke, Hebe-/Haltedauer)
  - Ausführungsbedingungen (Körperhaltung, Häufigkeit, Geschwindigkeit/Taktung)
- Hilfsmittel/Transportmittel
  - Stabilität bei geringem Eigengewicht
  - Gutes Verhältnis Spurtreue/Wendigkeit
  - Einfache Handhabung
  - Praktikabilität hinsichtlich der Produktnutzung
    - stationär (z. B. als Hebehilfe am Anlagenende)
    - mobil (z. B. als Hebe- und Transporthilfe)
- Verkehrswege
  - Geringe Neigung
  - Sauberer und fester Boden
  - Vermeidung scharfer, spitzwinkliger Kurven
- Anpassung der Arbeitshöhen zur Ermöglichung eines Arbeitens in vorwiegend aufrechter Körperhaltung
- Verbesserung der Trittdämpfung
- Unterbrechung der Stehbelastung mittels Verkürzung der Stehphasen oder Job-Rotation
- Bewegungsverhalten

Bildschirmarbeitsplatz

An **Bildschirmarbeitsplätzen** ist neben einer Beachtung ergonomischer Kriterien am Bildschirmarbeitsplatz und den verhältnispräventiven Vorgaben (vgl. ArbStättV) die regelmäßig wiederholte Schulung der Mitarbeiter hinsichtlich einer möglichen Belastungsreduzierung und Belastungsunterbrechung das Mittel der Wahl:

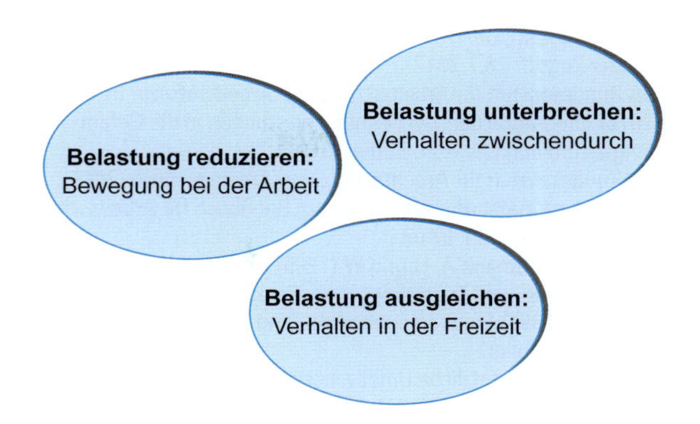

Abb. 2.6 Verhaltensprävention [L143]

- Anpassung der Arbeitshöhen (Stuhl- und Tischhöhe)
- Gewährleistung der erforderlichen Beinfreiheit mittels Einhaltung der erforderlichen Fuß- und Beinraumtiefe
- Gewährleistung der erforderlichen Bewegungsfreiheit mittels Einhaltung der erforderlichen Mindestraummaße rücklings (➤ Kap. 2.4.3); ergonomische Mindestmaße in Abhängigkeit von der Tätigkeit/Arbeitsaufgabe
- Gewährleistung eines vollständigen Fuß-Untergrund-Kontaktes.
- Ausreichende Helligkeit bei Blendungsfreiheit und Vermeidung unnötiger Helligkeitsunterschiede

Verhältnis- und Verhaltensprävention

Für nahezu alle Arbeitsplätze – ob Produktions- oder Bildschirmarbeitsplatz – gilt neben der Verbesserung unnötig belastender Verhältnisse (Verhältnisprävention) eine entsprechende Sensibilisierung der Mitarbeitenden für die Möglichkeiten, den hohen und/oder einseitigen Belastungen der Berufsalltags zu begegnen (Verhaltensprävention, ➤ Abb. 2.6). Zur Verhaltensprävention gehören u. a. folgende Maßnahmen:

- Sensibilisierung für Möglichkeiten der Belastungsreduzierung
  - Hilfsmittelnutzung und -platzierung
  - Beachtung ergonomischer Kriterien
  - Belastungsarme Bewegungsausführungen
- Häufige Unterbrechungen belastender und/oder einseitiger Tätigkeiten/Körperhaltungen
- Ausgleich der beruflichen Belastung/Permanenz in der Freizeit

LITERATUR

BAuA Bundesanstalt für Arbeitsschutz und Arbeitsmedizin (2004) Ratgeber zur Gefährdungsbeurteilung: Empfohlene feste Arbeitsflächenhöhen bei stehender Tätigkeit in Abhängigkeit der Körpergrößen FG 2.3. Dortmund–Berlin–Dresden: BAuA

BAuA Bundesanstalt für Arbeitsschutz und Arbeitsmedizin (2011) Beleuchtungsanforderungen für Arbeitsplätze und Arbeitsräume. Technische Regeln für Arbeitsstätten – ASR A3.4 Beleuchtung. www.baua.de/DE/Angebote/Rechtstexte-und-Technische-Regeln/

2

Regelwerk/ASR/pdf/ASR-A3-4.pdf?__blob=publicationFile&v=2 (Letzter Zugriff: 28.7.2017).
BAuA Bundesanstalt für Arbeitsschutz und Arbeitsmedizin (Hrsg.) (2012) Integration der psychischen Belastungen in die Gefährdungsbeurteilung. 5. Aufl. Berlin: INQUA.
BAuA Bundesanstalt für Arbeitsschutz und Arbeitsmedizin (2016): Ratgeber zur Gefährdungsbeurteilung. Handbuch für Arbeitsschutzfachleute. Dortmund: BAuA.
Bongwald O, Luttmann A, Laurig W (1995) Leitfaden für die Beurteilung von Hebe- und Tragetätigkeiten. Sankt Augustin: HVBG.
Bullinger HJ (1994) Ergonomie, Produkt- und Arbeitslatzgestaltung. Stuttgart: Teubner.
DGUV Deutsche Gesetzliche Unfallversicherung (2010): Ergonomische Maschinengestaltung. DGUV Information 209–069. Berlin: DGUV.
DGUV Deutsche Gesetzliche Unfallversicherung (2017) Gemeinsame Deutsche Arbeitsschutzstrategie: Beispiele guter Praxis für einen modernen und gezielten Arbeitsschutz. 3. Aufl. Sankt Augustin: IFA Institut für Arbeitsschutz der DGUV.
Grandjean E (1991) Physiologische Arbeitsgestaltung – Leitfaden der Ergonomie. 4. Aufl. Thun: Ott.
Hahn H, Köchling A, Krüger D, Lorenz D (1995) Arbeitssystem Bildschirmarbeit. Schriftenreihe der Bundesanstalt für Arbeitsschutz und Arbeitsmedizin, Forschungsabwendungsbericht FA 31. Bremerhaven: Wirtschaftsverlag NW.
Hartmann B (2000) Prävention arbeitsbedingter Rücken- und Gelenkerkrankungen. Landsberg: ecomed.
Hartmann B (2000) Prävention arbeitsbedingter Rücken- und Gelenkerkrankungen. Ergonomie und arbeitsmedizinische Praxis. Landsberg: ecomed.
Kirchner A, Kirchner JH (2002) Sitzen – alles o.k.? 13. Aufl. Dortmund: BAuA.
Lange W, Windel A (2017) Kleine ergonomische Datensammlung. 16. Aufl. Köln: TÜV-Verlag.
Laurig W (1992) Grundzüge der Ergonomie. Köln: Beuth Verlag.
Rüschenschmidt H, Reidt U, Rentel A (2004) Ergonomie im Arbeitsschutz. Menschengerechte Gestaltung der Arbeit. Bochum: Technik & Information.
Schlick C, Bruder R, Luczack H (2010) Arbeitswissenschaft. 3. Aufl. Heidelberg: Springer 2010.
Schmidtke H (1993) Ergonomie. München: Carl Hanser.
Schmitter D (2010) SuvaPro (Suva Schweizerische Unfallversicherungsanstalt Gesundheitsschutz): Ergonomie. Erfolgsfaktor für jedes Unternehmen. 9. Aufl. Luzern: Suva Schweizerische Unfallversicherungsanstalt Gesundheitsschutz.
VBG Verwaltungs-Berufsgenossenschaft (2016) Büroraumplanung. Hilfen für das systematische Planen und Gestalten von Büros. DGUV-Information 215–441. http://publikationen.dguv.de/dguv/pdf/10002/215-441.pdf (Letzter Zugriff: 28.7.2017).

REGELWERKE

Arbeitsschutzgesetz (ArbSchG).
Arbeitssicherheitsgesetz (ASiG).
Arbeitsstättenverordnung (ArbStättV).
Lärm- und Vibrations-Arbeitsschutzverordnung (LärmVibrationsArbSchV).
Lastenhandhabungsverordnung (LasthandhabV).
Rahmenrichtlinie 89/391 EWG vom 12.6.1989.
EU-Bildschirmrichtlinie 90/270/EWG v. 29.5.1990.
VDI 3831: Schutzmaßnahmen gegen die Einwirkung mechanischer Schwingungen auf den Menschen.
BAuA Bundesanstalt für Arbeitsschutz und Arbeitsmedizin (2011): Technische Regeln für Arbeitsstätten ASR A3.4 Beleuchtung.
BMAS Bundesministerium für Arbeit und Soziales (1993) Merkblatt für die ärztliche Untersuchung zu Nr. 2108. Bundesarbeitsblatt 3 (1993), S. 50–53.
DGUV Deutsche Gesetzliche Unfallversicherung (2015) Bildschirm- und Büroarbeitsplätze – Leitfaden für die Gestaltung. DGUV Information 215–410 (bisher BGI 650). Berlin: DGUV.
DGUV Deutsche Gesetzliche Unfallversicherung (2010) Ergonomische Maschinengestaltung. DGUV Information 209–069. Berlin:DGUV.
DIN 33402–1: Körpermaße des Menschen; Begriffe, Messverfahren
DIN 33402–3: Körpermaße des Menschen; Bewegungsraum bei verschiedenen Grundstellungen und Bewegungen
DIN 4543–1: Büroarbeitsplätze; Flächen für Aufstellung und Benutzung von Büromöbeln; Sicherheitstechnische Anforderungen
DIN 5035–7: Beleuchtung mit künstlichem Licht. Beleuchtung von Räumen mit Bildschirmarbeitsplätzen
DIN EN ISO 14738: 2008–12 Ergonomische Mindestmaße und Bewegungsraum
DIN EN ISO 9241–5: Ergonomische Anforderungen für Bürotätigkeiten mit Bildschirmgeräten. Anforderungen an Arbeitsplatzgestaltung und Körperhaltung

2.5 Sportwissenschaftliche Aspekte

Dirk Hübel und Eduard Kurz

Auf einen Blick

- Sportwissenschaftliche Aspekte zur Förderung der Rückengesundheit im Betrieb
- Zielgruppenspezifische Gestaltung von Rückenschulprogrammen und Tipps für die Fachkraft Rückengesundheit
- Ausgewählte Bewegungsprogramme und Trainingsmethoden

Leitfragen

- Wodurch ist ein „zielgruppenorientierter Handlungsansatz in der Arbeitswelt" charakterisiert?
- Welches sind die Kennzeichen des Trainings zur Aktivierung tiefer Rückenmuskulatur?
- Was sind wichtigsten Charakteristika des Funktionellen Trainings?
- Wie können motorische Grundeigenschaften mit Trainings-Kurzprogrammen verbessert werden?

2.5.1 Sportwissenschaft im Rahmen der Betrieblichen Gesundheitsförderung

Die Sportwissenschaft ist interdisziplinär ausgerichtet und vereint unter dieser Bezeichnung eine Vielzahl von Fachbereichen wie z. B. Biomechanik, Sportmedizin, Psychologie, Pädagogik, Trainingswissenschaft bzw. Bewegungslehre. Im Fokus der Arbeit vieler Sportwissenschaftler steht die Entwicklung der sogenannten motorischen Grundeigenschaften von Einzelpersonen bzw. Gruppen. Diese Grundeigenschaften sind in die Bereiche Kondition (Kraft, Ausdauer, Schnelligkeit und Beweglichkeit) sowie Koordination (z. B. Gleichgewicht, Rhythmus, Reaktion, Antizipation, Umstellung etc.) eingeteilt (Meinel und Schnabel 2007).

Ein Sportwissenschaftler verfügt nach Studienabschluss über ein fundiertes Wissen in den o. g. Bereichen. Für den Einsatz im betrieblichen Setting qualifizieren ihn besonders Erfahrungen und Fähigkeiten beim zielgruppenorientierten Anleiten von Gruppen, Halten von Vorträgen und eine wissenschaftlich orientierte Arbeitsweise.

2.5.2 Zielgruppenorientierter Handlungsansatz

Je nach Beruf, Alter, Geschlecht und vor allem Tätigkeitsbereich ergeben sich unterschiedliche Belastungssituationen sowie daraus resultierende arbeitsbedingte Beanspruchungen. Bei Menschen mit größtenteils sitzender Tätigkeit überwiegt das Risiko der einseitigen Haltungen und des Bewegungsmangels für die Rückengesundheit. Beschäftigte, die überwiegend körperlich arbeiten, ist der Umgang mit Lasten ein Risiko. Trainingsprogramme sowie Übungsauswahl zur Förderung der Rückengesundheit im Betrieb müssen daher spezifisch auf die Anforderungen der einzelnen Tätigkeitsbereiche adaptiert werden (Kramer et al. 2010, Faller 2010).

Unterschiedliche individuelle Beanspruchungen

Für Erwerbstätige in der Verwaltung, Buchhaltung oder im Rechtssystem sind sportwissenschaftliche Interventionen im Bereich der Mobilisation, Lockerung, Beweglichkeitsförderung sowie allgemeine Bewegungssteigerung empfehlenswert. Darüber hinaus sind auch Methoden zur Förderung der Entspannungsfähigkeit und kognitiven Erholung zielführend.

Für körperlich belastende Berufe der Land-, Forst-, Bau- und Tierwirtschaft sowie im Gartenbau sind Handlungsansätze im Bereich der Konditionierung und Optimierung im Umgang mit schweren Lasten bzw. der gesundheitsförderliche Einsatz von Hilfsmitteln empfehlenswert. Bei diesen Berufsgruppen sollten neben Trainingsprinzipien zur Förderung von Maximalkraft, Kraftausdauer, Koordination und allgemeiner Ausdauer auch Programme zur Segmentstabilisation (Aktivierung tiefer Rückenmuskulatur) sowie Funktionelles Training geschult und umgesetzt werden.

Neben der Tätigkeitsorientierung muss ein Gesundheitsdienstleister bei der Auswahl geeigneter Trainingsformen auch Alters- und Geschlechteraspekte sowie Aspekte der Arbeitszeit (z. B. Schichtarbeit) berücksichtigen. Nordic Walking oder Pilates z. B. werden in einer Gruppe männlicher Bauarbeiter sicherlich nicht so wohlwollend aufgenommen wie innerhalb einer Abteilung von Steuersachbearbeiterinnen.

Der Erfolg gesundheitsfördernder Präventivmaßnahmen in Unternehmen steht und fällt neben der aktiven Beteiligung von Führungskräften mit dem Erreichen möglichst vieler Beschäftigter. Ein attraktives, zielgruppenorientiertes Angebot kann dazu beitragen, neben den bereits sportlich aktiven Mitarbeitenden auch diejenigen zu mobilisieren, welche im Betrieblichen Gesundheitsmanagement bisher eher passiv geblieben sind.

Aus sportwissenschaftlicher Sicht ergeben sich je nach Unternehmensgröße folgende Empfehlungen für Bewegungsprogramme: Sie sollen

- kontinuierlich und langfristig stattfinden,
- spezielle Wünsche des Betriebs und Bedürfnisse der Zielgruppe (Anforderungsprofil, Konditionierung vs. Kompensation, Intensität, Geräte- und Übungsauswahl etc.) berücksichtigen,
- an die betrieblichen Rahmenbedingungen (verfügbare Räumlichkeiten, Ausstattung) und spezielle Wünsche der Unternehmensleitung (Thema, Inhalt, Häufigkeit, Dauer, Tageszeit) angepasst werden,
- vielfältig sein, um unterschiedliche Interessensgruppen zur Teilnahme zu motivieren (z. B. Laufgruppen, Personal Training, Entspannung, Kurzprogramme, Koordinatives Training, Trendsportarten usw.).

2.5.3 Auswahl geeigneter Bewegungsprogramme und Trainingsmethoden

- Die folgenden Trainingsmethoden haben sich im Kontext der Rückengesundheit als sinnvoll erwiesen:
- Aktivierung der tiefen Rückenmuskulatur (Iso-Train, Proprio-Train, Kombi-Train)
- Funktionelles Training (Verbesserung von Körperhaltungs- und Bewegungsmustern)
- Hochintensives (Intervall-)Training als wirkungsvolles Kurzprogramm

Diese Methoden werden in den nachfolgenden Abschnitten näher beschrieben.

2.5.4 Aktivierung der tiefen Rückenmuskulatur

Als muskuloskeletale Ursachen für die Entstehung von Rückenschmerzen werden sowohl die insuffiziente Leistungsfähigkeit der Muskulatur (Biering-Sørensen 1984, Tamiela et al. 1999) als auch inadäquate intermuskuläre Koordinationsmuster (Richardson et al. 2000) diskutiert. Insbesondere die inadäquate motorische Kontrolle tiefliegender, lokal stabilisierender Muskeln sind verbunden mit chronischen bzw. häufig wiederkehrenden Rückenschmerzepisoden in das Zentrum wissenschaftlichen Interessens gerückt.

Im Folgenden werden Möglichkeiten aufgezeigt, um tiefliegende Muskeln am Rumpf zu aktivieren. Diese sind nach Ziel, Intensität und muskulärer Voraktivierung (Feedforward) in drei Kategorien eingeteilt (➢ Abb. 2.7).

Diese Trainingsprinzipien lassen sich basierend auf dem wissenschaftlichen Kenntnisstand anhand der folgenden Annahmen formulieren:

- Lokale Rumpfmuskeln realisieren die Hauptstabilität bis zu Intensitäten von 25 % ihrer maximalen Aktivität.

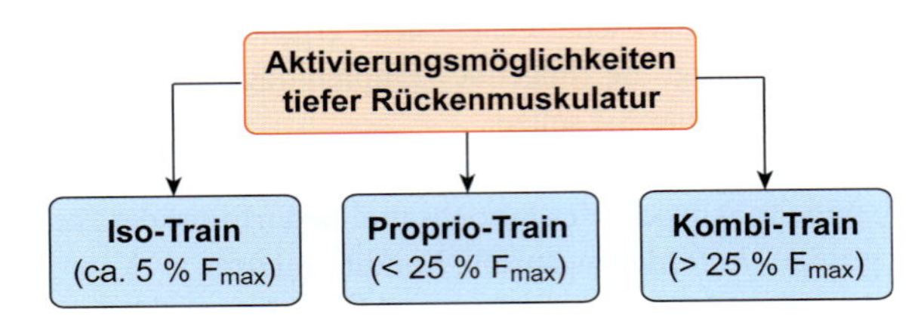

Abb. 2.7 Trainingsansätze zur Aktivierung tiefer Rückenmuskulatur [L143]

- Rückenschmerzpatienten weisen sehr oft ein gestörtes, verzögertes Feedforward auf; isolierte Aktivierung lokaler, ventraler Muskulatur verbessert wieder deren Feedforward-Funktion.
- Eine starke Kontraktion globaler Muskeln (willkürliche Vorspannung) kann die segmentale Feinjustierung durch lokale Stabilisatoren beeinträchtigen.
- Einige Rumpfstabilisatoren vereinen Eigenschaften sowohl globaler (bewegender) als auch lokaler (stabilisierender) Muskulatur (M. quadratus lumborum, M. obliquus internus abdominis).

Iso-Train

Das Iso-Train umfasst einen spezifischen Ansatz, mit dessen Hilfe eine selektive, möglichst isolierte Aktivierung lokaler Muskeln angestrebt wird. Ziel dieses „kognitiv-muskulären" Ansatzes ist es, lokale koordinative Defizite zu beheben. Diese Herangehensweise hat sich insbesondere bei (Schmerz-) Patienten mit einer gestörten motorischen Kontrolle dieser Muskeln bewährt (Jull und Richardson 2003, O'Sullivan 2000, Tsao und Hodges 2008).

Der M. transversus abdominis dient dabei als Kennmuskel. Außer mit bildgebenden Verfahren, wie z. B. Ultraschall, kann durch Palpation eine Ko-Kontraktion wahrgenommen werden. Dazu eignet sich besonders der Bereich oberhalb der Schambeine, jeweils links und rechts neben der Rektusscheide (➤ Abb. 2.8).

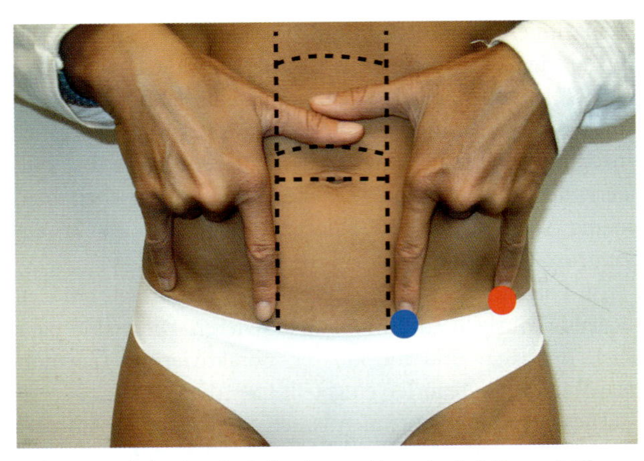

Abb. 2.8 Lokalisation der Palpationsposition mittels 3-Finger-Griff (kleiner Finger: Spina iliaca anterior superior; Daumen: horizontal auf dem M. rectus abdominis; Zeigefinger: ungefähre Palpationsposition) [P410]

Zum sicheren Erlernen bietet sich die Rückenlage an. Nachdem der Zeigefinger die ungefähre Palpationsposition der Leistenkanäle lokalisiert hat, können auch andere z. T. sensiblere Fingerkuppen (Mittel und/oder Ringfinger) das motorische Feedback dort wahrnehmen bzw. kontrollieren. Die Übung kann zusätzlich durch einen Ball zwischen den Oberschenkeln unterstützt werden. Durch die Aktivierung der Adduktoren wird eine aktive Wahrnehmung der Kontraktion der Beckenbodenmuskulatur erleichtert.

Iso-Train-Varianten

Später kann die Übung auch im Sitz und sogar im Stand durchgeführt werden. Am Ende steht ein willkürliches *Iso-Train* ohne Palpationsfeedback, welches in nahezu allen Alltagssituationen durchgeführt werden kann. Ein Trainingsprogramm für das Iso-Train ist in ➤ Tab. 2.9 dargestellt.

Proprio-Train

Ziel des Proprio-Train ist es, gezielt Muskulatur anzubahnen, sodass der Übende über reflexartige Korrekturen (Adjustierungen) auf schnelle Reize adäquat reagieren kann. Da aus Sicht der Stabilität den globalen Rumpfmuskeln primär die Aufgabe der Gleichgewichtsregulation zugesprochen wird, müssen Ausgangsstellungen und Situationen gefunden werden, in denen der Körperschwerpunkt möglichst innerhalb der Unterstützungsfläche positioniert wird. Auslenkungen (Destabilisierungen) des Systems müssen daher gering sein. Der Gleichgewichtserhalt kann individuell auch durch Ausgleichsbewegungen (Kompensationen) anderer, sekundärer Gelenke (z. B. Knie-, Schulter-, Sprunggelenke etc.) erfolgen. Damit würde jedoch der Trainingseffekt für die Rumpfmus-

Tab. 2.9 Trainingsprogramm Iso-Train (in Anlehnung an Tsao und Hodges 2008)

Vorbereitung	Palpation, Körperwahrnehmung und Atemschulung
Aufgabe	Versuche den M. transversus abdominis so zu aktivieren, dass lediglich ein leichter Druck unterhalb des entspannten schrägen Bauchmuskels erfolgt. Keine Abspannung globaler Bauchmuskeln! (vgl. Spannung unter dem Daumen)
Metaphern	a. Unterbauch leicht einziehen b. Beckenboden aktivieren (innere Schicht) c. „Fahrstuhl" – gedachte Linie (Hosennaht) zwischen den Darmbeinstacheln Richtung LWS (Höhe L1) ziehen
Umfang	4–6 Wochen (mindestens 2 ×/Tag)
Dauer	10 min
Kontraktionen	10 × 10 s (mit kurzer Pause)
Serien	3 Serien; Serienpause 1–2 min

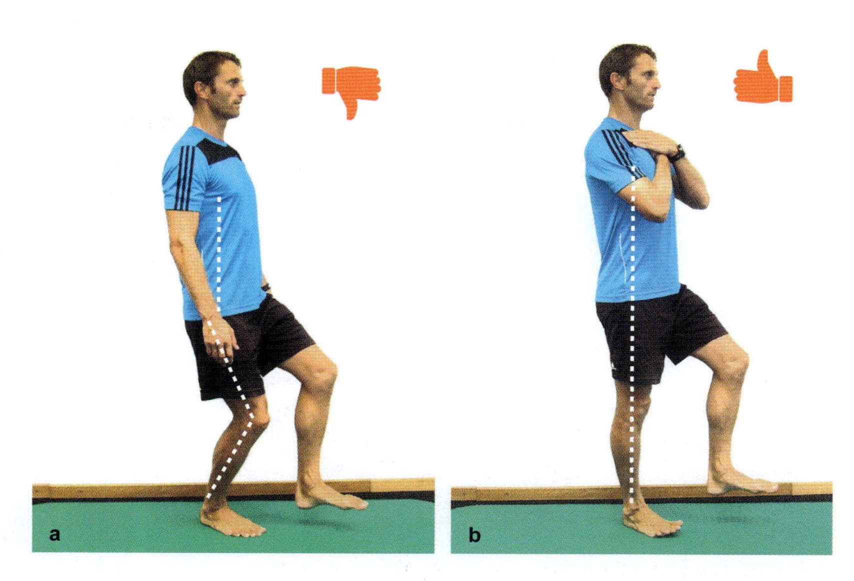

Abb. 2.9 Einbeinstand [P410]
a) mit gebeugtem Knie
b) mit gestrecktem Knie

kulatur geringer ausfallen. Deshalb müssen diese Segmente durch gezielte Voreinstellungen in ihrer das Gleichgewicht regulierenden Funktion eingeschränkt werden, um so z. B. bei Standübungen die Körpermitte mehr zu fordern (➢ Abb. 2.9). Balanceübungen im Kniestand bzw. Sitz ermöglichen ebenfalls eine vertikal-aufrechte Position und eine Rumpfakzentuierung auch ohne umfangreiche Zusatzaufgaben. Ein Trainingsprogramm für das Proprio-Train ist in ➢ Tab. 2.10 dargestellt.

Als geeignete Variation bietet sich gerade im betrieblichen Setting oder in spezifischen Kursformaten (z. B. Rückenkurs) ein Partner- oder Kleingruppentraining an. Während eine Person übt, sichert/provoziert die andere. So erhält jeder Übende die notwendige kognitiv-neuronale Pause, ohne dass Langeweile aufkommt.

Kombi-Train

Im Kombi-Train rücken konditionelle Aspekte wie die muskuläre Leistungsfähigkeit in den Vordergrund. Ziel ist es, die (stabilisierenden) Anforderungen an lokale und globale Rumpfmuskeln durch höhere Belastungsreize > 25 % zu steigern. Ziel ist hierbei, ursprünglich antagonistische Rumpfmuskeln im Sinne einer Co-Aktivierung statisch-exzentrisch zu trainieren und damit die Stabilität der Lendenwirbelsäule zu erhöhen.

Aufgrund der Funktion des M. transversus abdominis (TrA) als axialer Rotator muss ein Trainingsprogramm, welches den TrA gezielt beanspruchen soll, auch Übungen zur rotatorischen Rumpfkontrolle beinhalten (Meier 2007). Ein Trainingsprogramm für das Kombi-Train ist in ➢ Tab. 2.11 dargestellt. ➢ Abb. 2.10 zeigt Beispiele für ein Kombi-Train mit mittleren Kraftreizen.

Tab. 2.10 Trainingsprogramm Proprio-Train

Vorbereitung	Aktive Mobilisation der Wirbelsäule
Aufgabe	Versuche mittels Veränderung der Unterstützungsfläche, Einsatz von Zusatzaufgaben (Augenkreisen, Kopfrotation) oder geringen Störeinflüssen externer Personen ein „leichtes Wackeln" zu erzeugen, welches vorzugsweise über Rumpfbewegungen kompensiert wird. Möglichst wenig „Grundspannung" aufbauen! Weniger ist dabei mehr!
Umfang	10–20 min
Dauer	maximal 20 s/Serie
Serien	3–5 Serien mit lohnenden bis vollständigen Pausen (Kreisbetrieb/Zirkeltraining empfohlen)

Zusammenfassung

Zur Aktivierung tief liegender Rumpfmuskulatur bieten sich mehrere Trainingsmethoden an. Einsatz und Intensität hängen von der Zielgruppe (Patient vs. Hobbysportler), den körperlichen Voraussetzungen und den räumlich-materiellen Gegebenheiten ab. Die Gegenüberstellungen in ➢ Tab. 2.12 und ➢ Tab. 2.13 geben Hinweise für die Auswahl und Umsetzung der geeigneten Trainingsform.

Tab. 2.11 Trainingsprogramm – Kombi-Train

Vorbereitung	Klassische Erwärmung
Aufgabe	Versuche durch Einsatz von Zusatzgeräten herkömmliche Kräftigungsübungen der Rückenmuskulatur koordinativ zu unterstreichen.
Umfang	15–30 min
Dauer	Dauer: 10–30 Sekunden (je nach Intensität)
Serien	3–5 Serien mit lohnenden Pausen

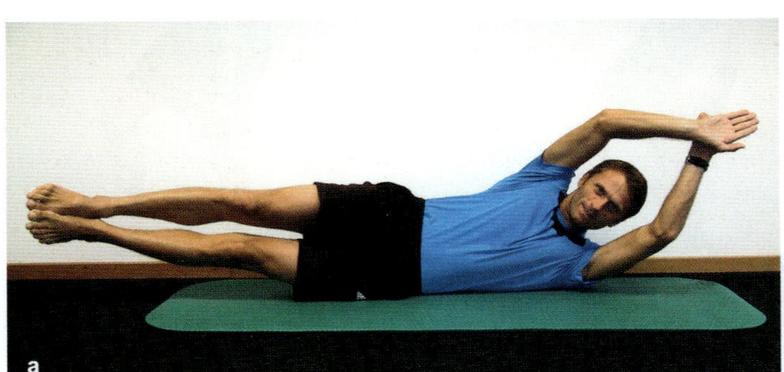

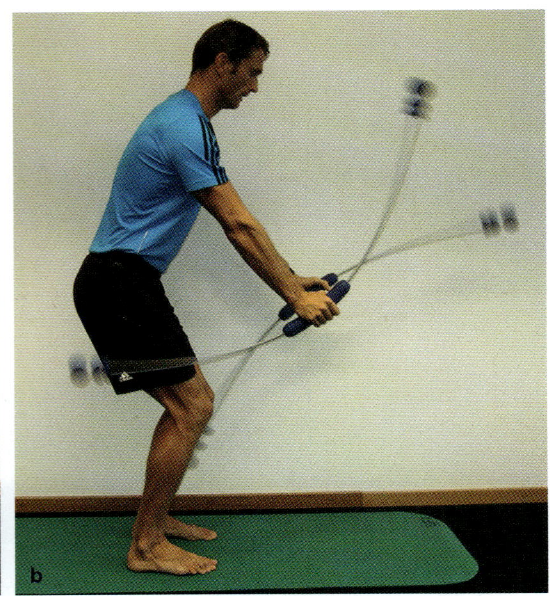

Abb. 2.10 Beispiele Kombi-Train – Koordinatives Muskeltraining für den Rumpf mit mittleren Kraftreizen [P410]
a) im Liegen; b) im Stehen

Tab. 2.12 Einsatzbereiche für Iso-Train, Proprio-Train und Kombi-Train

Adressat	Iso-Train	Proprio-Train	Kombi-Train
Rückenschmerzpatienten, (chronisch, unspezifisch, rezidivierend)	++	+	+/–
Rückenschulteilnehmende mit rezidivierenden Rumpfbeschwerden	+/–	++	+
Ambitionierter Freizeitsportler	–	++	++
Athlet/Leistungssportler	–	+/–	++
Legende: ++ = wichtiger Inhalt; + = sinnvoll; +/– = mit Einschränkungen; – = wenig sinnvoll			

Tab. 2.13 Iso-Train, Proprio-Train und Kombi-Train im Vergleich

	ISO-Train	Proprio-Train	Kombi-Train
Indikation	Therapie	Therapie, Prävention, Gesundheits- und Reha-Sport	Prävention, Fitness und Gesundheitssport
Vorbereitung	Wahrnehmung/Palpation	aktive Mobilisation	klassische Erwärmung
Intensität	minimal (ca. 5 %)	gering (< 25 %)	mittel bis hoch (> 25 %)
Merkmale	• isolierte Aktivierung • 10 × 10 s • 3 Serien	• quasi-statisch • kleine Amplituden • kleine Unterstützungsfläche • möglichst wenig Grundspannung • 10–20 s	• auch dynamisch • größere Amplituden • globale Muskelaktivierung • 10–30 s
Steigerung	• Liegen/Sitzen/Stehen • mit/ohne Palpation	• Unterstützungsfläche • vertikal zu horizontal • Geräteeinsatz • Zusatzaufgaben	• Gewichte und Hebel • Geräteeinsatz • Unterstützungsfläche • Zusatzaufgaben
Abbildungen: [P410]			

2.5.5 Funktionelles Training

Das moderne Funktionelle Training (Functional Training, FT) hat seine Wurzeln in der orthopädischen und neurologischen Rehabilitation. Zunächst wurden spezifische Inhalte mit dem Ziel der Rehabilitation nach Verletzungen oder Operationen eingesetzt, um Defizite zu beheben, den Patienten wieder auf Belastungen in seinem Alltag vorzubereiten und somit seine Belastungstoleranz zu verbessern. Später spielten im FT präventive Aspekte und die Konditionierung von Athleten eine immer stärkere Rolle. Ein entscheidender Unterschied zum herkömmlichen Training besteht darin, dass bei Übungen des FT die Ausgangsstellung durch den Körper selbst stabilisiert werden muss. Grundsätzlich geht es im FT um einen adäquaten Umgang mit den an den Körper gestellten Anforderungen in mehreren Bewegungsebenen.

Wichtige Charakteristika des funktionellen Trainings
- Ausgangsstellung muss selbst stabilisiert werden
- Kontrolle der Anforderung in mehreren Bewegungsebenen
- Beteiligung mehrerer Gelenke
- Imitation der Zielfunktion

Mithilfe dieses Trainingskonzepts werden somit Haltungen (z.B. Ausgangstellungen von Bewegungen), aber auch Bewegungen bzw. Bewegungsmuster trainiert. Stellvertretend sollen hier der Chop und der Lift vorgestellt werden (➤ Abb. 2.11). Chop und Lift sind zwei diagonale Bewegungsmuster mit Ursprung in der Propriozeptiven Neuromuskulären Fazilitation (PNF) (Voight und Hoogenbom 2008). Eine abwärts gerichtete Bewegung beider Arme, die auf der einen Seite beginnt und auf der anderen Seite des Rumpfes endet, wird als Chop bezeichnet. Eine aufwärts gerichtete Bewegung hingegen wird als Lift bezeichnet.

Das Training einzelner Muskeln tritt dabei in den Hintergrund. Ein wesentlicher Bestandteil des FT sind Progressionen. Mithilfe von Progressionen werden die Trainingsinhalte dem aktuellen Leistungsvermögen der Teilnehmenden angepasst. Die Bewegungsqualität nimmt im FT eine zentrale Rolle ein. So wie zu leichte Übungen progressiv gesteigert werden, müssen zu schwere Übungen vereinfacht werden (Regression).

Übungen des FT wird das Ziel beabsichtigen, die relevante Bewegung so exakt wie möglich zu imitieren. Das FT entspricht somit einem Imitationstraining der Zielfunktion. Dabei geht es um Kraftentwicklung, aber vor allem um deren Kontrolle während der Bewegungsausführung in Sport und Alltag. Im FT ist der Ansatz, die Gelenke nach ihren primären Anforderungen zu klassifizieren, weit verbreitet (Boyle 2012). Dabei wechseln sich die Anforderungen an die Gelenke bzw. Wirbelsäulenabschnitte ab. Dies sollte insbesondere bei der Übungsauswahl und der Trainingsgestaltung berücksichtigt werden.

Korrigierende Übungen

Übungen, welche Kompensationsbewegungen nicht zulassen oder diese verhindern, werden als korrigierende Übungen bezeichnet. Das Besondere an diesen Übungen ist, dass sie Autolimitationen beinhalten. Der Teilnehmer bekommt bei der Ausführung sofort ein Feedback über den Erfolg der Umsetzung. Dabei wird insbesondere die Wahrnehmung von Bewegungen, aber auch die von Bewegungsfehlern geschult. Das verbale Feedback tritt dabei in den Hintergrund. Eine fehlerhafte Ausführung ist oft gar nicht möglich. Die Auswahl der korrigierenden Übungen richtet sich nach der Identifikation potenzieller Dysfunktionen. Häufig muss zunächst die Beweglichkeit hypomobiler Strukturen gefördert werden. Erst im Anschluss werden Übungen zur dynamischen Stabilisierung eingesetzt.

Functional Training – korrigierende Übungen

Diesen vorbereitenden Übungen folgen komplexere Bewegungsmuster, welche auf die Zielaufgabe (Heben, Tragen und Umsetzen von Lasten) vorbereiten oder diese imitieren. In Anlehnung an Voight und Hoogenboom (2008) kann ein

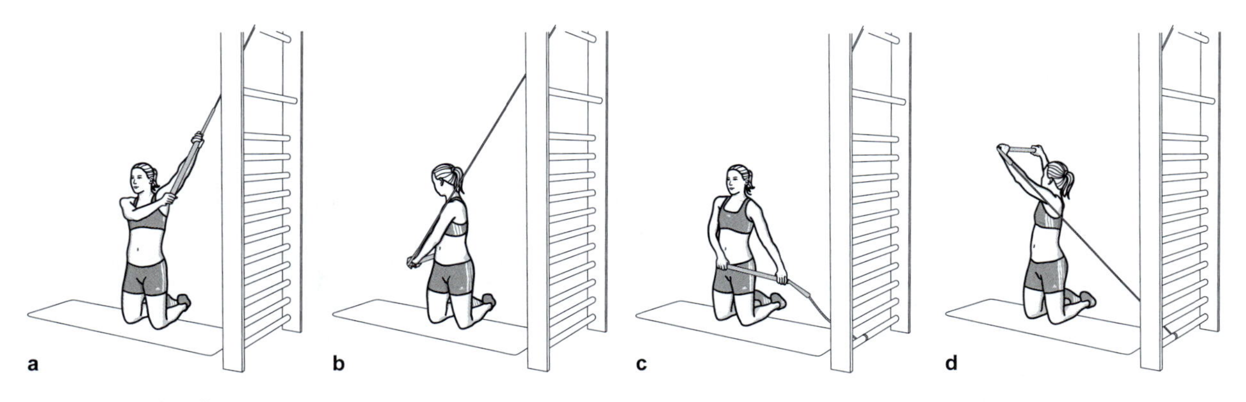

Abb. 2.11 Klassische Übungsbeispiele des funktionellen Trainings [W1022]
a) und b) Chop leicht
c) und d) Lift schwer

schrittweises Vorgehen bei der Festlegung der (korrigierenden) Übung hilfreich sein.

Bei der Festlegung der Zielsetzung der Übung spielt die identifizierte Dysfunktion eine wesentliche Rolle. Diese Einschränkung sollte eine möglichst große Auswirkung auf die Zielfunktion oder Aufgabe haben. In einem zweiten Schritt wird die Ausgangsstellung für die Übung festgelegt. Zu guter Letzt wird das Bewegungsmuster definiert. Ein entsprechendes Beispiel aus der betrieblichen Praxis wird nachfolgend beschrieben. Bei einseitigen Bewegungsmustern oder Aufgaben kann ein Seitenvergleich sehr hilfreich sein. Sowohl der Therapeut als auch der Patient profitieren von zusätzlichen Informationen. Mögliche geführte und freie Progressionen der Übung sind in ➤ Abb. 2.12 beispielhaft veranschaulicht.

BEISPIEL

Ein Fall aus der betrieblichen Praxis

Herr Walther ist 46 Jahre alt und arbeitet in einem mittelständischen Unternehmen als Lagerarbeiter. Das Heben, Tragen und Umsetzen schwerer Lasten gehört zu seinen täglichen Aufgaben. Besonders für Menschen im mittleren und späten Erwachsenenalter mit erhöhten physischen Anforderungen im beruflichen Alltag ist eine gute Funktion und Kontrolle der Rumpfmuskulatur unerlässlich.
Hinsichtlich der biologischen Ursachen können Rückenprobleme vereinfacht auf eine Dekonditionierung der Muskulatur (Kraft, Ausdauer) der betroffenen Region, auf eine Dekompensation aufgrund von Einschränkungen beteiligter Strukturen (z. B. Mobilitätseinschränkung) oder auf Probleme mit Bewegungsmustern (Koordination) zurückgeführt werden (Verbunt et al. 2013). Ein umfassendes präventives Trainingsprogramm sollte möglichst alle erwähnten Aspekte mitberücksichtigen. Dabei sollten beteiligte Strukturen wie z. B. die Hüftgelenke ebenfalls einbezogen werden. Erste Übungen in einem Trainingsprogramm fördern die Beweglichkeit der oft eingeschränkten Brustwirbelsäule (aktive Mobilisation) und aktivieren die häufig zu schwache Gesäßmuskulatur (Training der Hüftextensoren). Im Anschluss kann das Bewegungsausmaß der Hüftgelenke sowie Stabilität des unteren Rumpfes verbessert werden (➤ Abb. 2.12).

PRAXISTIPP

Ein seit einiger Zeit diskutierter Ansatz des funktionellen Trainings ist das Konzept der Spiraldynamik®. Dieses betrachtet die Spirale als universales Funktions- und Konstruktionsprinzip, das auch im menschlichen Körper wirkt. Dem Konzept der Spiraldynamik zufolge erfolgt Bewegung in sogenannten Koordinationseinheiten zwischen endständigen Knochen, die als Pole bezeichnet werden (z. B. Oberarm mit Humeruskopf und Hand). Der Bewegungsimpuls geht demnach von den Polen aus, der Raum zwischen den Polen folgt mit einer spiraligen Bewegung. Mit der Bewusstmachung und Einübung dreidimensionaler achsensymmetrischer Bewegungen innerhalb dieser funktionellen Einheiten sollen physiologische Bewegungsmuster wiedererlernt und in den Alltag integriert werden.
Spiraldynamik

2.5.6 Trainings-Kurzprogramme

Ein häufig auftretendes Problem bei der Umsetzung von Bewegungsinterventionen in Unternehmen sind knappe zeitliche Ressourcen der Beschäftigten. Viele Beschäftigte können maximal 10–15 min ihrer Pause für aktive, wirksame Bewegungsprogramme investieren. In solchen Fällen sind ggf. Varianten von intensiven Kurzprogrammen (z. B. HIIT, HIT) eine gut umsetzbare Alternative.

Hoch intensives Intervall-Training (HIIT) beruht auf den grundlegenden Trainingsprinzipien des deutschen Radsporttrainers Wolfram Lindner und ist originär eine Art des Ausdauertrainings. In den zurückliegenden Jahren sind mehrere sportwissenschaftliche Publikationen zu den positiven Effekten veröffentlicht wurden. So konnte HIIT in Bezug auf konditionelle Effekte ähnlich gute oder sogar bessere Ergebnisse vorweisen wie moderates Ausdauertraining (Gibala et al. 2012).

In einer leistungsorientierten norwegischen Studie konnte sogar nachgewiesen werden, dass ein HIIT mit kürzeren Belastungsphasen von insgesamt 5 Minuten höhere Effekte erzielen kann als bei längeren Belastungen mit einer Gesamtdauer von 30 Minuten (Rønnestad et al. 2015).

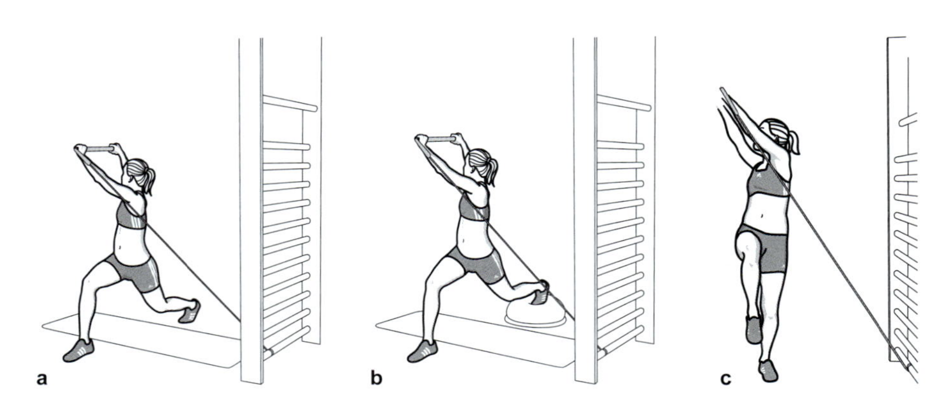

Abb. 2.12 a–c) Mögliche Progression für geführte dynamische Stabilisation des unteren Rumpfes [W1022]

Darüber hinaus sind die Effekte bzgl. Fettabbau sowie Motivation zum regelmäßigen Umsetzen einer Sporteinheit für diese Kurzprogramme höher als bei länger andauerndem, moderatem Ausdauertraining (Gaesser und Angadi 2011).

Durch die hohe Variabilität dieser Trainingsmethode können neben ausdauerorientierten Bewegungen auch Kraftelemente oder Mobilisationsübungen eingebettet werden. Damit wird eine Schwerpunktsetzung hin zum Kraftausdauertraining bzw. zur Beweglichkeitsförderung möglich (➤ Abb. 2.13). Durch die Aneinanderreihung von Kraftübungen, die unterschiedliche bzw. antagonistische Muskelgruppen adressieren, kann sogar auf das Setzen einer Pause zwischen den Übungen verzichtet werden, was Motivation und Kurzweile enorm fördert.

Sehr einfach kann durch die Auswahl reiner Mobilisationsbewegungen der Wirbelsäule eine rückenspezifische Beweglichkeitsförderung erreicht werden. Dieses leicht umsetzbare Kurzprogramm bietet sich für Berufsgruppen mit Bewegungsmonotonie oder Zwangshaltungen bestens an. Es kann im Stehen oder Sitzen durchgeführt werden und hat den Vorteil, dass Beschäftigte beim Ausführen nicht ins Schwitzen geraten.

In ➤ Tab. 2.14 ist exemplarisch ein Praxisbeispiel für das Trainingsziel „Ausdauer und aktive Mobilisation" dargestellt.

Vorlage für weitere Kurzprogramme

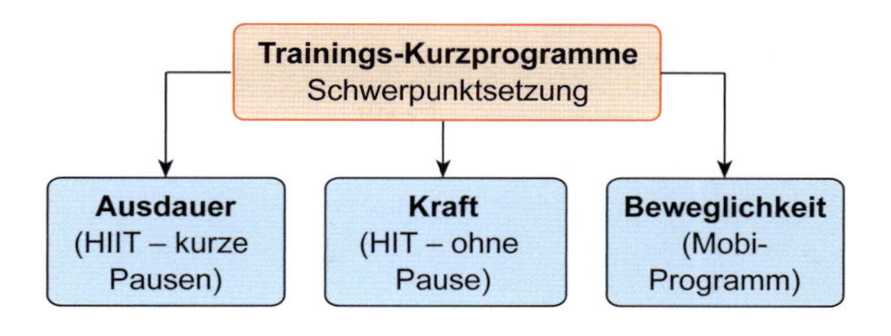

Abb. 2.13 Varianten von Trainings-Kurzprogrammen mit unterschiedlicher Schwerpunktsetzung [L143]

Die Intensität des Trainingsprogramms kann auf unterschiedliche Fitnessniveaus durch Variation der Übung angepasst werden. Die Skipping-Übung wird z. B. erleichtert durch Gehen auf der Stelle oder erschwert durch einen zügigen Kniehebelauf. Eine leichte Version des Hampelmanns wäre die abwechselnd einseitige Ausführung, wogegen die gesprungene Variante inkl. Hoch-Tief-Bewegungen eine Intensivierung darstellt. Anhand einer ausgewählten Kraftübung (Liegestütz) werden unterschiedliche Schwierigkeitsgrade (moderat, mittelschwer, schwer) beispielhaft dargestellt:

- Leicht: Liegestütz auf den Knien
- Mittelschwer: Liegestütz auf den Füßen (klassisch)
- Schwer: Liegestütz mit abwechselndem Vorziehen eines Knies

Tab. 2.14 Trainingsprogramm – Ausdauer mit Mobilisationspausen (7:30 Min.)

Übung/aktive Pause (P)		Wdh./Zeit	Bemerkung
Übung 1: Skipping bzw. Kniehebelauf		20 s	• zügige Ausführung • intensiver Armeinsatz
Pause: Mobilisation der Wirbelsäule		10 s	• Krümmen und Strecken • langsame Ausführung • kurze aktive Erholung

Tab. 2.14 Trainingsprogramm – Ausdauer mit Mobilisationspausen (7:30 Min.) *(Forts.)*

Übung/aktive Pause (P)		Wdh./Zeit	Bemerkung
Übung 2: Kniebeuge bzw. Sprünge		20 s	• schnelles Ausführen • Hände berühren den Boden
Pause: Mobilisation		10 s	
Übung 3: Hampelmann		20 s	• schnelles Ausführen • möglichst gesprungen
Pause: Mobilisation		10 s	
Programmdesign	5 Durchgänge (je nach Belieben auch mehr), Steuerung über die Zeit		
Benötigte Materialien	Uhr mit Sekundenanzeige		
Abbildungen: [P410]			

Eine individuell hoch wahrgenommene Belastung während der Übungsausführung ist für die Bereiche Ausdauer- bzw. Krafttraining sehr wichtig. Auf einer zehnstufigen Skala zur subjektiven Belastungseinschätzung (1 = sehr leicht bis 10 = extrem schwer) sollte die Intensität während des Trainings zwischen 7 und 9 liegen, um einen adäquaten Trainingseffekt zu erzielen.

Zusammenfassung

Die Wirksamkeit intensiver Kurzprogramme zur Verbesserung körperlicher Parameter ist sowohl bei gesunden als auch kranken Personengruppen belegt (Gibala et al. 2012). Diese Trainingsmethode bietet sich hervorragend an, um ausgewählte, leistungsorientierte Zielgruppen zu erreichen (z. B. Männer im Baugewerbe, Handwerk etc.). Darüber hinaus kann damit Beschäftigten in Unternehmen mit geringen Platzkapazitäten eine effektive Bewegungsalternative geboten werden. Der hohe motivationale Aspekt dieser sportlich orientierten Trainingsform unterstützt maßgeblich eine regelmäßige Umsetzung. Individuelle Verbesserungen können sehr gut über verkürzte Trainingszeiten bzw. eine Erhöhung der Wiederholungszahl innerhalb der gleichen Belastungsdauer wahrgenommen und mit anderen Arbeitskollegen verglichen werden.

Dagegen bieten sich moderate, auf die Bewegungsförderung ausgerichtete Varianten zur Umsetzung bei Sitzarbeitsplätzen bzw. Berufen mit Belastungsstereotypien an.

LITERATUR

Biering-Sørensen F (1984) Physical measurements as risk indicators for low-back trouble over a one-year period. Spine 9(2):106–119.

Boyle M (2012). Advances in functional training: training techniques for coaches, personal trainers and athletes. Santa Cruz: On Target Publications.

Faller G (2010). Lehrbuch Betriebliche Gesundheitsförderung. Bern: Huber.

Gaesser GA, Angadi SS (2011) High-intensity interval training for health and fitness: can less be more? J Appl Physiol 111(6):1540–1541.
Gibala MJ, Little JP, MacDonald MJ (2012). Physiological adaptations to low – volume, high – intensity interval training in health and disease. J Physiol 590(5):1077–1084.
Jull GA, Richardson CA (2000). Motor control problems in patients with spinal pain: a new direction for therapeutic exercise. J Manipulative Physiol Ther 23(2):115–17.
Kramer I, Sockoll I, Bödeker W (2009). Die Evidenzbasis für Betriebliche Gesundheitsförderung und Prävention. Eine Synopse des wissenschaftlichen Kenntnisstandes. Fehlzeiten-Report 2008, S. 65–76. Heidelberg: Springer.
Meier H (2007) Medizinische Trainingstherapie in der Praxis: Methodik der MTT. München: AMS.
Meinel K, Schnabel G (2007) Bewegungslehre Sportmotorik: Abriss einer Theorie der sportlichen Motorik unter pädagogischem Aspekt. Aachen: Meyer & Meyer.
O'Sullivan PB (2000). Masterclass. Lumbar segmental „instability": clinical presentation and specific stabilizing exercise management. Manual Ther 5(1):2–12.
Richardson CA, Hodges P, Hides JA (2004). Therapeutic exercise for lumbopelvic stabilization: a motor control approach for the treatment and prevention of low back pain. London: Churchill Livingstone.
Rønnestad BR, Hansen J, Vegge G, Tønnessen E, Slettaløkken G (2015) Short intervals induce superior training adaptations compared with long intervals in cyclists – An effort matched approach. Scand J Med Sci Sports, 25(2):143–151.
Taimela S, Kankaanpää M, Luoto S (1999). The effect of lumbar fatigue on the ability to sense a change in lumbar position: a controlled study. Spine 24(13):1322.
Tsao H, Hodges PW (2008) Persistence of improvements in postural strategies following motor control training in people with recurrent low back pain. J Electromyogr Kinesiol 18(4):559–67.
Verbunt J, Seelen H, Vlaeyen J (2003). Disuse and deconditioning in chronic low back pain: concepts and hypotheses on contributing mechanisms. Eur J Pain 7(1):9–21.
Voight M, Hoogenboom B (2008) The chop and lift reconsidered: integrating neuromuscular principles into orthopedic and sports rehabilitation. N Am J Sports Phys Ther 3(3): 151–159.

2.6 Physiotherapeutische Aspekte

Günter Lehmann und Andrea Wittenbecher

Auf einen Blick

- Aufgaben von Physiotherapeuten im Betrieb
- Physio-Sprechstunde zur Begleitung von Beschäftigten mit Beschwerden im Bereich des Bewegungssystems
- ErgoPhysConsult® (EPC) – ein Konzept zur Einbettung physiotherapeutischer Aspekte in einen systematischen betrieblichen Gesundheitsförderungsprozess

Leitfragen

- Welche Aufgaben haben Physiotherapeuten im Rahmen der Betrieblichen Gesundheitsförderung?
- Welchen Beitrag leisten Physiotherapeuten zur Förderung der Rückengesundheit im Betrieb?
- An wen richtet sich die Physio-Sprechstunde im Betrieb?
- Wie ist die Physio-Sprechstunde aufgebaut?
- Aus welchen sechs Schritten besteht das ErgoPhysConsult®-Konzept (EPC)?

2.6.1 Die Physio-Sprechstunde im Betrieb

Günter Lehmann

Ein wichtiges Tool im Rahmen der physiotherapeutischen Angebote zur Betrieblichen Gesundheitsförderung ist die Physio-Sprechstunde. Gekennzeichnet ist die Physio-Sprechstunde durch eine eher sekundärpräventive als primärpräventive Strategie. Sie wird von Beschäftigten mit bereits vorhandenen Beschwerden im Bereich des Bewegungssystems genutzt.

Ziele

Die Physio-Sprechstunde soll keine ärztliche Diagnostik oder physiotherapeutische Behandlungen ersetzen. Stattdessen ist es Aufgabe der physiotherapeutischen Fachkraft, gemeinsam mit dem betroffenen Mitarbeiter arbeitsbedingte Belastungsstörungen zu identifizieren und geeignete Interventionen auf den Weg zu bringen.

Zielgruppen

Zur Zielgruppe der Physio-Sprechstunde gehören Beschäftigte mit folgenden Beschwerdebildern:

- Immer wieder auftretende Beschwerden des Bewegungssystems, wie Gelenk- und Rückenbeschwerden
- Spannungs- Regulationsstörungen, z. B. Schulter-Nacken-Beschwerden infolge von hypertoner Schulter-Nacken-Muskulatur
- Repetitive-Stain-Injury-Syndrom, z. B. mit Mausarm und HWS-Problemen
- Muskuläre Dysbalancen aufgrund von einseitiger Arbeitshaltung
- Kopf- und Nackenschmerzen bei der Bildschirmarbeit
- Rücken- oder Kniebeschwerden, insbesondere bei starken Hebe- und Tragebelastungen bzw. knienden Tätigkeiten

Physio-Sprechstunde I

Der Physiotherapeut erfasst zunächst in einem umfassenden Gespräch mit dem Mitarbeiter die personenbezogenen Daten, wie Name, Alter, Geschlecht, Körpergröße, Gewicht und den Tätigkeitsschwerpunkt.

Screening

Daraufhin folgt ein umfassendes Screening. So wird der Mitarbeiter z. B. befragt, welche Hauptbeschwerden bei ihm vorliegen und welche Zusammenhänge er zu seinen Arbeitsbelastungen sieht. Es ist von entscheidender Bedeutung zu erfassen, wann und bei welchen Tätigkeiten die Beschwerden auftreten oder sich verstärken. In diesem Zusammenhang wird der Mitarbeiter auch befragt, ob er bereits eigene gesundheitsfördernde Maßnahmen ergreift. Er wird befragt, ob er beispielsweise Entlastungs- und Ausgleichsübungen, Übungen zur Spannungsregulation oder auch Arbeitstechniken aus der Rückenschule kennt. Wenn ja, ist dabei auch zu erfassen, wie sich die Maßnahmen bislang auswirkten und ob der Mitarbeiter die Entlastungs- und Ausgleichsübungen oder Arbeitstechniken aus der Rückenschule gut umsetzen kann.

Physiotherapeutischer Befund

Im weiteren Schritt erfolgt eine physiotherapeutische Diagnostik und Befundaufnahme. Hierbei ist es von großer Bedeutung, u. a. Gelenk- und Rückenbeschwerden, spezifische Schmerzpunkte (Trigger- und Tenderpoints), sowie Funktionsstörungen von Gelenken, Muskeln und Faszien zu ermitteln. Mithilfe umfassender Beweglichkeitstests kann darüber hinaus festgestellt werden, ob gravierende Bewegungseinschränkungen vorliegen, ob im Seitenvergleich Differenzen festzustellen sind oder ob bestimmte Bewegungen Beschwerden hervorrufen. Auch Stabilisations- und Krafttests werden eingesetzt, damit z. B. muskuläre Insuffizienzen oder unzureichende Stabilisationsfähigkeiten erfasst werden können. Besonders bei Mitarbeitern ab 50 Jahren lohnt es sich auch, Gleichgewichtstests wie z. B. den Einbeinstand oder das Achterkreisen anzuwenden, um auch eventuellen Sturz- und Unfallrisiken entgegen wirken zu können.

Befundbesprechung

Nach der Diagnostik und Befundaufnahme werden mit dem Mitarbeiter in einem ausführlichen persönlichen Gespräch alle relevanten Auffälligkeiten besprochen. Das Gespräch wird nicht defizit-, sondern ressourcenorientiert geführt. Es geht primär darum, dem Mitarbeiter folgende Erkenntnisse zu vermitteln:

- Welche gesundheitsfördernden Aktivitäten sind besonders wichtig?
- Welche effektiven Entlastungs- und Ausgleichsübungen können während der Arbeit durchgeführt werden?
- Wie kann eine aktive Pause gestaltet werden?
- Wie lässt sich die Arbeitstechnik optimieren?
- Welche ergonomischen Hilfsmittel stehen zur Verfügung?
- Mit welchen BGF-Angeboten kann die Arbeitsgesundheit gestärkt werden?
- Mit welchen Übungen kann zu Hause den Beschwerden entgegengewirkt werden? Dabei kann auch der Einsatz von Kleingeräten, wie Thera-Band®, Fitball, Leichthantel oder Faszienrolle und Faszienball angeregt werden.
- Welche gesundheitsfördernden Aktivitäten sind in der Freizeit besonders empfehlenswert?

Zielvereinbarungen

Auf Grundlage des Screenings und der physiotherapeutischen Diagnostik werden mit dem Mitarbeiter gemeinsam realistische Ziele zur Stärkung seiner Arbeitsgesundheit und Verbesserung seines Wohlbefindens vereinbart. Die Zielvereinbarungen erfolgen schriftlich, sodass der Mitarbeiter immer wieder die Möglichkeit hat, sich sein eigenes Vorhaben in Erinnerung zu rufen und sich an den persönlichen Zielvereinbarungen zu orientieren.

Folgetermine und Ergonomie-Coaching

Am effektivsten ist die Physio-Sprechstunde, wenn sie mit einem Ergonomie-Coaching und einem weiteren Beratungstermin verbunden wird. Aus diesem Grunde werden bei der ersten Physio-Sprechstunde bereits die weiteren Folgetermine abgesprochen.

Das Ergonomie-Coaching kann als persönlicher Coaching-Termin am Arbeitsplatz durchgeführt werden. Der Mitarbeiter kann seine Arbeitshaltung demonstrieren oder zeigen, wie er die erlernten Arbeitstechniken und Entlastungs- und Ausgleichsübungen anwendet. Ausführungsprobleme können direkt in der Arbeitssituation optimiert werden. Auch verhältnispräventive Interventionen, z. B. bei der Einstellung des Arbeitsplatzes auf den betroffenen Mitarbeiter, lassen sich bei diesem Coaching-Termin verwirklichen.

Physio-Sprechstunde II – Abschlussgespräch und Evaluation

Innerhalb der zweiten Physio-Sprechstunde gibt der Mitarbeiter ein Feedback über die verabredeten gesundheitsfördernden Maßnahmen. Dabei wird zur Stärkung der Selbstwirksamkeit zunächst der Fokus auf die erfolgreiche Umsetzung von Aktivitäten gelegt. Es wird z. B. gefragt, welche Beschwerden behoben oder reduziert werden konnten, welche Aktivitäten eine Entlastung oder Verbesserung des Wohlbefindens bewirkten. Testverfahren aus der ersten Sprechstunde werden noch einmal wiederholt, damit festgestellt werden kann, ob sich z. B. Kraftwerte oder das Gleichgewichtsvermögen verbessert haben. Bei noch vorhandenen Umsetzungsproblemen oder auch Beschwerden bekommt der Mitarbeiter weitere Anregungen und Tipps zur Bewältigung.

➢ Tab. 2.15 gibt einen Gesamtüberblick über Ablauf und Inhalte der Physio-Sprechstunde.

Tab. 2.15 Ablauf einer Physio-Sprechstunde im Betrieb

Physio-Sprechstunde I	
• **Ist-Analyse:** – Screening – Physiotherapeutische Diagnostik	
• **Befundbesprechung** • **Maßnahmenplanung** • **Zielvereinbarung, Planung der Folgetermine** • **Ergonomie-Coaching**	
Demonstration des Mitarbeiters von … • Arbeitshaltung • erlernten Arbeitstechniken • erlernten Entlastungs- und Ausgleichsübungen	**Optimierung von …** • Arbeitshaltung • Arbeitstechniken • Entlastungs- und Ausgleichsübungen
• **Verhältnisprävention:** Einstellung und Anpassung des Arbeitsplatzes	
Physio-Sprechstunde II	
• **Evaluation, Reflexion** – Retests relevanter Testverfahren – Stärkung der Selbstwirksamkeit – Abschlussgespräch	
• **Beratung, Anregungen, Tipps** bei noch vorhandenen Problemen und Beschwerden	

2.6.2 Physiotherapeutisches Gesamtkonzept – ErgoPhysConsult® (EPC)

Andrea Wittenbecher

Betriebsphysiotherapeuten im internationalen Vergleich

In Ländern, in denen die betriebliche Gesundheit (Corporate Health) bereits eine längere Tradition hat, sind Physiotherapeuten seit Jahrzehnten vor allem als Ergonomen ein selbstverständlicher Bestandteil des interprofessionellen betrieblichen Gesundheitsteams. Zu diesen Ländern zählen z. B. Holland, Skandinavien und die angelsächsischen Länder. Auch Betriebsärzte, Betriebskrankenschwestern, Fachkräfte für Arbeitssicherheit, Psychologen oder Verhaltenswissenschaftler (Arbeits- und Organisationsentwicklung) und andere sind, abhängig von den jeweiligen Berufsrisiken der Unternehmen, Teil des betrieblichen Gesundheitsteams (Zalpour 2005; WHO 2002).

Im deutschsprachigen Raum hingegen sind Betriebsphysiotherapeuten als Ergonomen noch eher selten anzutreffen. In manchen Großbetrieben, vor allem in der Automobilindustrie, werden schon seit einiger Zeit Betriebsphysiotherapeuten fest angestellt. Sie arbeiten hier Hand in Hand mit den Arbeitsmedizinern und den Fachkräften für Arbeitssicherheit. Hin und wieder überschneiden sich sogar deren Tätigkeitsbereiche. Die betriebsärztliche Aufgabe ist grundsätzlich der Schutz und die Förderung der Gesundheit sowie die Arbeitsfähigkeit der Arbeitnehmer. Hier unterstützt der Betriebsphysiotherapeut im muskuloskeletalen Bereich.

Kernkompetenzen der Betriebsphysiotherapeuten

Um die Belastungen des Körpers herausfinden und mindern zu können, nutzen Physiotherapeuten in einem Betrieb die gesamte Bandbreite ihrer Kompetenzen. Zentrale Begriffe in der Physiotherapie sind hier die Bewegungsqualität, die Funktion und die Interaktion mit der Umwelt, die Deutung der Signale des Körpers sowie die gesundheitserhaltenden Maßnahmen. Die Aufgaben eines Betriebsphysiotherapeuten liegen in der Behandlung von (arbeitsbedingten) Beschwerden des gesamten Bewegungsapparats, in der Prävention, der Gesundheitsförderung und der Rehabilitation (berufliche Wiedereingliederung).

Im Vordergrund stehen der Erhalt und die Förderung der Gesundheit nicht nur des Rückens, sondern des gesamten muskuloskeletalen Systems, insbesondere auch des Schulter-/Armsystems und der Hände. Auch die Gestaltung menschengerechter Arbeitsplätze ist dabei relevant, mit dem Ziel, die Leistungsfähigkeit und Arbeitsfähigkeit der Beschäftigten vor allem mit Blick auf den demografischen Wandel länger zu erhalten.

Die Weiterbildung zum ErgoPhysConsult® (EPC)

Ende der 1990er-Jahre hat die Arbeitsgemeinschaft Prävention im Auftrag des Deutschen Verbands für Physiotherapie (ZVK) e. V. erstmals die Weiterbildung zum ErgoPhysConsult® (EPC) vorgestellt. Heute wird die Weiterbildung vom wissenschaftlichen Institut des ZVK, der Physio-Akademie GmbH, angeboten. Die Weiterbildung, die auch auf einen Masterstudiengang angerechnet werden kann, dauert ca. 2,5 Jahre, umfasst acht Fachmodule plus Zwischenprüfung und Praxisprojekt mit 174 Unterrichtseinheiten. Die Weiterbildung umfasst folgende inhaltliche Schwerpunkte:

- Gesundheitsmanagement
- Instrumente und Kennzahlen in der betrieblichen Gesundheitsförderung (BGF)
- Planung von Projekten sowie deren Umsetzung und Auswertung
- Evaluation funktionaler Leistungsfähigkeit
- Gesundheits- und Präventionstraining
- Marketing und Ergonomie
- Abschluss der Weiterbildung mit einem Praxisprojekt

Ziel des EPC-Konzepts ist es, teilnehmende Physiotherapeutinnen und Physiotherapeuten zu befähigen, sich zielgerichtet und professionell auf dem Markt des Betrieblichen Gesundheitsmanagements (BGM) zu positionieren und zu behaupten. Der EPC sollte nach Abschluss der Weiterbildung in der Lage sein, Arbeitsplatzanalysen, Mitarbeitercheckups, Leistungsprofile, Gesundheitsseminare und Workshops planen und umsetzen zu können, aber auch Unternehmen in gesundheitsbezogenen Fragen in der Rolle eines „Consultants" systematisch beraten zu können (Physio-Akademie 2016).

Das EPC-Netzwerk (epcN)

Das epcN ist ein deutschlandweit aufgestellter Zusammenschluss staatlich geprüfter Physiotherapeutinnen und Physiotherapeuten, die die Weiterbildung zum ErgoPhysConsult® absolviert haben (www.epc-netzwerk.de). Ziele des Netzwerks sind die Wissenserweiterung, ein kontinuierlicher Erfahrungsaustausch, der fortlaufende Aufbau des eigenen Wissens-Pools, die Erstellung von Werbematerialien, die gemeinschaftliche Anbahnung von Aufträgen und die gegenseitige Unterstützung bei der Auftragsbearbeitung. Die Mitglieder sind sowohl gemeinsam als Team als auch unabhängig voneinander aktiv.

Wie arbeitet ein EPC?

Die einzelnen Einsätze der EPCs in Betrieben können sich grundlegend voneinander unterscheiden, und auch ihre Aufgaben sind mit der „normalen" physiotherapeutischen Arbeit nicht zu vergleichen. Dies liegt einerseits natürlich an der Bandbreite der unterschiedlichen Unternehmen und Branchen, andererseits aber auch an den unterschiedlichsten Problemstellungen, die aus den Unternehmen an die EPCs herangetragen werden. Und genau das macht die Aufgabe des EPC so interessant und spannend, obwohl die Arbeitszeiten unregelmäßig sind, die Vor-und Nachbereitung für die Projekte oft am Abend, am Wochenende oder meist neben dem normalen Praxisbetrieb geschieht. Um auf dem neusten Stand zu bleiben (rechtlich, wissenschaftlich, produktetechnisch), muss viel recherchiert werden, müssen Messen besucht und Fortbildungen absolviert werden. Reisetätigkeit sollte dabei nicht gescheut werden. Auch stetiges Networking ist ein wichtiger Grundpfeiler. Kreative Arbeit und persönliche Handlungsfreiheit sind weitere relevante Aspekte, die von EPCs sehr geschätzt werden. Die häufigsten Aufträge stammen aus dem Bereich der Büroergonomie, aber auch Arbeitsplätze in der Produktion, im Labor, in der Pflege, in Gartenbetrieben, Reinigungsfirmen oder Zahnarztpraxen zählen zu den Einsatzbereichen von EPCs.

Der Handlungszyklus des epc-Netzwerks

Der folgende sechsstufige Handlungszyklus zeigt einen strukturierten Leitfaden, an dem sich EPC nach Erhalt eines Auftrags orientieren können.

(1) Festlegen der Arbeitsbereiche und Tätigkeiten

Als unterstützende Kraft in einem Betrieb untersucht der EPC mit den Verantwortlichen (z. B. Betriebsarzt, Sicherheitsfachkraft, Personalverantwortlicher, Unternehmer, Betriebsrat), in welchen Arbeitsbereichen des Unternehmens am dringendsten Handlungsbedarf besteht. Im Idealfall darf der EPC hier als Teil eines Gesundheitszirkels agieren. In diesem Schritt können verschiedene Fragebögen eingesetzt werden, z. B. der Work Ability Index (WAI). Anhand dieses sinnvollen Instruments kann festgestellt werden, wie hoch sowohl die aktuelle als auch die künftige Arbeitsfähigkeit von Mitarbeitern in den verschiedenen Unternehmensbereichen ist (BAuA 2013). Oft haben Betriebe aufgrund von gesundheitlichen Beschwerden der Beschäftigten, Krankschreibungen, Unfallstatistiken oder Fluktuation schon eine konkrete Vorstellung davon, in welchen Abteilungen der Einsatz des EPC stattfinden soll.

(2) Analyse/Gefährdungsermittlung

Im zweiten Schritt können die Arbeitsplätze mittels Arbeitsplatzanalyse und Gefährdungsermittlung hinsichtlich physischer und psychischer Gefährdungsfaktoren, Belastungen und Beanspruchungen des Einzelnen untersucht werden. Dabei werden die ergonomische Gestaltung, die Arbeitsumgebung, das Arbeitsumfeld, die Arbeitsbedingungen und -abläufe, die Arbeitsaufgaben, die Organisation und das Verhalten der Mitarbeiter mit einbezogen. Für die Arbeitsplatzanalyse und die Gefährdungsbeurteilung kommen unter anderem das SGA (Screening gesundes Arbeiten) (INQA 2016), die LMM (Leitmerkmalmethode, ➤ Kap. 1.3.4) (BAuA o. J.) oder die Ergonomiepfad-Analyse physischer Belastung zum Einsatz (Lübbert und Muzykorska 2005).

Auch andere standardisierte Fragebögen oder Messmethoden können eingesetzt werden. Falls erlaubt, ist das Fotografieren oder Filmen von Arbeitsplätzen und Arbeitsabläufe eine hilfreiche Methode, um Vorher/Nachher-Bilder anschaulich demonstrieren zu können. Auch biomechanische Berechnungen lassen sich damit einfach durchführen und das Foto- bzw. Videomaterial kann zudem zu Illustrationszwecken in einem Vortrag oder Workshop benutzt werden. Dabei sollte der Arbeitnehmer als Spezialist für seinen Arbeitsplatz weitestgehend einbezogen werden.

FAKTENWISSEN

Screening Gesundes Arbeiten (SGA)

SGA ist ein standardisiertes Instrument zur Durchführung von Beobachtungsinterviews im Rahmen der betrieblichen Gefährdungsbeurteilung. Der Leitfaden wurde von praktisch tätigen Physiotherapeuten sowie Arbeitspsychologen vom Institut für Arbeits-, Organisations- und Sozialpsychologie der Technischen Universität Dresden und dem bei INQA angeschlossenen Initiativkreis „Körper, Geist und Arbeit – ganzheitliche Prävention" entwickelt.

SGA zielt darauf ab, Gefährdungen an Arbeitsplätzen aller Branchen zu identifizieren, die zu Belastungen und Erkrankungen des Muskel-Skelett-Systems führen. Dabei werden folgende Risikofaktoren untersucht (INQA 2016):

- Physische Belastungen (z. B. Zwangshaltungen, einseitige Belastung, ständig wiederkehrende Bewegungen)
- Psychische Belastungen (z. B. Arbeiten mit fehlender Abwechslung, fehlender Anerkennung und Weiterentwicklung, Informationsdefizite, Zeitdruck und Monotonie, ständige Über- oder Unterforderung)
- Physikalische Belastungen (z. B. unbehagliches Klima, ständig Zugluft, Kälte-Wärme-Schwankungen, schlechte Luft, mangelnde Hygiene)

FAKTENWISSEN

Leitmerkmalmethode

Bei Gefährdungen durch manuelle Handhabung von Lasten wird die Leitmerkmalmethode (LMM, ➤ Kap. 1.3.4) eingesetzt. LMM wird von der Bundesanstalt für Arbeitsschutz und Arbeitsmedizin (BAuA) und dem Länderausschuss für Arbeitsschutz und Sicherheitstechnik (LASI) hierfür empfohlen. Erfasst werden vier Leitmerkmale:

- Zeitdauer/Häufigkeit
- Lastgewicht
- Körperhaltung
- Ausführungsbedingungen

Anschließend wird das Risiko der Gesundheitsgefährdung berechnet, woraus sich die weitere Vorgehensweise ergibt (BAuA o. J.) Die Leitmerkmalmethode gibt es für folgende Tätigkeitsbereiche:

- Heben, Halten und Tragen
- Ziehen und Schieben
- Manuelle Arbeitsprozesse

(3) Beurteilung

Die Ergebnisse der eingesetzten Messmethoden und Analyseinstrumente werden ausgewertet, und eine Bewertung des Gesundheitsrisikos an den verschiedenen Arbeitsplätzen wird aufgezeigt. Hier wird deutlich, in welchen Bereichen des Betriebs der Schwerpunkt für die Umsetzung von Maßnahmen liegen sollte.

(4) Ziele setzen und Maßnahmen definieren

Danach sind die Zielsetzung, die Entwicklung von Lösungsalternativen und die Auswahl der am besten geeigneten Lösungen an der Reihe. In enger Zusammenarbeit mit den Verantwortlichen und den Mitarbeitenden wird nach individuellen Lösungsalternativen und Maßnahmen gesucht. Die Ziele sollten dabei SMART, d. h. spezifisch, messbar, angemessen, realistisch und terminierbar sein. Folgende Maßnahmen können geeignet sein:

- Arbeitsmittel- und Arbeitstechniktraining
- Arbeitsplatzgestaltung oder -umgestaltung
- Durchführung von Vorträgen, Workshops, Gesundheitstagen, Ergonomie-Parcours, Wanderseminaren oder sonstigen, individuellen Gesundheitskursen

Die Maßnahmen sollten hinsichtlich ihrer jeweiligen Erfolgsaussichten priorisiert werden und diejenigen, die am meisten Aussicht auf Erfolg haben, zuerst eingesetzt werden. Hierbei handelt es sich um Verhältnismaßnahmen mit dem Ziel, Gefahrenquellen zu beseitigen und, soweit möglich, die betroffenen Arbeitsplätze an den Menschen anzupassen. Maßnahmen, die mehrere Aspekte in der Arbeitsumgebung berühren, sind am effektivsten. Manchmal sind kleine Veränderungen auch durch Sofortmaßnahmen zu lösen – gute Ergonomie muss also nicht teuer sein.

(5) Durchführen von Maßnahmen

Im nächsten Schritt wird ein konkreter Projektplan mit Verantwortlichkeiten für die Umsetzung und Realisierung der Maßnahmen mit einem Zeitplan erstellt.

(6) Kontrolle der Wirksamkeit

Im Anschluss an die eingesetzten Maßnahmen erfolgt die Evaluation, bei der der Erfolg des umgesetzten Gesundheitskonzepts bewertet wird. Auf dieser Basis wird eine Weiterführung oder Änderung definiert. Hier können z. B. die am Anfang des Projekts benutzen Messinstrumente und Fragebögen nochmals eingesetzt werden. Es ist in der Regel einfacher, verringerte Risiken zu messen, als einen veränderten Gesundheits- oder Krankenstand nachzuweisen.

Mögliche Stolpersteine des EPC

Wenn ein Betrieb ein funktionierendes Gesundheitsmanagementsystem etabliert hat, kann gute, nachhaltige Arbeit, wie im oben dargestellten Handlungszyklus beschrieben, durchgeführt werden.

Kosten: Welche Kosten hierfür letztendlich vom Unternehmen budgetiert werden sollen, ist im Vorfeld allerdings schwer festzulegen, da erst nach der Analyse oder der Gefährdungsermittlung die konkreten Maßnahmen festgelegt werden können. Dass nicht nur die Belastungsbeschwerden sinken, sondern durch gute Ergonomie am Arbeitsplatz auch die Qualität und die Produktivität positiv beeinflusst werden können, wissen die Wenigsten (Abrahamsson 2000, Eklund et al. 2006).

Viele Führungskräfte sehen in der Gesundheitsförderung und der Prävention nur Kostenfaktoren, weshalb sie nur kosmetische Maßnahmen durchführen. Lieber mal eine Massage, eine Turnstunde oder einen Vortrag durchführen, um aufzeigen zu können, dass etwas für die Gesundheit der Mitarbeiter unternommen wird. Solche Einsätze haben verständlicherweise nur eine kurzfristige Wirkung. EPCs können Unternehmen und deren Führungskräfte jedoch dahingehend beraten und sie dabei unterstützen, andere zielführende Wege einzuschlagen.

Nachhaltigkeit: Ein einziger Einsatz reicht je nach Größe des Betriebes oft nicht aus, um eine wirkliche Einsicht in das Unternehmen zu erhalten. Um sich ein gutes Bild und tiefgreifendes Verständnis über die Organisation und deren Arbeitsumgebung und -abläufe aneignen zu können, ist eine längere, intensive Zusammenarbeit mit dem Kunden unumgänglich. Denn nur basierend auf guter Vorbereitung und effizienter Planung und Umsetzung der vorgeschlagenen Maßnahmen können die Produktivität und die Qualität nachhaltig positiv beeinflusst werden.

Führungsverhalten: Auch die Wertschätzung der Mitarbeiter durch ihre Führungsverantwortlichen spielt im Kontext des Betrieblichen Gesundheitsmanagements eine wichtige Rolle. Vorgesetzte, die externe Berater ernst nehmen, die selbst an z. B. Ergonomie-Workshops oder Parcours teilnehmen und die Veranstaltungen nicht aus Kostengründen auf Termine außerhalb der Arbeitszeit verlegen, unterstützen mit ihrem Verhalten die Wertschätzung der Mitarbeiter und die Ernsthaftigkeit des Projekts wesentlich.

Interne Kooperation: Ein weiterer Stolperstein besteht darin, dass EPCs und Betriebsphysiotherapeuten in Deutschland nicht als selbstverständliche Partner von Betriebsärzten, Sicherheitsfachkräften und Personalverantwortlichen wahrgenommen werden. Hier müssen EPCs in den kommenden Jahren noch einiges an Überzeugungsarbeit leisten.

Ethische Fragen: Manche Aufträge bringen EPCs gar in ein ethisches Dilemma: Sind sie auf der Seite der Auftraggeber oder auf der Seite der Arbeitnehmer? Was, wenn sie Informationen erhalten, die nachteilig für den Arbeitnehmer sind, jedoch vom Arbeitgeber verlangt werden? Hier muss im Vorfeld mit den Verantwortlichen konkret festgelegt werden, welche Informationen betriebsintern weitergegeben werden dürfen und welche vertraulich behandelt werden müssen (z. B. Anonymität bei Fragebogenergebnissen).

Neukundenakquisition: Weiterhin stellt die Akquise von Neukunden oft eine große Herausforderung dar. Unternehmen wenden sich meist an die Anbieter, mit denen sie schon mal gearbeitet haben, ohne sich dabei am Markt nach möglichen Alternativen umzuschauen. In diesem Zusammenhang haben EPCs schon viel erreicht, wenn sie bei einem Unternehmen bereits „einen Fuß in der Tür" haben.

Ergebnisse der Maßnahmen: Sollte eine Intervention nicht das gewünschte Ziel erreicht haben, können verschiedene Ursachen in Betracht gezogen werden: zu hohe, unrealistische Ambitionen und Erwartungen, unspezifische Projektdefinition, mangelnde Ausnutzung bereits vorhandener interner Ressourcen (Wissen und Fähigkeiten der Arbeitskräfte, Hilfsmittel, Systeme), mangelhafte Anpassung an die Gegebenheiten und die Strukturen des Unternehmens.

LITERATUR

Abrahamsson L. (2000). Production economics analysis of investment initiated to improve working environment. Appl Ergon: 31: 1–7.

BAuA Bundesanstalt für Arbeitsschutz und Arbeitsmedizin (2013). Why WAI? – Der Work Ability Index im Einsatz für Arbeitsfähigkeit und Prävention. Dortmund: BAUA. www.baua.de/de/Publikationen/Broschueren/A51.html (Letzter Zugriff: 29.7.2017).

BAuA Bundesanstalt für Arbeitsschutz und Arbeitsmedizin (o. J.) Gefährdungsbeurteilung mithilfe der Leitmerkmalmethode. www.baua.de/de/Themen-von-A-Z/Physische-Belastung/Gefaehrdungsbeurteilung.html (Letzter Zugriff: 29.7.2017).

Eklund J, Hansson B, Karlqvist L, Lindbeck L & Neumann WP (2006). Work environment improvements and effects – a literature review. Arbete och Hälsa, 17

INQA Initiative Neue Qualität der Arbeit (2016) Der Leitfaden zum Screening Gesundes Arbeiten – SGA. Berlin: INQA. www.inqa.de/SharedDocs/PDFs/DE/Publikationen/leitfaden-screening-gesundes-arbeiten-sga.pdf?__blob=publicationFile (Letzter Zugriff: 29.7.2017).

Lübbert U, Muzykorska E (2005) Ergonomiepfad-Analyse physischer Belastung. Diekholzen: Selbstverlag Hildegard Schmidt (Letzter Zugriff: 29.7.2017). www.ergonomiecampus.de/wp-content/uploads/2017/03/Broschuere-Ergonomiepfad-1.pdf (Letzter Zugriff: 29.7.2017).

Physio-Akademie (2016) Weiterbildung zum ErgoPhysConsult®. www.physio-akademie.de/zertifikate-weiterbildungen/ergophys-consult-r-des-deutschen-verbandes-fuer-physiotherapie/ (Letzter Zugriff: 29.7.2017).

WHO Regional Office for Europe (2002). Good practice in occupational health services: a contribution to workplace health. Kopenhagen: World Health Organization. www.euro.who.int/__data/assets/pdf_file/0007/115486/E77650.pdf (Letzter Zugriff: 29.7.2017).

Zalpour C (2005) Physiotherapie: Auf dem Weg zur Professionalisierung. Dtsch Arztebl 102(14):A 966–968 www.aerzteblatt.de/archiv/46184 (Letzter Zugriff: 29.7.2017).

2.7 Psychologische Aspekte

Anne Flothow

2.7.1 Psychosoziale Schutz- und Risikofaktoren

Auf einen Blick

- Aufgaben von Psychologen im Betrieb
- Risikofaktoren für die Entstehung und Chronifizierung von Rückenschmerzen
- Betriebliche Handlungsmöglichkeiten

Leitfragen

- Welche Aufgaben haben Psychologen im Rahmen der Betrieblichen Gesundheitsförderung?
- Welche psychosozialen Risiko- und Schutzfaktoren lassen sich aufgrund von Studien identifizieren?
- Welche Handlungsmöglichkeiten zur Förderung der Rückengesundheit gibt es aus psychologischer Sicht?

Psychologen im Betrieb

Festangestellte (Arbeits-)Psychologen, die sich mit der Prävention von Rückenschmerzen beschäftigen, findet man in Betrieben nur in Ausnahmefällen. Nichtsdestotrotz spielt psychologisches Know-how eine große Rolle bei der Frage, wie Rückenschmerzen im Betrieb vorgebeugt werden kann und wie man mit rückenschmerzgeplagten Beschäftigen im Betrieb umgehen soll. In den Gesundheitsförderungsteams von Unfall- bzw. Krankenkassen und privatwirtschaftlichen Beratungsunternehmen sind daher meist Psychologen mit Schwerpunkten in den Bereichen Gesundheitspsychologie, Medizinpsychologie oder Arbeits-, Betriebs- und Organisationspsychologie beschäftigt. Zu ihren Aufgaben zählen häufig die Steuerung des Gesundheitsförderungsprozesses, die Durchführung von Mitarbeiterbefragungen, Stress- bzw. Schmerzbewältigungstrainings und Führungskräfteschulungen sowie die Anleitung von Entspannungsverfahren.

Risikofaktoren für Rückenschmerzen

Rückenschmerzen zählen zu den häufigsten und kostenträchtigsten Gesundheitsproblemen in ganz Deutschland (➤ Kap. 2.1). Bei ca. 80 % der Rückenschmerzen lässt sich kein zentraler Pathomechanismus nachwiesen – man spricht von sogenannten „unspezifischen Rückenschmerzen" (Hildebrand 2004). Sowohl für die Entstehung als auch für die Chronifizierung von unspezifischen Rückenschmerzen lassen sich somit allenfalls Faktoren beschreiben, die das Risiko erhöhen, an Rückenschmerzen zu leiden.

Neben allgemeinen Risikofaktoren wie Rauchen und Schichtzugehörigkeit werden in der Forschungsliteratur arbeitsbezogene körperliche Risikofaktoren, wie z. B. körperlich schwere Arbeit in Fehl- bzw. Zwangshaltungen oder das Heben schwerer Lasten und Vibrationen genannt (Lühmann et al. 2006; Robert Koch-Institut 2006, Gemeinsame Deutsche Arbeitsschutzstrategie 2015).

PRAXISTIPP

Welche körperlichen Tätigkeiten das Risiko für Rückenschmerzen erhöhen und welche Handlungsempfehlungen es für Betriebe und die Beschäftigten gibt, wird im Arbeitsprogramm MSE der Gemeinsamen Deutschen Arbeitsschutzstrategie gut beschrieben: www.gdabewegt.de/GDA_MSE/DE/Risikobezogene-Taetigkeiten/node-risikobezogene-Taetigkeiten-von-A-Z.html

Allerdings leiden auch Beschäftigte, die keine schwere körperliche Arbeit verrichten, dafür aber stark psychisch belastet sind, unter Rückenschmerzen. Dies legt die Annahme psychosozialer Risikofaktoren nahe.

Psychosoziale Risikofaktoren für Rückenschmerzen

Es liegt eine Vielzahl von empirischen Studien vor, die den Zusammenhang von arbeitsbedingten psychischen Belastungs- und Beanspruchungsfaktoren und Rückenschmerzen beschrieben haben (Vingaard und Nachemson 2000; Linton 2001; Stadler und Spieß, 2009; Flothow, Zeh und Nienhaus, 2009).

Arbeitsstress und Cinderella-Modell

Linton (2001) berichtet in seinen systematischen Review über mehrere Studien, die einen signifikanten Zusammenhang von Arbeitsstress (berufliche Anforderungen mit hohem Zeit- und Termindruck) und Rückenschmerzen aufzeigen. In einer weiteren Studie aus der Bauwirtschaft (Hartmann und Seidel 2008) konnte gezeigt werden, dass psychosozialer Stress (Termindruck) einen ebenso großen Einfluss auf Rückenschmerzen hat wie körperliche Faktoren (Heben und Tragen schwerer Lasten bzw. Zwangshaltungen).

Mit dem Cinderella-Modell (Hägg 1991; Lundberg und Johnsson 2002) werden Rückenschmerzen durch fehlende Entspannung und mangelnde Erholung der kleineren motorischen Einheiten im Muskel erklärt. Aufgrund von andauernden physischen und psychischen Stressoren während der Arbeit kommt es zu einem erhöhten Muskeltonus und der Ausschüttung von Stresshormonen. Kortisol bzw. Katecholamine bewirken eine verzögerte Rückstellung des hohen Muskeltonus. Erfolgt nach der Arbeitsbelastung keine Erholung in der Freizeit, bleibt die hohe Anspannung der Muskulatur bestehen, und es kommt bei synchronem Auftreten von physischen und psychischen Belastungen zu einem Anstieg von Erholungsstörungen im Muskelsystem und in der Folge zu Rückenschmerzen (➤ Abb. 2.14).

„Job Strain", Job-Demand-Control-Modell und Job-Demand-Ressources-Modell

Der Zusammenhang von Arbeitsanforderungen und Tätigkeitsspielraum wird im Job-Demand-Control-Modell (JD-C-Modell, ➤ Abb. 2.15) beschrieben (Karasek und Theorell 1990).

In diesem Balancemodell wird Stress durch ein gestörtes Gleichgewicht von Anforderungen *(demands)* und Tätigkeitsspielräumen *(control)* beschrieben. Bei hoher wahrgenommener Kontrolle werden die Anforderungen eher als positive Herausforderung wahrgenommen. Ist die wahrgenommene Kontrolle allerdings gering, führen hohe Arbeitsanforderungen zu einer reduzierten Selbstwirksamkeit und einer hohen psychischen Beanspruchung *(job strain)*. Vingaard und Nachemson beschreiben insgesamt acht Studien, die über einen Zusammenhang zwischen Rückenschmerzen und Job Strain berichten (Vingaard und Nachemson 2000).

Im erweiterten Job-Demand-Ressources-Modell (JD-R-Modell) werden sowohl Risikofaktoren *(job demands)* als auch Arbeitsressourcen (*job ressources*) berücksichtigt (Bakker & Demerouti, 2007). In diesem Modell werden einerseits negative Folgen (z. B. Gesundheitsbeschwerden) von Job De-

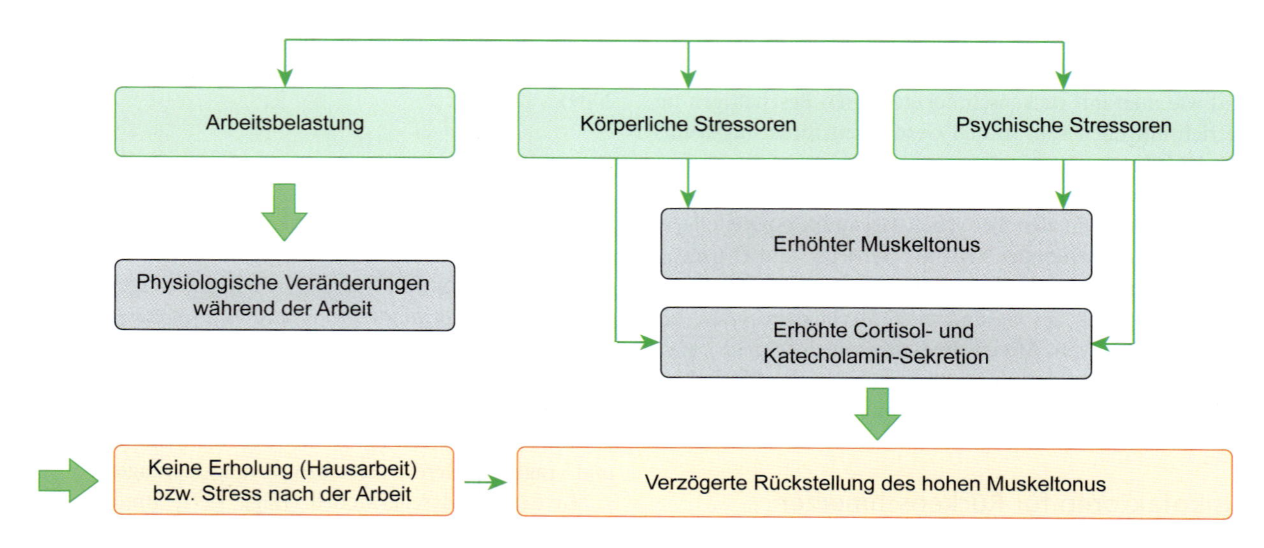

Abb. 2.14 Cinderella-Modell nach Hägg (1991) [L143]

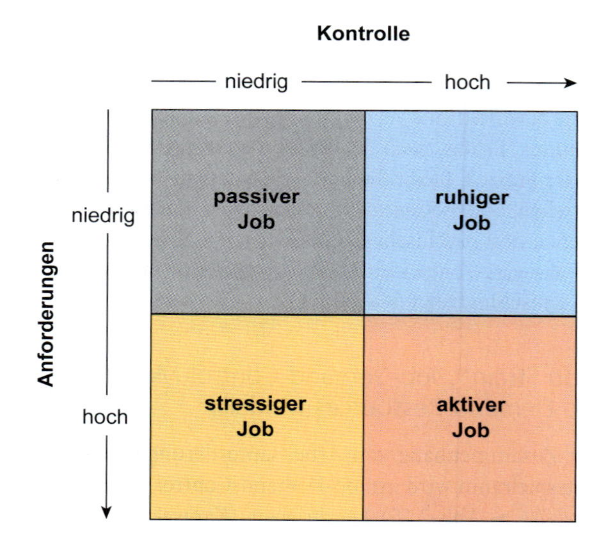

Abb. 2.15 Job-Demand-Control-Modell nach Karasek und Theorell (1990) [L143]

mands (z. B. Zeitdruck) thematisiert als auch andererseits positive Folgen (z. B. Wohlbefinden) von Job Ressources (z. B. soziale Unterstützung durch Vorgesetzte und Kollegen).

Gratifikationskrisen (ERI-Modell)

Im Modell der Gratifikationskrise (**ERI** = **E**ffort **R**eward **I**mbalance) wird das Auftreten von Erkrankungen mit dem fehlenden Gleichgewicht von hohen beruflichen Anstrengungen (hohe berufliche Leistungsbereitschaft und Verausgabung) und niedriger Belohnung (materielle Belohnung, Arbeitsplatzsicherheit, soziale Anerkennung, Weiterbildungs- und Aufstiegsmöglichkeiten) erklärt (Siegrist 1996, ➤ Abb. 2.16).

Das ERI-Modell ist auch im Zusammenhang mit Rückenschmerzen bei Polizeibeamten (Von dem Knesebeck et al. 2005) und bei Beschäftigten eines Verkehrsbetriebes (Dragano et al. 2003) untersucht worden. In beiden Studien konnte nachgewiesen werden, dass das Risiko, an Nacken-, Rücken- und/oder Hüftschmerzen zu leiden, bei Probanden, die von einem Ungleichgewicht zwischen Verausgabung und beruflicher Anerkennung betroffen waren, zwei- bis dreifach erhöht war.

Soziale Unterstützung

„Soziale Unterstützung" kann am Arbeitsplatz durch Vorgesetzte oder durch Kollegen gewährt werden. Beispiele hierfür sind:

- Materielle Unterstützung (z. B. Vorschüsse, Sonderzahlungen)
- Unterstützung durch helfendes Verhalten (z. B. Organisation von Ersatzkräften)
- Emotionale Unterstützung (z. B. Anteilnahme, Trost)
- Informative Unterstützung, Orientierungshilfe (z. B. Beratung)
- Positive gesellige Aktivitäten (z. B. Betriebsausflug, Walking-Gruppe)

Wie zahlreiche Studien belegen, lässt sich ein deutlicher Zusammenhang von geringer sozialer Unterstützung am Arbeitsplatz, insbesondere durch die Führungskräfte, und dem Auftreten von Rückenschmerzen nachweisen (Hoogendorn et al. 2000; Vingaard und Nachemson 2000).

Arbeitszufriedenheit

In einer prospektiven Längsschnittstudie bei den Boeing-Werken in Seattle/USA konnte geringe Arbeitszufriedenheit als zentraler Prädiktor für Rückenschmerzen identifiziert

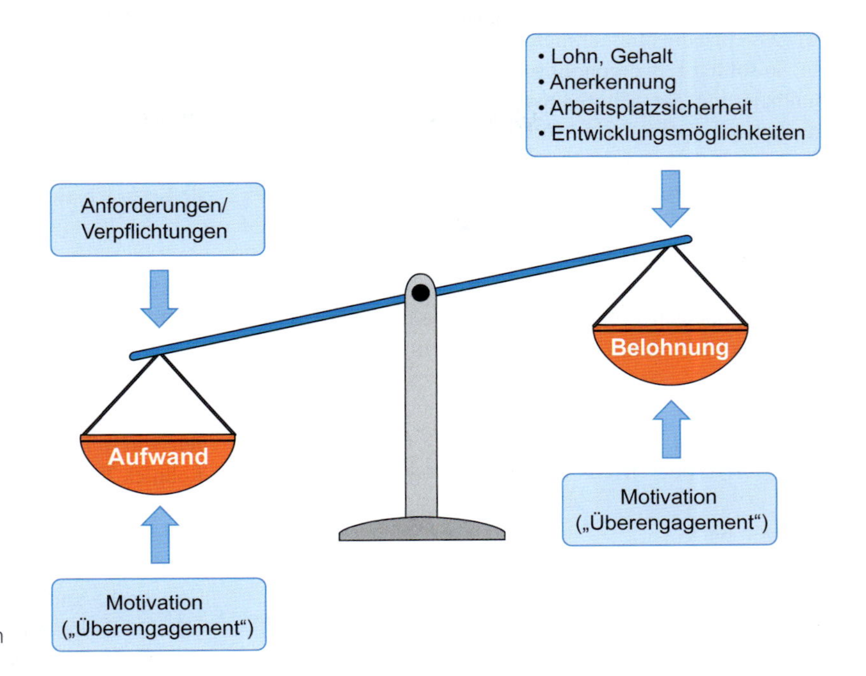

Abb. 2.16 Modell der Gratifikationskrisen nach Siegrist (1996) [L143]

werden (Bigos et al. 1991). Auch weitere Studien belegen den Zusammenhang von Rückenschmerzen und geringer Arbeitszufriedenheit (Hoogendorn 2000; Linton 2001).

Personale Risikofaktoren

Neben den genannten arbeitsbedingten Faktoren, spielen eine Reihe von persönlichen Faktoren des Arbeitnehmers eine wichtige Rolle für die Auftretenswahrscheinlichkeit von Rückenschmerzen. Dazu zählen vor allem folgende:

- Depressivität (Hasenbring 1999; Lühmann und Zimolong 2007)
- Ungeeignete schmerzbezogene Kognitionen „Katastrophisieren" (Pfingsten und Hildebrandt 2004)
- Emotionen wie Hilflosigkeit, Verzweiflung, Resignation
- Ungeeignete Schmerzbewältigung, wie z. B. Schon- und Vermeidungsverhalten (Hasenbring 1999)
- Unfähigkeit zur Erholung, „Anger-in" (Ärger herunterschlucken), Perfektionismus, Fatalismus (Richter und Kirchner 2006)

Förderung der Rückengesundheit im Betrieb aus (arbeits-)psychologischer Sicht

Auf der Basis der in der Literatur beschriebenen Evidenz lässt sich festhalten, dass die genannten Risikofaktoren für die Entstehung und Aufrechterhaltung von Rückenschmerzen eine bedeutende Rolle spielen. Im Folgenden sollen daher wirksame betriebliche Präventionsmaßnahmen zur Verhinderung bzw. Verminderung von psychosozialen Risikofaktoren von Rückenschmerzen aufgezeigt werden.

Zunächst sollte im Rahmen einer Ist-Analyse ermittelt werden, in welchen Bereichen die Hauptstressoren der Beschäftigten liegen. Diese Stressoren können durch die im Folgenden beschriebenen Maßnahmen minimiert werden:

- Physische Stressoren können durch die Sicherstellung einer guten ergonomischen Gestaltung der Arbeit reduziert werden.
- Stressoren, die sich aus unzureichender Arbeitsorganisation ergeben, sollten durch arbeitsorganisatorische Maßnahmen minimiert werden. Dazu zählen z. B. ein angemessenes Arbeitstempo, Einhaltung von Erholungspausen, abwechslungsreiche Tätigkeiten, Handlungsspielräume bei der Arbeit sowie eine ausreichende fachliche Qualifizierung.
- Stressoren, die aufgrund des Führungsverhaltens entstehen, sollten durch Führungskräftetrainings zur gesundheitsförderlichen Mitarbeiterführung reduziert werden. Führungskräfte lernen hier u. a., wie sie die Mitarbeitende sozial unterstützen, ihnen regelmäßig konstruktive Rückmeldungen geben und ihnen wertschätzend begegnen können.
- Sozialen Stressoren, die durch ein schlechtes Betriebsklima oder ständigen Streit mit den Kollegen entstehen, kann durch Trainings zum Konfliktmanagement, Supervision oder konsequente Mitarbeiterführung begegnet werden.
- Personale Stressoren wie ungeeignete Stress- und Schmerzbewältigung sollte durch entsprechende Trainings und Maßnahmen zur Entspannung minimiert werden.

Die Mitarbeitenden sollten weitestgehend bei der Auswahl, der Planung und Umsetzung der Maßnahmen beteiligt werden. Bei der Umsetzung der Maßnahmen ist darauf zu achten, dass einzelne Maßnahmen nicht isoliert angeboten werden. So sollten z. B. ergonomische Veränderungen von einer Qualifizierung der Mitarbeitenden begleitet werden. Beim Angebot von personalen, verhaltenspräventiven Maßnahmen wie z. B. Stress- oder Konfliktbewältigungstraining sollten auch immer nach den stress- bzw. konfliktauslösenden Ursachen gefragt werden, und diese sollten nach Möglichkeit beseitigt werden (T-O-P-Prinzip, ➤ Kap. 1.6.2). Psychologische Interventionen sollten demnach möglichst im Rahmen von multimodalen Programmen durchgeführt werden und in einen betrieblichen Gesundheitsförderungsprozess eingebettet sein.

2.7.2 Motivierende Gesprächsführung

Auf einen Blick

- Grundlagen der Movierenden Gesprächsführung
- Ziele, Prinzipien und Methoden der Motivierenden Gesprächsführung
- Anwendungsbeispiele in der Rückenschule

Leitfragen

- Was versteht man unter dem Geist bzw. dem Spirit der Motivierenden Gesprächsführung?
- Nennen Sie die drei Ebenen des Aktiven Zuhörens und geben Sie jeweils ein Beispiel.
- Was versteht man unter „Change Talk"? Nennen Sie ein Beispiel aus der Rückenschule.

„Man kann nicht nicht kommunizieren ..."

„Man kann nicht nicht kommunizieren, denn jede Kommunikation (nicht nur in Worten) ist Verhalten, und genauso wie man sich nicht nicht verhalten kann, kann man nicht nicht kommunizieren" – so formulierte es der berühmte Kommunikationsforscher Paul Watzlawick schon 1969 (Watzlawick, Beavin und Jackson 1969). Kommunikation beschränkt sich dabei nicht nur auf das gesprochene Wort. In der Rückenschule werden Haltung und Bewegung umfassend thematisiert. Deshalb spielen Aspekte der nonverbalen Kommunikation, wie z. B. Gestik, Mimik, Blickkontakt und natürlich die Körperhaltung und die Bewegung der Fachkraft Rückengesundheit eine besondere Rolle.

Im Folgenden soll das kompetente Führen von Gesprächen mit Individuen oder Gruppen im Fokus stehen. Für die Fachkraft Rückengesundheit ist es hilfreich, je nach Anlass (z. B. Motivation und Erfolgserwartungen der Rückenschulteilnehmer klären, Ziele setzen, Informationsbedarf decken oder Bewegungsübungen anleiten) über ein breit gefächertes Methodenrepertoire zur Gesprächsführung zu verfügen.

In der Rückenschule geht es nicht nur darum, Wissen zu vermitteln, sondern vor allem darum, Gesundheitsverhalten aufzubauen. Die Motivierende Gesprächsführung bietet vielfältige Methoden an, Menschen zu unterstützen ihr Verhalten zu ändern. Auch die Konföderation der deutschen Rückenschulen (KddR) empfiehlt im Curriculum zur Fortbildung von Rückenschullehrern im Kapitel 4.1 die Motivierende Gesprächsführung (KddR, 2016).

Konzept der Motivierenden Gesprächsführung

Das Konzept der Motivierenden Gesprächsführung bzw. des „Motivational Interviewing" (MI) wurde in den 1980er-Jahren von William Miller und Stephen Rollnick (Miller und Rollnick 2009) für die Beratung von Menschen mit Suchtproblemen entwickelt. Es basierte auf dem Konzept der klientenzentrierten Beratung nach Carl Rogers (Rogers 1991) und dem Veränderungsmodell von Prochaska und DiClemente (Prochaska und DiClemente 1983). Die Methode ist gut erforscht. Es konnte in zahlreichen Studien gezeigt werden, dass die Methode Menschen wirksam im Prozess der Verhaltensänderung unterstützen kann (Burke, Arkowitz und Menchola, 2003).

Charakteristisch für das MI ist eine ganz bestimmte Grundhaltung („Spirit") gegenüber dem Klienten geprägt durch Wertschätzung, Achtung und Respekt, durch Kooperation statt Konfrontation und durch Wahrung der Autonomie des Klienten (Selbstbestimmung statt Fremdbestimmung) auf der Basis eines humanistischen Menschenbildes.

In ➤ Abb. 2.17 sind die Ziele, Prinzipien und die Methoden der Motivierenden Gesprächsführung dargestellt, die im Folgenden erläutert werden (Körkel und Veltrup 2003). In der ersten Phase geht es um die Förderung der Änderungsmotivation des Klienten und in Phase 2 um die Erarbeitung verbindlicher Ziele und eines praktikablen Plans zur Verhaltensänderung. Für das konkrete Vorgehen zur Erreichung der Ziele stehen sieben Methoden, die auf vier Prinzipien beruhen, zur Verfügung.

Ziel 1: Förderung der Änderungsmotivation des Klienten

Prinzip 1: Empathie

Unter Empathie versteht man die Bereitschaft und Fähigkeit, sich in einen anderen Menschen hineinzuversetzen und seine Perspektive verstehen zu wollen. Dabei spielt die Methode des „Aktiven Zuhörens" eine große Rolle. Menschen fällt es leichter, sich auf Veränderungsprozesse einzulassen, wenn eine Atmosphäre der gegenseitigen Wertschätzung und Unterstützung herrscht.

Beim **„Aktiven Zuhören"** werden drei Ebenen unterschieden:

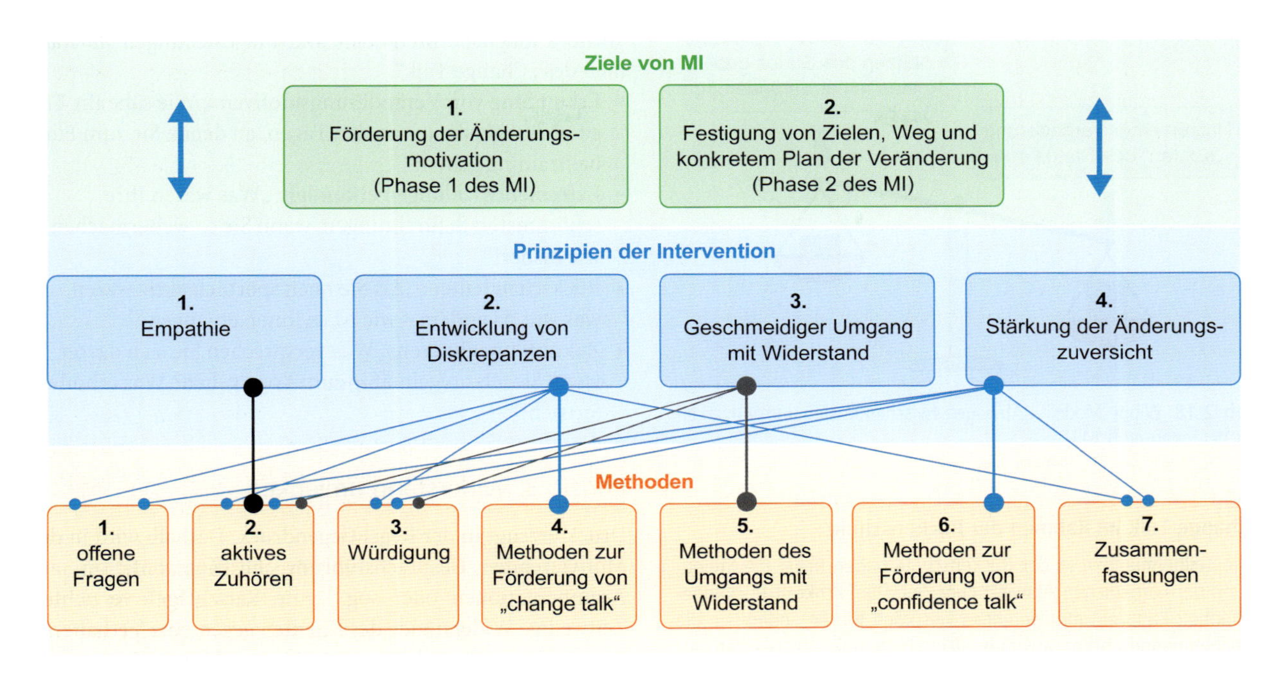

Abb. 2.17 Ziele, Prinzipien und Methoden der Motivierenden Gesprächsführung [L143]

- **Aufmerksam zuhören (verbal und nonverbal):** Dies erreicht man durch Konzentration auf einen Gesprächspartner, Blickkontakt, zugewandte Körperhaltung, freundliche Mimik und paraverbale Äußerungen, wie z. B. „Mmhhm", „aha".
- **Zusammenfassung auf der Sachebene:** Hier wird die Methode der Paraphrase verwendet „Wenn ich Sie richtig verstanden habe, dann …"
- **Vertiefen auf der Gefühls- bzw. Beziehungsebene:** Hier geht es um die Verbalisierung der Gefühle, Prinzipien, Werte bzw. Bedürfnisse des Klienten: „Sie sind jetzt richtig sauer auf sich selber, dass Sie es immer noch nicht geschafft haben, sich im Sportverein anzumelden?" Wichtig ist bei dieser Methode, dass die Kursleitung den Satz als Frage formuliert. Dies ermöglicht es dem Kursteilnehmer, seine Gefühle zu explorieren.

Prinzip 2: Entwicklung von Diskrepanzen

Eine zentrale Prämisse der Motivierenden Gesprächsführung ist, dass Teilnehmenden die angestrebten Verhaltensänderungen, wie z. B. sich regelmäßig zu bewegen, nicht schwerfallen, weil sie unmotiviert sind, sondern dass die Teilnehmenden im Hinblick auf ihr ungünstiges (Bewegungs-)Verhalten ambivalent sind. Mit den Methoden der „offenen Fragen", der „Würdigung", des „Aktiven Zuhörens" *(s. o.)* und des „Change Talk" soll den Teilnehmenden ihre Ambivalenz bewusst gemacht werden, und sie sollen sich zum „Fürsprecher ihrer Veränderung" entwickeln.

Fragemethoden lassen sich zunächst in geschlossene „Ja/Nein-Fragen" und **offene Fragen** unterscheiden. Ein Beispiel für eine geschlossene Frage wäre „Spielen Sie gern Fußball?". Beispiele für offene Fragen wären: „Welchen Sport haben Sie in der Vergangenheit gerne gemacht?" oder „Welche körperliche Aktivität macht Ihnen Spaß?". Offene Fragen sollen die Teilnehmenden ermutigen, sich mit ihrer eigenen Sichtweise auseinanderzusetzen und eigene Lösungen für ihr Problem zu finden.

PRAXISTIPP

In der Rückenschule bieten sich „Murmelgruppen" an; d. h. die Teilnehmenden setzen oder stellen sich zu zwei bis vier Personen zusammen und denken gemeinsam über offene Fragen in der Kleingruppe nach. Nach einigen Minuten der Diskussion kann die Kursleitung einige Teilnehmer bitten, ihre Ergebnisse zu berichten. Gegebenenfalls können diese am Flipchart mitvisualisiert werden.

Mit der **Würdigung** soll den Teilnehmenden Respekt dafür vermittelt werden, dass diese sich prinzipiell für eine Verhaltensänderung entschieden haben: „Ich bin beeindruckt, dass Sie es trotz Ihres Arbeitspensums geschafft haben, regelmäßig zum Yoga zu gehen." Dies sollte aber keine Floskel sein, sondern nur kommuniziert werden, wenn dies auch tatsächlich von der Kursleitung so gesehen/empfunden wird.

Mit der Methode des **„Change Talk"** sollen die Teilnehmenden zunächst eigene Argumente für und gegen eine Verhaltensänderung bzw. Gründe für und gegen die Beibehaltung des Status quo sammeln (➤ Abb. 2.18). Dabei ist es wichtig, dass die Argumente pro und contra Veränderung bzw. pro und contra Status quo nicht von der Kursleitung, sondern von den Teilnehmenden formuliert werden.

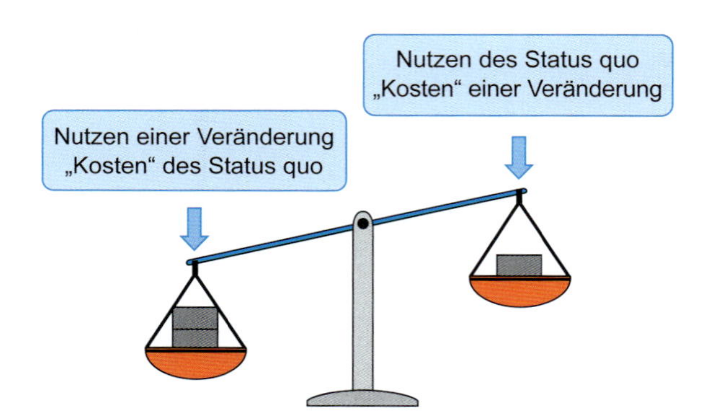

Abb. 2.18 Wippe-Modell – Abwägen zwischen Kosten und Nutzen einer Veränderung [L143]

BEISPIEL

Change Talk im Rahmen der Rückenschule

Die Teilnehmenden in der Rückenschule haben meist die Steigerung der körperlichen Aktivität zum Ziel. Die Fachkraft Rückengesundheit kann ein motivierendes Gespräch führen, indem sie die Teilnehmenden bittet, aus ihrer Sicht sowohl die Vorteile der Veränderung (z. B. bessere Fitness, besseres Aussehen, weniger Rückenschmerzen) als auch die Nachteile der Veränderung (z. B. es kostet Überwindung und Zeit) zu erkunden. Dann werden die Vor- und Nachteile des Status quo (= körperliche Inaktivität) bzw. der Verhaltensänderung (= Steigerung der körperlichen Aktivität) beschrieben:

Verhaltensänderung: Steigerung der körperlichen Aktivität

Vorteile:
- Verbesserung der Fitness
- Weniger Rückenschmerzen
- Spaß mit Kollegen beim Sport

Nachteile:
- Bequemlichkeit
- Weniger Zeit für die Familie

Beibehaltung des Status quo: körperliche Inaktivität

Vorteile:
- Ausruhen nach der Arbeit
- Zeit für die Familie

Nachteile:
- Gewichtszunahme
- Rückenschmerzen
- Kein Stressabbau

Hilfreich ist an dieser Stelle auch die Verwendung von Skalenfragen. Hierbei sollen die Befragten ihre Einschätzung eines Sachverhalts auf einer Skala von 1–10 angeben.

BEISPIEL

Skalenfrage zur Veränderungsbereitschaft

Wie wichtig ist es Ihnen, regelmäßig zum Sport zu gehen?

Völlig unwichtig ______________________ sehr wichtig
1 2 3 4 5 6 7 8 9 10

Weitere mögliche Methoden und Fragestellungen im Rahmen des „Change Talk“:

- Erkundung von Veränderungsmotiven: „Wie sähe Ihr Tagesablauf genau aus an den Tagen, an denen Sie zum Fußballtraining gehen?“
- Extrementwicklungen erkunden: „Was wären Ihre schlimmsten Befürchtungen, wenn Sie so weitermachen wie bisher?“
- Rückschau halten: „Als Sie noch sportlich aktiv waren, was war da anders – wie ist es Ihnen ergangen?“
- Zukunft imaginieren: „Was versprechen Sie sich davon, wenn Sie jetzt regelmäßig zum Yoga gehen? Was erhoffen Sie sich?“

Prinzip 3: Widerstand umlenken

Druck erzeugt in der Regel Gegendruck. Deshalb wird in der Motivierenden Gesprächsführung auf Konfrontation, auf Argumentationen oder sog. „gute Ratschläge“ verzichtet. Zeitweilige Widerstände des Klienten gegen eine Verhaltensänderung werden als normaler Entwicklungsprozess verstanden. Die Teilnehmenden werden dazu ermuntert, Selbstverantwortung zu übernehmen, und in ihrer Autonomie respektiert.

Beispiele für Äußerungen von Widerstand in der Rückenschule sind: „Ich bewege mich am Arbeitsplatz genug, in meiner Freizeit muss ich mich erholen“; „Ich habe schon so viele Übungen gemacht, das hilft bei mir nicht“ oder „Rückenschmerzen liegen bei uns in der Familie, da kann man eben nichts machen.“

Häufig ist das „Nachfragen“ hilfreich, z. B. „Was bedeutet Erholung genau für Sie? Wäre Spazierengehen auch Erholung für Sie?“ oder „Wie fühlen Sie sich, wenn Sie die Übungen machen? Welche Übungen tun Ihnen gut?“ oder „Das heißt, Sie haben sich damit abgefunden, ständig Rückenschmerzen zu haben?“

Prinzip 4: Stärkung der Änderungszuversicht

Wie die Studien von Bandura zeigen, ist der Grad der Selbstwirksamkeitserwartung, d. h. die Zuversicht einer Person, das eigene Verhalten erfolgreich ändern zu können, ein wesentlicher Prädiktor für eine Verhaltensänderung (Bandura 1997). Dies gilt es mit der Methode des „Confidence Talk“ zu fördern.

BEISPIEL

Skalenfrage zur Änderungszuversicht

Wenn Sie sich jetzt vornehmen, zweimal pro Woche zum Sport zu gehen: Wie zuversichtliche sind Sie, dass Sie das schaffen können?

Überhaupt nicht ______________________ absolut
1 2 3 4 5 6 7 8 9 10

Neben der Skalenfrage zur Änderungszuversicht gibt es noch andere Methoden:

- Erkunden persönlicher Stärken: „Welche Stärken haben Sie, die Ihnen helfen können, Ihr Ziel zu erreichen?"
- Erkunden von sozialer Unterstützung: „Wer könnte Sie wie unterstützen, Ihr Ziel zu erreichen?"
- Brainstorming: „Sammeln Sie mal alle Ideen (auch abwegige), die Ihnen eine Verhaltensänderung erleichtern könnten!"
- Informationen und Ratschläge geben: „Wäre es für Sie denkbar, Ihren Urlaub aktiver zu gestalten?"; „Viele Menschen finden es hilfreich, sich mit Kollegen oder Freunden zum Sport zu verabreden".

Ziel 2: Festlegung von Zielen, Vorgehensweisen; Entwicklungen eines konkreten Umsetzungsplans

Die Phase 2 beginnt mit der Schlüsselfrage: „Sie möchten sich verändern! Wie soll es aus Ihrer Sicht weitergehen?". Sie besteht aus 4 Teilschritten:

1. Ziele vereinbaren

Das Ziel sollte möglichst konkret beschrieben werden, z. B. „Ich möchte in der nächsten Woche während der Arbeitszeit auf dem Weg in mein Büro nur die Treppe und nicht den Aufzug benutzen."

2. Verschiede Wege in Betracht ziehen

Es werden die verschiedenen Vorstellungen und Ideen des Klienten erfragt, wie er seine Ziele erreichen möchte. Die Kursleitung kann bei Bedarf über Vor- und Nachteile informieren; die Entscheidung über die Vorgehensweise trifft aber der Teilnehmer.

3. Einen konkreten Änderungsplan festlegen

Es sollte ein schriftlicher Plan erstellt werden, welche Maßnahmen ab wann, mit wem, wo und wie durchgeführt werden sollen.

4. Stärkung der Verbindlichkeit des Änderungsplans

Erst wenn sich der Klient ganz sicher über die Vorgehensweise ist, wird mit dem Plan begonnen, ggf. nach einer Erprobungsphase.

Ausblick

Die Motivierende Gesprächsführung ist ursprünglich für den Bereich der Sucht- bzw. Psychotherapie entwickelt worden. Viele Prinzipien lassen sich jedoch auch in der präventiven (Einzel-)Beratung anwenden (Frick und Brueck 2010). Insbesondere der „Spirit" der Motivierenden Gesprächsführung bildet eine wichtige Grundlage, um Verhaltensänderungen bei den Rückenschulteilnehmenden zu ermöglichen.

PRAXISTIPP

Weitere Informationen zur Methode und zu Weiterbildungsmöglichkeiten bzw. Videos zu Beratungssequenzen gibt es online auf folgenden Seiten:

- Internationale Website MINT: www.motivationalinterviewing.org/motivational-interviewing-training
- Deutschsprachige Gesellschaft für Motivierende Gesprächsführung e. V.: www.degemg.org
- Angebot deutschsprachiger Weiterbildungen: www.motivational-interview.de/

Für die interessierte Leseschaft wird das Grundlagenwerk von Miller und Rollnick (2009) empfohlen. Für Fachkräfte Rückengesundheit eignet sich der Artikel von Kuhnt, Fiedler und Haak (2011).

Motivierende Gesprächsführung für Rückenschullehrer

LITERATUR

Bakker AB, Demerouti E (2007) the job demands-ressources-model: state of the art. J Managerial Psychol 22:309–328.

Bandura A (1997) Self-efficacy. The exercise of control. New York: Freeman.

BAuA Bundesanstalt für Arbeitsschutz und Arbeitsmedizin (2012) Stressreport Deutschland 2012. www.baua.de/DE/Angebote/Publikationen/Berichte/Gd68.pdf?__blob=publicationFile (Letzter Zugriff: 29.7.2017).

Bigos S et al. (1991) A prospective study of work perceptions and psychosocial factors affecting the report of back injury. Spine 16(1):1–6.

Burke BL, Arkowitz H, Menchola M (2003) The efficacy of motivational interviewing: a meta-analysis of controlled clinical trials. Journal of Consulting and Clinical Psychology71(5):843–861.

Dragano N et al. (2003) Psychosoziale Arbeitsbelastungen und muskulo-skeletale Beschwerden. Z Gesundheitswiss 11:19–27.

Flothow A, Zeh A, Nienhaus A (2009) Unspezifische Rückenschmerzen – Grundlagen und Interventionsmöglichkeiten aus psychologischer Sicht. Gesundheitswesen 71:1–13.

Frick KM, Brueck R (2010). Kurzinterventionen mit motivierender Gesprächsführung. Köln: Deutscher Ärzte Verlag.

GDA Gemeinsame Deutschen Arbeitsschutzstrategie (2015) Risikobezogene Tätigkeiten. www.gdabewegt.de/GDA_MSE/DE/Risikobezogene-Taetigkeiten/node-risikobezogene-Taetigkeiten-von-A-Z.html (Letzter Zugriff: 29.7.2017).

Hägg G (1991) Static work loads and occupational myalgia – a new explanation model. In: Anderson PA, Hobart DJ, Danhoff JV (eds). Electromyographical Kinesiology. Amsterdam: Elsevier.

Hartmann B, Seidel D (2008) Beschwerden am Muskel-Skelett-System von Beschäftigten in der Bauwirtschaft. Zentralbl Arbeitsmed 58:264–273.

Hasenbring M (1999) Wenn die Seele auf die Bandscheiben drückt. Medizin 1:43–48.

Hildebrandt J (2004) Gibt es einen unspezifischen Rückenschmerz? Z Orthop 142(2):139–145.

Hoogendorn W et al. (2000) Systematic review pf psychosocial factors at work and private life as risk factors for back pain. Spine 16:2114–2125.

Karasek R, Theorell T (1990) Healthy work: stress, productivity, and the reconstruction of working life. New York: Basic Books.

Körkel J, Veltrup C (2003) Motivational Interviewing. Eine Übersicht. Suchttherapie 4:115–124

Kuhnt U, Fiedler A, Haak HJ (2011) Motivierende Gesprächsförderung für Rückenschullehrer. Die Säule 3:10–17.

Linton SJ (2001) Occupational psychological factors increase the risk for back pain: a systematic review. J Occup Rehab 11:53–66.

Lühmann D, Burkhardt-Hammer T, Stoll S, Raspe H (2006) Prävention rezidivierender Rückenschmerzen. Präventionsmaßnahmen in der Arbeitsplatzumgebung. Schriftenreihe Health Technology Assessment, Bd. 38. Köln: Deutsches Institut für Medizinische Dokumentation und Information (DIMDI).

Lühmann D, Zimolong B (2007) Prävention von Rückenerkrankungen in der Arbeitswelt. In: Badura B, Schellschmidt H, Vetter C (Hrsg.) Fehlzeitenreport 2006. Chronische Krankheiten. Heidelberg: Springer.

Lundberg U, Johnsson G (2002) Stress and health risk in repetitive work and supervisory monitoring work. In: Backs RW, Boucsein W (eds) Engeneering psychophysiology. Mahwah, New Jersey: Lawrence Erlbaum Associates Publishers.

Miller WR, Rollnick S (2009) Motivierende Gesprächsführung. 3. Aufl. Freiburg: Lambertus.

Pfingsten M, Hildebrandt J (2004) Rückenschmerzen. In: Basler HD, Kröner-Herwig B (Hrsg.) Psychologische Schmerztherapie. Heidelberg: Springer.

Prochaska JO, DiClemente CC (1983) Stages an process of self-change of smoking. Towards an integrative model of change. Journal of Consulting and Clinical Psychology 51:390–395.

Richter P, Kirchner A (2006) Psychosoziale Arbeitsfaktoren bei der Diagnostik von Rückenschmerzen. In: Grieshaber H, Stadeler M, Scholle HC (Hrsg.) Prävention von arbeitsbedingten Gesundheitsgefahren und Erkrankungen. 12. Erfurter Tagung. Jena: Bussert und Stadeler, S. 209–244.

RKI Robert Koch-Institut (2006) Rückenschmerzen. Gesundheitsberichterstattung des Bundes, Heft 53. Berlin: RKI.

Rogers CR (1991) Die nicht-direktive Beratung. Counseling and Psychotherapy. 6. Aufl. Frankfurt/M.: Fischer.

Siegrist J (1996) Soziale Krisen und Gesundheit. Göttingen: Hogrefe.

Stadler P, Spieß E (2009) Arbeit – Psyche – Rückenschmerzen. Arbeitsmed Sozialmed Umweltmed 44(2): 68–76.

Vingaard E, Nachemson AL (2000) Work-related influences on neck and low-back pain. In: Nachemson AL, Jonsson E (eds) Neck and back pain. Philadelphia: Lippincott Williams & Wilkens.

Von dem Knesebeck O, David K & Siegrist J (2005) Psychosoziale Arbeitsbelastungen und muskulo-skeletale Beschwerden bei Spezialeinheiten der Polizei. Gesundheitswesen 8–9:674–679.

Watzlawick P, Beavin JH, Jackson DD (1969) Menschliche Kommunikation – Formen – Störungen – Paradoxien. 12. Aufl. Bern: Huber.

KAPITEL

3 BGM-Toolbox zur Rückengesundheit

Alle in diesem Kapitel vorgestellten Maßnahmen zur Betrieblichen Gesundheitsförderung basieren auf den Grundlagen der Ottawa-Charta (WHO 1986). So bilden die Konzepte und Begriffe „Partizipation“, „Empowerment“, „Einflussüberzeugung“, „Selbstwirksamkeit“, „Kohärenzgefühl“ oder „Gesundheitskompetenz“ die Handlungsorientierung für die Toolbox zur Rückengesundheit.

3.1 Vorträge, Seminare, Workshops

Ulrich Kuhnt

Auf einen Blick

- „Vier-Säulen-Modell“ als Orientierungshilfe bei der Gestaltung arbeitsplatzbezogener Maßnahmen
- AGR-Gütesiegel für ergonomische Produkte in der Arbeitswelt
- Empfehlungen für Vortragsthemen
- Gestaltung von Seminaren und Workshops

Leitfragen

- Welche Gesundheitskompetenzen strebt das „Vier-Säulen-Modell“ an?
- Welches Handlungs- und Effektwissen vermittelt ein Seminar für Bildschirmarbeitsplätze?
- Welche Methoden in Seminaren und Workshops fördern die Partizipation der Beschäftigten besonders effektiv?

3.1.1 Das Vier-Säulen-Modell als Strukturierungshilfe

In der langjährigen Praxis der Rückenschule Hannover (➤ Abb. 3.1) hat es sich bewährt, die Kernziele der arbeitsplatzbezogenen Rückenschulmaßnahmen in vier unterschiedliche Bereiche einzuordnen. Diese vier Kernbereiche werden als Säulen eines griechischen Tempels visuell dargestellt.

Die vier Säulen beschreiben folgende vier Verhaltensempfehlungen/Kompetenzbereiche:

1. Achten Sie auf Ihre Körperhaltung!
2. Wechseln Sie möglichst oft Ihre Körperhaltung!
3. Pflegen Sie täglich Ihre Muskulatur!
4. Bleiben Sie in der psychischen Balance!

Säule 1: „Achten Sie auf Ihre Körperhaltung!“

Kernkompetenzen

Die Teilnehmenden sollen

- die Grundprinzipien von Anatomie und Physiologie der Wirbelsäule und der großen Gelenke verstehen,
- die wichtigsten Körperhaltungen und Körperbewegungen praktisch erfahren,
- die Bedeutung physiologischer Haltungen und Bewegungen für die Gesundheit des Bewegungssystems verstehen,
- physiologische Haltungen und Bewegungen am Arbeitsplatz und in der Freizeit einnehmen können,
- die Vorteile einer ergonomischen Gestaltung des Arbeitsplatzes und des privaten Umfelds erkennen und für sich nutzbar machen.

Inhalte

- Funktionelle Haltungs- und Bewegungsmuster am Arbeitsplatz und in der Freizeit: Sitzen, Stehen, Bücken, Heben, Tragen, Schieben, Ziehen, Liegen
- Ergonomische Grundlagen für z. B. Büroarbeit, Handwerk, Produktion, Gesundheitsbranche, Transport, Verkehr, privates Umfeld

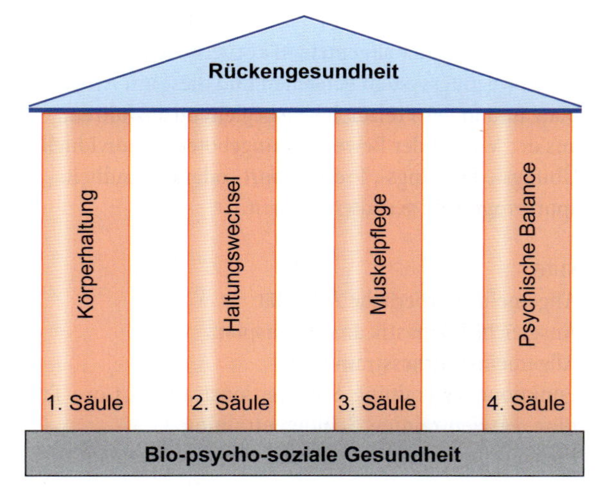

Abb. 3.1 Das Vier-Säulen-Modell der Rückenschule Hannover [L143]

Säule 2: „Wechseln Sie möglichst oft Ihre Körperhaltung!"

Kernkompetenzen

Die Teilnehmenden sollen
- den Wechsel der Körperhaltung praktisch erfahren,
- die Vorteile des Haltungswechsels für die Gesundheit des Bewegungssystems erkennen,
- Möglichkeiten für den intuitiven Haltungswechsel am Arbeitsplatz und in der Freizeit entdecken und im Alltag umsetzen,
- die Vorteile von wechselnden Tätigkeiten am Arbeitsplatz und in der Freizeit erkennen und bereit sein, dieses Verhalten praktisch umzusetzen,
- die Chancen der Ergonomie zur Förderung des Haltungswechsels entdecken und am Arbeitsplatz und im privaten Umfeld für sich nutzbar machen.

Inhalte

- Dynamisches Bewegungsverhalten im Sitzen und im Stehen
- Wechsel zwischen Sitzen, Stehen, Bewegen
- Wechsel der arbeitsplatzbezogenen Tätigkeit
- Ergonomische Grundlagen zur Förderung des Haltungswechsels, wie z. B. Bürostuhl, Arbeitstisch, Stehpult, Hilfsmittel (Ergodynamik)
- Haltungswechsel bei freizeitbezogenen Tätigkeiten, z. B. bei der Garten- oder Hausarbeit

Säule 3: „Pflegen Sie täglich Ihre Muskulatur!"

Kernkompetenzen

Die Teilnehmenden sollen
- die Grundprinzipien der motorischen Grundeigenschaften „Kraft", „Beweglichkeit", „Koordination" und „Ausdauer" verstehen,
- ausgewählte, funktionelle Bewegungsprogramme erfahren,
- die Bedeutung der allgemeinen körperlichen Aktivität für das Bewegungssystem verstehen und diese am Arbeitsplatz und in der Freizeit lebensbegleitend ausführen,
- aus der Vielfalt der Bewegungsangebote ihr individuelles Übungs-, Trainings-, Freizeitsport- oder Gesundheitssportprogramm gestalten können.

Inhalte

- Allgemeine körperliche Aktivität
- Ausgleichsgymnastik am Arbeitsplatz
- Allgemeines Fitnesstraining
- Funktionelles Training: Stabilisationstraining, Core-Training, Faszientraining, Schlingentraining
- Freizeit- und Gesundheitssport

Säule 4: „Bleiben Sie in der psychischen Balance!"

Kernkompetenzen

Die Teilnehmenden sollen
- die Bedeutung der Psyche für die Rückengesundheit und die Entstehung von Rückenschmerzen erfahren,
- die Bedeutung von mentalen Einstellungen und Bewertungen für die Rückenschmerzbewältigung und Stressbewältigung erkennen,
- die Kernaussagen des Stressbewältigungsmodells nach Kaluza erfahren,
- die wissenschaftlich belegten „Schlüssel" der Resilienz kennen lernen,
- den Wechsel zwischen Belastung und Entlastung eigenverantwortlich in den Alltag umsetzen können,
- die „Philosophie" von Gelassenheit und Achtsamkeit am Arbeitsplatz und in der Freizeit aktiv umsetzen können,
- aus der Vielfalt der Entspannungs- und Stressbewältigungsangebote ihr individuelles Programm lebensbegleitend gestalten können.

Inhalte

- Rückenschmerzentstehung und -bewältigung
- Stressbewältigung nach dem Modell von Kaluza (Kaluza 2015)
- Grundzüge von Gelassenheit und Achtsamkeit
- Erkenntnisse aus der Resilienzforschung
- Entspannung und Körperwahrnehmung (z. B. Progressive Muskelentspannung, Autogenes Training, Yoga, Feldenkrais, Meditation)

Methoden

An dieser Stelle soll darauf verzichtet werden, die Methoden der „Neuen Rückenschule" erneut darzustellen. Wichtig ist darauf hinzuweisen, dass die Grundeinstellung der Fachkraft Rückengesundheit auf der Überzeugung basiert: **„Der Beschäftigte ist der Experte an seinem Arbeitsplatz."** Die Fachkraft Rückengesundheit tritt nicht wie ein Experte auf, sondern eher wie ein Moderator oder Begleiter. Sie spricht auch nicht von der Zielgruppe, sondern eher von Beteiligten. Die Anliegen und Interessen der Beteiligten stehen im Mittelpunkt, gemeinsam werden ressourcenorientierte Ziele verfolgt. Die Fachkraft Rückengesundheit gibt Hintergrundinformationen und vermittelt ein Handlungs- und Effektwissen. Sie bereitet ein „buntes und schmackhaftes Buffet", bestehend aus vielfältigen Ansätzen zur Förderung der individuellen Rückengesundheit vor.

- Kurzversion Vier-Säulen-Modell
- Langversion Vier-Säulen-Modell

PRAXISTIPP

Das Vier-Säulen-Modell ist für jeden Arbeitsplatz modifizierbar. Die Begriffe „Gesunder Rücken" oder „Biopsychosozialer Ansatz" können an die Bedürfnisse und Voraussetzungen der Mitarbeitenden angepasst werden. Das Modell bietet für die Fachkraft Rückengesundheit eine hervorragende Strukturierungshilfe. Es kann einfach auf einem Standard-Flipchart aufgezeichnet werden und bietet damit die Basis für den roten Faden einer jeden Schulung.

3.1.2 Vorträge

Einführung

Bei einem Vortrag bildet der Referent die zentrale Figur, und die Wissensvermittlung erfolgt durch das „Vortragen". Vorträge dienen der Vermittlung von Hintergrund-, Handlungs- oder Effektwissen. Die wichtigsten Leitfragen am Anfang lauten:

- Wer ist der Veranstalter, und welche Ziele verfolgt er?
- Um welche Veranstaltung handelt es sich? (Expertentagung, Betriebsversammlung, Führungsschulung)
- Wer sind die Zuhörer, was ist die Zielgruppe? Welche Wünsche, Bedürfnisse und Voraussetzungen haben die Zuhörenden?
- Welche Ziele verfolgt der Vortragende?
- Wie lange soll der Vortrag dauern?
- Gibt es weitere Vortragende, wenn ja, mit welchen Themen?

Übergeordnete Ziele

- Vorstellen der Ziele, Inhalte und Methoden eines bewegungsbezogenen Gesundheitsförderungskonzepts in der Arbeitswelt
- Vermitteln von Hintergrund, Handlungs- und Effektwissen zur Förderung der Rückengesundheit in der Arbeitswelt
- Berichten über eine bewegungsbezogene Gesundheitsförderungsmaßnahme im Betrieb

Inhalte

Die Vorträge können z. B. folgende Themenschwerpunkte behandeln:

- Einführung in die Rückengesundheit im Büro (vgl. Anhang Beispiel)
- Rückenfreundliches Heben und Tragen in der Produktion
- Rückengesundheit beginnt im Kopf (vgl. Anhang Beispiel)
- Zusammenhang zwischen Stress und Rückenschmerzen
- Wie Sie mit Yoga Ihre innere Balance finden
- Tiefenmuskeltraining für den Rücken
- Rückenfreundliches Arbeiten in der Pflege
- Rund um die Ergonomie des rückenfreundlichen Radfahrens
- Rückenfreundliches Bettsystem – Wie man sich bettet, so schläft man
- Rückengerechte Einstellung von Pkw- und Lkw-Sitzen
- Fußgerechte Arbeitsschuhe erleichtern das Stehen

Empfehlungen zur Methode

In der Regel werden Vorträge als Powerpoint-Präsentation gehalten. Vor kleineren Gruppen (ca. 20 Personen) kann auch auf eine Präsentation verzichtet werden. Die Inhalte können alternativ an einem Flipchart oder an einer Tafel dargeboten werden. Ebenso ist in diesen Fällen der Einsatz von Modellen (z. B. bewegliches Wirbelsäulenmodell) sehr empfehlenswert.

Bei arbeitsplatzbezogenen Vorträgen in Betrieben ist der Einsatz von Foto- oder Videoaufnahmen von den konkreten Arbeitsplätzen besonders sinnvoll. Ebenso empfehlenswert ist die Durchführung einer an die Thematik angepassten aktiven Bewegungseinheit. Damit sich die Zuhörer von vornherein auf Bewegungsanteile einstellen können, ist die Verwendung des Begriffs „Praxisvortrag" angemessen. Ein Vortrag dauert in der Regel 30–60 Minuten.

Grundsätzlich wird der Vortrag eher erfolgreich, wenn neben dem Inhalt auch die vortragende Person überzeugend und sympathisch auftritt. Im Rahmen von Gesundheitstagen oder als Kick-off-Vorträge für gezielte BGF-Projekte eignen sich interaktive Vorträge.

Interaktive Vorträge

3.1.3 Seminare

Einführung

Von einem Seminar spricht man in der Regel bei einer einmaligen Weiterbildungsveranstaltung. Im Gegensatz zu einem Vortrag werden bei einem Seminar die Teilnehmenden aktiver eingebunden, von ihnen wird Mitarbeit erwartet. Die Teilnehmenden sind also nicht reine Zuhörende, sondern nehmen durch Fragen, Diskussionen und vor allem Bewegung aktiv teil. Die Dauer eines Seminars liegt in der Regel zwischen drei und acht Zeitstunden.

Die Organisationsform „Seminar" ist in der Betrieblichen Gesundheitsförderung weit verbreitet und besonders ideal für die Erarbeitung sowie Vermittlung arbeitsplatzbezogener Inhalte. Entsprechend vielfältig sind die Themenschwerpunkte und entsprechend unterschiedlich die Seminarteilnehmenden. Für die Gestaltung der Seminare gibt es einen interessanten „Methodenkoffer", den es adressaten- und situationsspezifisch anzuwenden gilt (vgl. Weidenmann 2011).

Übergeordnete Ziele

- Stärken von Selbstwertgefühl, Selbstwirksamkeit, Kohärenzgefühl und Gesundheitskompetenz
- Vermitteln von Hintergrund-, Handlungs- und Effektwissen zur Förderung der Rückengesundheit in der Arbeitswelt
- Erarbeiten von arbeitsplatzspezifischen Haltungs- und Bewegungsmustern
- Sammeln von Ideen zur Optimierung der ergonomischen Arbeitsplatzgestaltung
- Entwickeln von arbeitsplatzspezifischen Ausgleichs- und Entspannungsübungen
- Kennenlernen von körperlichen Aktivitäten am Arbeitsplatz und in der Freizeit
- Kennenlernen von Elementen aus dem Freizeit-, Fitness- und Gesundheitssport

Inhalte

Mögliche Seminarinhalte, bzw. Seminarthemen:

- Rückenfreundliches Arbeiten für Mitarbeitende, z. B. im Büro, im Call-Center, in der Produktion, in der Kita, in der stationären Pflege, im ambulanten Pflegedienst, im Handwerk, im Gaststätten- und Hotelgewerbe, im Dentallabor, in der Zahnarztpraxis
- Rückenfreundliches Heben und Tragen, z. B. im Paketdienst, in Logistikzentren, im Einzel- und Großhandel, im Rettungsdienst

Empfehlungen zur Methode

Jedes Seminar hat eine klare Struktur, bestehend aus mindestens einer Einführung, Hauptteil und Abschluss. Zur Anwendung kommen diverse Methoden, wie z. B. Lehrvortrag, Lehrgespräch, Blitzlicht, Rollenspiel, Gruppenarbeit.

Die Gestaltung eines Seminars richtet sich maßgeblich nach den Bedürfnissen, Fertigkeiten und Fähigkeiten der Teilnehmenden. In Anlehnung an die Methode der Gesundheitszirkel sollen Wünsche der Teilnehmenden für Arbeitsplatzveränderungen protokolliert und möglichst zeitnah umgesetzt werden.

PRAXISTIPP

Kooperation mit Arbeitssicherheitsfachkräften

Um Gesundheitsschäden bei der Ausübung der Tätigkeit der Mitarbeitenden zu vermeiden, betrachten es die Berufsgenossenschaften als notwendig, diese ausreichend und angemessen über Gefährdungen am Arbeitsplatz zu informieren. Wesentliche Voraussetzung für sicherheitsgerechtes und gesundheitsbewusstes Verhalten sind wirksame Unterweisungen (DGUV 2012). Diese Unterweisungen werden in den Betrieben vorrangig von den Arbeitssicherheitsfachkräften durchgeführt. Erfahrungsgemäß können Fachkräfte Rückengesundheit mit dieser Berufsgruppe besonders gut kooperieren. Die Fachkräfte Rückengesundheit sollten dabei ihren Schwerpunkt auf die Verhaltensprävention legen, da die verhältnispräventiven Aspekte eher von der Fachkraft für Arbeitssicherheit abgedeckt werden.

PRAXISTIPP

Wichtige Kooperationspartner für die Seminartätigkeit von Fachkräften für Rückengesundheit

Berufsgenossenschaften (BG): BG führen z. B. zahlreiche Fortbildungen für Sicherheitsfachkräfte und Sicherheitsbeauftragte durch. In diesen mehrtägigen Veranstaltungen kann das Thema „Rückengesundheit" unter besonderer Berücksichtigung der Ergonomie stundenweise integriert werden.
Gewerkschaften: Die Gewerkschaften, z. B. Verdi, IG Metall, DGB, IGBCE sind wichtige Anbieter im Bildungsbereich für ihre eigenen Beschäftigten und ihre Mitglieder. Bei ihnen hat die Betriebliche Gesundheitsförderung einen hohen Stellenwert. Somit bietet sich bei Gewerkschaften eine gute Change für Seminartätigkeiten.
Wohlfahrtsverbände: Die Wohlfahrtsverbände, wie z. B. AWO, Deutsches Rotes Kreuz, Caritas, bieten für ihre Mitglieder ebenfalls diverse Fortbildungen rund um die Gesundheit an.
Anbieter für Bildungsurlaube: Ein wichtiger Bestandteil der Weiterbildung in Deutschland ist der Bildungsurlaub. In den meisten Bundesländern wird Arbeitnehmerinnen und Arbeitnehmern die Möglichkeit geboten, sich für eine bestimmte Zeit – in der Regel fünf Tage – von ihrer Berufstätigkeit freistellen zu lassen, um Gelegenheiten zur Weiterbildung wahrzunehmen. Auch in diese Seminare können Inhalte der bewegungsbezogenen Betrieblichen Gesundheitsförderung integriert werden.

Seminarbeispiel

➢ Tab. 3.1 zeigt ein Beispiel für ein zweistündiges arbeitsplatzbezogenes Rückenschulseminar mit Schwerpunkt Bildschirmarbeitsplätze.

PRAXISTIPP

Allgemeine Empfehlungen zur Seminargestaltung

- Auf eindeutige Wegweiser und gute Ausschilderung des Seminarraums achten
- Frühzeitige Gestaltung des Raums, Aufstellen der Stühle, Moderationswände, Flipchart, Beamer, bevor die TN erscheinen
- Angemessenes Schmücken des Raums, durch z. B. Blumen, Bilder, Fotos, Kerzen
- Abspielen von Entspannungsmusik in der Ankommensphase
- Vorbereiten der Namenschilder und TN-Listen
- Absprachen treffen zur Anredeform und zum Zeitmanagement
- Gezieltes Gestalten des Ankommens, des sogenannten Warming-up, zur Einstimmung
- Kreative Vorstellungs- und Kennenlernphase (Langmaack und Braune-Krickau 2010)
- Gemeinsame Ziele und den „roten Faden" mit den TN entwickeln
- Angemessener Einsatz unterschiedlicher Methoden, wie z. B. Partnerarbeit, Gruppenarbeit, Rollenspiel, Blitzlicht
- Ergebnissicherung, Feedback und Ausblick am Ende

Tab. 3.1 Rückenschulseminar – Schwerpunkt Bildschirmarbeitsplätze

Seminarphase/Ziele	Inhalte	Organisation/Medien/Materialien	Zeit (min)
Seminarbeginn			
Begrüßung/Eröffnung: Orientierung und Sicherheit für TN schaffen	Begrüßung, Vorstellung der Seminarleitung, kurze Vorstellungsrunde Übersicht über die Seminarinhalte/Seminarziele. Leitfragen: • Was erwarten Sie von diesem Seminar? • Welche Vorerfahrungen haben Sie zur Rückengesundheit im Büro? • Wie fühlen sich Ihr Rücken, Ihre Schultern oder der Nacken nach einem Arbeitstag an? • Welche Gelegenheiten haben Sie in der Freizeit, Sport zu treiben?	• Teilnehmende (TN) sitzen in einem Stuhlkreis • Kurzvortrag der Seminarleitung (SL) • TN-Beiträge • Flipchart • Stühle • Namensschilder	15
Wissensvermittlung: Aufbau und Funktion der Wirbelsäule verstehen	**Aufbau und Funktion der Wirbelsäule** • Die Doppel-S-Form der Wirbelsäule, Entwicklungsgeschichte, Vorteile dieser Form • Die wichtigsten Bestandteile der Wirbelsäule (Wirbelkörper, Wirbelgelenke, Bandscheiben, Rückenmark, Spinalnerven) • Die wichtigsten Aufgaben der Wirbelsäule (Bewegen, Halten, Schützen)	• Kurzvortrag der SL • TN-Beiträge • Bewegliches Wirbelsäulenmodell • Demonstration	10
Vier-Säulen-Modell der Rückenschule Hannover: Säule 1 – Physiologische Haltung/Ergonomie			
Erarbeitung: Erarbeiten der aufrechten Sitzhaltung, Transfer auf das Sitzen in einem Bürostuhl	**Erarbeiten der aufrechten Sitzhaltung** • Kennzeichen der aufrechten Sitzhaltung (Fuß-, Bein-, Becken-, Oberkörper-, Schulter-, Kopfstellung) • Schwerpunkt: Beckenbalance/Schulterbalance/Kopfbalance unter Verwendung der Bilder: „Beckenschaukel, Mutbein, Goldener Faden …" **Transfer auf das Sitzen im Bürostuhl** • Ergonomische Einstellung des Bürostuhls • Rückenfreundliches Sitzen auf einem Bürostuhl • Individuelles Einstellen des Bürostuhls (Sitzhöhe, Sitztiefe, Sitzneigung, Höhe der Rückenlehne, Anpressdruck der Rückenlehne, Lendenlordoseneinstellung)	• Kurzvortrag der SL • Gruppendiskussion • Gemeinsames Erarbeiten • Partnerarbeit mit Turnstab • Turnstäbe • Exemplarischer Bürostuhl (wünschenswert: jeder TN bringt den eigenen Bürostuhl mit)	15
Säule 2 – Haltungswechsel			
Wissensvermittlung/ Übung: • Bedeutung der Dynamik für die Rückengesundheit verstehen • Ausgleichsübungen kennenlernen	Synchronmechanik an einem Bürostuhl Grundsätzliches Unterscheiden von zwei Sitzarten: • Freies Sitzen • Abgestütztes Sitzen Beispiel für das dynamische Sitzen/versteckte Miniübungen (VMÜ)/TOP-TEN der Bürogymnastik: • Fußgymnastik • Beckenschaukel • Schulterbewegungen • HWS-Übungen	• Kurzvortrag • SL leitet eine Bewegungspause mit Musik • TN machen alle mit	15
Säule 3 – Muskelpflege			
Wissensvermittlung/ Übung: • Bedeutung der Rückenfitness für die Rückengesundheit verstehen • Thera-Band®-Programm kennenlernen	• Beispiel einer Thera-Band®-Gymnastik: praktisches Durchführen einfacher Thera-Band®-Übungen • Im Sitzen: Band vor dem Körper/über Kopf auseinanderziehen/Band auf einem Knie fixieren, andere Hand zieht diagonal • Im Stehen: einen Fuß auf das Band stellen, diagonale Hand zieht nach oben • Partnerübung: Partner halten zwei Bänder überkreuz und ziehen Bänder nach hinten (für Schulterblattmuskulatur)	• Anleitung durch SL • Einzelübungen im Sitzen und im Stehen/Partnerübung im Stehen • Unterschiedlich starke Thera-Bänder® • CD-Player	15

Tab. 3.1 Rückenschulseminar – Schwerpunkt Bildschirmarbeitsplätze *(Forts.)*

Seminarphase/Ziele	Inhalte	Organisation/Medien/Materialien	Zeit (min)
Entspannung: Sensibilisieren für Körperwahrnehmung und Entspannung	• Partnermassage • Praktisches Durchführen einer Schultermassage mit Entspannungsmusik	• Igelbälle • Entspannungsmusik	10
Übung: Brasilprogramm kennenlernen Kleine Sportgeräte zur Förderung der Rückenfitness kennenlernen	• Brasilübungen • Vorstellen und testen weiterer kleiner Sportgeräte: – Balance-Pad – FLEXI-BAR® – Gymstick® – Rubberband – Tube – Kurzhanteln	• Anleitung durch SL • Einzelübungen im Sitzen und im Stehen • Diverse kleine Sportgeräte	20
Säule 4 – Psychische Balance			
Wissensvermittlung/ Entspannung: Die Bedeutung der psychosozialen Faktoren für die Rückengesundheit erfahren	• Information über Chronifizierung von Rückenschmerzen • Entspannungs-, Atemübung • Bedeutung der Stressbewältigung/Entspannung für die Rückengesundheit	• Vortrag und Anleitung durch SL • Einzelarbeit	10
Seminarende			
Abschluss	• Beantworten der noch bestehenden Fragen • Aushändigen und Besprechen der Seminarunterlagen • Ausfüllen der Abschlussfragebögen	• Gruppengespräch • Seminarunterlagen (Kopien oder Internet)	10
Gesamtzeit: 120 Minuten			

3.1.4 Workshops

Einführung

Beim Workshop wird vom klassischen Konzept des „Frontalunterrichts“ abgewichen. Die Wissensvermittlung und der Kompetenzerwerb erfolgen primär durch Gruppenarbeit, also durch „work“. Ideen und Lösungsansätze werden zusammengetragen bzw. gemeinsam erarbeitet. Während bei einem Seminar der Theorieanteil größer ist als der Praxisanteil, verhält es sich bei einem Workshop üblicherweise umgekehrt. Ein Workshop findet deshalb in der Regel auch in einem kleineren Teilnehmerkreis statt. Workshops sind in der Regel ein- bis zweitägig. Arbeitsplatzbezogene Workshops mit dem Ziel ergonomischer Verbesserungen können auch von kürzerer Dauer – drei bis acht Zeitstunden – sein.

Übergeordnete Ziele

- Stärken von Selbstwertgefühl, Selbstwirksamkeit, Kohärenzgefühl und Gesundheitskompetenz
- Erarbeiten von arbeitsplatzspezifischen Haltungs- und Bewegungsmustern
- Sammeln von Ideen zur Optimierung der ergonomischen Arbeitsplatzgestaltung

Inhalte

Zentrale Inhalte der Workshops sind die individuelle Haltungs- und Bewegungsschulung am Arbeitsplatz, die ergonomische Gestaltung des Arbeitsplatzes und die Durchführung von Ausgleichs- und Entspannungsübungen. Workshops sind besonders geeignet für Berufe, die durch unterschiedliche Arbeitsabläufe und diverse körperliche Belastungen gekennzeichnet sind. Ergonomie-Workshops haben sich bewährt z. B. in Kitas, in der Produktion, im Handwerk, in den kommunalen Bauhöfen.

Empfehlungen zur Methode

Zu Beginn eines Workshops werden die für die Thematik wichtigen Hintergrundinformationen von der Fachkraft Rückenggesundheit (Moderator) gesammelt und strukturiert dargestellt. Danach stellt die Gruppe eine gemeinsame Frage- bzw. Zielstellung auf, wie z. B.

- Welche Entlastungsmöglichkeiten bestehen an dem Steharbeitsplatz?
- Welche Hilfsmittel sind beim Tragen der Lasten praktikabel?
- Wie können rückengerechte Bewegungsmuster in die Praxis umgesetzt werden?
- Welche Chancen für den Wechsel der Arbeitstätigkeit bestehen im Betrieb?

Tab. 3.2 Workshop in der Produktionsabteilung

Phase	Inhalte	Organisation	Zeit/Min.
1	Begrüßung, Einführung in den Workshop, Ziele und Inhalte Zentrale Fragestellungen: • Welche ergonomischen Veränderungen an der Anlage können das Muskel-Skelett-System entlasten? • Welche rückenfreundlichen Bewegungsmuster können Rückenschmerzen vorbeugen?	Stuhlkreis	30
2	Gemeinsames Erarbeiten der physiologischen Körperhaltung „Stehen" und Bewegungsmuster „Bücken", „Heben/Tragen" und „Knien".	Gruppenarbeit	30
3	Gemeinsame Analyse des Videofilms von den realen Arbeitsplätzen	Gruppenarbeit	30
4	Praktisches Anwenden der rückenfreundlichen Bewegungsabläufe direkt am Arbeitsplatz	Gruppenarbeit am Arbeitsplatz	60
5	Sammeln von Ideen für ergonomische Veränderungen am Arbeitsplatz.	Gruppenarbeit am Arbeitsplatz	30
6	Üben und Trainieren der wichtigsten Skelettmuskeln unter Einsatz von Thera-Bändern®, FLEXI-BAR® und Brasil®	Einzel- und Partnerarbeit	40
7	Auswertung und Ausblick	Gruppenarbeit	20
Gesamt: 4 Stunden			

- Wie kann der Ansatz „Das bewegte Büro" am besten umgesetzt werden?
- Wie kann die Überkopfarbeit an der Anlage reduziert werden?
- Wie kann das Abstellen der Ware auf Bodenhöhe verhindert werden?
- Wie können Rückwärtsfahrten beim Staplerfahren reduziert werden?

Das Kernstück eines Workshops ist die Kleingruppenarbeit an unterschiedlichen realen Arbeitsplätzen oder exemplarisch aufgebauten Arbeitsplätzen. Für Handwerker/Servicekräfte im Außendienst hat sich der Aufbau eines Parcours, bestehend aus den typischen Arbeitsinhalten, für die Mitarbeitenden als sehr motivierend dargestellt.

Nach der Erprobungs- und Erarbeitungsphase in Kleingruppen werden die Ergebnisse in der Großgruppe zusammen getragen. Die Ergebnisse/Lösungs- und Verbesserungsempfehlungen sollen in die Gestaltung und Organisation der Arbeit zeitnah und verbindlich einfließen.

➢ Tab. 3.2 zeigt ein Beispiel für einen Workshop in der Produktion.

Organisatorische Rahmenbedingungen für Rückenschulworkshops

- Ein Rückenschulworkshop dauert in der Regel drei bis acht Zeitstunden
- Pro Workshop nehmen ca. 5–10 Personen teil.
- Zur qualifizierten Vorbereitung der Rückenschulworkshops ist eine vorherige Arbeitsplatzbegehung durch die Fachkraft Rückengesundheit eine Woche vor Beginn der Maßnahme zu empfehlen. Diese sollte von den entsprechenden Führungskräften begleitet werden.
- Im Rahmen dieser vorgeschalteten Arbeitsplatzbegehung können wichtige Körperhaltungen und Bewegungsmuster mit einer Videokamera aufgezeichnet werden.
- Das Sammeln von Ideen für ergonomische Optimierungen und das Anwenden rückenfreundlicher Bewegungsmuster sollte möglichst direkt am Arbeitsplatz erfolgen.

LITERATUR

Deutsche Gesetzliche Unfallversicherung (DGUV) (2012). DGUV-Information 211–005 – Unterweisung – Bestandteil des betrieblichen Arbeitsschutzes (bisher: BGI 527). www.arbeitssicherheit.de/de/html/library/document/5004724,1 (Letzter Zugriff: 17.6.2017).

Kaluza G (2015). Stressbewältigung. Trainingsmanual zur psychologischen Gesundheitsförderung. Heidelberg: Springer.

Langmaack B, Braune-Krickau M (2010) Wie die Gruppe laufen lernt. Anregungen zum Planen und Leiten von Gruppen. Basel: Beltz.

Rosenbrock R, Hartung S (2012). Handbuch Partizipation und Gesundheit. Bern: Huber.

Weidenmann B. (2011). Erfolgreiche Kurse und Seminare. Professionelles Lernen mit Erwachsenen. Basel: Beltz.

3.2 Gesundheitskurse im Betrieb

Dirk Hübel, Ulrich Kuhnt, Peter Nürnberger und Jana Rothe

Auf einen Blick

- Vorteile von Gesundheitskursen im Betrieb
- Ziele, Inhalte und Methoden für arbeitsplatzbezogene Rückenschule, Nordic Walking, Pilates und Yoga

Leitfragen

- Welche Argumente gibt es für die Durchführung von Gesundheitskursen im Betrieb?

- Welche speziellen organisatorischen Besonderheiten müssen bei der Durchführung von Gesundheitskursen im Betrieb beachtet werden?
- Welche Möglichkeiten gibt es, die Gesundheitskurse auf die Bedürfnisse der Mitarbeitenden abzustimmen?
- Warum können Gesundheitskurse wie z. B. Nordic Walking, Pilates oder Yoga die Rückengesundheit fördern?

3.2.1 Einführung

Ulrich Kuhnt

Das Wort „Kurs“ kann aus dem aus dem lateinischen Begriff „cursus“ abgeleitet werden und bedeutet Lauf oder Bahn. Der Kurs unterscheidet sich von dem Seminar dadurch, dass er über einen längeren Zeitraum läuft – also keine Weiterbildungsveranstaltung ist, die an einem einzigen Termin stattfindet, sondern aus fortlaufenden Kursstunden besteht. Eine Kurseinheit dauert zwischen 45 und 90 Minuten. Ein Kurs besteht aus 6–12 Kurseinheiten.

Die hier vorgestellten Gesundheitskurse gehören schwerpunktmäßig zur individuellen Verhaltensprävention. Da es seit Langem strittig ist, ob durch Kurse nachhaltige Gesundheitsgewinne erzielt und das gewünschte Klientel erreicht werden können, sollen die betrieblichen Gesundheitskurse möglichst nicht isoliert angeboten werden. (Rosenbrock 2012) Sie sind ein Baustein in der Betrieblichen Gesundheitsförderung. Gesundheitskurse stellen eine sinnvolle Ergänzung von Interventionen auf der Ebene der Verhältnisprävention dar. Besonders wünschenswert ist es, wenn für diese Kurse auch die Beschäftigten erreicht werden, die bisher noch nicht gesundheitssportlich aktiv sind. Daher ist bei der Planung und Durchführung besonders sensibel darauf zu achten, dass möglichst alle Personengruppen (Teilzeitkräfte, Schichtarbeitende) an den Kursen teilnehmen können.

Die Inhalte der Kurse sollten vorzugsweise als Schnuppereinheiten an Gesundheitstagen den Beschäftigten vorgestellt werden. Am weitesten verbreitet ist das Kursformat mit zehn Einheiten von jeweils 60 Minuten mit einer wöchentlichen Veranstaltung. In größeren Betrieben wird den Beschäftigten das Kursangebot in speziellen Programmheften oder im Intranet mitgeteilt.

Die Finanzierung der Kurse erfolgt entweder pauschal durch den Betrieb sowie eine Krankenkasse oder privat durch die Teilnehmenden. Ein Vorteil von Gesundheitskursen im Betrieb besteht darin, dass die Beschäftigten Zeit und Geld sparen, da der Kurs direkt nach der Arbeit angeboten wird und dadurch zusätzliche Fahrtwege entfallen. Von der Steigerung der individuellen Gesundheitskompetenz und Förderung des allgemeinen Betriebsklimas profitieren sowohl Arbeitgeber als auch Arbeitnehmer.

Nachstehend werden beispielhaft Kursangebote zur arbeitsplatzbezogenen Rückenschule, zu Nordic Walking, Pilates und Yoga vorgestellt. Zu weiteren allgemeinen Kursangeboten in Betrieben zählen: Autogenes Training, Progressive Muskelrelaxation, Tai Chi, Qigong, Feldenkrais, Meditation, Aerobic oder Zumba®.

3.2.2 Arbeitsplatzbezogener Rückenschulkurs

Ulrich Kuhnt

Im Gegensatz zur allgemeinen Rückenschule berücksichtigt die Rückenschule im Betrieb die konkreten Bedingungen des Arbeitsplatzes.

Ziele

Die Teilnehmenden sollen
- die wichtigsten Grundlagen zur Rückengesundheit erfahren,
- rückenfreundliche, arbeitsplatzbezogene Haltungs- und Bewegungsmuster lernen,
- nachhaltig an das aktiv-dynamische Bewegungsverhalten am Arbeitsplatz und in der Freizeit herangeführt werden,
- für die ergonomische Gestaltung des Arbeitsplatzes sensibilisiert werden,
- umfangreiche funktionelle Gymnastikprogramme am Arbeitsplatz und in der Freizeit durchführen,
- an regelmäßige, dauerhafte körperliche Aktivität herangeführt werden,
- unterschiedliche Entspannungs- und Körperwahrnehmungsverfahren ausführen,
- eine ganzheitliche Sichtweise der Rückengesundheit verstehen.

Inhalte

Zusätzlich zu den Inhalten der Neuen Rückenschule:
- Ausgewählte Themen zur ergonomischen Gestaltung des Arbeitsplatzes
- Entwickeln von passenden Ausgleichs- und Entspannungsübungen am Arbeitsplatz (➤ Abb. 3.2)

Empfehlungen zur Methode

Der Rückenschulkurs findet in den betrieblichen Räumen (z. B. in einem Seminar-, Schulungs- und Sozialraum, Lager oder Kantine) statt. Matten und Kleingeräte sind in den Betrieben entweder bereits vorhanden oder müssen von der Kursleitung mitgebracht werden. Die Kurse werden in der Regel einmal wöchentlich im Anschluss an die Kernarbeitszeit angeboten. Der Kurs läuft über 8–12 Wochen, der Zeitumfang liegt pro Kurseinheit zwischen 45 und 90 Minuten. Ein Teil der Rückenschule kann situationsspezifisch direkt am Arbeitsplatz stattfinden. Die Anbieterqualifikation entspricht den Kriterien des aktuellen GKV-Leitfadens. Alle Kursleiter sollten bei der Zentralen Prüfstelle Prävention (ZPP) zertifiziert sein. Im An-

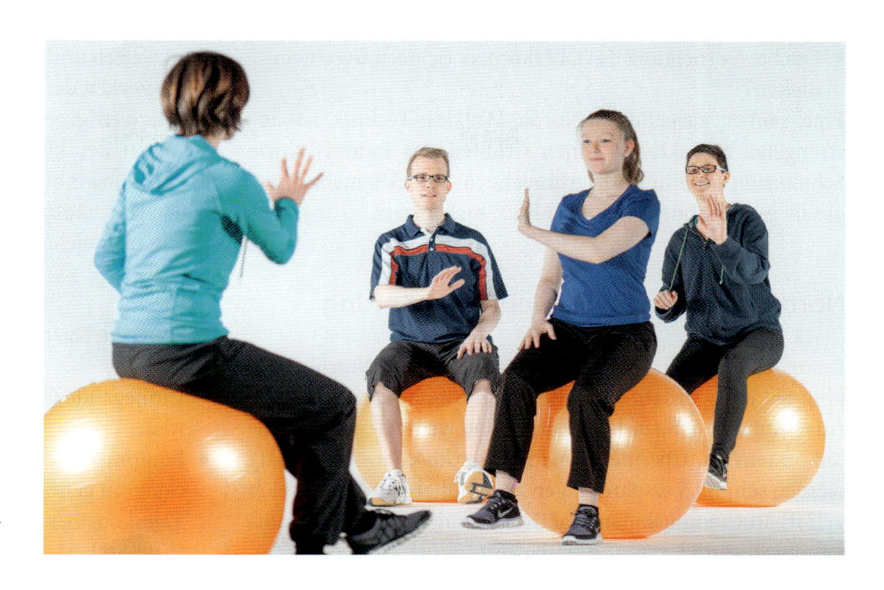

Abb. 3.2 Ausgleichs- und Entspannungsübungen im Sitzen [X309]

schluss an einem Einsteigerkurs können von der Kursleitung weitere Aufbau- und Trainingskurse angeboten werden.

Materialien und Medien

Die wichtigsten Materialien, wie z. B. bewegliches Wirbelsäulenmodell, Gymnastikmatten, Turnstäbe, Thera-Bänder®, Redondo®-Bälle oder Igelbälle sollten möglichst in dem Betrieb gelagert werden. Weitere spezielle Sportgeräte, wie z. B. Kurzhanteln, Flexi-Bars®, Balance Pads, Gymsticks® sollten nach Bedarf zu einzelnen Stunden von der Kursleitung mitgebracht werden. Die Teilnehmerunterlagen können als Fotokopien ausgehändigt oder im Internet als Download zur Verfügung gestellt werden.

BEISPIEL

Stundenschwerpunkte eines arbeitsplatzbezogenen Rückenschulkurses für Büromitarbeitende

1. Kurseinheit: Den Rücken kennen lernen – Aufbau und Funktion
2. Kurseinheit: Dynamisches Sitzen – Beckenbalance bewusst machen
3. Kurseinheit: Schultern und Nacken entspannen – den Kopf ins Lot bringen
4. Kurseinheit: Auf festen Füßen ausbalancieren – Gleichgewichtsschulung
5. Kurseinheit: Heben und Tragen mit Köpfchen – Rumpf stabilisieren
6. Kurseinheit: Gute Verhältnisse schaffen – Ergonomie im Büro
7. Kurseinheit: Tägliche Aktivpause – Ausgleichs- und Entspannungsübungen
8. Kurseinheit: Dem Rücken Stabilität geben – Tiefenmuskeltraining
9. Kurseinheit: Gelassen und locker bleiben – Stress und Rücken
10. Kurseinheit: Fortschritte erkennen und weitermachen – Rückenparcours/Stationstraining mit Ausblick

+ Stationstraining

3.2.3 Nordic Walking

Dirk Hübel

Einführung

1995 hatte der finnische Sportstudent Marko Kantaneva die Idee, das bereits bekannte Walking über einen aktiven Stockeinsatz mit dem Ansatz des Skilanglaufs zu verbinden. Von den Finnen wurde Nordic Walking begeistert angenommen und war drei Jahre später schon die Sommersportart Nr. 1.

Im Vergleich zum normalen Gehen zeichnet sich Nordic Walking durch folgende Merkmale aus: (➤ Abb. 3.3)

- Große Bewegungsamplitude (Schritte und Armbewegungen)
- Aktiver Armeinsatz (Schultergelenk) und Abdruck über die Stöcke

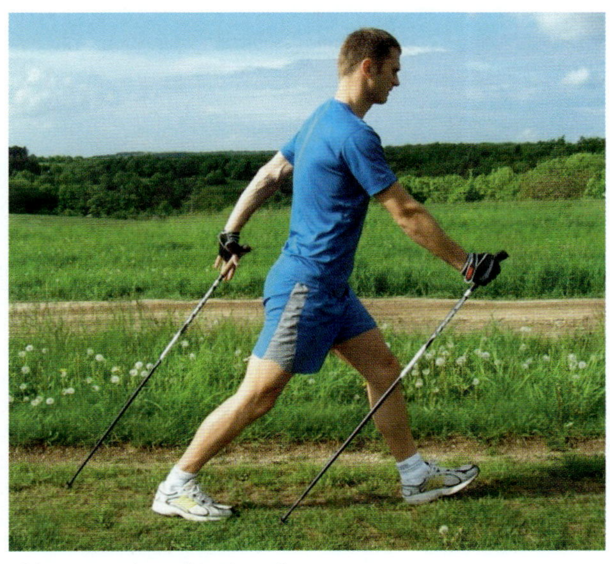

Abb. 3.3 Nordic Walking [P410]

- Leichte Vorneigung des Oberkörpers (je nach Geschwindigkeit)

Eine sauber ausgeführte Nordic-Walking-Technik ist anstrengend. Sie aktiviert einen Großteil der Rumpf- sowie Schultermuskulatur und verbraucht ca. 20–25 % mehr Energie als gleich schnelles Gehen ohne Stockeinsatz.

Nordic Walking im betrieblichen Setting

Besonders im betrieblichen Setting bietet sich Nordic Walking als Kompensation für Bewegungsmonotonie bzw. Berufsgruppen mit Sitzarbeitsplätzen und wenig Bewegungsanteil bestens an. Über den dynamisch-zyklischen Armeinsatz werden sehr oft Verspannungen im Schulter-Nacken-Bereich gelöst, Rückenmuskulatur aktiviert und die Sauerstoffaufnahme über die Atmung verbessert. Trotz der hohen Gesundheitswirkung ist diese Bewegungsform nicht gleichermaßen für alle geeignet. Vorrangig Männer im produzierenden bzw. handwerklichen Tätigkeitsfeld haben oft veraltete Denkweisen und andere Vorstellungen von Bewegung/Sport. Diese wirken der Anwendung von Nordic-Walking-Angeboten stark entgegen.

Neben der klassischen Umsetzung im Gesundheitskurs (8–12 Kurseinheiten) werden im Betrieb z. B. an Gesundheitstagen häufig Schnupperstunden bzw. Workshops und Seminare angeboten.

Voraussetzung und Materialien

- Umliegende Grünflächen, Parks oder geeignete Waldwege
- Equipment der Kursleitung (Sortiment an Qualitätsstöcken mit genügend unterschiedlichen Längen, ggf. 1–2 × Teleskopstock, Stocktasche, Rucksack, Handy, Erste-Hilfe-Set)
- Digitalkamera und Laptop (Videoanalyse)
- Eventuell 2–3 einfache Regenjacken (für Teilnehmer)

➤ Tab. 3.3 zeigt Beispiele für die Umsetzung.

Tab. 3.3 Nordic-Walking-Angebote

Variante (Zeit)	Ziele	Organisation und Inhalte
Schnupperstunde (60–90 min)	• Lust auf dieses Bewegungskonzept wecken • Basistechnik vermitteln und Hauptfehler vermeiden • Bewegungsfreude und Interaktion der Teilnehmer fördern	• Stockausgabe und Zuweisung richtiger Längen zur individuellen Körpergröße • Interaktive Aufwärmübungen • Schwungbewegungen der langen Arme • Diagonale Schwungbewegungen (Arme und Beine) • Einführung des Elementarschrittes: methodische Reihe (Schrittlänge, Oberkörpervorneigung, richtiger Stockeinstich) • Kurzer Streckenlauf in der Gruppe, individuelle Korrektur und Technikhinweise
Workshop/Seminar (120–180 min)	• Lust auf dieses Bewegungskonzept wecken • Diagonalschritt methodisch aufbauen • Bewusstsein für eine saubere Technik entwickeln • Bewegungsfreude und Interaktion der Teilnehmer fördern	• Stockausgabe und Zuweisung richtiger Längen zur individuellen Körpergröße • Interaktive Aufwärmübungen • Diagonale Schwungbewegungen (Arme und Beine) • Einführung des Elementarschrittes: methodische Reihe (Schrittlänge, Oberkörpervorneigung, richtiger Stockeinstich) • Dynamischer Stockeinsatz: – aktiver Vorschub – Krafteinsatz und Abdruck – Handöffnung • Streckenlauf in der Gruppe: – indiv. Korrektur und Technikhinweise – Varianten (bergauf und bergab)
Kurs z. B. (8 × 60 min)	• Entwicklung einer Lifetime-Sportart • 2–3 Schritttechniken methodisch aufbauen • Bewusstsein für eine saubere Technik entwickeln • Fehlerbilder erkennen • Technikvarianten dem Terrain eigenständig anpassen können • Förderung biopsychosozialer Gesundheitsfaktoren • Lust auf weiterführende Angebote/Aufbaukurse wecken	• Wissensvermittlung zur individuell richtigen Stocklänge und Schlaufengröße • Methodischer Aufbau „Diagonalschritt" (Grundtechnik) • Methodischer Aufbau „Pendelschritt" sowie „1-2-Schritt" • Vermittlung von Varianten zum Bergauf- sowie Bergab-Walken • Videoanalyse mindestens einer Schritttechnik • Entwicklung der Belastungswahrnehmung und indiv. Belastungssteuerung • Umsetzung erster moderater Trainingsmethoden • Spezifische Kraftübungen sowie Beweglichkeitstraining • Übungsparcours mit koordinativ anspruchsvolleren Technikverbindungen • Gemütlicher Kursabschluss

3.2.4 Pilates

Dirk Hübel und Peter Nürnberger

Einführung

Die Pilates-Methode zielt auf ein Training ganzer Muskelketten. Dabei werden Trainingsintensität sowie Tempo von den Übenden selbst gewählt und festgelegt. Durch die hohe Übungsvielfalt sowie vielfältige Variationen sind Intensitäten von moderat bis hochintensiv möglich. Jede durchgeführte Übung bzw. Bewegung basiert auf einer Anspannung bzw. Stabilität der Körpermitte (Powerhouse). Diese wird erzielt, indem tief liegende Muskelschichten von Beckenboden, Bauch und Rücken sowie das Zwerchfell gleichzeitig aktiviert werden. Eine weitere Besonderheit liegt darin, dass stets in die Länge gearbeitet wird. Das heißt die Rumpfmuskulatur wird gleichzeitig einer Kräftigung und Dehnung ausgesetzt, was besonders der Wirbelsäulenbeweglichkeit zugutekommt. Vereinfacht gesagt, werden im Pilates-Training klassische Kräftigungsübungen der globalen Muskulatur durchgeführt, während tief liegende Muskelschichten parallel aktiv sind und so in der Bewegung ein stabiles Körperzentrum (Powerhouse) absichern.

Zur exakten Ausführung gehören die sechs „Pilates-Prinzipien".

- Atmung
- Zentrierung
- Bewegungsfluss
- Präzision
- Kontrolle
- Konzentration

Dabei ist es nicht entscheidend, wie oft eine Übung wiederholt wird. Wichtiger sind eine exakte Bewegungsausführung und die Kontrolle über den gesamten Körper.

Über den mentalen Fokus auf Atmung, Muskelaktivierung sowie korrekte Bewegungsausführung geht mit dem Pilates-Training häufig eine beruhigende, regenerative Wirkung auf den gesamten Organismus einher. Daher bietet sich Pilates nicht nur zur Aktivierung von rumpfstabilisierender Muskulatur (➤ Abb. 3.4), sondern auch als regenerierende, stresskompensierende Intervention sehr gut an.

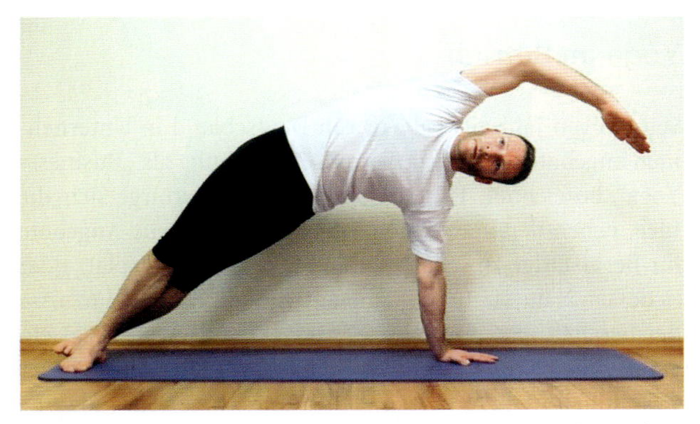

Abb. 3.4 Aktivierung der rumpfstabilisierenden Muskulatur [O1062]

Pilates im Betrieb

In Unternehmen spricht dieses Trainingsprinzip in besonderem Maße Mitarbeitende mit hohen kognitiven Arbeitsbelastungen an. Über eine verbesserte Körperwahrnehmung und die Fertigkeit, tiefe Muskelschichten zu aktivieren, ergeben sich ebenfalls positive Transfereffekte für Berufsgruppen mit hohen arbeitsbedingten körperlichen Belastungen. Beispielsweise könnte durch den Aufbau des Powerhouse beim Heben und Tragen schwerer Lasten eine muskuläre Sicherung der Wirbelsäule erfolgen. Frauen nehmen erfahrungsgemäß häufiger an diesem spezifischen Angebot teil als Männer.

Neben der klassischen Umsetzung im Gesundheitskurs (8–10 Kurseinheiten) werden im Betrieb z. B. an Gesundheitstagen häufig kurze Praxisworkshops bzw. Schnupperstunden angeboten. Zusätzlich kann Pilates sehr gut als moderater Aktivbaustein im Rahmen eines Entspannungsseminars eingebunden werden.

Voraussetzung und Materialien:

- Ruhiger Raum mit genügend Platz für eine Gymnastikmatte/Person
- Gymnastikmatten (Mindestmaße L × B × H: 180 × 60 × 1 cm)
- Anatomietafel zur Darstellung von Tiefenmuskulatur (Schichten des Beckenbodens, Rückenmuskulatur, Zwerchfell)
- Eventuell sanfte Musik zur Untermalung

➤ Tab. 3.4 zeigt Beispiele für die Umsetzung.

3.2.5 Yoga

Jana Rothe

Einführung

Yoga ist ca. 3000 Jahre alt und hat seine Wurzeln in Indien. Das Wort Yoga entstammt der alten indogermanischen Sprache Sanskrit und bedeutet „anjochen" oder „anschirren", ursprünglich bezogen auf das „Anschirren" von Zugtieren vor einem Wagen. Die Verbindung zur Yogaübung besteht darin, dass durch die Praxis von Yoga ein Weg aus der Zerstreuung des Geistes gefunden werden soll, um ihn dadurch in eine selbstbestimmte Richtung zu lenken. Daher wird Yoga in alten Texten, die auch heute als Grundlage des „modernen" Yoga dienen, als ein Zustand definiert, „in dem die Bewegungen des Geistes zur Ruhe gekommen sind". Dieses Ruhigwerden, das Sammeln und die Ausrichtung des Geistes ermöglicht es den Menschen zu erkennen, wie sie denken, reagieren und handeln bzw. was ihr Denken und Handeln beeinflusst. Daraus erwächst ein bewusstes Tun, etwa in Form von Verhaltensveränderungen, und eine Haltung von innerer Gelassenheit, Ausgeglichenheit und Zufriedenheit kann sich entwickeln.

Tab. 3.4 Beispiele für Pilates-Angebote im Betrieb

Variante (Zeit)	Ziele	Organisation und Inhalte
Praxisworkshop (25–45 min)	• Lust auf dieses Bewegungskonzept wecken • Grundzüge der Pilates-Methode vermitteln (v. a. Atmung, Powerhouse) und erlebbar machen • Bewegungsfreude und Körperwahrnehmung fördern	• Kurzer Impulsvortrag zu ausgewählten Besonderheiten der Pilates-Methode • Einleitende Pre-Pilates-Übungen • Fokus auf Atmung und erste Bausteine des Powerhouse • Übungsvariationen mit kurzen Hebeln • Einbezug aller Bewegungsrichtungen der Wirbelsäule • Ausblick auf weiterführende Pilates-spezifische Trainingsinhalte
Schnupperstunde (60–75 min)	• Lust auf dieses Bewegungskonzept wecken • Grundzüge der Pilates-Methode vermitteln (v. a. Atmung, Powerhouse) und erlebbar machen • Bewusstsein für eine korrekte Übungsausführung fördern • Bewegungsfreude und Körperwahrnehmung fördern	• Kurzer Impulsvortrag zu ausgewählten Besonderheiten der Pilates-Methode • Einleitende Pre-Pilates-Übungen • Fokus auf Atmung und erste Bausteine des Powerhouse • Einbezug aller Bewegungsrichtungen der Wirbelsäule • Übungsvariationen vorrangig mit kurzen Hebeln (Varianten zur Intensitätssteigerung anbieten) • Üben in verschiedenen Ausgangspositionen (Bauch-, Rückenlage, ggf. Seitlage oder Vierfußstand) • Eventuell Stundenausklang mit Dehnung oder Entspannung • Ausblick auf weiterführende Pilates-spezifische Trainingsinhalte
Kurs z. B. (10 × 60 min)	• Entwicklung einer Lifetime-Sportart • Handlungskompetenzen entwickeln – Atemtechnik und Powerhouse methodisch aufbauen • Bewusstsein für eine korrekte Übungsausführung entwickeln • Umsetzung aller Pilates-Prinzipien • Technik- sowie Intensitätsvarianten dem individuellen Leistungs-stand eigenständig anpassen können • Förderung biopsychosozialer Gesundheitsfaktoren • Lust auf weiterführende Angebote/Aufbaukurse wecken	• Informationen zur Geschichte sowie Besonderheiten der Pilates-Methode • Vermittlung von Effektwissen zur Wirkung von Sport und Bewegung im Allgemeinen sowie Pilates im Speziellen auf den menschlichen Körper • Methodischer Aufbau zur Aktivierung des Powerhouse sowie der Pilates-typischen Atemtechnik • Etablierung einer Auswahl von Pre-Pilates-Übungen zur einleitenden Fokussierung • Vermittlung von Pilates-Übungen in verschiedenen Ausgangspositionen (Rücken-, Bauch-, Seitlage, Vierfußstand, Kniestand, Sitz, etc.) • Große Variationsbreite innerhalb einzelner Übungen anbieten, um dem individuellen Leistungsstand der Teilnehmer gerecht zu werden • Entwicklung der Belastungswahrnehmung und individuellen Belastungssteuerung • Bedeutung der Pilates-Prinzipien hervorheben und progressiv in den Stundenablauf einbauen • Spezifische Kraftübungen sowie Beweglichkeitstraining • Angebot verschiedener Möglichkeiten eines Stundenabschlusses (z. B. intensives Dehn- oder Mobilisationsprogramm, ggf. mit Alltagsbezug, Fantasiereise, Progressive Muskelentspannung, Atemlenkung, Igelballmassage) • Vorstellen und Sicherung eines Übungsprogramms für zu Hause • Gemütlicher Kursabschluss

Die Übenden können selbst erkennen, was ihr Leben auf physischer und psychischer Ebene positiv, aber auch negativ beeinflusst. Yoga üben bedeutet ein ganzheitliches Üben, bei dem die Ebenen von Körper, Atem und Geist integriert sind. Yoga endet nicht auf der Matte, sondern soll auf das alltägliche Leben positiven Einfluss nehmen. Es bedeutet daher mehr als Gymnastik und/oder Entspannung.

Yoga kann seine Wirkung erst voll entfalten, wenn die Übungen sinnvoll aneinandergereiht und aufeinander abgestimmt sind. Sie wirken immer in Verbindung miteinander, niemals isoliert.

Yoga im Betrieb

Seit einigen Jahren wird Yoga in Deutschland in Unternehmen angeboten und in diesem Kontext häufig als „Business-Yoga" bezeichnet. Hinter diesem Begriff verbirgt sich die Idee, neben den klassischen Yogakursen spezielle Angebote für Berufstätige zu schaffen, die direkt am Arbeitsplatz oder in dessen Nähe stattfinden und auf die speziellen Bedürfnisse der Beschäftigten ausgerichtet sind. Da „Business-Yoga" ein ganzheitliches Programm ist, welches auf allen Ebenen der Gesundheit wirkt, erfüllt es die Anforderungen für moderne betriebliche Gesundheitsförderungsprogramme.

Ziele von Yoga im Betrieb

- Steigerung der körperlichen und geistigen Gesundheit und somit Erhöhung der Leistungs- und Belastungsfähigkeit der Mitarbeitenden u. a. durch folgende Maßnahmen:
  - Steigern von Kraft und Beweglichkeit, insbesondere der Rumpfmuskulatur
  - Verbessern der aufrechten Haltung im Stand und Sitz
  - Verbessern der koordinativen Fähigkeiten, insbesondere des Gleichgewichts
  - Ausgleichen von muskulären Dysbalancen
  - Erhöhen der Atemqualität
  - Verbessern der allgemeinen Durchblutung
  - Verringern von Bewegungsmangel
- Vermeidung und Reduzierung von Erkrankungen bzw. Beschwerden, deren Ursprung neben körperlichen Ursachen vor allem der psychische Stress ist. Dazu zählen folgende Beschwerden:
  - Rückenschmerzen
  - Schulter-, Nackenbeschwerden
  - Chronische Schlafstörungen
  - „Burnout-Syndrom"
  - Depressionen
  - Chronische Kopfschmerzen; Migräne
  - Kreislaufprobleme
  - Hoher Blutdruck
- Verbesserung der psychosozialen Gesundheit
  - Verbessern der Selbst- und Körperwahrnehmung und des Körperbewusstseins
  - Verbessern der Entspannungs- und Stressbewältigungsfähigkeit
  - Erhöhen der Konzentrationsfähigkeit und Achtsamkeit
  - Fördern von Ruhe, Ausgeglichenheit, innerer Balance und Wohlbefinden
  - Steigern von Zufriedenheit und Selbstvertrauen im Arbeitsalltag
  - Motivieren zum langfristigen, kursübergreifenden Üben
  - Fördern des Teamgeistes durch gemeinsames Üben
  - Verbessern des Arbeitsklimas

Durch die Integration von Yoga in die Maßnahmen zur Betrieblichen Gesundheitsförderung können die Arbeitsfähigkeit der Mitarbeitenden gesteigert, das Arbeitsklima verbessert und dadurch insgesamt die Produktivität des Unternehmens nachhaltig erhöht werden.

Arbeitsplatzspezifische Inhalte

Bei der Planung der Yogaeinheiten und -kursen in Unternehmen sollten die konkreten Bedingungen des Arbeitsplatzes, wie z. B. Sitz- oder Steharbeitsplatz, spezielle körperliche und psychische Belastungen am Arbeitsplatz, Bekleidung am Arbeitsplatz, Arbeitsplatzumgebung (Geräusche, Gerüche etc.) und die aktuellen Bedürfnisse der Teilnehmenden Berücksichtigung finden.

Hauptbestandteil der Yogapraxis in Unternehmen sind somit sehr einfache, sanfte Übungen im Stand oder Sitz in Verbindung mit dem Atem. Sie sollen die Wirbelsäule ansprechen und helfen, die Muskulatur zu dehnen und zu entspannen, die am Arbeitsplatz stark gefordert oder auch unterfordert ist. So werden vor allem im Bürobereich Übungen angeboten, die Schulter-, Nacken- und Rückenbeschwerden vorbeugen oder lindern sowie eine Haltungs- und Bewegungsschulung beinhalten. Grundsätzlich zielen die Übungen auf den Ausgleich der arbeitsbedingten Muskel- und Skelettbelastungen ab (Beispiel: Tanz der Wirbelsäule, ➤ Abb. 3.5). Der Einbezug des Atems hilft dabei, die Entspannungsfähigkeit auf körperlicher und mentaler Ebene zu fördern.

Spezielle Atemübungen, Entspannungsübungen und Meditationstechniken unterstützen den Stressabbau und steigern die Konzentrations- und Leistungsfähigkeit am Arbeitsplatz. Es ist sinnvoll, bestimmte Arbeitsmittel oder örtliche Gegebenheiten in das Üben einzubeziehen, wie z. B. Bürostuhl, Stehhilfe, Gummimatte, Holzkiste, Bürotisch.

Spezielle Methoden

Bei Yoga in Unternehmen werden schwerpunktmäßig vier Stufen angesprochen, mit denen sich die Teilnehmenden theoretisch und praktisch auseinandersetzen. Sie bauen aufeinander auf und sind nicht getrennt voneinander zu sehen:

- Stufe A – Umgang mit sich selbst und mit anderen
- Stufe B – Körperübungen
- Stufe C – Atemübungen
- Stufe D – Konzentrations- und Mediationsübungen

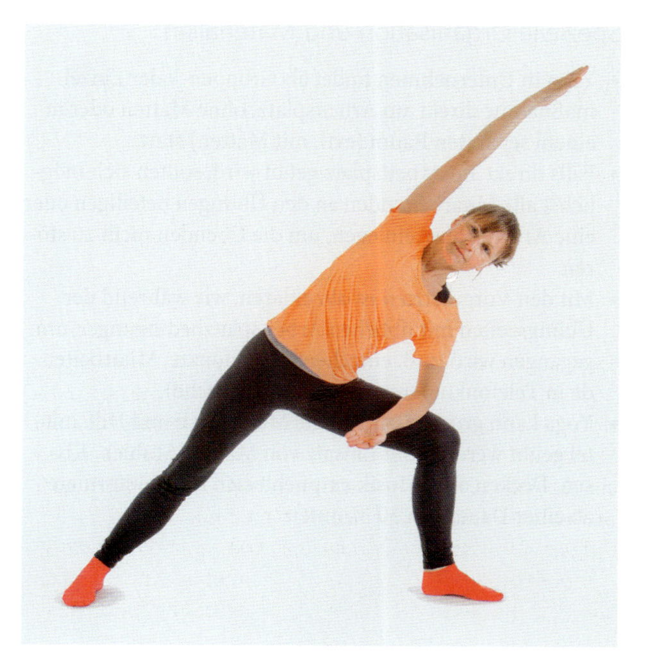

Abb. 3.5 Yoga: Tanz der Wirbelsäule [X309]

Entsprechend den Bedürfnissen und Zielen der Teilnehmenden erhält die eine oder andere Stufe vermehrt Aufmerksamkeit. Trotzdem werden in jeder Yogaeinheit alle Stufen angesprochen.

Diese Stufenmethode ist die allgemeine Grundlage für das Üben in Betrieben. Da die betrieblichen Strukturen sehr unterschiedlich sein können, müssen für dieses Setting auch flexible Yogamodelle angeboten werden.

Am meisten nachgefragt ist der klassische Yogakurs (z. B. 10 × 60 Minuten) am Morgen, in der Mittagspause oder nach der Arbeit. Diese Kurse werden zumeist in einem separaten Raum auf der Yogamatte in Sportbekleidung angeboten. Weitere Formate sind Kurzeinheiten (ca. 15 Minuten), die während der Arbeitszeit oder in der Pause direkt am Arbeitsplatz oder in einem angrenzenden Raum durchgeführt werden. Bei Kurzprogrammen ist es üblich, dass die Mitarbeitenden in Arbeits- bzw. Bürokleidung im Sitzen oder im Stehen üben. Das Programm kann individuell oder für eine Gruppe gestaltet werden. Für Führungskräfte sollten spezielle Programme mit ausgewählten Übungen konzipiert werden, da diese andere Bedürfnisse haben als z. B. Arbeitskräfte in der Produktion.

Zur Heranführung der Mitarbeitenden an das Yoga eignen sich Schnuppereinheiten (ca. 30 Minuten) an Gesundheitstagen. Alternativ können den Betrieben im Anschluss an einen Vortrag zum Thema „Stressbewältigung" spezielle Yogaseminare (ca. 120–180 Minuten) angeboten werden.

Der Einsatz des „Yoga-typischen" Equipments (z. B. Klangschalen, Mantren, religiöse Bilder, Räucherstäbchen) sollte mit besonderem Fingerspitzengefühl und in enger Absprache mit dem Auftraggeber erfolgen.

Spezielle Organisation und Materialien

- Yoga in Unternehmen findet als Gruppen- oder Einzelmaßnahme direkt am Arbeitsplatz, ohne Matten oder in einem separaten Raum (evtl. mit Matten) statt.
- Falls direkt am Arbeitsplatz geübt wird, sollten sich möglichst alle Mitarbeitenden an den Übungen beteiligen oder eine Arbeitspause einlegen, um die Übenden nicht zu stören.
- Mit den Vorgesetzten ist abzuklären, wie während der Übungszeiten mit üblichen Arbeitsplatzbedingungen umgegangen wird (z. B. eingehende Telefonate, Mitarbeitende in Telefonkonferenzen, Kundenbesuche).
- Yoga kann grundsätzlich ohne Materialien und Hilfsmittel geübt werden. Der Einsatz von Matten, Stühlen, Kissen, Decken oder Musik empfiehlt sich für Kursformate ab einer Dauer von 30 Minuten.

3.3 Gesundheitstage

Ulrich Kuhnt

Auf einen Blick

- Die große Angebotspalette der Fachkraft Rückengesundheit für Gesundheitstage in Betrieben
- Empfehlungen für das methodische Vorgehen an betrieblichen Gesundheitstagen
- Einsatz von Back-Check® und MediMouse®

Leitfragen

- Welche Inhalte aus der Verhaltensprävention kann die Fachkraft Rückengesundheit den Betrieben für Gesundheitstage anbieten?
- Welche Inhalte aus der Verhältnisprävention kann die Fachkraft Rückengesundheit den Betrieben für Gesundheitstage anbieten?
- Worin bestehen die besonderen Chancen der Gesundheitstage für die Fachkraft Rückengesundheit?
- In welchen Situationen verlangen Gesundheitstage von der Fachkraft Rückengesundheit besonders viel Diplomatie?

3.3.1 Einleitung

Als Einstieg in die Betriebliche Gesundheitsförderung bieten immer mehr Betriebe ihren Mitarbeitenden (MA) einen oder mehrere sogenannte Gesundheitstage an. Gesundheitstage dienen dazu, die Beschäftigten während der Arbeitszeit für Gesundheitsthemen zu sensibilisieren und Gesundheitsförderung anschaulich zu vermitteln. Die MA erhalten die Chance, sich über gesundheitliche Themen und gesunde Lebensweisen in der Arbeits- und Freizeitwelt zu informieren. Darüber hinaus bieten persönliche Beratungsgespräche bei Gesundheitsexperten die Chance, individuell auf die Bedürfnisse des MA eingehen zu können. Oberstes Ziel von Gesundheitstagen ist es, MA zu einem eigenverantwortlichen, aktiven und gesunden Lebensstil zu motivieren und die Arbeit insgesamt gesundheitsförderlich zu gestalten. Personalabteilungen, Betriebsärztinnen und -ärzte, Betriebsräte oder Krankenkassen, insbesondere Betriebskrankenkassen sind in der Planungsphase für einen Gesundheitstag auf der Suche nach externen Kooperationspartnern. So wenden sich Betriebe an regionale Sanitätshäuser, Fachgeschäfte für Arbeitsschuhe, Fitness-Studios, Ergonomie- sowie Bettenfachgeschäfte und besonders häufig an Fachkräfte für Rückengesundheit. Die aktive Beteiligung an einem Gesundheitstag bietet den Fachkräften für Rückengesundheit sehr gute Chancen, ihre Dienstleistung vorzustellen und sie langfristig in dem Betrieb zu etablieren. Da diese Aufgabe für die meisten Fachkräfte für Rückengesundheit eher neu ist, soll dieser Beitrag wichtige Hilfen und Anregungen für die Praxis vermitteln.

3.3.2 Bewegungsangebote für Betriebe

Bewegungsaktivitäten im Stuhlkreis (ca. 15–30 Minuten)

Die hier vorgestellten Bewegungsprogramme sind grundsätzlich auf die spezifische Arbeitsplatzbelastung, die Wünsche der Teilnehmenden (TN) und den organisatorischen Rahmenbedingungen abzustimmen. Es handelt sich nicht um das bloße Absolvieren von Übungen, sondern es findet ein harmonischer Wechsel zwischen Theorievermittlung und Praxis statt. Auch kurze Programme von eventuell nur 15 Minuten zeigen einen systematischen Aufbau, bestehend aus Vorstellung/Einführung, Hauptteil und Ausklang/Feedback. Die TN werden möglichst oft individuell beraten. Selbstverständlich spielen dabei auch der Spaß an der Bewegung, der Humor und das Lachen eine zentrale Rolle.

Gymnastik mit Musik

Die TN (ca. 5–10) sitzen auf Stühlen (möglichst ohne Armlehnen). Die Kursleitung demonstriert einfache gymnastische Übungen, bestehend aus Fuß-, Rücken- und Schultergymnastik sowie abwechslungsreichen Koordinationsübungen. Die Übungen sind auf die Bedürfnisse und Fähigkeiten der TN abgestimmt. So werden für MA an Bildschirmarbeitsplätzen eher bürogymnastische Übungen angeboten (➤ Abb. 3.6) und für MA aus Stehberufen verstärkt fußgymnastische Übungen vorgestellt. Diese Einheit besteht nicht nur aus Übungen, sondern die Kursleitung achtet auch auf die Vermittlung von arbeitsplatzbezogenem Handlungs- und Effektwissen. Den Abschluss der Bewegungseinheit kann eine Entspannungsübung oder Partner-Igelballmassage bilden.

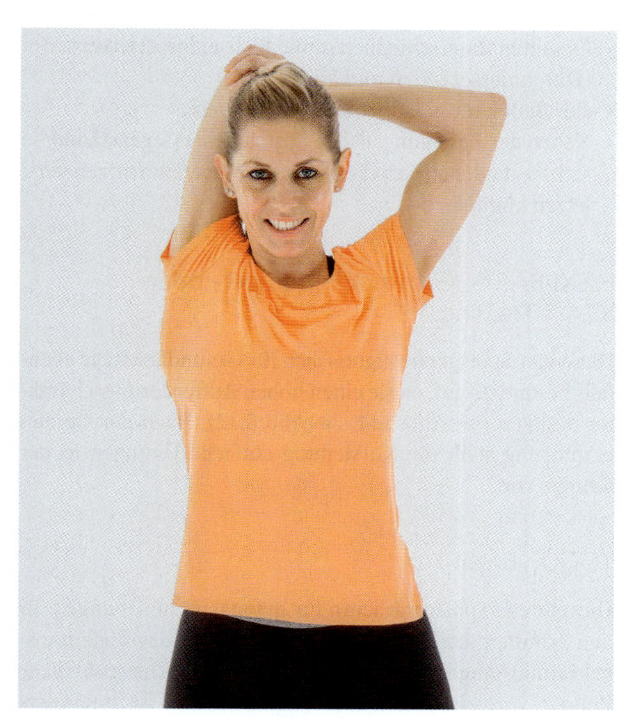

Abb. 3.6 Schultergymnastik [X309]

Thera-Band®-Gymnastik

Die Fachkraft Rückengesundheit erläutert den Einsatz des Thera-Bands® (➤ Abb. 3.7) und demonstriert anschließend für die Teilnehmenden (ca. 5–10) einfache Übungen im Sitzen und im Stehen. Zum Einsatz kommen unterschiedlich starke Bänder. Eine Länge von ca. 120 cm ist ausreichend. Auf spezielle und komplizierte Wickeltechniken sollte verzichtet werden. Partnerübungen und der Einsatz von Musik sind empfehlenswert.

PRAXISTIPP

- Es gibt Personen, die auf Latexbänder allergisch reagieren (Latexallergie). Diese Personen sollten die Übungen nicht ausführen.
- Die Bänder sollten nicht zu stark mit Talkum eingepudert werden, da dieses unangenehme weiße Flecken auf dunkler Kleidung erzeugen kann.

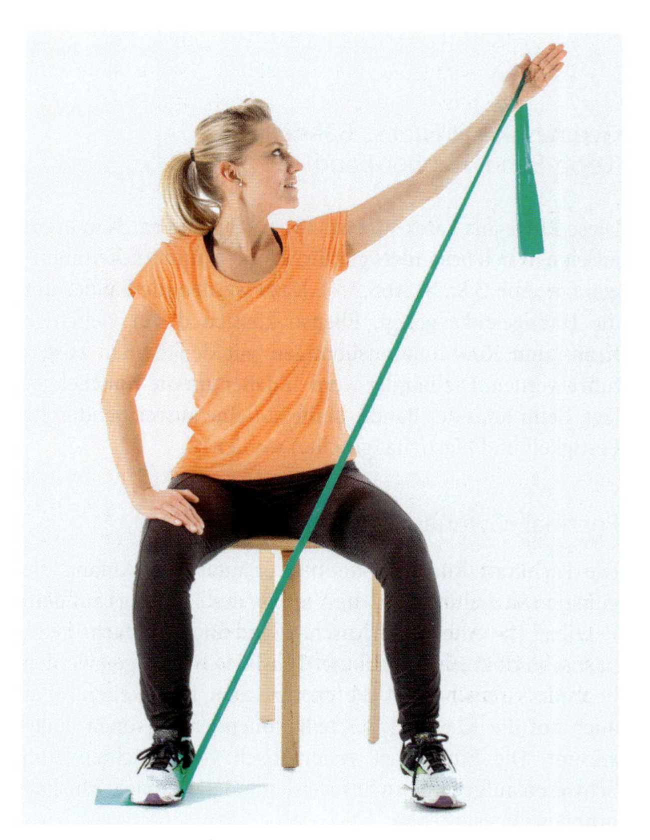

Abb. 3.7 Thera-Band®-Gymnastik [X309]

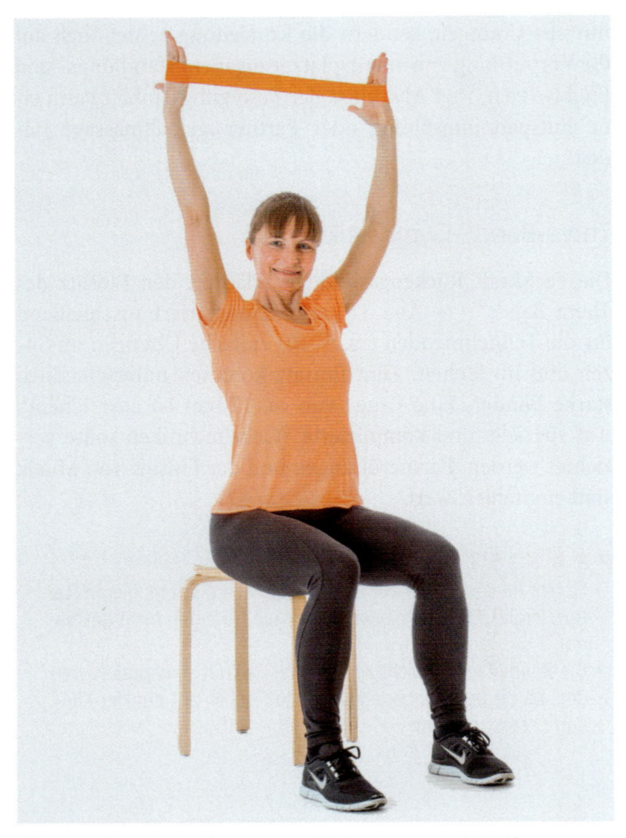

Abb. 3.8 Rubber-Band – Schulter-/Rückengymnastik [X309]

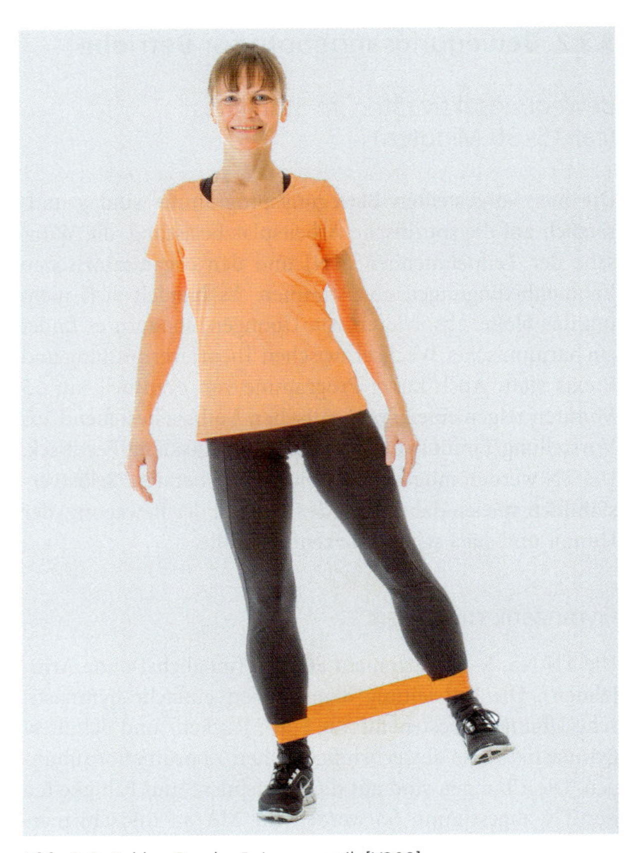

Abb. 3.9 Rubber-Band – Beingymnastik [X309]

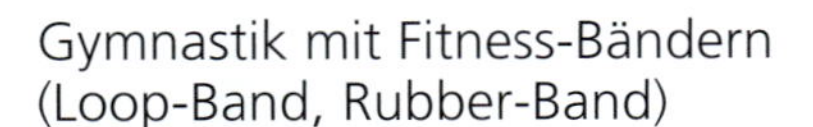

Gymnastik mit Fitness-Bändern (Loop-Band, Rubber-Band)

Diese Ringe aus Latex sind ca. 30 cm lang und ca. 5 cm breit. Sie eignen sich besonders gut für Schulter- und Rückenübungen (➤ Abb. 3.8, ➤ Abb. 3.9). Dazu werden die Bänder um die Handgelenke gelegt. Ebenso können damit vielfältige Kraft- und Koordinationsübungen mit den Beinen ausgeführt werden. Die Bänder werden dabei um die Knöchel gelegt. Beim Kauf der Bänder sollte auf eine ausreichend hohe Festigkeit und Elastizität geachtet werden.

Pezziball-Gymnastik mit Musik

Die Fachkraft Rückengesundheit erläutert am Anfang die günstige Sitzhaltung und die Vorteile des Trainings auf dem Pezziball (➤ Abb. 3.10). Anschließend folgen einfache gymnastische Übungen nach flotter Musik. Die Übungen werden besonders sensibel auf die motorischen Fähigkeiten, aber auch auf die Kleidung der teilnehmenden Personen abgestimmt. Die Einheit ist systematisch vom Leichten zum Schweren aufgebaut, und es werden möglichst viele Muskelgruppen angesprochen.

Hinweise
- Es sollten unterschiedlich große Bälle eingesetzt werden (Durchmesser 65 cm und 75 cm).
- Der Boden muss sauber und trocken sein.
- Neben der Bewegungsfläche dürfen keine Gegenstände stehen, an denen sich die TN bei eventuellen Stürzen verletzen können.

FLEXI-BAR®-, Gymstick®-, Jumper- oder XCO®-Training

Diese vier Sportgeräte eignen sich für Gesundheitstage ebenfalls besonders gut, da sie einen hohen Aufforderungscharakter besitzen (➤ Abb. 3.11, ➤ Abb. 3.12). Nach der Geräteeinführung stellt die Kursleitung einfache Übungen in der Gruppe vor.

TOGU®-Brasil

Dieses neue Sportgerät kann für gymnastische Übungen für den Schultergürtel oder als Handtrainer für das Tiefenmuskeltraining eingesetzt werden (➤ Abb. 3.13). Der zusätzliche Einsatz von entsprechender „Latin-Musik“ ist besonders mitreißend.

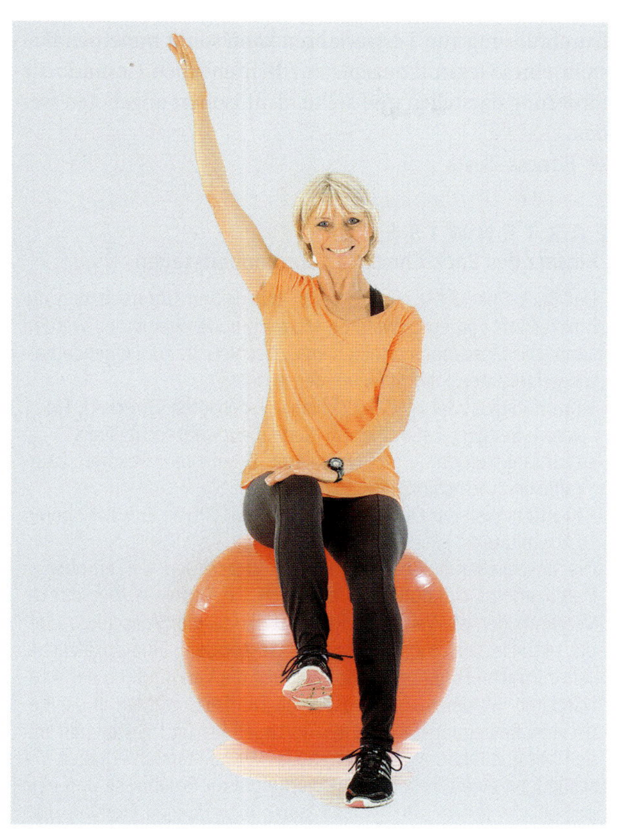

Abb. 3.10 Pezziball-Übung [X309]

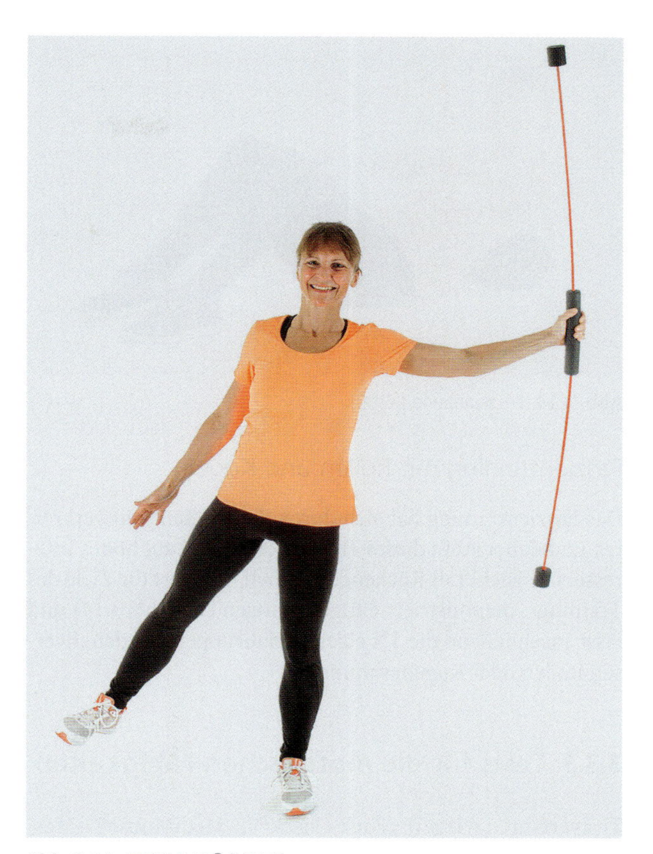

Abb. 3.11 FLEXI-BAR® [X309]

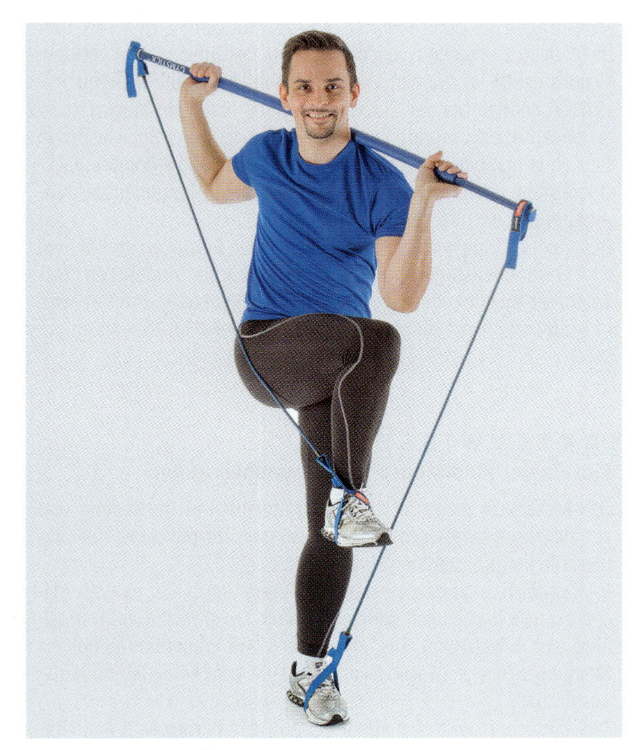

Abb. 3.12 Gymstick® [X309]

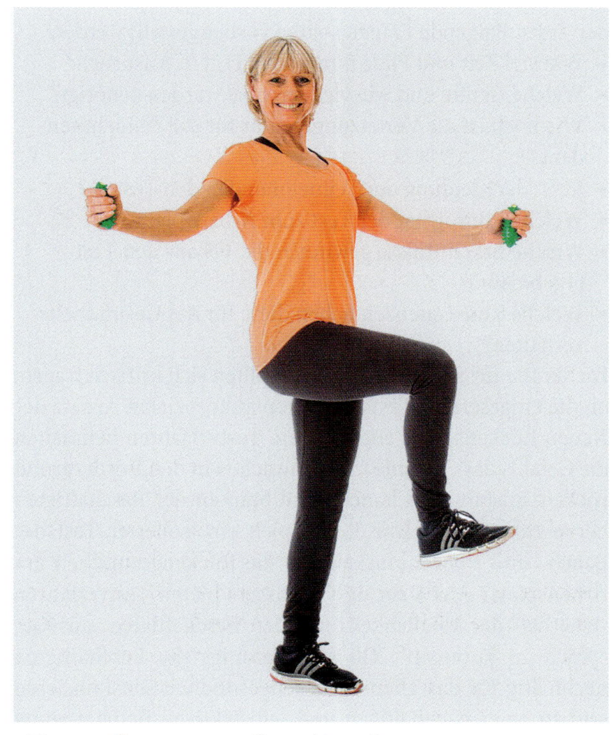

Abb. 3.13 Übung mit TOGU®-Brasil [X309]

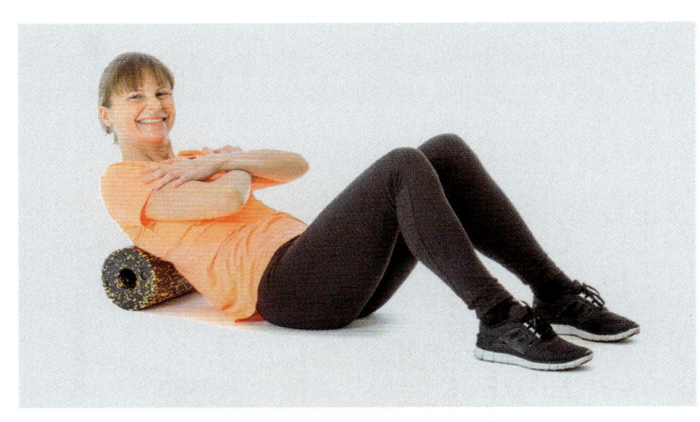

Abb. 3.14 Faszienübung [X309]

3

Faszientraining mit Rollen und Kugeln

Das Faszientraining hat sich durch die Medien weit verbreitet, und daher stößt dieses Thema bei den TN auf hohes Interesse. Die Fachkraft Rückengesundheit erläutert die Ziele des Trainings, demonstriert einige Übungen (➤ Abb. 3.14) und lässt anschließend die TN eigene Erfahrungen mit den diversen Rollen oder Kugeln sammeln.

3.3.3 Tests für die motorischen Fähigkeiten

Testverfahren wie z. B. „Back-Check®", „MediMouse®"-Messungen oder Fitness-Tests kommen erfahrungsgemäß bei den TN an Gesundheitstagen gut an. Ein wichtiges Auswahlkriterium für den Einsatz von motorischen Tests an betrieblichen Gesundheitstagen ist die praktische Umsetzbarkeit der Tests. Folgende Fragen sollten vorher gestellt werden:

- Wie viel Zeit und Platz nimmt der Test in Anspruch?
- Welche Geräte und wie viel Personal werden benötigt?
- Wie hoch ist die Verletzungsgefahr für die Teilnehmenden?
- Lässt die Kleidung der Teilnehmenden den Test zu?
- Welchen Bezug hat der Test zum Arbeitsplatz?
- Welche Erkenntnisse gewinnen die TN aus den Testergebnissen?
- Welche Konsequenzen haben diese für das Gesundheitsverhalten?

Fachkräfte für Rückengesundheit sollten sich kritisch fragen, ob die eingesetzten Tests dem biopsychosozialen Ansatz der Neuen Rückenschule entsprechen. Testverfahren beinhalten die Gefahr, dass Defizite und Schwächen in den Vordergrund rücken, anstatt die Chancen und Stärken der Beschäftigten hervorzuheben. Welche Rolle spielt ein isolierter Test der Bauch- und Rückenmuskeln für die Rückengesundheit am Arbeitsplatz? Aus Sicht des Verfassers bieten Testverfahren sicherlich die Möglichkeit, mit den Beschäftigten „ins Gespräch zu kommen". Ob sie allerdings die Beschäftigten nachhaltig für das Thema Rückengesundheit sensibilisieren und zu einer nachhaltigen und selbstaktiven Beschäftigung mit dem eigenen Rücken führen, darf bezweifelt werden. Die Durchführung von Testverfahren kann somit nur einen Baustein eines Gesamtkonzepts zur Betrieblichen Gesundheitsförderung darstellen und sollte nicht isoliert angeboten werden.

Fitness-Tests

FAKTENWISSEN

Einsatz des Back-Check® an Gesundheitstagen

Der Back-Check® ist ein Testgerät, mit dessen Unterstützung die Muskelkraft von ausgewählten Muskelgruppen gemessen werden kann. Die Messungen erfolgen im aufrechten Stand. Folgende haltungsrelevanten Parameter werden erfasst:

- Kraftfähigkeit der HWS-Muskulatur: Extensoren (Strecker), Flexoren (Beuger), Lateralflexion (Seitenbeugung) rechts/links
- Kraftfähigkeit der Rumpfmuskulatur: Extensoren, Flexoren, Lateralflexion rechts/links
- Kraftfähigkeit der Oberkörpermuskulatur: Druck; Zug der oberen Extremitäten

Die anschließende Bearbeitung und Beurteilung der erhobenen Daten erfolgt computergestützt durch die Software. Der direkte Vergleich der Ist-Werte mit Referenzwerten gibt Aufschluss über die aktuelle Leistungsfähigkeit der Testperson. Eine zusätzliche, sehr nützliche Funktion der Software ist die Verknüpfung der Analysedaten mit einem Trainingsplaner. Die Tests werden in der Regel von Bewegungsfachkräften durchgeführt und zusammen mit den Mitarbeitenden ausgewertet. Die Mitarbeitenden erhalten anschließend eine schriftliche Auswertung ihrer Ergebnisse und eine persönliche Kurzberatung sowie einen individuellen Trainingsplan zum Ausgleich ihrer muskulären Dysbalancen.

Der Nutzen dieses Testverfahrens steht und fällt mit den pädagogischen Fähigkeiten der Fachkraft Rückgengesundheit. Die Muskeltests sollten dazu genutzt werden, die Personen zur regelmäßigen, langfristigen körperlichen Aktivität zu motivieren. Der Test darf nicht beim Feststellen von muskulären Defiziten stehen bleiben. Grundsätzlich ist dringend zu wünschen, dass die Fachkraft Rückengesundheit bei der Durchführung des Tests den biopsychosozialen Ansatz zu Grunde legen. Es ist falsch, wenn Entscheider in Betrieben glauben, dass sie mit dem isolierten Angebot des Back-Checks® an einem Gesundheitstag die Rückengesundheit der Mitarbeitenden nachhaltig fördern können.

Besonders häufig wird der Back-Check® den Betrieben im Rahmen von Gesundheitstagen von den Krankenkassen angeboten. Das Testgerät ist entweder Eigentum der Krankenkasse, oder es wird in Kooperation mit einem Gesundheitsanbieter im Betrieb eingesetzt.

FAKTENWISSEN

Einsatz der MediMouse® an Gesundheitstagen

Das Messgerät dient der computerunterstützten Darstellung und strahlenfreien Untersuchung der Form und Beweglichkeit der Wirbelsäule und Körpergelenke.

Im Vergleich zu anderen bekannten Verfahren bietet es wesentliche Vorteile hinsichtlich der Genauigkeit, Objektivität und Darstellung der Messwerte. Die anwender- und patientenfreundliche Messung ist nicht-invasiv, und der Patient wird keinerlei Strahlung ausgesetzt.

Das Messgerät wird von Hand entlang der Wirbelsäule und Körpergelenke geführt. Dabei passt sich der Messkopf den Konturen

an. Durch die Messung lassen sich die sagittale und frontale Wirbelsäulenform und Beweglichkeit bestimmen. Daraus ergeben sich segmentale und globale Winkel der Brust- und Lendenwirbelsäulensegmente und des Sakrums in Neutralstellung, in Flexion und Extension. Weiter wird die Stabilisierung der Rumpfmuskulatur mit dem sog. Haltetest nach Matthiass bestimmt.
Die dazugehörige Software visualisiert nicht nur die Ergebnisse in tabellarischer und grafischer Form, sondern interpretiert die Resultate und empfiehlt Maßnahmen zur Verbesserung der Haltung, Stabilität und Beweglichkeit der einzelnen Wirbelsegmente. Die Fachkraft kann mithilfe der Auswertungen ein individuelles Rückenpräventionstraining mit z. B. speziellen Kräftigungs- oder Dehnübungen zusammenstellen.
Die Messergebnisse sind speicherbar, können ausgedruckt sowie per E-Mail versendet werden. Das Rückenpräventionsprogramm wird optimal begleitet, indem die Messungen regelmäßig wiederholt werden, sodass das Training stetig individuell angepasst und verbessert werden kann.
Das Messgerät wird eingesetzt zur Dokumentation des Ist-Zustands, zur Verlaufskontrolle, zur Qualitätssicherung von Therapien und zu Reihenuntersuchungen.
Die Aussagen zur pädagogischen Qualifizierung der BRg beim Einsatz des Back-Check® treffen auch für die MediMouse® zu. Die Wirbelsäulenvermessung darf auf keinen Fall zu einer Dramatisierung und Katastrophisierung der Abweichung der Wirbelsäulenstellung von der Norm führen.
(AGR 2015)

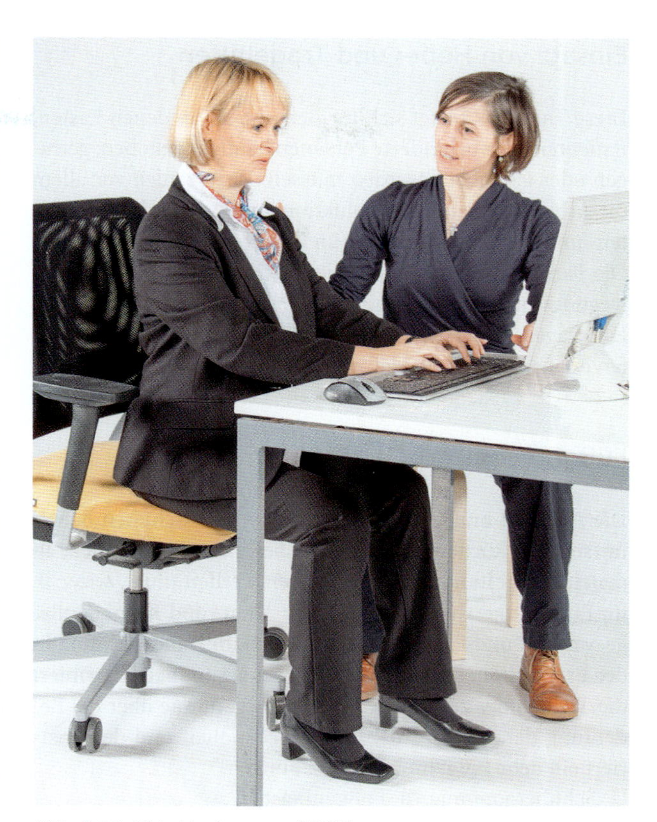

Abb. 3.15 Bildschirmberatung [X309]

3.3.4 Information und Beratung rund um die Verhältnisprävention

Ergonomie von Bildschirmarbeitsplätzen

Bildschirmarbeitsplätze gibt es in der Regel in allen Betrieben, daher stößt dieses Thema bei den Veranstaltenden und Teilnehmenden auf großes Interesse.

Die Fachkraft Rückengesundheit sollte ihre Beratung an einem Musterarbeitsplatz durchführen (➤ Abb. 3.15). Der Musterarbeitsplatz entspricht den realen Arbeitsplätzen in dem Betrieb und besteht aus: Bürostuhl, Arbeitstisch, Monitor, Tastatur, Maus. Die Fachkraft Rückengesundheit beschränkt ihre Beratung nicht nur auf die reine Arbeitsplatzergonomie, sondern verbindet dieses Thema ausdrücklich mit verhaltenspräventiven Ansätzen (z. B. dynamisches Sitzen) sowie der Durchführung von Bewegungs- und Entspannungsübungen.

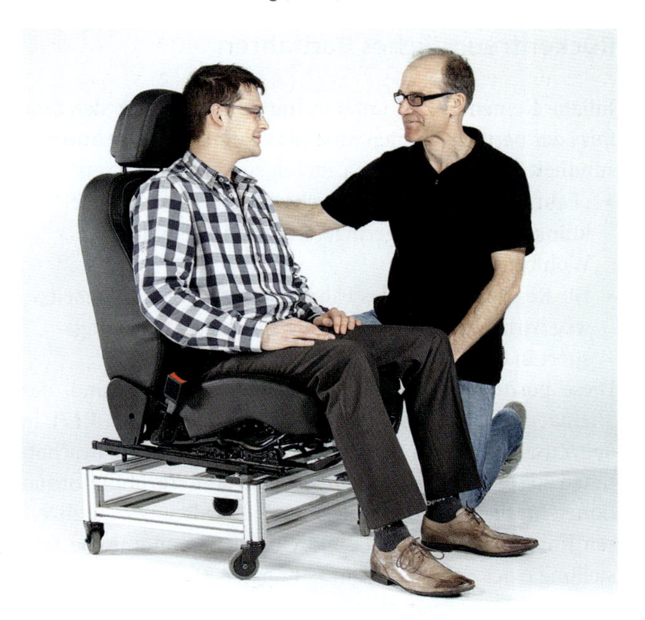

Abb. 3.16 Autositzeinstellung [X309]

Ergonomie von Pkw- und Lkw-Sitzen

Diese Ergonomieberatung richtet sich an Mitarbeitende, die relativ lange Arbeitsstrecken mit dem Pkw oder Lkw zurücklegen oder arbeitsbedingt auf ein Fahrzeug im Außendienst angewiesen sind. Die Fachkraft Rückengesundheit erläutert und demonstriert am Gesundheitstag die Anforderungsprofile von ergonomischen Pkw- bzw. Lkw-Sitzen. Für diese Beratung ist die Bereitstellung eines Mustersitzes (➤ Abb. 3.16) oder Musterfahrzeugs sehr empfehlenswert. Auch bei diesem Schwerpunkt verknüpft die Fachkraft Rückengesundheit die Ergonomie mit Empfehlungen zum rückenfreundlichen Verhalten „rund um das Fahrzeug".

Ergonomischer Autositz

Einsatz von Hebe- und Tragehilfen

Diese Thematik bietet sich für Betriebe an, in denen Lasten, Patienten oder behinderte Personen häufiger gehoben, getragen oder geschoben werden müssen. Dazu zählen vor allem die Arbeitsplätze in der Produktion, im Handwerk, in der Alten- und Krankenpflege oder im Paket- und Transportdienst. Die Fachkraft Rückengesundheit demonstriert günstige Bewegungsmuster in Zusammenhang mit dem Einsatz z. B. von Hubwagen, Hubtischen, Sackhebern, Tragegurten, Haltegriffen oder sogenannten kleinen Hilfsmitteln.

Fußgerechte Arbeitsschuhe

Die Auswahl und der Gebrauch von Arbeitsschuhen beeinflussen die Rückengesundheit insbesondere in Berufen, in denen viel gestanden oder gegangen werden muss, wie z. B. im Einzel- und Großhandel, in der Alten- und Krankenpflege, im Post und Paketdienst, aber auch im Handwerk und in der Produktion. Die Fachkraft Rückengesundheit informiert die Teilnehmer zusätzlich zur Schuhergonomie über die Bedeutung der Füße für die Rückengesundheit und demonstriert einfache fußgymnastische Übungen.
⊞ Schuhergonomie, ⊞ Fußgymnastik

Rückenfreundliches Radfahren

Juliane Kemen (2016) untersuchte in einer Studie den Einfluss der berufsbedingten Mobilität auf die Arbeitnehmergesundheit. Darin kam sie u. a. zu folgenden Ergebnissen:
- „Fahrradfahrer sind im Durchschnitt 2 Tage weniger krank, haben einen geringeren BMI und ein höheres Wohlbefinden.
- Die Regelmäßigkeit des Fahrradfahrens auf dem Arbeitsweg wirkt sich positiver aus als 2- bis 3-mal Leistungssport in der Woche."

Diese positiven Ergebnisse sind ein wichtiger Grund, das Thema „Rückenfreundliches Radfahren" (➤ Abb. 3.17) in den Zusammenhang mit der Fahrradmobilität der Beschäftigten zu stellen. Mögliche Inhalte sind Hintergrundinformationen für die Wahl des geeigneten Fahrrads sowie der diversen Komponenten und die individuelle, ergonomische Einstellung eines Fahrrads (vgl. ➤ Kap. 3.8.3).

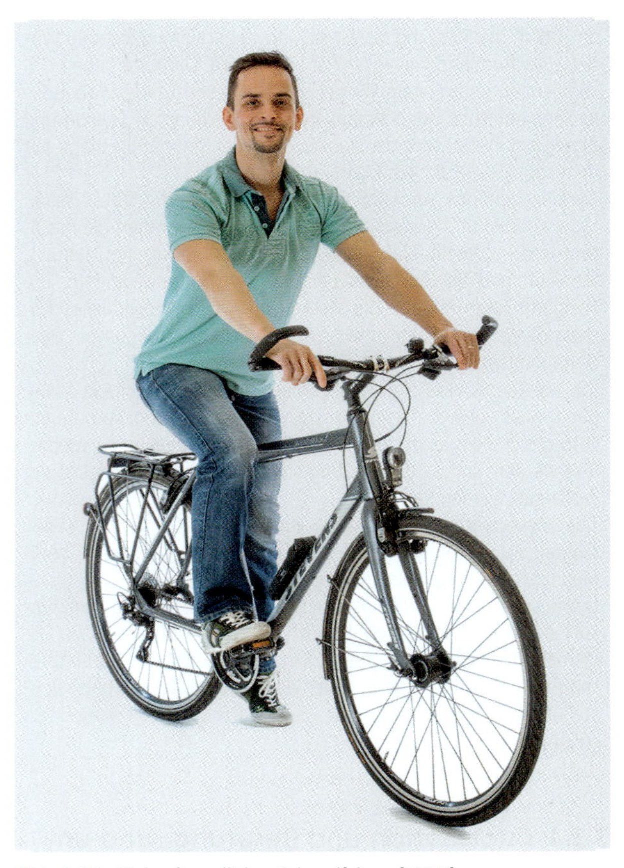

Abb. 3.17 Rückenfreundliches Fahrradfahren [X309]

Haltungs- und Bewegungsschulung

An Gesundheitstagen können von der Fachkraft Rückengesundheit ergonomische – also verhältnispräventive – und/oder verhaltenspräventive Schwerpunkte behandelt werden.

Arbeitsplatzbezogene Schwerpunkte aus der *Verhaltensprävention* sind:
- Günstiges Sitzen (Sitzschule)
- Rückenfreundliches Stehen (Stehschule)
- Rückengerechtes Heben, Tragen und Schieben (Hebe-/Trageschule)

Einige Betriebe wünschen an Gesundheitstagen arbeitsplatzbezogene, individuelle Beratungen. Nach dem Prinzip „Von Arbeitsplatz zu Arbeitsplatz" geht die Fachkraft Rückengesundheit während des Gesundheitstages direkt an die Arbeitsplätze und berät dort die Mitarbeitenden einzeln oder in Kleingruppen ca. 15–30 Minuten lang (vgl. ➤ Kap. 3.4).

Gesundheitstage sind ein idealer Einstieg für Fachkräfte für Rückengesundheit in die Betriebliche Gesundheitsförderung. An diesen Tagen haben sie die Chance, die Geschäftsleitung, die Personalvertretung und vor allem die MA von den Vorteilen verhaltens- und verhältnispräventiver Gesundheitsförderungsmaßnahmen zu überzeugen. Dieses Ziel ist nur erreichbar, wenn sich die Fachkraft Rückengesundheit insgesamt mit den Zielen und Inhalten des Betrieblichen Gesundheitsmanagements vertraut macht und sie den modernen biopsychosozialen Ansatz verinnerlicht hat.
⊞ Praxistipp Gesundheitstage

Einführungsseminare und Kurzvorträge ➤ Kap. 3.1
Grundlegende Informationen und Vorgaben zur Ergonomie am Arbeitsplatz ➤ Kap. 2.4

LITERATUR

Aktion Gesunder Rücken (AGR) e. V. (2015) Fernlehrgang „Von der Verhaltens- zur Verhältnisprävention". Auflage 5.1. Bremervörde: AGR.

Kemen J (2016)Mobilität und Gesundheit. Einfluss der Verkehrsmittelnutzung auf die Gesundheit Berufstätiger. Wiesbaden: Springer Spektrum.

3.4 Ergonomieberatung am Arbeitsplatz

Ulrich Kuhnt

Auf einen Blick

- Die Fachkraft Rückengesundheit geht direkt an die Arbeitsplätze
- Ziele und Methoden der Ergonomieberatung
- Umfangreiche, sehr konkrete Verhaltensempfehlungen
- Ergonomieberatung als ein Teil eines Gesamtkonzepts
- Beispiele für die Ergonomieberatung an Bildschirmarbeitsplätzen, Produktionsarbeitsplätzen und im Handwerk

Leitfragen

- Was sind die wichtigsten Ziele einer Ergonomieberatung?
- Welche Verhaltensweisen sollten Fachkräfte für Rückengesundheit beachten?
- Welche Regeln der wertschätzenden Kommunikation sind bei der Ergonomieberatung besonders wichtig?

3.4.1 Ziele, Inhalte und Methoden der Ergonomieberatung

Die Fachkraft Rückengesundheit geht an die Arbeitsplätze und berät dort individuell die Beschäftigten. Diese Beratung ist ein Baustein eines Gesamtkonzepts und beinhaltet die Verhaltens- und Verhältnisprävention. Wenn die Beratung professionell durchgeführt wird, können mit dieser Maßnahme das individuelle Gesundheitsverhalten und die Qualität der ergonomischen Arbeitsplatzgestaltung nachhaltig gefördert werden. Die Beratung erfordert von der Fachkraft Rückengesundheit vielfältige Kompetenzen.

Ziele

- Die Beschäftigten sollen
  - ihre typischen Arbeitsinhalte und Arbeitsabläufe erklären,
  - ihre typischen Körperhaltungen und Bewegungsabläufe am Arbeitsplatz demonstrieren,
  - die mit der Arbeit verbundenen Belastungen für ihr Skelettsystem beschreiben,
  - die vorhandenen ergonomischen Gestaltungsmöglichkeiten, wie z. B. einstellbarer Arbeitsstuhl, höhenverstellbarer Arbeitstische, Einsatz von Hilfsmitteln, erläutern,
  - die Chancen für wechselnde Körperhaltungen und wechselnde Tätigkeiten erklären,
  - einfache Ausgleichsübungen für den individuellen Arbeitsplatz kennenlernen,
  - ein persönliches Vertrauen zur Fachkraft Rückengesundheit aufbauen.
- Die Fachkraft Rückengesundheit soll
  - die typischen Arbeitsinhalte und Arbeitsabläufe kennenlernen,
  - die Arbeitstätigkeit nach Möglichkeit praktisch ausprobieren,
  - die Beschäftigten persönlich kennenlernen und ihr Vertrauen gewinnen,
  - Lösungsansätze für ergonomische Verbesserungen entwickeln,
  - gemeinsam mit den Beschäftigten günstige Haltungs- und Bewegungsmuster erproben,
  - gemeinsam mit den Beschäftigten geeignete Ausgleichsübungen für den Arbeitsplatz entwickeln,
  - das Selbstvertrauen, die Selbstfürsorge und die Selbstwirksamkeit der MA stärken.

PRAXISTIPP

Einstiegsfragen für die Arbeitsplatzberatung

Geeignete Fragen lauten:

- „Passt es, dass ich jetzt an Ihren Arbeitsplatz komme?"
- „Darf ich Sie nun etwas bei Ihrer Arbeit beobachten?"
- „Wie lange führen Sie diese Tätigkeit schon aus?"
- „Darf ich einmal Ihre Arbeit ausführen?"
- „Wie fühlen sich nach einem Arbeitstag Ihr Rücken oder Ihre Schultern an?"
- „Wie gut können Sie Ihren Arbeitsplatz individuell auf Ihre Bedürfnisse einstellen?"
- „Welche Möglichkeiten gibt es, während der Arbeit Ihre Körperhaltung zu verändern?"
- „Welche körperlichen Aktivitäten können Sie in Ihrer Freizeit ausüben?"

FAKTENWISSEN

Ergodynamik

Der Begriff **Ergodynamik** verbindet Ergonomie und Dynamik miteinander. Die **Ergonomie** erarbeitet und verarbeitet humanwissenschaftliches Wissen mit dem Ziel, eine Anpassung von Arbeit, Arbeitssystem und Umgebungen an die physischen und psychischen Fähigkeiten des Menschen herbeizuführen. Wichtige Aspekte sind dabei die ergonomische Gestaltung der unterschiedlichen Arbeitsplätze und die Gestaltung der Arbeitsorganisation (Job Rotation).

Der Begriff **Dynamik** umschreibt folgende Aspekte:

- Wechsel der Körperhaltungen und Körperbewegungen
- Wechsel zwischen Be- und Entlastung
- Vermeidung von Monotonie und Zwangshaltungen

Außerdem gehört die Förderung der körperlichen Aktivität dazu, ebenso wie Haltungs- und Bewegungswechsel im privaten Bereich. Dynamik bzw. Bewegung ist für das Bewegungssystem eine notwendige Voraussetzung für langfristiges, schmerzfreies Funktionieren. Der fortlaufende Wechsel zwischen Anspannung und Entspannung hat positive Auswirkungen auf Muskeln, Gelenke, Knochen, Nerven (Gehirn) und Bindegewebe. Damit sich biologische Systeme bewegen können, benötigen sie nicht nur die richtige Haltung, sondern auch Bewegungsreize in ausreichendem Maße. Für das menschliche Bewegungssystems gibt es eine Art Bedienungsanleitung, und darin steht: „Mensch beweg dich!"

Inhalte

- Rückenfreundliche Haltungs- und Bewegungsmuster am Arbeitsplatz
- Ergonomische Gestaltung des Arbeitsplatzes
- Ergodynamisches Verhalten und ergodynamische Verhältnisse
- Ausgleichs- und Entspannungsübungen

Methode

Die Ergonomieberatung sollte in ein maßgeschneidertes Konzept eingebettet sein. Das Konzept kann folgende Bausteine beinhalten:

1. **Vorbesprechung:** An diesem ca. einstündigen Gespräch nehmen Personen aus der Geschäftsführung, Betriebsrat, Arbeitsmedizin oder Arbeitssicherheit teil. Die Fachkraft Rückengesundheit stellt sich und ihr Konzept vor.

PRAXISTIPP

Vorbesprechung

Folgende Empfehlungen sollten Fachkräfte für Rückengesundheit bei einer Vorbesprechung beachten:

- Eigentlich selbstverständlich: pünktlich, freundlich, höflich, angemessen gekleidet
- Einhalten der Sicherheitsvorschriften beim Pförtner (Ausweis, gekennzeichnete Gehwege)
- Berücksichtigen der Kommunikationsregeln für eine Vorstellungsrunde
- Sensibler Umgang mit unterschiedlichen Sichtweisen von z. B. Geschäftsführung, Betriebsrat, Arbeitsmedizin oder Arbeitssicherheit
- Konzentrieren auf Ziele und Wünsche des Betriebes
- Beachten der eigenen Kernkompetenz (Leitfrage: Welche Vorteile bietet mein Angebot dem Betrieb?)
- Auf eigene fundierte Erfahrung in der Ergonomieberatung hinweisen
- Klare Vorstellungen von der Arbeitsplatzberatung präsentieren (vgl. ➤ Kap. 4.3)

1. **Betriebsbegehung:** Bei dieser ca. einstündigen Betriebsbegehung lernt die Fachkraft Rückengesundheit die zentralen Prozesse des Betriebs kennen. Im Fokus stehen dabei die körperlichen Belastungen der Beschäftigten und die ergonomischen Verhältnisse.

PRAXISTIPP

Betriebsbegehung

Folgende Empfehlungen sollten Fachkräfte für Rückengesundheit bei einer Betriebsbegehung beachten:

- Alle betriebsspezifischen Vorschriften sensibel umsetzen
  - Arbeitssicherheit (Sicherheitsschuhe, Gehörschutz, Schutzhelm, Schutzbrille, Handschuhe)
  - Hygienevorschriften (Hände waschen und desinfizieren, Haarnetz- und Arbeitskittel tragen, Schmuck ablegen)
  - Eventuell Handyverbot
- Die mündliche oder schriftliche Einweisung zur Arbeitssicherheit sowie Unfallverhütung freundlich und kooperativ unterstützen
- Die vorgeschriebenen Gehwege benutzen
- Sich grundsätzlich von einem MA, am besten einer Führungskraft, begleiten lassen
- Zielführende und ressourcenorientierte Fragen stellen
- Die freundliche, wertschätzende Kommunikation mit den Beschäftigten suchen
- Einfach und prägnant die eigene zukünftige Funktion als BRg in diesem Betrieb erklären
- MA begrüßen, sich vorstellen und sich auch von ihnen wieder verabschieden
- Positives Feedback bei der Beendigung der Betriebsbegehung formulieren, mit dem Auftraggeber die weiteren Schritte vereinbaren.

1. **Konzepterstellung:** Die Fachkraft Rückengesundheit entwickelt ein klar strukturiertes Konzept. Es beinhaltet Ziele, Inhalte, Zeiten und vor allem die Organisation der Ergonomieberatung. Ein Umfang von 2–5 Seiten ist angemessen (vgl. ➤ Kap. 4.3.2).
2. **Interne Kommunikation:** Die Maßnahme zur Betrieblichen Gesundheitsförderung sollte intern frühzeitig – spätestens zwei Wochen vor dem Start – beworben werden. Hierfür werden die üblichen betriebsinternen Kommunikationswege genutzt, wie z. B. Betriebsversammlung, Teambesprechung, Aushang. (vgl. ➤ Kap. 4.3.3)
3. **Programmdurchführung:** Das Programm ist zeitlich definiert und kann mehrere Bausteine enthalten, wie z. B. Basisinformationen für die Beschäftigten, Haltungs- und Bewegungsschulung in der Kleingruppe, individuelle Ergonomieberatung am Arbeitsplatz, Vertiefungsmodule.
4. **Auswertung:** Die Auswertung kann mündlich oder schriftlich erfolgen.

PRAXISTIPP

Allgemeine Verhaltensempfehlungen für die Ergonomieberatung

- Ziele, Inhalte und Methode der Beratung frühzeitig mit den Entscheidern des Betriebs abstimmen
- Enge und vertrauensvolle Zusammenarbeit mit der Arbeitsmedizin und der Arbeitssicherheit

- Den Grundsatz beachten „Der MA ist der Experte an seinem Arbeitsplatz"
- Den Arbeitsplatz aus einem ganzheitlichen Blickwinkel betrachten
- Keine einseitige Fokussierung auf die Risiken und Gefährdungen am Arbeitsplatz, sondern eher auf die Verbesserungspotenziale
- Beachten der Grundsätze der „Motivierenden Gesprächsführung" (➤ Kap. 2.7.2, vgl. Miller und Rollnick 2005)
- Besonders sensibler Umgang mit schriftlichen Notizen am Arbeitsplatz oder dem Ausfüllen von Checklisten
- Besondere Zurückhaltung beim Formulieren von Versprechungen hinsichtlich der Verbesserung der Arbeitsplatzergonomie
- Sinnvoll: Das gleichzeitige Erstellen einer Foto- oder Videodokumentation/-Analyse
- Schriftlicher Bericht über Verbesserungsempfehlungen zur Verhaltens- und Verhältnisprävention

PRAXISTIPP

Foto- und videounterstütze Haltungs- und Bewegungsschulung

Das Aufzeichnen der Haltungen und Bewegungen am Arbeitsplatz mit einer Foto- oder Videokamera hat folgende Vorteile:

- Die Videoanalyse hat für die meisten MA einen hohen Motivationswert.
- Die Wirksamkeit für das Bewegungslernen ist besonders günstig.
- Die MA erkennen selbstständig die Merkmale rückenfreundlicher Verhaltensweisen.
- Die Aufnahmen können mehrfach analysiert und verglichen werden.
- Die Videoaufnahmen ermöglichen die Herstellung eines interessanten Lehrfilms.
- Die Videoaufzeichnungen sind gut geeignet für die Dokumentation, Präsentation (Betriebsversammlungen, Gesundheitszirkel) und für die Durchführung arbeitsplatzbezogener Kurse oder Seminare.

Methodische Tipps und Hilfen zum Foto- und Videoeinsatz

- Die MA sind frühzeitig über die Aufnahmen zu informieren und werden nach ihrem Einverständnis gefragt.
- Die Fachkraft Rückengesundheit sollte die erste Arbeitsplatzbegehung ohne Foto- oder Videokamera durchführen, damit sie ohne Störungen die MA und deren Arbeitsplätze kennenlernen kann.
- Am Anfang sollten Ganzkörperaufnahmen gemacht werden, danach erst Detaillaufnahmen.
- Günstige Haltungen und Bewegungen sind hervorzuheben.
- Der Betrieb darf die Aufnahmen nicht zur Beurteilung oder Überwachung der Mitarbeitenden verwenden.
- Die Fachkraft Rückengesundheit darf die Aufnahmen niemals ohne Genehmigung außerhalb des Betriebs verwenden.
- Es gibt Arbeitsbereiche, in denen Aufnahmen grundsätzlich sehr sensibel geplant werden sollten, wie z. B. Pflege, Justiz, Finanzwesen, Forschung und Entwicklung.

3.4.2 Praxisbeispiele

Bildschirmarbeitsplatz

Der Bildschirmarbeitsplatz ist mit Abstand der häufigste Arbeitsplatz in der Arbeitswelt. Nach Schätzungen der Bundesanstalt für Arbeitsschutz und Arbeitsmedizin arbeiten in Deutschland rund 18 Mio. Beschäftigte an Bildschirmarbeitsplätzen (BAuA 2013). Der Arbeitsplatz besteht hauptsächlich aus dem Arbeitsstuhl, dem Arbeitstisch, dem Monitor und den Eingabegeräten. Das monotone Bewegungsverhalten am Bildschirmarbeitsplatz ist für das Bewegungssystem ungünstig, Rücken-, Nacken- und Schulterprobleme sind bei diesen Personen weit verbreitet. Daher gibt es heute und in Zukunft in diesen Branchen für Rückenschullehrende viel zu tun (➤ Tab. 3.5).

Fragebogen Bildschirmarbeitsplatz

Tab. 3.5 Ergonomieberatung Bildschirmarbeitsplatz

Belastungssituation für die Beschäftigten	Handlungsempfehlung der Fachkraft Rückengesundheit
Ungünstige Einstellung des Bürostuhl	Demonstration und Erklären der Einstellmöglichkeiten eines Bürostuhls (Stuhlhöhe, LWS-Stütze, Sitztiefe, Sitzneigung, Synchronmechanik, Armlehnen)
Ungünstige Sitzhaltung (z. B. Rundrücken, hochgezogene Schultern, vorgeschobenes Kinn)	Induktives Erarbeiten einer günstigen Sitzhaltung
Haltungsmonotonie und Bewegungsmangel	Demonstration von Ausgleichs- und Entspannungsübungen, Vermitteln von Hintergrundwissen zum Wechsel zwischen Sitzen, Stehen und Bewegen
Ungünstige Höhe des Arbeitstisches	Demonstration und Erklären der günstigen Höhe des Arbeitstisches. Prüfen der Einstellmöglichkeiten der Tischhöhe
Ungünstige Positionierung von Monitor, Tastatur und Maus	Vermitteln von Hintergrundwissen zur günstigen Positionierung von Monitor, Tastatur und Maus
Einklemmen des Telefonhörers	Erläutern der Vorzüge eines Head-Sets
Ungünstige Positionierung von Schriftstücken und Akten	Erläutern der Vorzüge von Vorlagenhaltern oder der Benutzung eines Aktenordners als Vorlagenhalter
Schlechte Lichtverhältnisse	Vermitteln von Hintergrundwissen zur Bedeutung der Beleuchtung für die Gesundheit, eventuell Empfehlungen für Umgestaltung des Büros, Anschaffen geeigneter Lampen oder Durchführung von Lichtschutzmaßnahmen
Psychische Stressbelastungen, wie z. B. Arbeitsdichte, schlechte Kommunikation, mangelnde Wertschätzung, privater Stress	Situationsangemessene Beratung des Beschäftigten und Besprechen der Belastungssituation mit den Vorgesetzten

Produktionsarbeitsplatz

Trotz der Verlagerung von Produktionsprozessen in andere Länder und des zunehmenden Einsatzes von Robotern arbeiten viele der rund 8 Mio. Beschäftigten der produzierenden Gewerbe in Deutschland nach wie vor an „klassischen" Produktionsarbeitsplätzen (Destatis 2017). Entsprechend der großen Vielfalt der hergestellten Produkte unterscheiden sich auch die Arbeitsabläufe und Arbeitsinhalte bei den Produktionsarbeitsplätzen. Es werden Produkte an Fließbändern oder Produktionsinseln montiert, es wird an computergesteuerten Anlagen geschnitten, gebohrt, lackiert etc.

Jeder Arbeitsplatz hat ergonomische Besonderheiten, und daher ist die Methode der individuellen Arbeitsplatzberatung (➤ Tab. 3.6) hier besonders sinnvoll und effektiv.

Bäckereihandwerk

Das Bäckereihandwerk soll hier stellvertretend für andere Handwerke, wie z. B. Kfz-Handwerk, Bauhandwerk, Malerhandwerk oder Elektrohandwerk stehen. In der Regel handelt es sich um inhabergeführte Familienunternehmen mit durchschnittlich 5–15 Mitarbeitenden. Im Handwerk wird in der Regel noch körperlich gearbeitet und es besteht ein hoher Leistungsdruck. Entsprechend dem Charakter dieser Branche sollte die Bewegungsfachkraft angemessen klar, deutlich und gut strukturiert auftreten. ➤ Tab. 3.7 zeigt Beispiele für typische Belastungen im Bäckereihandwerk und entsprechende Empfehlungen.

Bäckereihandwerk Rückenschule

LITERATUR

Bundesanstalt für Arbeitsschutz und Arbeitsmedizin (BAuA) (2013) Auf und nieder immer wieder. Mehr Gesundheit im Büro durch Sitz-Steh-Dynamik. 5. Aufl. Dortmund: BAuA.

Miller R, Rollnick S (2005). Motivierende Gesprächsführung. Ettenheim: Lambertus.

Statistisches Bundesamt (Destatis) (2017): Zahl der Erwerbstätigen im Jahr 2016 um 1 Prozent gestiegen. Pressemitteilung Nr. 001 vom 2. Januar 2017. Wiesbaden: Destatis.

Tab. 3.6 Ergonomieberatung Produktionsarbeitsplatz

Belastungssituation für die Beschäftigten	Handlungsempfehlung der Fachkraft Rückengesundheit
Rückenbelastendes Heben und Tragen von Lasten (z. B. häufiges Heben aus dem Rücken, Verdrehen der Wirbelsäule)	Vermitteln von Hintergrundwissen und gemeinsames Entwickeln rückenfreundlicher Haltungs- und Bewegungsabläufe
Vorhandene Hebe-Trage-Hilfen werden nicht eingesetzt	Vermitteln von Hintergrundinformationen zu den positiven Wirkungen der Hilfsmittel. Demonstration des Einsatzes der Hilfsmittel
Es fehlen sinnvolle Hebe-Trage-Hilfen am Arbeitsplatz	Besprechen der Angelegenheit mit den Vorgesetzen und danach mit dem Beschäftigten
Ungünstige Arbeitshöhe im Sitzen und im Stehen	Besprechen der Angelegenheit mit den Vorgesetzen und danach mit dem Beschäftigten. Demonstration und erklären der Einstellmöglichkeiten eines Produktionsstuhls Anbieten einer systematischen Beratung zur Ergonomie von Produktionsstühlen, Arbeitstischen und Ergodynamik am Arbeitsplatz
Ungünstige Haltungsmuster beim Sitzen und Stehen	Induktives Erarbeiten günstiger Sitz- und Stehhaltungen
Ungünstiges Bewegungsverhalten mit den Schultern, Armen, Händen und dem Kopf	Vermitteln von Hintergrundwissen und gemeinsames Entwickeln muskel- und gelenkfreundlicher Haltungs- und Bewegungsabläufe
Monotones Stehen	Demonstration von Ausgleichs- und Entlastungsübungen, Vermitteln von Hintergrundwissen zum Wechsel zwischen Sitzen, Stehen und Bewegen. Erläutern der Vorzüge von Stehmatten. Arbeitsschuhberatung
Monotone Arbeitsabläufe	Vermitteln von Hintergrundwissen und gemeinsames Entwickeln von Möglichkeiten des Belastungswechsels
Ungünstige ergonomische Verhältnisse am anlagenbezogenen Schreib- oder Bildschirmarbeitsplatz	Vermitteln von Hintergrundwissen zur günstigen Gestaltung des Steh- oder Sitzarbeitsplatzes an der Anlage
Schlechte Lichtverhältnisse	Vermitteln von Hintergrundwissen zur Bedeutung der Beleuchtung für die Gesundheit, eventuell Empfehlungen für Umgestaltung des Arbeitsplatzes, Anschaffen geeigneter Lampen oder Durchführung von Lichtschutzmaßnahmen
Psychische Stressbelastungen, wie z. B. hohe Arbeitsdichte, schlechte Organisation und Kommunikation, mangelnde Wertschätzung, privater Stress	Situationsangemessene Beratung des Beschäftigten und besprechen der Belastungssituation mit den Vorgesetzten

Tab. 3.7 Ergonomieberatung – Bäckereihandwerk

Belastungssituation für den Beschäftigten	Handlungsempfehlung der Fachkraft Rückengesundheit
Anheben, Tragen und Absetzen von z. B. Mehl- und Zuckersäcken, Eimern, Wannen, Schüsseln und Kesseln	• Vermitteln von Hintergrundwissen und gemeinsames Entwickeln rückenfreundlicher Bewegungsmuster beim Bücken, Heben und Tragen • Ergonomische Beratung zur günstigen Lagerung der Lasten
Ausschütten von z. B. Teig und Füllungen, Teigentnahme aus dem Knetbehälter; Stehen beim Portionieren und Formen der Brote und Backwaren; Stehen und Bücken beim Beschicken des Backofens; Einsatz des Brotschiebers	• Vermitteln von Hintergrundwissen und gemeinsames Entwickeln rückenfreundlicher Bewegungsmuster beim Stehen und Bücken • Ergonomieberatung zur Gestaltung der Arbeitsplätze
Monotones Stehen beim Herstellen von Frucht- und Sahnefüllungen	• Demonstration von Ausgleichs- und Entlastungsübungen, Vermitteln von Hintergrundwissen zum Wechsel zwischen Sitzen, Stehen und Bewegen • Erläutern der Vorzüge von Stehmatten, Arbeitsschuhberatung • Möglichkeiten von individueller Anpassung der Arbeitshöhe durch Einsatz von Schneidbrettern
Gebücktes Stehen beim Fertigstellen von Torten, Desserts und Gebäcken; Stehen beim Kuchenschneiden und Zusammenstellen der Kuchenplatten	Vermitteln von Entlastungs- und Ausgleichsübungen
Stehen und Bücken beim Reinigen der Rühr- und Knetbehälter	Ergonomieberatung zur günstigen Gestaltung der Spülküche
Tragen der Backware	Ergonomische Beratung zum Einsatz von Transportwagen
Stehen und Bücken im Verkaufsladen	• Vermitteln von Hintergrundwissen und gemeinsames Entwickeln rückenfreundlicher Bewegungsmuster beim Stehen und Bücken • Schuhberatung
Psychische Stressbelastungen, wie z. B. früher Arbeitsbeginn, schlechte Organisation und Kommunikation, mangelnde Wertschätzung, Stress mit den Kunden, privater Stress	Situationsangemessene Beratung des Beschäftigten und Besprechen der Belastungssituation mit den Vorgesetzten

3.5 Muskuloskeletale Beratung am Arbeitsplatz

Gilbert Klüppel

Auf einen Blick

- Systematischer Überblick über die häufigsten Beschwerden am Muskel-Skelett-System
- Zusammenhang zwischen Arbeitsbelastung und möglichen Beschwerden
- Empfehlungen für verhaltens- und verhältnisorientierte Präventionsmaßnahmen am Arbeitsplatz

Leitfragen

- Über welche Beschwerden können Mitarbeitende an Arbeitsplätzen klagen, die häufig schwere Lasten zu tragen haben?
- Durch welche ergonomischen Verbesserungen kann der Gefahr für Beschwerden am Muskel-Skelett-System präventiv vorgebeugt werden?
- Welche Vorteile aber auch Nachteile können für die muskuloskeletale Beratung am Arbeitsplatz genannt werden?

3.5.1 Einleitung

Dieses Kapitel soll eine Anleitung und Hilfestellung zu ersten arbeitsplatzbezogenen Beratungen und/oder Empfehlungen bei Beschwerden am Bewegungssystem geben. Die in der Betrieblichen Gesundheitsförderung tätigen Fachkräfte für Rückengesundheit werden von den Beschäftigten zu dieser Thematik erfahrungsgemäß oft um Rat gefragt. In dieser Situation kann es bei der Fachkraft Rückengesundheit zu einem inneren Konflikt kommen, da ihr Arbeitsauftrag die Gesundheitsförderung beinhaltet und nicht die individuelle Patientenberatung. Sie muss entscheiden, ob sie dem Beschäftigten Verhaltensempfehlungen zu seinen Beschwerden gibt oder sich hier einer Beratung entzieht. Die Informationen in diesem Beitrag sollen den Fachkräften für Rückengesundheit helfen, seriöse und medizinisch vertretbare Beratungen durchzuführen. Es werden einfach anwendbare Empfehlungen zu Sofortmaßnahmen gegeben, welche einerseits hilfreich sind, andererseits auf keinen Fall schaden können.

Grundsätzliche Überlegungen

- Erste-Hilfe-Maßnahmen sollen bekannt sein und kommen zur Anwendung. An dieser Stelle wird von den Rückenschullehrenden erwartet, dass sie die Qualifikation eines Ersthelfers besitzen.

- Unfälle und Verletzungen am Arbeitsplatz sind grundsätzlich in qualifizierte medizinische Behandlung zu geben.
- Starke Schmerzen und nicht erklärbares heftiges allgemeines Unwohlsein sind grundsätzlich Anlass, die betroffene Person in ärztliche Behandlung zu schicken.
- Es darf unterstellt werden, dass Personen, die am Arbeitsplatz tätig sind, sich in einem normal gesunden körperlichen und psychischen Zustand befinden.
- Bei dauerhaften Schmerzen oder Beschwerden am Bewegungssystem ist eine physiotherapeutisch-manualmedizinische Therapie zu empfehlen. Im Krankheitsfall ist eine fachärztliche Untersuchung notwendig.

Übersicht: Körperabschnitte von unten nach oben aufbauend

- Fuß und Sprunggelenk
- Kniegelenk
- Hüftgelenk
- Rücken und Wirbelsäule
- Schultergürtel
- Ellenbogengelenk
- Handgelenke
- Hand und Finger

Die folgenden Empfehlungen für die muskuloskeletale Beratung am Arbeitsplatz beschreiben die am häufigsten auftretenden Missempfindungen oder Beschwerden bzw. Schmerzen, die bei Beschäftigten in der Arbeitswelt auftreten können. Die medizinische Empfehlung geht aus von den entsprechenden Symptomen, diese sind mit den Beschwerden der betreffenden Person gleichzusetzen. Zuerst werden die körperlich-medizinischen Zustände (medizinische Befunde) beschrieben, und danach wird eine therapeutische Empfehlung im Sinne eines Behandlungsvorschlags als Erstmaßnahme gegeben.

3.5.2 Fuß und Sprunggelenk

Brennende Fußsohle

Oft werden im Zusammenhang mit stehender oder vorwiegend gehender Tätigkeit Beschwerden in den Füßen empfunden. Hier tritt häufig das Symptom der brennenden Fußsohle auf. Diese Beschwerden sind meistens die Folge eines Senk-Spreizfußes, d. h. die Fußgewölbe sind durchgetreten. Da viele Mitarbeitende heute fast ausschließlich auf harten Böden stehen und gehen, wie Fliesen, Beton oder Parkett, senkt sich das Fußgewölbe und kann dem harten Boden keinen federnden elastischen Gegenhalt mehr bieten. Das abgesunkene Fußgewölbe bedeutet Auseinanderspreizen der Fuß- und insbesondere der Mittelfuß- und Zehenknochen. Hierdurch kommt es zu Spannungen im Bereich der Bänder und der Fußmuskulatur, insbesondere auch zur Anspannung der Plantarfaszie (Fußsohle). Diese Veränderungen führen dann im Laufe von vielen Jahren häufig zu dem sogenannten Fersensporn. Ein Fersensporn ist eine Verknöcherung der Fußsohlenfaszie am Ansatz des Fersenbeines.

Empfehlungen

Bei diesen Beschwerden empfiehlt es sich, den Fuß nach der Arbeit in kaltes Wasser zu tauchen. Dadurch wird die Durchblutung angeregt und zusätzlich ein gewisser Reiz gesetzt, der von dem Schmerzreiz ablenkt. Des Weiteren ist es bei einem Senk-Spreizfuß empfehlenswert, Einlagen zu tragen. Diese können orthopädietechnisch als Hilfsmittel verordnet und angefertigt werden. Das Gleiche trifft für den Fersensporn zu, welcher durch gut angepasste und gepolsterte Einlagen eine schnelle Erleichterung erfahren kann.

Beschwerden am Sprunggelenk

Beschwerden am Sprunggelenk haben oft die gleiche Ursache wie die Fußbeschwerden. Nicht selten handelt es sich aber auch um frühere Verletzungen, z. B. Umknicktrauma mit Bänderverletzungen oder sogar Knöchelfraktur. Diese Schmerzen treten eher in der Bewegung auf, besonders beim Gehen auf unebenem Boden (Tiefbau, Gleisarbeiter).

Linderung bieten die gleichen Maßnahmen wie bei den Fußbeschwerden: Lokale Salbenverbände, elastische und stabilisierende Bandagen und Entlastung des Sprunggelenks können ebenso hilfreich sein.

Schwellungen in den Füßen und Unterschenkeln

Eine weitere häufige Beschwerde sind geschwollene Füße oder auch Wadenschwellungen bis hin zu Schwellungen um die Achillessehnen.

Hierbei handelt es sich oftmals um Lymphstau, um Durchblutungsstörungen oder auch Krampfadern. In diesem Fall ist es hilfreich, tagsüber, insbesondere bei der Arbeit, sogenannte Stützstrümpfe bzw. Kompressionsstrümpfe zu tragen. Auch diese können als Hilfsmittel ärztlich verordnet werden.

Weiterhin ist am Arbeitsplatz die Ergonomie zu beachten. Folgende Maßnahmen können die Stehbelastung reduzieren:

- Fußgerechte Arbeitsschuhe
- Stehmatte
- Stehhilfe
- Fußstütze
- Wechsel zwischen Sitzen und Stehen

Nach Möglichkeit sollen fußgymnastische Ausgleichsübungen durchgeführt werden. In den Arbeitspausen empfiehlt es sich, die Beine hoch zu lagern. Der Bedeutung individuell bequemer Schuhe ist große Beachtung zu schenken. Eine qualifizierte orthopädietechnische Schuhberatung ist zu empfehlen. Betriebliche Gesundheitstage sollen zur Thematisierung fußgerechter Arbeitsschuhe beitragen.

3.5.3 Kniegelenk

Schmerzende Knie

Schmerzende Knie sind oft die Folge von

- langem Stehen und Gehen (z. B. Einzelhandel, Friseurhandwerk),
- häufigem Stehen und Besteigen von Leitern und Tritten (z. B. Monteure, Malerhandwerk),
- häufigem Knien oder Hinhocken (z. B. Fliesen- und Teppichleger, Sanitärhandwerk). Bei vielen dieser Tätigkeiten kommt es zu einer wiederholt maximalen Beugung im Kniegelenk und damit zu einer erheblichen Belastung des Gelenkknorpels und der Menisken.
- Durch altersbedingte Verschleißveränderungen (Arthrose) wird das Kniegelenk deutlich empfindlicher für Überbelastung. Dieses äußert sich oft in einem geschwollenen oder überwärmten Knie.

Empfehlungen

Eine entsprechende Soforthilfe ist das Hochlagern des Knies, indem die Beine ausgestreckt auf einen Hocker gelegt werden. Das geschwollene und überwärmte Knie kann mit Eispackungen oder Eisbeuteln gekühlt werden. Ebenso lindernd wirken Quarkumschläge und auch freiverkäufliche, in der Apotheke erhältliche Salben und Gele.

Knieinstabilität

Weiterhin werden bei Kniebeschwerden von den Mitarbeitern häufig ein Instabilitätsgefühl und Unsicherheit im Kniegelenk genannt. Hier kann es sich um eine Verschleißerscheinung des Gelenks, um eine Bänderlockerung oder auch Bandverletzung handeln.

Empfehlungen

In diesem Fall helfen Kniegelenkbandagen, die freiverkäuflich im Sanitätshaus erhältlich oder auch als orthopädisches Hilfsmittel verordnungsfähig sind. Im dauerhaften Krankheitsfall sind spezielle Knieorthesen sehr hilfreich. Eine Kniebandage oder Orthese sollte immer individuell korrekt angepasst werden. Dadurch soll das Hilfsmittel dem Gelenk Stabilität und Halt vermitteln. Auf keinen Fall darf die Durchblutung oder der Blutrückfluss von Unterschenkel und Fuß durch Kompression behindert werden. Besonders bewährt haben sich Bandagen mit einer speziellen Aussparung der Kniescheibe.

3.5.4 Hüftgelenk

Diffuse Schmerzen

Von den Hüftgelenken können diffuse Schmerzen ausgehen. Diese werden von den Betroffenen oft nicht gleich mit dem Hüftgelenk in Zusammenhang gebracht. Sie klagen über Leistenschmerzen oder über unbestimmbare Schmerzen im Oberschenkel. Auch dieses Beschwerdebild ist häufig durch eine gewisse Überbelastung oder Fehlbelastung zu erklären. Dazu zählen monotones Stehen in aufrechter oder in ungünstiger Körperhaltung, stundenlanges Sitzen sowie häufiges Bücken und Tragen von Lasten.

Ein nicht seltenes Krankheitsbild ist das Einklemmen der Hautnerven im Leistenkanal bei Personen, die einen reinen Sitzarbeitsplatz haben. Es handelt sich hierbei um eine neurologische Erkrankung (Meralgia paraesthetica).

Empfehlungen

In diesen Fällen ist es wichtig zu vermitteln, im Laufe eines Tages wiederholt die Körperhaltung zu wechseln, ein paar Schritte zu gehen oder die Hüft- und Kniegelenke zu beugen und strecken, indem man einen Fuß höher setzt als den anderen (Thekenstand). Eine Eigenbehandlung als Sofortmaßnahme kann ebenfalls mit Kälte- oder Wärmepackungen ausprobiert werden. Einreibungen mit Salben oder Gelen im Bereich des Hüftgelenks sind oft hilfreich.

Viele Hüftschmerzen haben ihre Ursache in der unteren Wirbelsäule oder können auch aus dem Becken ausstrahlen. Falls diese Beschwerden längere Zeit bleiben, müssen die Wirbelsäule, das Kreuzdarmbeingelenk (ISG-Fugen) und die inneren Beckenorgane als Auslöser der Beschwerden in Betracht gezogen werden.

Becken- und Kreuzdarmbeingelenkschmerzen treten sehr häufig durch einseitiges langdauerndes Stehen oder auch Sitzen auf. Hier sind besonders Übungen zur Beckenmobilisation zu empfehlen, z. B. Beckenkippung und Beckenaufrichtung. Diese können zu jeder Zeit im Laufe eines Tages immer wieder einmal durchgeführt werden.

3.5.5 Rücken und Wirbelsäule

Schmerzen in der Lendenwirbelsäule (LWS)

Rückenschmerzen sind die häufigsten aller Beschwerden, die nicht nur am Arbeitsplatz, sondern auch überall und jederzeit auftreten können. Am häufigsten ist der sogenannte Kreuzschmerz, d. h. der tieflumbale Rückenschmerz, bei Personen, die körperlich schwer arbeiten, viel sitzen oder stehen müssen.

Empfehlungen

Hier gibt es eine Vielzahl von medizinischen diagnostischen und therapeutischen Möglichkeiten. Als Sofortmaßnahme bei starken Schmerzen empfiehlt sich immer das Hinlegen und völlige Entlasten des Oberkörpers (Stufenlagerung). Das Liegen wird am angenehmsten empfunden, insbesondere mit etwas Polsterung und Wärme im Rücken. Durch Hochlagern der Beine dehnen sich die Strukturen in der Lendenwirbelsäule. Diese Dehnung entlastet die Wirbelgelenke und weitet die Nervenaustrittsöffnungen.

Schmerzen in der Brustwirbelsäule (BWS)

Im Bereich der Brustwirbelsäule können thorakale Schmerzen auftreten, die nicht immer einfach zu unterscheiden sind von Schmerzen, die mit Lungen- oder Herzkrankheiten zusammenhängen können.

Ein akuter Notfall kann vorliegen, wenn sehr plötzliche starke Schmerzen im Brustkorb auftreten, verbunden mit Anzeichen von schwerer Übelkeit und Unwohlsein sowie mit auffälliger Blässe und Schwitzen. Hierbei könnte es sich um einen Herzinfarkt handeln, der dann die sofortige Verständigung eines Notarztes erforderlich macht. In der Zwischenzeit sind Oberkörperhochlagerung (zur Entlastung des Herzens) und Öffnung der Kleidung erforderlich.

Empfehlungen

Bei akuten Schmerzen im Brustbereich sind das Hinlegen mit Entlastung des Oberkörpers und der Wirbelsäule, Wärmeanwendungen und eventuell leichte Lockerungsübungen oder Massageanwendungen hilfreich.

Schmerzen in der Halswirbelsäule (HWS)

Am häufigsten klagen Personen, die vorwiegend im Sitzen arbeiten (alle typischen Büroberufe oder Computertätigkeiten), über immer wiederkehrende Nackenschmerzen und bei entsprechender Verspannung der Nackenmuskulatur über Kopfschmerzen.

Empfehlungen

Hier ist es wichtig, lokale Wärmeanwendungen zur Entspannung einzusetzen, z. B. die heiße Rolle, ein Körnerkissen oder eine einfache Wärmflasche können schon im Akutfall gute Hilfe leisten.

Die Betroffenen können außerdem angeleitet werden, Haltungs- und Dehnübungen für die Hals- und Nackenmuskulatur entsprechend den Empfehlungen der Rückenschule durchzuführen.

PRAXISTIPP

Insgesamt sollen allen Menschen, die immer wieder durch die Arbeit auftretende Rückenschmerzen oder Nacken- und Kopfschmerzen empfinden und medizinisch nicht krank sind, der Besuch der Rückenschule und regelmäßiges entsprechendes Körpertraining dringend angeraten werden.

3.5.6 Schulter

Schmerzende Schulter

Im Bereich des Schultergürtels und der Schultergelenke treten bei Personen, die mit den Armen handwerkliche Arbeiten verrichten müssen, insbesondere bei Überkopfarbeiten häufig Schmerzen auf. (z. B. Pflegeberufe, Friseure, Labormitarbeiter). Besonders häufig ist das sogenannte Impingement-Syndrom (Engpasssyndrom der Schulter). Hier handelt es sich um eine Einengung der großen Rotatorenmanschette, welche sich bei Hebung des Arms unter dem Schulterdach einklemmen kann. Hinzu kommt bei langjähriger entsprechender Belastung eine Sehnenreizung oder Sehnenentzündung. Bei älteren Personen finden sich oft Sehnenrisse, die zu einer Verdickung des Sehnenkalibers führen mit nachfolgenden Einklemmungserscheinungen zwischen Oberarmkopfkugel und Schulterdach.

Ausstrahlende Schmerzen von der HWS in die Schulter oder in den Schultergürtel sind häufig anzutreffen.

Empfehlungen

In dieser Situation ist es hilfreich, die Arbeitsbelastung deutlich zu reduzieren, den Arm hängen zu lassen, um den Abstand zwischen Schulterdach und Oberarmkopf zu vergrößern. Ein kleines Gewicht (1–2 Kilogramm) kann in der Hand mit Pendelbewegungen getragen werden. Bei akuten Schulterschmerzen helfen lokale Kälteanwendungen. Wärmepackungen können zur Entspannung der schmerzhaften Strukturen beitragen.

3.5.7 Ellenbogengelenk

Schmerzendes Ellenbogengelenk

Am Ellenbogengelenk treten häufig Schmerzen im Sinne des sogenannten Tennisellenbogens = Epikondylitis auf. Hierbei besteht ein Reizzustand der Handstreckmuskeln an ihrem Ansatz des entsprechenden Oberarmknochens (Humerusepicondylus). Es handelt sich meistens um ein Überlastungssyndrom, sodass auch hier eine Reduzierung der Arbeitsbelastung angezeigt ist.

Betroffene Tätigkeiten sind Tastatur- und Mausbedienung sowie repetitive Greif- und Dreharbeiten mit dem Unterarm oder der Hand.

Empfehlung

Erstbehandlung kann immer mit lokaler Kühlung erfolgen. Sehr bewährt hat sich die Eiswürfelmassage, bei der man einen normalen Eiswürfel mit der eigenen Hand unter leichter Massage über dem schmerzhaften Areal zum Schmelzen bringt.

Des Weiteren sind Dehnübungen für die Hand- und Unterarmstreckmuskulatur, aber auch für die Antagonisten zu empfehlen. Zudem gibt es, wenn die Arbeit nicht reduziert werden kann, entsprechende Bandagen als orthopädisches Hilfsmittel.

3.5.8 Handgelenk

Schmerzende Handgelenke

Die Handgelenke schmerzen sehr oft bei anhaltend einseitiger Belastung oder bei einer Belastungsfehlhaltung. Da das Handgelenk in allen Ebenen vielfache Bewegungsmöglichkeiten ausführen kann und auch ausführen muss, handelt es sich hierbei auch um einen Überlastungsschmerz. Die zuvor beschriebenen belastenden Tätigkeiten für die Ellenbogen treffen auch für die Handgelenke zu.

Nicht selten sind Handgelenkschmerzen auch verursacht durch zurückliegende Verletzungen wie einen Sturz auf das Handgelenk. Da kleinere Verletzungen des Handgelenks nicht leicht zu erkennen sind, können ältere Verletzungsfolgen zu einem späteren Zeitpunkt schmerzauslösend sein. In diesen Fällen ist fachärztliche Abklärung ratsam.

Ältere Mitarbeiter können am Handgelenk bevorzugt an Degeneration und Verschleiß leiden. Am häufigsten kommt die Daumensattelgelenkarthrose (Rhizarthrose) vor.

Empfehlungen

Hier hilft es, zunächst zu erkennen, welche Tätigkeiten bzw. welche Handgriffe besonders schmerzauslösend sind. Die Erstbehandlung kann eine entsprechende Salbenbehandlung sein. Zum Einreiben aller Gelenke hat sich Kytta®-Salbe am besten bewährt. Ebenso empfehlenswert sind Zinkleimverbände oder orthopädische Hilfsmittel im Sinne einer Handgelenkbandage.

3.5.9 Finger und Fingergelenke

Schmerzende Finger und Fingergelenke

Schmerzen und Beschwerden im Bereich der Finger und Fingergelenke können ebenfalls durch Überlastung auftreten. Häufig sind sie auch Symptome einer Nervenreizung. Der häufigste Nervenreiz bei handwerklich anstrengender Tätigkeit ist das sogenannte Karpaltunnelsyndrom. Hierbei wird der Medianusnerv, welcher die Hand größtenteils versorgt, im Verlauf der Handbeugesehnen eingeengt.

Empfehlungen

Im Extremfall kann durch eine kleine Operation das Karpaltunneldach, ein Band, gespalten werden, um den Nerv wieder freizulegen. Eine Linderung kann erreicht werden durch Mindern der auslösenden Tätigkeit, Reduzieren der Belastung und evtl. durch Tragen einer Handgelenkbandage, besonders in der Nacht.

3.5.10 Allgemeine Empfehlungen

Generell kann bei allen Beschwerden empfohlen werden, die auslösenden Mechanismen zu erkennen und zu versuchen, diese Mechanismen zu reduzieren. Des Weiteren können als Erstmaßnahme in der Regel Wärmeanwendungen helfen, da Wärmeanwendungen die Gefäße erweitern und mit vermehrter Durchblutung am ehesten Entspannung eintritt, z. B. Handbäder. Sollte eine Überlastung bestehen, die eher ein Hitze- oder Wärmegefühl verursacht, ist lokal Kälte zu empfehlen. Akut kann als Schmerzmedikament Paracetamol oder Ibuprofen für einige Tage eingenommen werden. Salbenanwendungen können immer zur Anwendung kommen, wenn sie pflanzlichen Ursprungs sind, wie z B. Kytta®-Salbe, Arnica oder Hamamelis. Diese Einreibungen mit Externa sind jederzeit anwendbar, sofern die Haut nicht verletzt ist oder durch eine Hauterkrankung entzündet erscheint.

In allen anderen Fällen ist es ratsam, ärztliche Untersuchungen und ärztliche Behandlungen in Anspruch zu nehmen.

PRAXISTIPP

Da die meisten Beschwerden oder Schmerzen am Arbeitsplatz letztendlich durch häufig monotone einseitige Körperhaltungen oder Verrichtungen bei der Arbeit ausgelöst werden, ist es sehr wichtig, Personen, die in einem entsprechenden Arbeitsprozess stehen, zu irgendeiner Art von Gesundheitssport, allgemeinen körperlichen Aktivitäten oder Ausgleichsgymnastik zu animieren. Der Sport hat nachgewiesenermaßen den großen Vorteil, dass er Stress abbauen kann und damit dem vegetativen Nervensystem die Möglichkeit gibt, die angestauten Verspannungen durch Arbeit und Beruf, aber auch durch die oft bestehende Arbeitshektik erheblich zu verringern.

3.6 Bewegungsanleitung am Arbeitsplatz

Ulrich Kuhnt und Markus Birnkammer

Auf einen Blick

- Ziele von Bewegungspausen am Arbeitsplatz
- Inhaltliche Schwerpunkte und Einsatz von Kleingeräten

- Methodische Empfehlungen zur Durchführung
- Durchführen von Bewegungspausen auf Großveranstaltungen

Leitfragen

- Welche Gesundheitskompetenzen des Mitarbeitenden können durch Bewegungspausen am Arbeitsplatz gefördert werden?
- Welche besonderen organisatorischen Aspekte müssen Fachkräfte für Rückengesundheit bei der Durchführung von Bewegungspausen am Arbeitsplatz berücksichtigen?
- Welche verhältnispräventiven Maßnahmen können den Ansatz des „Bewegten Büros" zusätzlich unterstützen?
- Welche Störfaktoren können die Durchführung von Bewegungspausen an Arbeitsplätzen in der Produktion erschweren?

3.6.1 Einführung

Ulrich Kuhnt

Die Nachfrage nach arbeitsplatzbezogenen Bewegungsprogrammen ist in den vergangenen Jahren kontinuierlich angestiegen. Gründe sind die wissenschaftlichen Belege für die pauschale Wirksamkeit von Bewegung zur Förderung der Rückengesundheit (Pfeifer 2007) und das zunehmende Engagement der Krankenkassen sowie der Unfallversicherungsträger im Bereich der Betrieblichen Gesundheitsförderung. Zusätzlich unterstützt der demografische Wandel diese Entwicklung. Die Lebensarbeitszeit der Mitarbeiter (MA) verlängert sich stetig, und die Erkrankungen des Bewegungssystems nehmen entsprechend zu. Da es für Betriebe immer schwieriger wird, ausreichend jüngere MA zu gewinnen, wollen sie die Gesundheit/Arbeitsfähigkeit der älteren MA möglichst lange erhalten. Deshalb nimmt erfreulicherweise die Bereitschaft von Führungskräften zu, für ihre MA spezielle Bewegungsangebote anzubieten, und ebenso wächst das Interesse der MA, an entsprechenden Programmen teilzunehmen. Trotz dieser positiven Entwicklung sollten Anbieter stets kritisch hinterfragen, ob mit den von ihnen angebotenen oder von den Betrieben nachgefragten Maßnahmen, wie Pilates, Nordic Walking oder allgemeine Rückenschule, die gewünschten Zielgruppen erreicht und die angestrebten Verhaltensänderungen erzielt werden.

Die Bewegungsprogramme werden direkt am Arbeitsplatz, d. h. in den einzelnen Büros oder in einer Abteilung des Betriebs, mindestens einmal wöchentlich von einer Fachkraft Rückengesundheit durchgeführt. Eine 15- bis 30-minütige Bewegungseinheit wird nach einem genauen Zeitplan gestaltet. Falls möglich werden kleine Sportgeräte und Musik eingesetzt. Bei ausreichend großer Mitarbeiterzahl und vorhandenem Interesse können mehrere Einheiten nacheinander angeboten werden.

3.6.2 Ziele der Bewegungspausen im Betrieb

Ulrich Kuhnt

Die Bewegungseinheiten zielen zusätzlich zur Förderung der physiologischen Gesundheitsressourcen, wie etwa Kraft, Beweglichkeit, Ausdauer und Koordination, vor allem auch auf die Förderung der psychosozialen Gesundheitsressourcen. Selbstverständlich ist es das zentrale Anliegen, in den Arbeitsalltag mehr Bewegung zu bringen. Hierzu zählen die intuitiven, spontanen Haltungswechsel, das dynamische Sitzen, der Wechsel zwischen Sitzen, Stehen und Gehen. Pauschal kann jede Unterbrechung der Bewegungsmonotonie positiv bewertet. Eng verknüpft ist die Steigerung der allgemeinen körperlichen Aktivität am Arbeitsplatz mit der Förderung der Körperwahrnehmung, Entspannung und Stressbewältigungskompetenz. Darüber hinaus geht es bei diesem Ansatz auch um die Förderung positiver Emotionen und die Stärkung der sozialen Beziehungen unter den Beschäftigten.

Konkrete Ziele der Bewegungspausen: Die Beschäftigten sollen

- arbeitsplatzspezifische Bewegungsübungen kennenlernen und diese in den Arbeitsablauf langfristig einfließen lassen,
- Bewegungsmonotonie vermeiden und für das dynamische Bewegungsverhalten am Arbeitsplatz sensibilisiert werden,
- ihre Eigenverantwortung zur Durchführung individueller Haltungswechsel oder Bewegungsübungen am Arbeitsplatz stärken (Selbstfürsorge),
- einführende oder vertiefende Informationen über rücken- und gelenkschonende Haltungs- und Bewegungsmuster an ihrem Arbeitsplatz, wie Sitzen, Stehen, Heben, Tragen, Schieben, erhalten,
- ihre Körperhaltung und ihre Bewegungsmuster am Arbeitsplatz verbessern,
- die Kompetenzen für die ergonomische Gestaltung ihres Arbeitsplatzes und den Einsatz ergonomischer Hilfsmittel verbessern,
- ihre allgemeine körperliche Aktivität am Arbeitsplatz und in der Freizeit erhöhen,
- ihre Arbeitszufriedenheit und ihr allgemeines Wohlbefinden steigern,
- den salutogenen und ressourcenorientierten Ansatz der Betrieblichen Gesundheitsförderung erleben (Leitfrage: Was hält Sie gesund?).

3.6.3 Inhaltliche Schwerpunkte der Bewegungseinheiten

Ulrich Kuhnt

Die Inhalte der Bewegungseinheiten richten sich nach den speziellen Arbeitsplatzbelastungen, individuellen Vorausset-

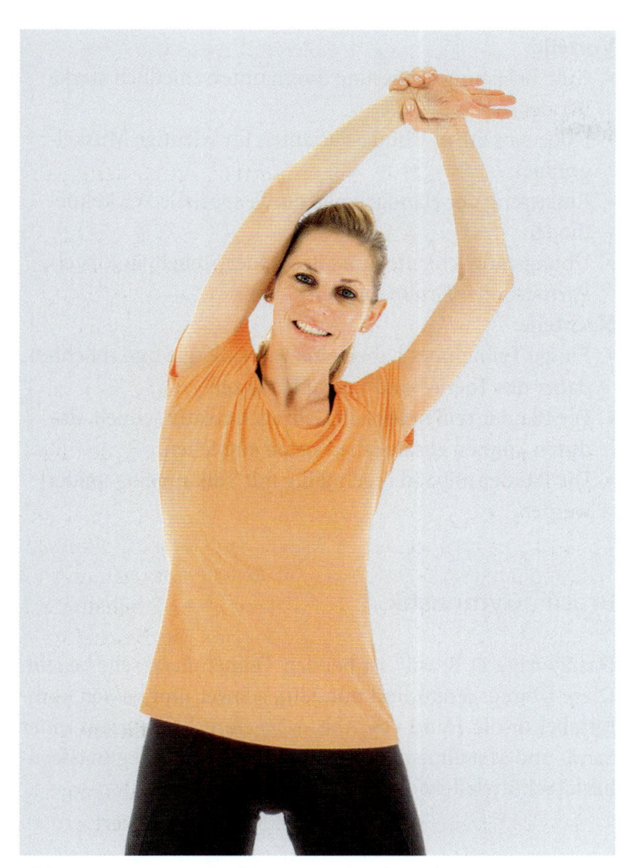

Abb. 3.18 Gymnastische Übung im Stehen [X309]

zungen und Wünschen der Mitarbeitenden. Zur Vermeidung von Monotonie und Langeweile bei der Durchführung der Programme sollte jede Einheit möglichst durch einen besonderen inhaltlichen Schwerpunkt gekennzeichnet sein.

Allgemeine Ausgleichsgymnastik für Sitzberufe

Im Stehen (➤ Abb. 3.18) oder Sitzen werden allgemeine gymnastische Übungen von den Füßen bis zum Kopf durchgeführt. Die Gymnastik besteht aus einer abwechslungsreichen Mischung aus Koordinations-, Dehn- und Kräftigungsübungen.

Vorteile:

- Große Auswahl an Übungen
- Individuell gestaltbar
- Hoher Arbeitsplatzbezug
- Musik kann als zusätzliche Motivation besonders leicht eingesetzt werden
- Geringer Aufwand für den BRg

Nachteile: Die Bewegungseinheit kann auf Dauer langweilig werden

Spezielle Schulter- und Nackenübungen

Einige Berufsgruppen leiden vermehrt unter Schulter- und Nackenproblemen. Dazu zählen Berufsfelder mit Bildschirmarbeit, Alten- und Krankenpflege, Zahnärzte und zahnmedizinische Fachangestellte, Kassierer und Friseure. Die speziellen Programme enthalten neben der arbeitsplatzbezogenen Haltungsschulung vor allem Lockerungs- und Dehnübungen (➤ Abb. 3.19). Die Feldenkrais-Methode oder die Spiraldynamik (➤ Kap. 2.5.5) liefern hierfür besonders wertvolle Inhalte.

Vorteile:

- Die Übungen berücksichtigen die arbeitsplatzspezifischen Bedürfnisse der Teilnehmer.
- Die TN spüren die wohltuende Wirkung einfacher Übungen.
- Es kann ein guter Bezug zur Entspannung und Stressbewältigung hergestellt werden.

Nachteile:

- Bei der Konzentration auf den Schulter-Nacken-Bereich können andere Körperregionen zu wenig Berücksichtigung finden.
- Der Körper wird in seiner Gesamtheit unzureichend „durchbewegt".
- Das Bewegungsprogramm beinhaltet insgesamt ein kleineres Übungsrepertoire und kann von den Teilnehmern als monoton empfunden werden.

Turnstab-Übungen

Der Turnstab bietet für die Durchführung von Schulter-, Rücken- und Ganzkörperübungen gute Möglichkeiten (➤ Abb. 3.20). Dieser kann aus Holz oder Kunststoff bestehen.

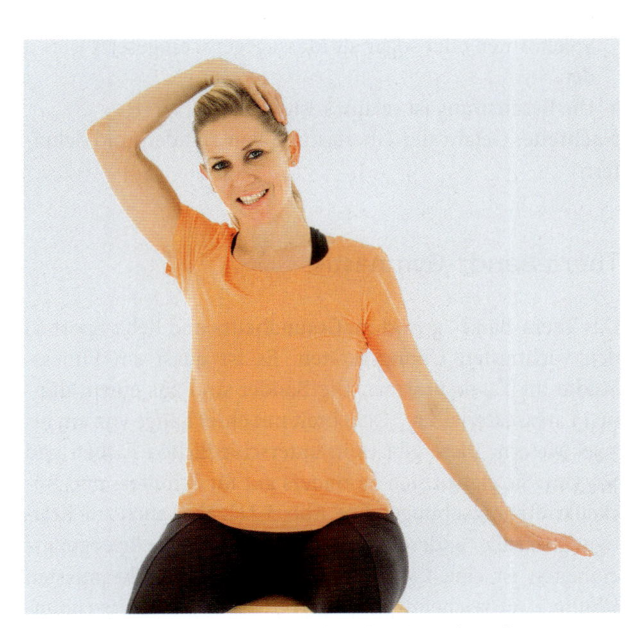

Abb. 3.19 Beispiel für Schulter- und Nackenübung [X309]

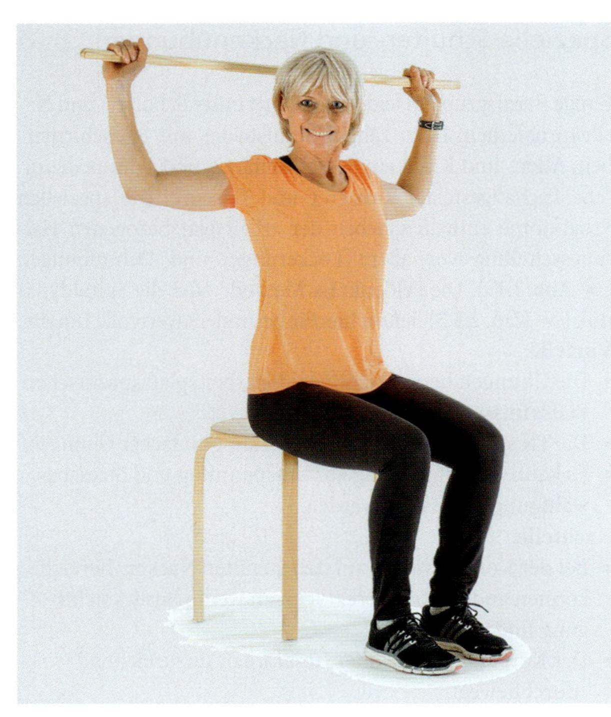

Abb. 3.20 Beispiel für eine Übung mit dem Turnstab [X309]

Vorteile:

- Mithilfe des Turnstabs können effektive Wahrnehmungsübungen für die Haltungs- und Bewegungsschulung ausgeführt werden.
- Er unterstützt Dehnübungen für den Schulter- und Rumpfmuskeln.
- Es bieten sich vielfältige Kraftübungen im Sitzen, Stehen, in der Einzel- oder in der Partnerarbeit an.
- Er kann als Hilfsmittel für Reaktionsübungen, für kleine Spielformen oder sogar als Massagegerät eingesetzt werden.
- Die Beschaffung ist relativ kostengünstig.

Nachteile: Gefahr der Überlastung von Händen und Schultern

Thera-Band®-Gymnastik

Das Thera-Band® gehört im Gesundheits- und Reha-Sport zu den wichtigsten Übungsgeräten. Es ist quasi ein Fitness-Studio im Taschenformat. Die Bänder sind aus einem dünnen Latexmaterial, ca. 12 cm breit mit einer Länge von ein bis zwei Metern. Diese gibt es in unterschiedlichen Farben und Stärken. Sie eignen sich besonders gut für Schulter- und Rückenkräftigungsübungen (➤ Abb. 3.21), aber auch zur Kräftigung fast aller anderen Muskelgruppen. Für die Bewegungseinheiten ist eine Länge von etwa 120 cm für die meisten Übungen ausreichend. Bei Bedarf, z. B. für Ganzkörperübungen, können auch zwei Bänder zusammengeknotet werden.

Vorteile:

- Gute Belastungsdosierung durch unterschiedlich starke Bänder
- Hohe Anzahl an Übungsvarianten für wichtige Muskelgruppen
- Entlastung der Handgelenke durch spezielle Wickelmethoden
- Übungsmöglichkeiten im Sitzen oder Stehen, in Einzel-, Partner- oder Gruppenarbeit

Nachteile:

- Einige Teilnehmer haben eine Latexallergie und möchten daher das Thera-Band® nicht benutzen.
- Die Bänder reißen je nach Gebrauch relativ schnell, dadurch können zusätzliche Kosten entstehen.
- Die Bänder müssen regelmäßig mit Talkum eingepudert werden.

Brasil®-Gymnastik

Das Sportgerät Brasil® ist bei den Teilnehmern sehr beliebt. Diese Übungsgeräte sind nur 270 g schwer und passen komfortabel in die Hand (➤ Abb. 3.22). Ihre Füllung aus einer Sand- und Metallmischung gibt ein gezieltes Bewegungsfeedback (Schütteleffekt).

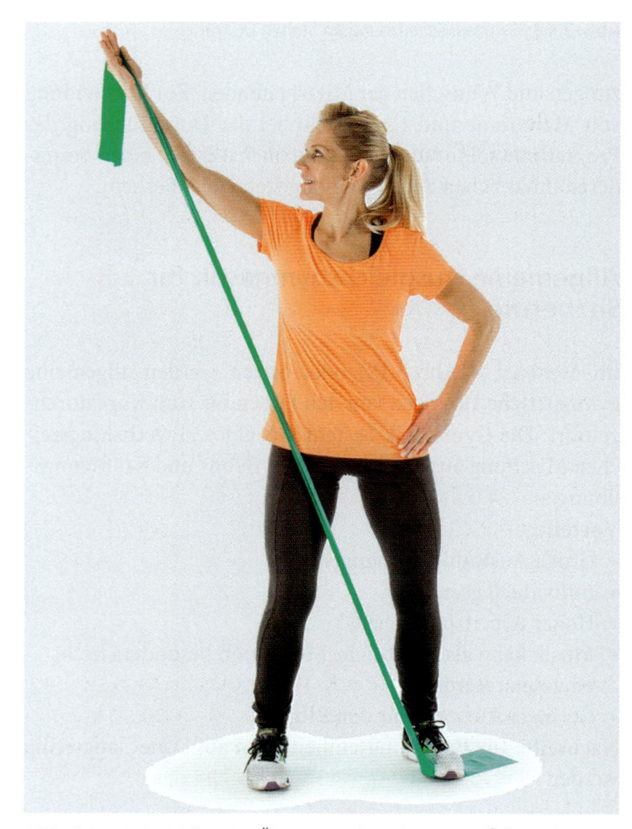

Abb. 3.21 Beispiel für eine Übung mit dem Thera-Band® [X309]

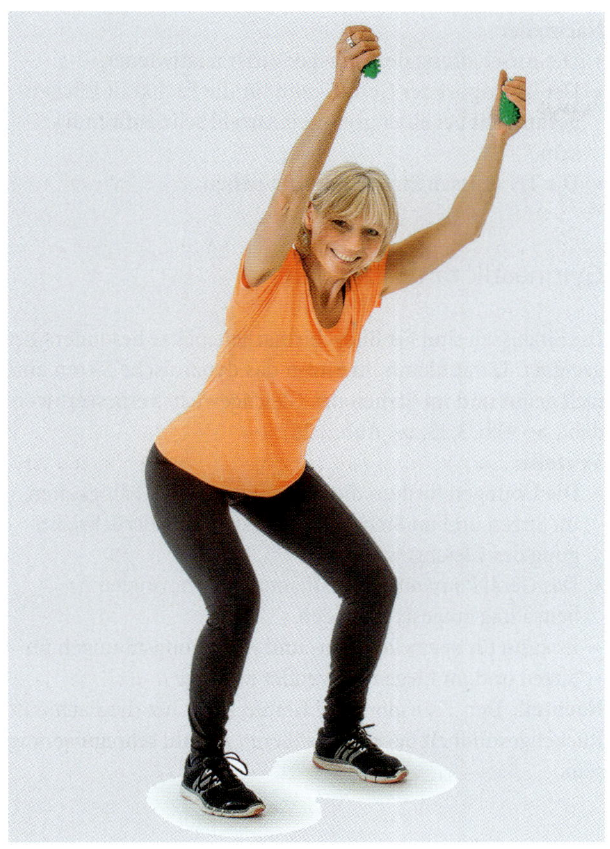

Abb. 3.22 Beispiel für eine Bewegungsübung mit Brasil® [X309]

Vorteile:

- Die Brasil®-Übungen sind für die Teilnehmer unter Einsatz von Musik sehr motivierend.
- Das Sportgerät trainiert die tief liegenden Rumpf- und Rückenmuskeln.
- Es kann im Sitzen oder Stehen eingesetzt werden.
- Es ist ebenso geeignet für Koordinations- und Wahrnehmungsübungen als auch für die Eigen- und Partnermassage.

Nachteile:

- Im Schulter-Nacken-Bereich kann das Training mit Brasils® bei den Teilnehmern zu Verspannungen führen.
- Durch die hohe Intensität können die Teilnehmer leicht ins Schwitzen geraten.

Kurzhantel-Übungen

Dieses Sportgerät dient der Kräftigung wichtiger Skelettmuskeln. Sie bestehen in der Regel aus Metall und sind mit einer Kunststoffhülle ummantelt (➤ Abb. 3.23). Einige Hersteller bieten Hanteln mit einer Handschlaufe an. Dadurch können die Hände und Arme entlastet werden. Für die Bewegungseinheiten sind Hanteln von 500–1.500 Gramm ausreichend.

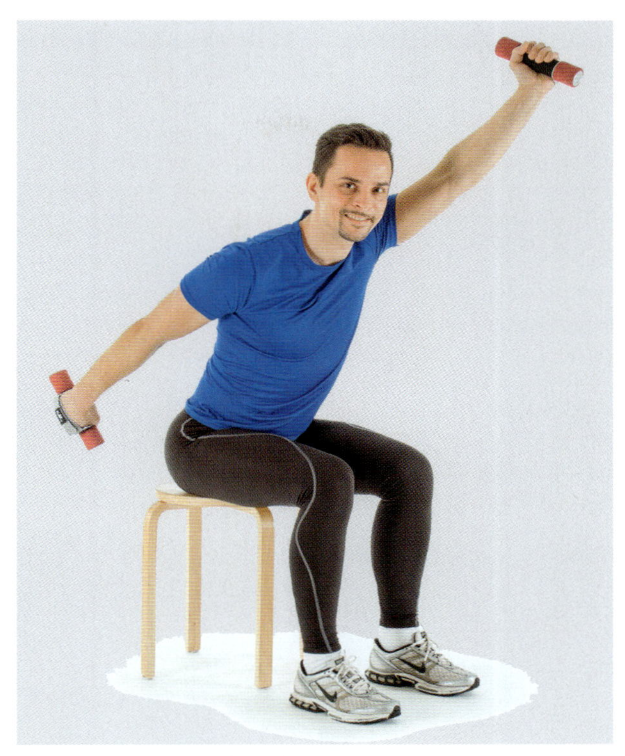

Abb. 3.23 Hantelübung [X309]

Vorteile:

- Hanteln erhöhen durch ihr Gewicht die Übungsintensität.
- Unterschiedlich schwere Hanteln unterstützen die individuelle Belastungsdosierung.
- Sie können im Sitzen oder Stehen benutzt werden.

Nachteile:

- Hände und der Schultergürtel können durch den Einsatz der Hanteln überlastet werden.
- Der Transport der Hanteln kann für die Fachkraft Rückengesundheit bei größerer Stückzahl beschwerlich sein.

Balance-Pad-Übungen

Das Üben und Trainieren auf speziellen Balance-Geräten ist nachweislich besonders effektiv und trifft bei den Teilnehmern erfahrungsgemäß auf hohes Interesse. Dieses Training wird auch propriozeptives Training genannt.

Vorteile:

- Die Übungen fördern die koordinativen Fähigkeiten unter besonderer Berücksichtigung des Gleichgewichts (➤ Abb. 3.24).
- Das Gerät gewährleistet die Durchführung von wirksamen Übungen aus dem Functional Training.
- Im Gegensatz zu den anderen Übungsformen mit Kleingeräten wird hier der Schulter-Nacken-Bereich nicht direkt kräftigend, sondern „nur“ indirekt (lockernd) angesprochen. Für einige TN ist das sehr wohltuend!

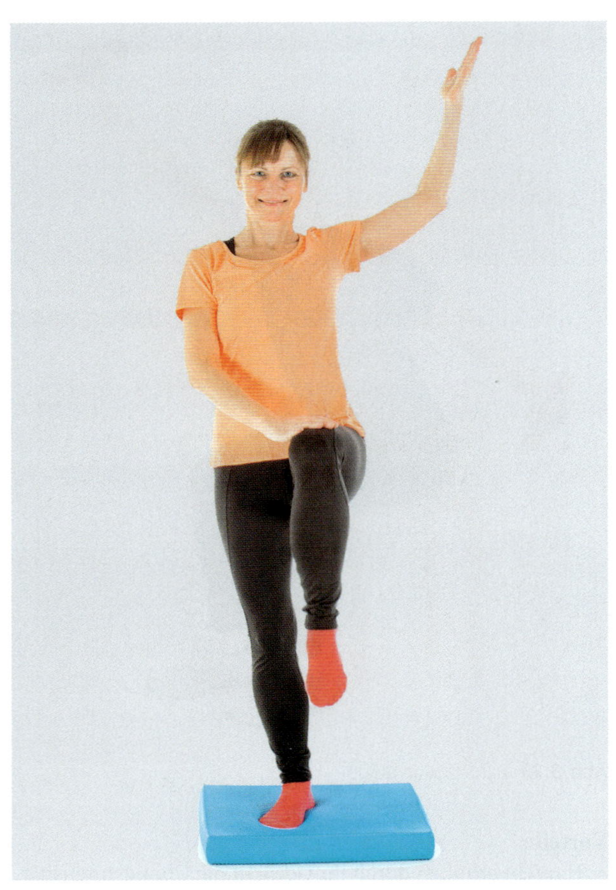

Abb. 3.24 Beispiel für eine Übung auf dem Balance-Pad [X309]

Nachteile:
- Die Anschaffung der Sportgeräte ist relativ teuer.
- Der Transport der Geräte kann für die Fachkraft Rückengesundheit bei einer größeren Anzahl sehr aufwendig sein.
- Die TN müssen ihre Schuhe ausziehen.

Gymnastik mit Sitzkissen

Die Sitzkissen sind für Bildschirmarbeitsplätze besonders gut geeignet. Darauf kann im Sitzen das dynamische Sitzen einfach geübt und im Stehen das Gleichgewicht verbessert werden (➤ Abb. 3.25, ➤ Abb. 3.26).

Vorteile:
- Die Übungen fördern die sensomotorischen Fähigkeiten im Sitzen und im Stehen unter besonderer Berücksichtigung des Gleichgewichts.
- Das Gerät kann auch als Hilfsmittel im normalen Arbeitsalltag eingesetzt werden.
- Es kann für spezielle Dehn- und Kräftigungsübungen im Sitzen und im Liegen verwendet werden.

Nachteil: Der Transport der Geräte kann für die Fachkraft Rückengesundheit bei einer größeren Anzahl sehr aufwendig sein.

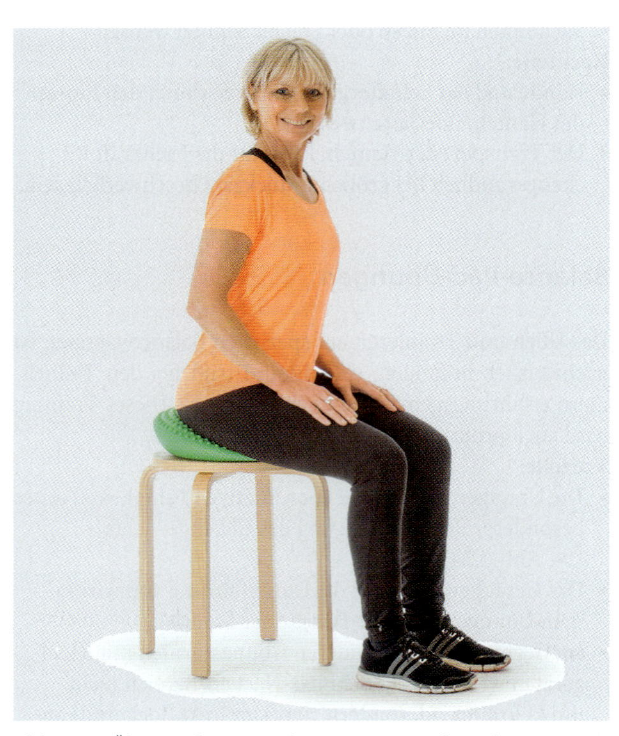

Abb. 3.25 Übung auf einem Sitzkissen – im Sitzen [X309]

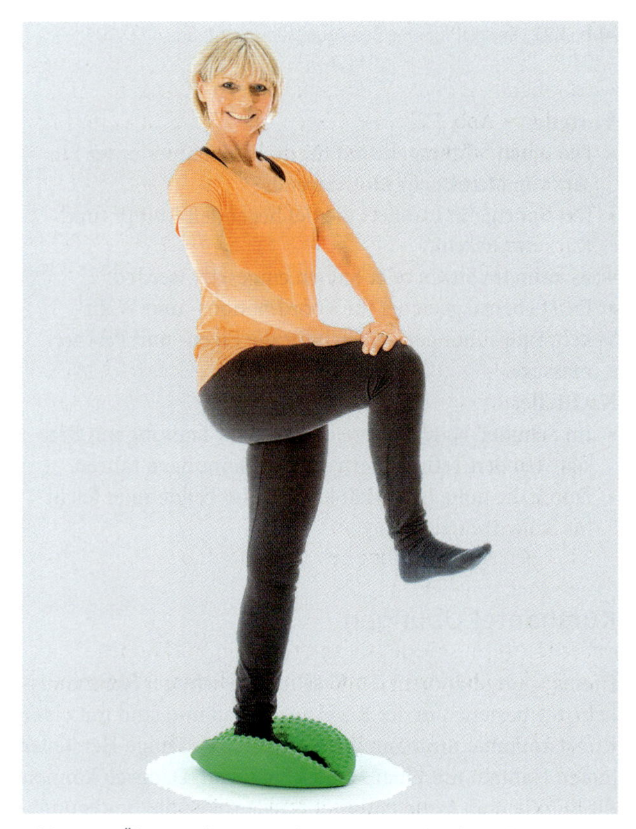

Abb. 3.26 Übung auf einem Sitzkissen – im Stehen [X309]

Flexi-Bar®-Übungen

Die Trainings- und Einsatzmöglichkeiten des 1,50 Meter langen Glasfiberstabs (➤ Abb. 3.27) sind vielseitig und die Übungen treffen bei den TN auf hohes Interesse.

Vorteile:

- Die Übungen stellen eine gute Form des Tiefenmuskeltrainings dar.
- Das Gerät hat einen hohen Aufforderungscharakter.
- Es hat ein hohes Ansehen bei den Teilnehmern.

Nachteile:

- Der Platzbedarf ist relativ groß.
- Es besteht die Gefahr, dass Gegenstände am Arbeitsplatz beschädigt werden.
- Bei einigen TN führt die Benutzung des Geräts zu Muskelverspannungen in den Armen und Schultern.
- Für einige TN ist der Einsatz frustrierend, da sie den Stab aufgrund mangelnder motorischer Fähigkeiten nicht in Schwingung versetzen können.
- Der Anschaffungspreis ist für qualitativ hochwertige Produkte relativ hoch.
- Der Transport der Sportgeräte kann für eine größere Gruppe beschwerlich sein.

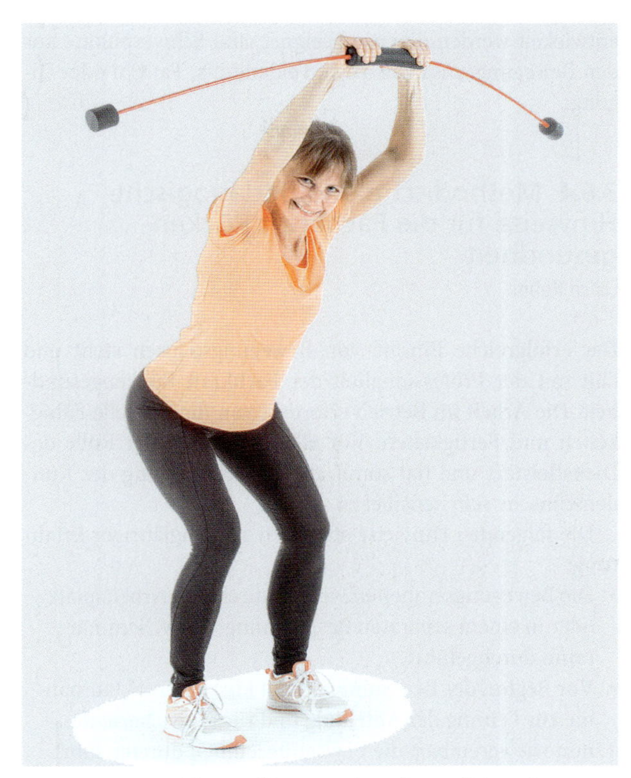

Abb. 3.27 Beispiel für eine Übung mit dem Flexi-Bar® [X309]

Gymstick®-Übungen

Der Gymstick® besteht aus einem 1,30 Meter langen Glasfiberstab mit weichem Griffpolster und zwei 75 cm langen Gummibändern (Tubes), die mit flexiblen Griffen ausgestattet sind (➤ Abb. 3.28). Den Gymstick gibt es in fünf unterschiedlichen Stärken, die durch die Farbcodierung von grün über blau, schwarz, silber bis gold erkennbar sind.

Zur Regulierung der Stärke werden die Tubes um den Stab auf- und abgewickelt. Mit diesem neuen Fitness-Gerät können Kraftausdauer und Koordination besonders effektiv verbessert werden.

Vorteile:

- Gute Belastungsdosierung durch die unterschiedlich starken Gummibänder
- Intensives Kraftausdauer-Training, insbesondere für die Rumpfmuskulatur
- Besonders gut geeignet für das Automatisieren rückenfreundlicher Hebe-Tragemuster
- Übungen im Stehen und Sitzen, in der Einzel- und Partnerarbeit möglich

Nachteile:

- Die Übungen sind relativ anstrengend und können daher einige TN überfordern und sie zu stark zum Schwitzen bringen.
- Der Platzbedarf bei der Ausführung ist groß.
- Der Anschaffungspreis ist relativ hoch.
- Die Belastungen für Schulter und Arme können relativ hoch sein, deshalb ist für eine ausreichende Übungsvariabilität zu sorgen, die bei diesem Gerät nicht ganz so einfach ist.

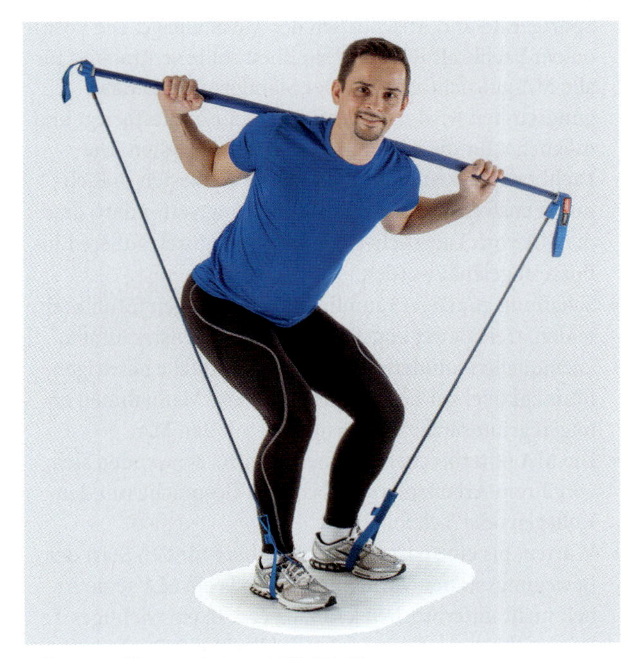

Abb. 3.28 Übung mit Gymstick® [X309]

Darüber hinaus können zusätzliche Schwerpunkte durch den Einsatz diverser weiterer Sportgeräte, wie Redondo®-Ball, Tubes, Fußwippen, Ballkissen, Blackroll® und Slashpipe®, entwickelt werden. Ebenso geeignet sind Schwerpunkte aus den Bewegungsansätzen Yoga, Feldenkrais, Tai Chi oder Qigong.

3.6.4 Methodische und pädagogische Hinweise für die Fachkraft Rückengesundheit

Ulrich Kuhnt

Der erfolgreiche Einsatz von Bewegungspausen steht und fällt mit der Professionalität der Fachkraft Rückengesundheit. Die Arbeit im Betrieb erfordert von ihr spezielle Fähigkeiten und Fertigkeiten. Vor allem ist sie in der Rolle des Dienstleisters und hat somit auf die Befriedigung der Kundenwünsche sehr sensibel zu achten.

Die folgenden Hinweise stammen aus langjähriger Erfahrung:

- Die Bewegungseinheiten werden direkt am Arbeitsplatz oder in einem separaten Besprechungs- bzw. Seminarraum durchgeführt.
- Vor Beginn der Bewegungseinheit kurze Kontaktaufnahme zur Leitung der Abteilung und rückversichern, dass nun wie vereinbart die Bewegungseinheit durchgeführt werden kann.
- Erlaubnis einholen für das Abstellen der mitgebrachten Sportgeräte und Anschließen der Musikanlage. Die Position der Fachkraft Rückengesundheit sollte zentral und für alle MA gut sichtbar sein. Der Standort für die Bewegungseinheit wird mit den MA gemeinsam festgelegt und möglichst für die weiteren Termine beibehalten. Die Fachkraft Rückengesundheit schaut am besten in Richtung Fensterfront. Diese Positionierung verhindert, dass die MA vom Tageslicht geblendet oder durch äußere Einflüsse abgelenkt werden.
- Schaffung günstiger räumlicher Bedingungen (Stuhlkreis bilden, freie Bewegungsfläche schaffen, Fenster öffnen, Lärmquellen mindern, Schmutz oder Abfälle beseitigen, Blumenkübel zur Seite schieben). Diese Maßnahmen erfolgen grundsätzlich in Absprache mit den MA.
- Die MA unterbrechen ihre Arbeit, d. h., sie wenden sich von ihrem Arbeitsplatz ab, beenden Gespräche mit den Kollegen oder Telefonate.
- Warten, bis eine passende Atmosphäre für den Start der Bewegungseinheit vorhanden ist. Falls ein MA seine Arbeit nicht unterbrechen kann, da er z. B. ein wichtiges Telefonat führt, wird dieses von der Fachkraft Rückengesundheit höflich akzeptiert und die Lautstärke der Musik und des Sprechens entsprechend angepasst.
- Zu Beginn der Bewegungseinheit werden kurz die Inhalte und Ziele der Einheit in wenigen Sätzen erläutert.
- Nach Möglichkeit soll ein systematisches Musikprogramm eingesetzt werden.
- Der Musikeinsatz erfolgt in Absprache mit der Abteilung. Die Lautstärke berücksichtigt die allgemeine Arbeitsumgebung, sie darf nicht zu laut sein, da auch die MA in den Nebenräumen nicht gestört werden dürfen.
- MA, die sich an der Bewegungseinheit nicht beteiligen möchten, werden höflich behandelt. Auf keinen Fall werden sie zum Mitmachen überredet oder sogar gedrängt.
- Jede Einheit hat möglichst einen eigenen Schwerpunkt.
- Die Bewegungseinheit ist gut strukturiert, wie z. B. Begrüßung, Vorstellen der Einheit, Einstimmung, Hauptteil, Ausklang, Feedback, Wünsche der TN, Ausblick auf die nächste Bewegungseinheit.
- Grundsätzlich einen Bezug zwischen Arbeitsbelastungen und Bewegungsübungen herstellen. Die Wahl der Ausgangsstellung berücksichtigt die Arbeitshaltung. Sitzen die MA überwiegend während der Arbeit, so sollte die Bewegungseinheit im Stehen erfolgen.
- In der Regel werden keine Matten eingesetzt.
- MA dürfen nicht zu intensiv ins Schwitzen kommen.
- Die Übungsauswahl berücksichtigt die Kleidung der MA, wie z. B. hohe Schuhabsätze, enge Hose, kurze Bluse.
- Die Steuerung der Belastungsintensität der Bewegungseinheiten berücksichtigt sehr sensibel die individuellen Voraussetzungen und Wünsche der MA. Es sollten immer wieder Varianten angeboten werden, damit die MA nicht über-, aber auch nicht unterfordert werden.
- Individuelle körperliche Einschränkungen und Behinderungen werden von der Bewegungsfachkraft aufmerksam registriert und fließen in die Gestaltung der Bewegungseinheit systematisch ein.
- Die Bewegungseinheit sollte sehr wenig Theorie, dafür viele dynamische Übungen mit Musik umfassen.
- Den TN werden schriftliche Übungsanleitungen zur Verfügung gestellt.
- Unbedingt den Raum wieder so verlassen, wie es mit der Firma vereinbart wurde. Manchmal müssen Tische und Stühle zurückgestellt werden. Manchmal muss der Raum gelüftet werden.
- Zwischen den Einheiten liegt für die Fachkraft Rückengesundheit eine Pause von 5–15 Minuten.
- Die Gesamtdauer der Bewegungseinheiten sollte für die Fachkraft Rückengesundheit vier Stunden nicht übersteigen, da diese Tätigkeit körperlich und psychisch relativ anstrengend ist.
- Der Dialog und Austausch innerhalb der Gruppe kann und sollte auch während der Bewegungspause gefördert werden. Die Fachkraft Rückengesundheit darf auch mal aus ihrer „Entertainer-Position" herauskommen und die Gruppe mitwirken lassen, Ideen aufnehmen etc. Das fördert die Gruppendynamik und den Teamgeist.
- Die Vermittlung von Spaß und Freude an Bewegung sollten mit an erster Stelle stehen! Kein Aufbau von Leistungsdruck, Wettbewerb oder Ähnlichem.

3.6.5 Weitere Verhaltensempfehlungen

Ulrich Kuhnt

- Angemessene Kleidung (teilnehmer-orientiert), nicht unbedingt Sportkleidung
- Pünktliches und freundliches Betreten des Arbeitsplatzes und Begrüßen der MA (Die Anfangs- und Endzeiten sollten genauestens eingehalten werden.)
- Hoher Anspruch an die Kompetenz für Animation: freundlich, humorvoll, aufmunternd, locker, persönliche Ansprache
- Motivierende und deutliche Demonstration des Bewegungsprogramms
- Keine Unter- und Überforderung der TN, Chancen der Binnendifferenzierung nutzen
- Professionelles Auftreten (Nähe – Distanz)
- Wenig Bewegungskorrekturen vor der Gruppe
- Spotartiges Vermitteln von Hintergrund-, Handlungs- und Effektwissen
- Beachten der Grundsätze der Motivierenden Gesprächsführung (Besonders wichtig ist der Verzicht auf das übertriebene Appellieren, auf keinen Fall Personen zum Mitmachen drängen.)
- Bewusstes Fördern der Selbstwirksamkeit – persönliche Fortschritte verdeutlichen
- Keine Konzentration auf Schwächen, Fehlstellungen, widrige Umstände, sondern auf Ressourcen, Stärken und Chancen
- Klare, sehr deutliche und teilnehmerorientierte Sprache
- Humor, Lachen, Freude und Spaß sind wichtig
- Partnerübungen mit Berührungskontakt oder gruppendynamische Elemente sehr behutsam einsetzen
- Die MA mit „Sie" ansprechen
- Wenn es die Zeit ermöglicht, den Teilnehmenden auch nach dem Ende der Bewegungspause als Ansprechpartner für Fragen zur Verfügung stehen oder alternativ einen Termin dafür ausmachen

3.6.6 Konzeptionelle und organisatorische Aspekte

Ulrich Kuhnt

Die Bewegungseinheiten sollten in einem Betrieb nicht auf Dauer isoliert als Einzelmaßnahme angeboten werden. Die Beschränkung auf Bewegungspausen birgt die Gefahr, dass ein Betrieb sich mit dieser Maßnahme zufrieden gibt und keine weiteren Bausteine der Betrieblichen Gesundheitsförderung für die MA anbietet. Falls die Führungskräfte sich nur unzureichend für das Programm engagieren und in dem Betrieb keine Hintergrundinformationen zu den Vorteilen des Programms kommuniziert werden, kann es geschehen, dass sich zu wenige MA bereit erklären, an den Bewegungseinheiten teilzunehmen.

Beispiel für die Integration der Bewegungseinheit in ein Konzept:

A. Erstellen einer Gesamtkonzeption zum Betrieblichen Gesundheitsmanagement (BGM)
B. Festlegen von Maßnahmen zur Betrieblichen Gesundheitsförderung (BGF)
C. Informationsveranstaltung für Führungskräfte
D. Durchführen von Grundlagenseminaren zur Rückengesundheit für alle MA
E. Durchführen der Bewegungseinheiten über einen festgelegten Zeitraum
F. Auswerten der Bewegungseinheiten
G. Fortbilden von internen Multiplikatoren
H. Befähigung der MA zur Durchführung der Bewegungseinheiten in Eigenregie

Folgende organisatorische Abläufe haben sich bewährt:

- Das Angebot zur Durchführung der Bewegungseinheiten sollte versuchsweise ausgewählten Abteilungen oder allen Abteilungen angeboten werden.
- Die Leiter einer Abteilung ermitteln das Interesse für diese Bewegungseinheiten in ihrem Team und teilen das Ergebnis der zuständigen Abteilung bzw. zuständigen Person mit.
- Die Bewegungseinheiten werden in einer Abteilung nur dann durchgeführt, wenn mindestens die Hälfte der MA an der Bewegungseinheit aktiv und regelmäßig teilnehmen möchte.
- Die persönliche Beteiligung der Führungskräfte, Betriebsräte oder Betriebsärzte an den Einheiten ist sehr wichtig.
- Auf der Grundlage der Rückmeldungen wird ein systematischer und verbindlicher Zeitplan aufgestellt.
- Das Angebot wird den Abteilungen zunächst begrenzt auf drei Monate unterbreitet und es kann bei positivem Verlauf wiederum um drei Monate verlängert werden.

Schlussbetrachtung

Das arbeitsplatzbezogene Angebot „Bewegungspause" ist erfahrungsgemäß sehr gut geeignet, rückenfreundliche Verhaltensweisen in Betrieben zu fördern. Das Konzept zielt auf die individuelle Verhaltensprävention und gleichzeitig auch auf die umfangreiche Verhältnisprävention. Es stellt somit eine ideale Ergänzung zu der Forderung nach ergonomischen, systemischen Arbeitsplatzkonzepten dar (Breithecker 2014). Aus der Symbiose von bewegungsfördernder Ergonomie **und** der Anleitung von Bewegungsprogrammen durch besonders qualifizierte Rückenschullehrkräfte erwächst ein wirksames Gesundheitsförderungsangebot im Betrieb.

Praxistipps Bewegungspausen Großveranstaltung

3.6.7 Praxisbeispiel: BGF-Institut der AOK

Markus Birnkammer

Programm „Bewegungsfit – Bewegungspausen am Arbeitsplatz"

Die Fachkraft Rückengesundheit bietet einmal wöchentlich ein 15-minütiges Bewegungsprogramm in Kleingruppen unmittelbar am Arbeitsplatz an. Hierdurch werden wirkungsvoll arbeitsplatztypische körperliche Belastungen unterbrochen, und die Freude an der Bewegung steht im Vordergrund (➤ Abb. 3.29). Ausgleichsübungen für besonders beanspruchte Muskeln werden durchgeführt, und es wird Wissen zum Thema Bewegung und Rückengesundheit vermittelt. Die Übungen sind nicht schweißtreibend; die Beschäftigten können im Anschluss direkt mit ihrer Arbeit weitermachen.

Durch die Bewegungspausen können in kurzer Zeit viele Personen für das Thema Bewegung sensibilisiert werden und gemeinsam etwas gegen den Bewegungsmangel am Arbeitsplatz tun. Beschäftigte werden motiviert, die vorgestellten Übungen eigenverantwortlich in den Arbeitsalltag zu integrieren und regelmäßig zu nutzen. Positive Wirkungen durch Bewegungspausen zeigen sich sowohl im physischen, psychischen als auch im kognitiven Bereich (König, Parthey und Kroke 2015).

BEISPIEL

Die Firma Ernst Krebs KG (Solingen) hat erkannt, dass sie durch Unterbrechung der Arbeitsbelastung ihrer Mitarbeiter mittels kurzer Bewegungspausen positive Effekte im Hinblick auf die Mitarbeitermotivation und die Konzentrationsfähigkeit erzielen kann. Fachkräfte des BGF-Instituts kamen an drei Tagen im Abstand von zwei Wochen ins Unternehmen, um die Mitarbeitenden zu kurzen Bewegungseinheiten anzuleiten. Es wurden sowohl Beschäftigte der Verwaltung als auch des Lagers angesprochen. In der Verwaltung wurden Kolleginnen und Kollegen der einzelnen Büros unter Einsatz von Gymnastikbändern Ausgleichsübungen zur täglichen Bürotätigkeit aufgezeigt. Hierbei lag der Fokus in der Kräftigung der aufrichtenden Muskulatur und der Lockerung/Dehnung der Schulter-Nacken-Muskulatur. Im Lager wurden Kleingruppen gebildet und Ausgleichsübungen für die vorwiegend stehende Tätigkeit eingeübt.
Durch die drei aufeinanderfolgenden Termine wurden die Beschäftigten immer wieder an Bewegungspausen erinnert und zur selbstständigen Durchführung motiviert.

Tipps für gelingende Bewegungsanleitung

Um eine hohe Akzeptanz in der Belegschaft für Bewegungspausen zu schaffen, ist es wichtig, die mittlere Führungsebene ins Boot zu holen. Diese haben den (täglichen) Kontakt mit den Mitarbeitenden (MA) und können diese zum Mitmachen motivieren. Häufig bestehende Bedenken bei den MA („Was wird denn meine Führungskraft denken, wenn ich meine Arbeit für eine kurze aktive Pause liegen lasse?") können so entkräftet werden. Durch ein Ankündigungsposter inkl. Foto wissen alle MA, welche Fachkraft Rückengesundheit zu welchem Zeitpunkt ins Unternehmen kommt. Wer gerne mit Musik arbeitet, sollte vorab klären, ob das in den einzelnen Bereichen erlaubt ist. Übertriebene Korrekturen an der Bewegungsausführung sollten vermieden werden, um den MA den Spaß an der Bewegung nicht zu nehmen. MA, die nicht mitmachen wollen, sollten nicht zu einer Teilnahme gedrängt werden. Die Entscheidung der MA ist zu akzeptieren.

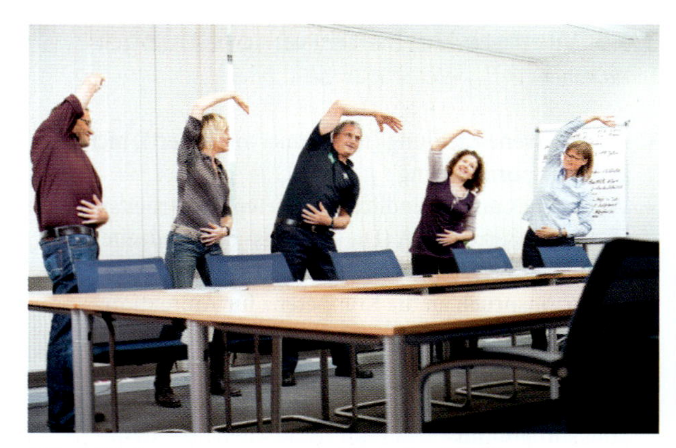

Abb. 3.29 Bewegungspausen am Arbeitsplatz [V762]

Das Ziel, die MA mit Spaß und guter Laune an Bewegungen heranzuführen, ist wichtiger als eine perfekt geplante Übungsreihe.

Besonders gute Erfahrungen konnten mit einer „Bewegungssprechstunde" nach den Bewegungspausen gemacht werden. Hierbei konnten v. a. diejenigen MA erreicht werden, die ungerne gemeinschaftliche Bewegungen mit den Kollegen durchführen, sondern lieber allein zwischendurch einen Ausgleich wollen.

LITERATUR

Breithecker D (2014). Neue Perspektiven einer bewegenden Büroarbeitswelt. Die Säule 24(4):6–11.
Pfeifer K (2007). Rückengesundheit. Grundlagen und Module zur Planung von Kursen. Köln: Deutscher Ärzte-Verlag.

3.7 Betriebssport

Ulrich Kuhnt und Markus Birnkammer

Auf einen Blick

- Organisationsstrukturen des Betriebssports
- Ziele und Inhalte des Betriebssports
- Betriebseigenes Fitness-Studio
- Der Betriebssport als Arbeitsfeld für Bewegungsfachkräfte

Leitfragen

- Welche Vorteile hat der Betriebssport für Unternehmen und Mitarbeiter?

- Welche Ziele und Inhalte sollte der Betriebssport berücksichtigen, damit dieser auch die Rückengesundheit der Belegschaft fördern kann?

3.7.1 Organisation des Betriebssports in Deutschland

Der Sport in Betrieben kann vereinsmäßig in Betriebssportvereinen und -gemeinschaften oder als Freizeit- und Gesundheitssportangebot durchgeführt werden. Betriebssportler sind in Betriebssportvereinen und -gemeinschaften (BSG) organisiert. Diese BSG sind im rechtlichen Sinne Vereine auf der Basis des Vereinsrechts. Möglich und zulässig ist auch der Zusammenschluss von Mitarbeitenden mehrerer Betriebe oder Verwaltungen zu einer BSG. Sie geben sich eine Satzung, die Zweck, Ziel und Organe festlegt. Der **Deutsche Betriebssportverband e. V. (DBSV)** ist die Dachorganisation aller Landesbetriebssportverbände und der Betriebssportgemeinschaften und Betriebssportvereine in der Bundesrepublik Deutschland. Dem DBSV sind 11 Landesbetriebssportverbände mit rund 300.000 Mitgliedern in rund 5.000 Vereinen bzw. Betriebssportgemeinschaften angeschlossen.

Beim Betriebssport steht nicht die sportliche Höchstleistung, sondern das sportliche und gesellschaftliche Miteinander im Vordergrund. Dennoch bietet auch der Wettkampf einen großen Anreiz, sportlich aktiv zu werden. Betriebssporttreibende üben in erster Linie ihren Sport aus Freude an der Bewegung und zur Verbesserung ihrer Fitness gemeinsam aus. Betriebssport vermittelt aber auch weniger Talentierten, Älteren und Untrainierten sowie Familien oder Mutter und Kind Freude und Vergnügen an der Bewegung.

Der organisierte Betriebssport findet überwiegend außerhalb der Arbeitszeit statt. Er ergänzt die Angebote der herkömmlichen Sportvereine und bietet damit eine alternative Möglichkeit der Freizeitgestaltung. Betriebssport ist aber auch Gesundheitssport, z. B. in Sportkursen wie der Rückenschule, Nordic Walking, Entspannungstechniken und Bewegungspausen am Arbeitsplatz. Dabei übernimmt der organisierte Betriebssport koordinierende und beratende Funktionen.

Das Projekt „Modellversuch Betriebssport für kleine und mittlere Unternehmen" der Initiative Gesundheit und Arbeit (IGA) konnte zeigen, dass bei Arbeitnehmern grundsätzlich ein großes Interesse an betriebssportlichen Aktivitäten besteht. Dies ergab eine Befragung von über 600 Mitarbeitern in 24 Betrieben. Etwa drei Viertel der Befragten äußerten Interesse, an einem nach ihren Wünschen konzipierten Betriebssportprogramm teilzunehmen.

Der iga-Wegweiser „Betriebssport in kleinen und mittleren Unternehmen ein-, durch- und weiterführen" (BKK et al. 2012) enthält wertvolle Tipps für die Etablierung des Betriebssports.

Arbeitsfeld für Fachkräfte für Rückengesundheit

Der Betriebssport ist ein interessantes Arbeitsfeld für die Fachkraft Rückengesundheit. Der Sport im Betrieb soll die Gesundheit der Beschäftigten fördern, er soll einen sinnvollen körperlichen und psychischen Ausgleich zur Arbeit bieten sowie das psychosoziale Betriebsklima verbessern. Für diese hoch gesteckten Ziele bedarf es gut ausgebildeter Fachkräfte, die sich auf die Bedürfnisse und Wünsche der Beschäftigten flexibel einstellen können.

Die Fachkraft Rückengesundheit kann folgende Aufgaben im Betriebssport übernehmen:

- Organisation von sportlichen Veranstaltungen, wie z. B. Sportturniere, Firmenlauf, Wanderungen
- Aufstellen eines maßgeschneiderten betriebsinternen Sport- und Bewegungsprogramms
- Leitung von Sport- und Gesundheitskursen
- Individuelle Sport- und Trainingsberatung
- Fortbildung von betriebsinternen Sportscouts
- Kooperieren und Netzwerk knüpfen mit anderen Betrieben

Betriebseigene Gesundheits- und Fitness-Studios

Großbetriebe betreiben für ihre Beschäftigten in Deutschland flächendeckend betriebseigene Gesundheits- oder Fitness-Studios. Die Angebote sind vergleichbar mit denen der kommerziellen Anbieter, wie z. B. Fitness First oder Injoy. Die Angebote werden unterschieden in:

- Gerätegestütztes Ausdauer- und Muskelaufbautraining
- Gesundheitskurse, wie z. B. Functional Training, Rückenfit, Yoga, Bauch- und Rückenfit, Bodyforming, Fatburner, Workout, Pilates, Qigong, Tai Chi, Langhanteltraining, Indoor Cycling, Nordic Walking, Zumba®
- Gesundheitscheck, Diagnostik, Personal Training, Sportmedizinische Betreuung

In einigen betriebsinternen Gesundheitseinrichtungen gibt es sogar einen Wellness-Bereich bestehend aus Finnischer Sauna, Dampfbad oder Massagekabinen.

Weitere Betriebssportmodelle

Zusätzlich zu den präventiven Fitness- und Gesundheitsangeboten gibt es auch Einrichtungen in Großbetrieben, die gleichzeitig für ihre Beschäftigten Therapie- und Reha-Maßnahmen als Wiedereingliederung anbieten. Diese Angebote werden in Abstimmung mit dem werksärztlichen Dienst koordiniert. Ebenso gibt es in einigen Betrieben die sinnvolle Symbiose aus Check-ups und zielgruppenspezifischen Gesundheitsförderungsprogrammen.

Nach Auskunft des Arbeitgeberverband der deutschen Fitness- und Gesundheitsanlagen (DSSV) bietet bereits jeder dritte Arbeitgeber seinen Beschäftigten Fitness- oder Sportangebote zu vergünstigten Tarifen an – Tendenz 2015: stark steigend. Der DSSV prognostiziert, dass in den kommenden fünf Jahren ein Viertel der Einnahmen der Fitness-Studios aus dem Umfeld der Betriebe stammen wird. Bei umfangreichen Angeboten werden in den Unternehmen monatliche Beiträge erhoben.

3.7.2 Praxisbeispiel: Konzept „Firmenfitness" am Beispiel „Hansefit"

Seit etwa 10 Jahren etabliert sich das Konzept „Firmenfitness" als ein Baustein des Betrieblichen Gesundheitsmanagements in Deutschland. Dabei schließen in der Regel Betriebe Kooperationsverträge mit regionalen Fitness- und Gesundheitsstudios mit dem Ziel ab, dass die Betriebsangehörigen in diesen Anlagen zu vergünstigten Konditionen die Angebote wahrnehmen können. Ein ebenfalls auf Firmenfitness spezialisierter Anbieter ist „Hansefit" mit Hauptsitz in Bremen. Hansefit ist es gelungen, regionale Netzwerke bestehend aus Fitness- und Gesundheitsstudios, Schwimmbädern oder Physiotherapiepraxen aufzubauen. 2016 gehörten über 1.000 Verbundanlagen zu diesem Netzwerk. Interessierte Betriebe schließen mit Hansefit einen Rahmenvertrag ab und zahlen für die Dienstleistungen einen je nach Beschäftigtenzahl und Eigenanteil der MA einen pauschalen Preis. Der Eigenanteil der MA beträgt ca. 20 Euro pro Monat. Die MA erhalten eine Hansefit-Karte, mit der sie ohne zusätzliche Kosten uneingeschränkt die Leistungen der Verbundanlagen in Anspruch nehmen können.

LITERATUR

BKK Bundesverband, DGUV, AOK, vdek (Hrsg.) (2012) Betriebssport in kleinen und mittleren Unternehmen ein-, durch- und weiterführen. Praxiserfahrungen aus einem iga-Modellprojekt und Checklisten für Betriebe. Essen – Berlin.

3.8 Aktionen zur Bewegungsförderung im Betrieb

Ulrich Kuhnt und Markus Birnkammer

Auf einen Blick

- Ausgewählte Beispiele von Aktionen zur Förderung der Bewegung im Betrieb
- Schrittzählerwettbewerb, Fitnesspoint, Treppenhausgestaltung, Mit dem Rad zur Arbeit

Leitfragen

- Welche positiven Effekte hat die Steigerung der körperlichen Aktivität auf die Rückengesundheit?
- Was sind die wichtigsten Erfolgsfaktoren für betriebliche Aktionen zur Förderung der Bewegung?
- Welche Aufgaben kann die Fachkraft Rückengesundheit bei der Durchführung von Aktionen zur Bewegungsförderung übernehmen?

3.8.1 Kampagne „Mehr Gesundheit im Betrieb"

Markus Birnkammer

Hintergrundinformation

Der berufliche Alltag vieler Menschen ist gekennzeichnet von sich ständig wiederholenden, teilweise monotonen Arbeits- und Bewegungsabläufen. Schwere körperliche Arbeit und/oder lang andauernde oder physiologisch ungünstige Körperhaltungen prägen den Berufsalltag. Diese Belastungen können langfristig – z. T. verbunden mit zusätzlichen Belastungsfaktoren (ungünstige klimatische Bedingungen, Zeitdruck) – zu Beschwerden des Bewegungsapparates führen (Stadler und Spieß 2009).

Mehr Gesundheit im Betrieb ist ein erstrebenswertes Ziel für alle Beteiligten. Wo zufriedene, leistungsfähige Beschäftigte zusammenarbeiten, herrscht ein gutes Betriebsklima und werden gute Ergebnisse erzielt. Krankheitsbedingte Fehlzeiten können reduziert und Kosten eingespart werden (Kreis und Bödeker 2003).

Mit der Kampagne „Mehr Gesundheit im Betrieb" versucht das Institut für Betriebliche Gesundheitsförderung BGF GmbH (BGF-Institut, Köln) das Thema Gesundheit ganzheitlich in Unternehmen zu etablieren und nachhaltig zu festigen. Durch Maßnahmen, die Freude bereiten und die sich ohne großen Aufwand in den Arbeitsalltag integrieren lassen, soll ein Bewusstsein für das Thema Gesundheit geschaffen werden.

Bewegung, Ernährung und Entspannung sind die zentralen Themen dieser Kampagne. Zu jedem Modul gibt es praktische Angebote, die sich auf die individuelle Situation der Unternehmen anpassen lassen. Wie eine Art Baukastensystem können sowohl einzelne Maßnahmen als auch ganze Pakete gebucht werden.

Zum Nachdenken anregende Aktionsplakate, Impulsvorträge und niederschwellige Gesundheitsmaßnahmen sollen Lust auf das Thema „Betriebliche Gesundheitsförderung" vermitteln und Unternehmen motivieren, aktiv zu werden.

Im folgenden Kapitel sollen die Bewegungsmodule der Kampagne (mit Ausnahme der „Ausbildung zum Bewegungs-Scout") vorgestellt und erste praktische Erfahrungen aus Unternehmen aufgezeigt werden. Einen Überblick über das gesamte Angebot bietet die Broschüre „Fit im Job – sind Sie dabei?" des BGF-Instituts: www.bgf-institut.de/fileadmin/redaktion/downloads/broschueren/BGF_Broschuere_Fit_im_Job_web.pdf

Modul Bewegung

Dem Rheinlandbericht der AOK Rheinland/Hamburg (BGF 2014) zufolge stellen Muskel-Skelett-Erkrankungen mit 22,4 Prozent den größten Anteil an Arbeitsunfähigkeitstagen der AOK-Versicherten im Rheinland dar. An zweiter Stelle rangierten die psychischen Störungen mit 12,6 Prozent.

Regelmäßige Bewegung hat sowohl im Hinblick auf das körperliche und seelische Wohlbefinden als auch hinsichtlich der Krankheitsprävention einen wichtigen Stellenwert (Rütten und Abu-Omar 2003). Mit den Modulen zum Thema „Bewegung" sollen positive Effekte auf das Wohlbefinden und den Gesundheitszustand der Beschäftigten ermöglicht werden.

In einem kurzen Impulsvortrag werden die Bedeutung des Lebensstils für die eigene Gesundheit herausgestellt und die Mitarbeitenden für einen aktiven Lebensstil sensibilisiert. Einzelne Module werden vorgestellt und die Beschäftigten durch kurze erste Bewegungseinheiten zur Teilnahme motiviert. Fragebögen am Ende der einzelnen Maßnahmen sollen die Wirksamkeit und die subjektive Wahrnehmung bzw. das subjektive Empfinden der Mitarbeiter überprüfen.

Die Module im Baustein Bewegung sollen Unternehmen dabei unterstützen, mehr Bewegung in den Arbeitsalltag zu integrieren.

„Schritt4fit" – Schrittzählerwettbewerb

10.000 Schritte pro Tag, das ist die aktuelle Bewegungsempfehlung der WHO (World Health Organization). Viele Bewegungsangebote erreichen oft nur jene Beschäftigten, die ohnehin schon aktiv sind. Mit einem Gehwettbewerb werden Unternehmen auf einfache, niederschwellige und motivierende Art unterstützt, mehr Bewegung in den Alltag ihrer Beschäftigten zu bringen. Bravata et al. (2007) konnten durch die Sichtung verschiedener Studien einen Anstieg körperlicher Aktivität durch den Einsatz von Schrittzählern aufzeigen. Leibinger et al. (2012) konnten den positiven Einfluss von Schrittzählern auf die körperliche Aktivität und die damit verbundene Reduktion des kardiovaskulären Risikos auch im betrieblichen Setting nachweisen.

Bei dem Gehwettbewerb „Schritt4fit" des BGF-Instituts werden die Beschäftigten eines Unternehmens in Teams eingeteilt. Im Team machen sie sich gemeinsam auf den Weg auf eine virtuelle Route. Hierdurch wird den MA eine neue, motivierende und einfache Möglichkeit geboten, spielend mehr Bewegung in den (Job-)Alltag zu bringen.

Mithilfe eines Schrittzählers und der Internetplattform Schritt4fit.de können die Beschäftigten ihre täglichen Schritte und Bewegungsaktivitäten (z. B. Schwimmen, Radfahren oder Fitnessstudio) erfassen und den Teamfortschritt auf einer virtuellen Karte verfolgen. Im Ziel angekommen, erhalten alle MA eine persönliche Urkunde, und auf das schnellste Team wartet ein Preis.

Hierdurch wird Bewegung in den (Arbeits-)Alltag integriert und zugleich das soziale Miteinander und die Kollegialität im Unternehmen gefördert. Teamgedanke, Spaß und Motivation sollen durch einen gemeinsamen Wettbewerb auf das gesamte Betriebsklima übertragen werden.

PRAXISTIPP

Um einen Schrittzählerwettbewerb gut in einem Unternehmen zu implementieren, bedarf es vorab der Klärung verschiedener Fragen:
- Wer übernimmt die Administration vor Ort? (Der Administrator lädt alle Teilnehmer per Mail ein und übernimmt die Organisation vor Ort.)
- Wie viele Mitarbeiter sollen erreicht werden?
- Welche Teamgröße soll gewählt werden? (5er-, 10er-, 15er-, 20er-Teams möglich)
- Welche Schrittzähler werden genutzt, und auf welchen Weg werden diese bestellt? (Das BGF-Institut hat sich für die Schrittzähler Omron Walking Style IV entschieden; vorhandene Fitnessbänder oder Smartphones können ebenfalls genutzt werden.)
- Werden die Schrittzähler vom Unternehmen gestellt oder müssen sich die MA ihren Schrittzähler selbst kaufen?
- Wann soll mit dem Wettbewerb gestartet werden?

Wichtige Schritte und Informationen:
- In einem Impulsvortrag werden die MA über den Schrittzählerwettbewerb und der Handhabung der Schrittzähler und der Onlineplattform informiert.
- Zusammenstellung der Teams – positiv hat sich die Zusammenstellung mittels Zufallsprinzip bewährt.
- Datenschutz: Alle Informationen sind auf einem deutschen Server gehostet
- Die täglichen Schritte werden manuell in die Internetplattform eingetragen.
- Jede/jeder MA sieht nur die eigenen eingetragenen Schritte und die Summe der Schritte in den Teams. Niemand kann einsehen, wie viele Schritte andere MA gegangen sind.
- Auch die Geschäftsführung und der Administrator können nicht erkennen, welche MA wie viele Schritte eingetragen haben.

Erste Erfahrungen aus dem Schrittzählerwettbewerb zeigen, dass der Schrittzähler als alleiniges Medium schon dazu motiviert, sich mehr zu bewegen, die Plattform bzw. der Teamwettbewerb aber noch mehr anspornt, doch noch ein paar Schritte mehr für das eigene Team zu holen.

Fitnesspoint

Blair et al. (1995) konnten nachweisen, dass eine Verbesserung der körperlichen Fitness direkten positiven Einfluss auf die Lebenserwartung hat. Die Verbesserung der körperlichen Fitness wird oft mit dem Gang ins Fitnessstudio in Verbindung gebracht. Dabei sind es häufig Ausreden wie „keine Zeit" oder „zu teuer", die den guten Vorsätzen entgegenwirken.

Einrichtung und Begleitung durch Experten

Um diesen Ausreden und körperlichen Beschwerden den Kampf an zu sagen, helfen Fachkräfte für Rückengesundheit

Unternehmen, firmeninterne Fitnesspoints einzurichten. Oft reichen ein freistehendes Büro, ein paar Gymnastikmatten und gute Laune, um mit den ersten Einheiten zu starten. Von funktionellen Übungen mit dem eigenen Körpergewicht über Kleingeräte (beispielsweise Gymnastikball, -band, Faszienrollen, Koordinationsleiter, Hantel, …) bis hin zu großen Fitnessgeräten ist alles möglich (Faude, Zahner und Donath 2015).

An bis zu acht Betreuungstagen stehen Experten des BGF-Instituts im Fitnesspoint zur Verfügung, um kurze (15–30 min.) Fitnesseinheiten in Kleingruppen (je nach Raumgröße) durchzuführen und interessierte MA zum eigenverantwortlichen Trainieren anzuleiten. Übungsposter unterstützen zusätzlich bei der Auswahl geeigneter Einheiten. Mit dem Angebot „Fitnesspoint – Implementierung eines firmeninternen Fitnessstudios" können nachhaltig viele Beschäftigte für die Themen Bewegung und gesundheitsbewusstes Körpertraining sensibilisiert werden.

Schulung von Fitness-Scouts

Im Anschluss können bis zu zwölf interessierte Mitarbeiter für die weitere Betreuung des Fitnesspoints geschult werden. Im Rahmen von drei Schulungseinheiten à zwei Stunden im monatlichen Abstand werden Mitarbeiter befähigt, als „Fitness-Scouts" kleine Fitnesseinheiten anzuleiten und Kolleginnen und Kollegen bei der eigenverantwortlichen Nutzung des Fitnesspoints zu unterstützen. Beschäftigte im Unternehmen werden auf diesem Wege weiterhin befähigt und motiviert, ihr Fitnesstraining in den Räumlichkeiten des Unternehmens zu absolvieren.

Neben der Vorstellung und Einübung einer Vielzahl von Übungen mit und ohne Geräte werden den angehenden „Fitness-Scouts" wesentliche didaktisch-methodische Aspekte der Wissensvermittlung erläutert und organisatorische Rahmenbedingungen geklärt. Gemeinsam werden „Muster"-Einheiten eingeübt. Dabei werden die modernen Fitness- und Gesundheitsmethoden (basierend auf der Funktion der Bewegung) ebenso thematisiert wie traditionelle Kraftübungen (basierend auf dem Training einzelner, isolierter Muskeln).

BEISPIEL

Voestalpine Rail Center Duisburg GmbH

Die Firma Voestalpine Rail Center Duisburg GmbH hat für ihre ca. 50 Beschäftigten einen kleinen Mitarbeiterraum zum Fitnesspoint umfunktioniert. Mit einem Gesundheitstag zum Thema „Rücken" wurden die MA für ihre eigene Gesundheit sensibilisiert. Nach der Sensibilisierungsphase hat sich der Arbeitskreis Gesundheit (bestehend aus Geschäftsleitung, Produktionsleitung und Betriebsrat) mit externer Unterstützung des BGF-Instituts für die Implementierung eines Fitnesspoints ausgesprochen. Mit Aktionsplakaten wurden die Einheiten angekündigt. Die Beschäftigten konnten sich freiwillig für die geplanten Einheiten eintragen. Die MA wollten nach ersten Gesprächen komplett auf die Verwendung von großen Geräten verzichten und hauptsächlich mit dem eigenen Körpergewicht arbeiten. In Kleingruppen bis max. sechs MA wurden alle zwei Wochen neue Übungen unter Anleitung eingeübt. Durch die interne Kommunikation und Motivation innerhalb der Kollegenschaft konnte die Zahl der Teilnehmenden im Laufe der insgesamt sechs Einheiten mehr als verdoppelt werden.

PRAXISTIPP

Klärungsbedarf vor Beginn:
- Welcher Raum soll genutzt werden, und wie ist dieser zugänglich?
- Gibt es Waschräume in der Nähe?
- Wie soll der Raum ausgestattet werden? (Matten, Kleingeräte, Großgeräte, …)
- Sind spezielle Trainingszeiten vorgesehen oder können die MA den Raum jederzeit nutzen?

Positive Erfahrungen:
- MA sollten von Anfang an mit einbezogen und über den Stand der Entscheidungen auf dem Laufenden gehalten werden.
- Lieber mit wenig oder sogar ohne Geräte starten, sobald der Raum zur Verfügung steht, als ein Jahr über Großgeräte zu diskutieren. Eine Veränderung des Raums mit weiteren Geräten kann jederzeit erfolgen und erzeugt eine zusätzliche Motivation.
- Kurze Einheiten im Fitnesspoint machen den MA die Nutzung des Raums schmackhaft.

Wichtige Hinweise:
- MA sollten in Großgeräte eingewiesen werden, bevor sie selbstständig daran arbeiten.
- Die Fachkraft Rückengesundheit sollte den MA für Korrekturen zur Verfügung stehen.
- Je mehr Großgeräte vorhanden sind, desto umfassender sollte die Betreuung sein.
- Wichtige Hinweise zur Bewegungsdurchführung müssen auf den Postern vermerkt sein.

Negative Erfahrung:
- Zu langer Zeitraum zwischen Ankündigung des Fitnesspoints und Start des Trainings
- Schlechte Informationsweitergabe
- Falsche Übungsauswahl (Das Ziel „Spaß an der Bewegung" nicht aus den Augen lassen!)

„Jede Stufe zählt" – Treppenhausgestaltung

Eine einfache Möglichkeit, sich auch am Arbeitsplatz ausreichend zu bewegen, bietet das Treppenhaus. Nicht nur, dass dabei dreimal so viel Energie verbraucht wird wie beim normalen Gehen – langfristig werden auch Stresshormone abgebaut, der Blutdruck gesenkt und das Immunsystem gestärkt (Boreham et al. 2005).

Beschäftigte können auf visuelle Art motiviert bzw. daran erinnert werden, die körperliche Aktivität auf einfach Weise zu steigern. Um die Beschäftigten zum Treppensteigen zu motivieren, werden bunte Fußaufkleber angebracht, die vom Fahrstuhl weg- und zur Treppe hinführen. Zusätzlich werden die Treppen mit verschiedenen Spruchaufklebern versehen, die durch humorvolle Animation die Beschäftigten bestärken (➤ Abb. 3.30). Ergänzt wird die Aktion durch Plakate mit individualisierbaren Textbotschaften.

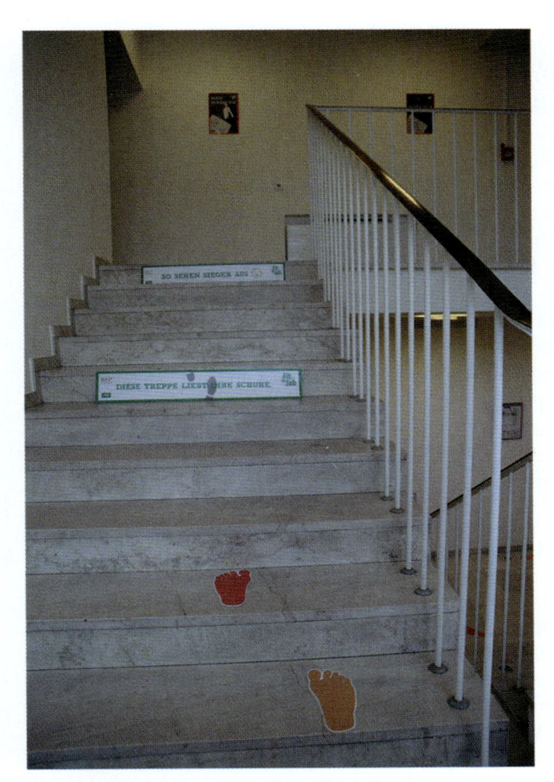

Abb. 3.30 Treppenhausgestaltung [X309]

Um einen positiven und nachhaltigen Effekt auf die Bewegungsgewohnheiten der Beschäftigten auszuüben, wird eine Beibehaltung der Treppenhausgestaltung von drei Monaten empfohlen. Das Treppensteigen bedarf keiner zusätzlichen Personal-, Zeit- und Raumressource.

Der Impulsvortrag kann durch Gesundheitschecks (Blutzucker, Cholesterin, Blutdruck) und individuelle Beratung ergänzt werden, um das Thema noch weiter in den Fokus zu rücken und die MA zur Nutzung der Treppe zu motivieren. Eine individuelle Gestaltung je nach Thema, Budget und Kontext ist möglich. Durch die große Spruchvielfalt kann auf spezielle Inhalte und Einsatzgebiete eingegangen werden.

BEISPIEL

Treppenhausgestaltung in den Gebäuden der AOK (Regionaldirektion Köln)

Nach interner Absprache im Arbeitskreis Gesundheit hat sich die Regionaldirektion Köln der AOK Rheinland/Hamburg dafür entschieden, dass die Mitarbeitenden sowohl im Clarimedis-Haus als auch in der Kölner Filiale mit Aktionsplakaten und Textbotschaften zum Treppensteigen motiviert werden sollen.

Ein Mitarbeiter der AOK sieht vor allem die Textbotschaften als „Anlass für einige Kolleginnen und Kollegen, in den Frühling mit etwas Sport zu starten". Des Weiteren „laden die Füße auf dem Boden, die vor den Aufzügen platziert wurden, direkt zum Weiterlaufen ein, und der Aufzug gerät schnell in Vergessenheit". Weitere Kollegen sprechen von einer „sehr humorvollen und aufweckenden Art, mit der man in seinem bewegungsarmen Berufsalltag an mehr Bewegung herangeführt wird".

PRAXISTIPP

Durchführungsschritte:

- Kurze Begehung des Treppenhauses (Wie sind die Gegebenheiten im Treppenhaus? Ist ausreichendes Licht vorhanden? Sollte vorab lieber nochmal gestrichen werden?)
- Planung und Organisation (Sind alle Mieter bzw. die Hausverwaltung informiert? Wie viele Poster und Aufkleber? Wer übernimmt das Aufkleben?)
- Poster und Treppenaufkleber gestalten und aufkleben
- Durchführung eines Vortrags zum Thema Bewegung und Treppenhaus
- Evaluation

Wichtige Hinweise:

- Hier ist keinerlei Vorankündigung für die MA notwendig.
- Beim Anbringen der Spruchaufkleber kam es anfangs zu Blasenbildung, was dazu führte, dass die Aufkleber ihren positiven Effekt verloren haben.
- Der Impulsvortrag kann auch nach Einführung der Aufkleber stattfinden, sollte aber nicht komplett weggelassen werden.
- Je witziger die Sprüche, desto motivierter die Mitarbeiter.
- Die Spruchvielfalt kann durch kreative Ideen der Belegschaft ergänzt bzw. erweitert werden.

Zusammenfassung

Es gibt viele verschiedene Möglichkeiten, mehr Bewegung in den Arbeitsalltag zu integrieren. Da das physikalische Gesetz der Trägheit und der technische Fortschritt die Menschen der heutigen Zeit aber immer öfter auf den Bürostuhl fesseln, müssen abwechslungsreiche und ideenreiche Methoden eingeführt werden, um die Beschäftigten zu mehr Bewegung im (Arbeits-)Alltag zu motivieren. Die Kampagne „Mehr Gesundheit im Betrieb" versucht das mit individuell gestalteten Aktionsplakaten und einer Art Baukastensystem, mit dem auf die individuelle Situation der Unternehmen bzw. der Mitarbeiter eingegangen werden kann. Ob mit Bewegungspausen am Arbeitsplatz, einem Schrittzählerwettbewerb, der Gestaltung des Treppenhauses oder einem firmeninternen Fitnesspoint – das Ziel bleibt das Gleiche: „Mehr Gesundheit im Betrieb".

3.8.2 Mit dem Rad zur Arbeit

Ulrich Kuhnt

Einführung

Seit 2001 sind der Allgemeine Deutsche Fahrrad-Club (ADFC) und die AOK-Gesundheitskasse Initiatoren der Aktion „Mit dem Rad zur Arbeit". Diese Kampagne ist ein Teil des EU-geförderten Projekts „Bike2Work", das mit unterschiedlichen Aktionen Berufspendler in 14 Ländern zum Radfahren motivieren soll. Teil des Projekts ist auch eine Betriebsberatung, die Arbeitgeber dabei unterstützt, ihre Unternehmen fahrradfreundlich zu gestalten.

3

Das Projekt „Gute Wege zur guten Arbeit" des ACE Auto Club Europa setzt sich ebenfalls für betriebliches Mobilitätsmanagement ein. Das Konzept stärkt nachhaltige Mobilitätslösungen wie Fahrgemeinschaften, öffentliche Verkehrsmittel oder den Radverkehr. „Gute Wege zur guten Arbeit" wird im Rahmen der Nationalen Klimaschutzinitiative vom Bundesministerium für Umwelt, Naturschutz, Bau und Reaktorsicherheit gefördert und vom Deutschen Gewerkschaftsbund (DGB) und seinen Mitgliedsgewerkschaften unterstützt (ACE 2015).

BEISPIEL

Aktion „Mit dem Rad zur Arbeit"

Die AOK und der ADFC führen die Aktion „Mit dem Rad zur Arbeit" bereits seit 2005 durch. In 2016 brachte die Aktion bundesweit 154.000 Beschäftigte in Schwung. Alle Berufstätigen sind aufgerufen, in der Zeit vom 1. Mai bis zum 31. August an mindestens 20 Tagen zu ihrem Arbeitsplatz zu radeln.
Zusätzlich zu den gesundheitlichen Vorteilen winken den Teilnehmenden Preise im Gesamtwert von über 10.000 Euro: Von der Städtereise über Fahrradzubehör bis hin zum neuen Trekking-Rad. Die Radfahrtage werden entweder per Hand auf Papier oder direkt online im Aktionskalender eingetragen. Weil es gemeinsam noch mehr Spaß macht, können auch Teams aus bis zu vier Kolleginnen/Kollegen kostenfrei teilnehmen. Pendlerinnen und Pendler, die zum Bahnhof oder zur Bushaltestelle radeln und eine Teilstrecke mit öffentlichen Verkehrsmitteln zurücklegen, können sich ebenfalls anmelden. Firmen, die ihre radelnden Beschäftigten mit einer Unterstellmöglichkeit für das Rad, einer Servicestation oder Umkleideräumen unterstützen, können am Sonderwettbewerb „Fahrradaktiver Betrieb" teilnehmen.
www.mit-dem-rad-zur-arbeit.de/bundesweit/index.php

Arbeitsfeld für die Fachkraft Rückengesundheit

Die am Mobilitätsmanagement beteiligten Kooperationspartner, wie z. B. Allgemeine Deutsche Fahrrad-Club (ADFC), die AOK oder Auto Club Europa e. V. (ACE) benötigen für ihre betrieblichen Angebote Fachkräfte. Folgende Dienstleistungen können angeboten werden:

- Beratung für eine fahrradfreundliche Infrastruktur im Betrieb (Fahrradabstellplätze, Umkleide- und Duschmöglichkeiten, Ladestationen für E-Bikes)
- Beratung zur Auswahl des am besten geeigneten Fahrrads
- Ergonomische, individuelle Einstellung der Fahrräder
- Radfahrschule, Sicherheitsfahrtraining
- Durchführen von Fahrradcodierungen und -Checks
- Tipps für Ausrüstung, Stretching und Ernährung
- Aufstellen von individuellen Trainingsplänen
- Organisieren von Betriebsausflügen per Rad

FAKTENWISSEN

Mobilitätsmanagement wirkt – Vorteile auf einen Blick

Beschäftigte
- sparen Spritkosten durch die Nutzung von Fahrgemeinschaften, Bus, Bahn oder Fahrrad,
- profitieren von positiven Gesundheitseffekten durch weniger Stress und mehr Bewegung,
- können sich bei gemeinsamen Fahrten mit Kolleginnen und Kollegen austauschen und entspannen.

Betriebe
- sparen Kosten durch verringerten Parkraumbedarf und sind besser erreichbar,
- profitieren von aktiveren Beschäftigten und einem geringeren Krankenstand,
- erhöhen ihre Attraktivität und verbessern die Bindung und Gewinnung von Mitarbeitenden,
- leisten einen aktiven Beitrag zum Klimaschutz.

LITERATUR

ACE Autoclub Europa e. V.: ACE-Projekt „Gute Wege zur Arbeit" – Schneller, besser und günstiger zur Arbeit: ACE fördert betriebliches Mobilitätsmanagement. Pressemeldung vom 28.10.2015. www.ace-online.de/der-club/news/schneller-besser-und-guenstiger-zur-arbeit-ace-foerdert-betriebliches-mobilitaetsmanagement.html (Letzter Zugriff: 4.5.2017).

Blair SN, Kohl HW III, Barlow CE, Paffenbarger RS, Gibbons LW, Marcera CA. Changes in physical fitness and all-cause mortality: a prospective study of healthy and unhealthy men. JAMA 1995; 273(14): 1093–1098.

Boreham CAG, Kennedy RA, Murphy MH, Tully M, Wallace WFM, Young I. Training effects of short bouts of stair climbing on cardiorespiratory fitness, blood lipids, and homocysteine in sedentary young women. Br Journal Sports Med 2005; 39(9): 590–593.

Bravata DM, Smith-Spangler C, Dundaram V, Gienger AL, Lin N, Lewis R, Stave ChD, Olkin I, Sirard JR. Using pedometers to increase physical activity and improve health: a systematic review. JAMA 2007; 298(19): 2296–2304.

Faude O, Zahner L, Donath L. Trainingsprinzipien im gesundheitsorientierten Freizeitsport. Therapeutische Umschau 2015;72(5): 327.

Institut für Betriebliche Gesundheitsförderung (BGF GmbH) (2014). Rheinlandbericht 2014. Auswertung von Arbeitsunfähigkeitsdaten der AOK-versicherten Beschäftigten im Rheinland. Köln: BGF

Kreis J, Bödeker W. Gesundheitlicher und ökonomischer Nutzen betrieblicher Gesundheitsförderung und Prävention. Zusammenstellung der wissenschaftlichen Evidenz. IGA-Report 3, 2003.

König G, Parthey J, Kroke A. Bewegungspausen in der Hochschullehre: Evaluationsergebnisse des Pilotprojektes „FiduS-Fit durch das Studium" an der Hochschule Fulda. In: Göring A, Möllenbeck D (Hrsg.). Bewegungsorientierte Gesundheitsförderung an Hochschulen. Göttingen: Universitätsdrucke 2015, S. 273–288.

Leibiger A, Weisser B, Grünhagen M, Köhler M. Einfluss einer Maßnahme zur betrieblichen Gesundheitsförderung mit Einsatz von Schrittzählern zur Senkung kardiovaskulärer Risikofaktoren (Schrittzählerstudie „DAMP plus 3000!"). Journal für Hypertonie – Austrian Journal of Hypertension 2012; 16(4): 12–17.

Rütten A, Abu-Omar K. Prävention durch Bewegung. Zeitschrift für Gesundheitswissenschaften/Journal of Public Health, 2003;11(3): 229–246.

Stadler P, Spieß E. Arbeit-Psyche-Rückenschmerzen. Einflussfaktoren und Präventionsmöglichkeiten. Arbeitsmed Sozialmed Umweltmed 2009;44(2): 68–76.

Wen CP, Man Wai JP, Tsai MK. Minimum amount of physical activity for reduced mortality and extended life expectancy. A prospective cohort study. Lancet 2011; 378: 1244–1253.

3.9 Personal Training

Dirk Hübel und Matthias Haun

Auf einen Blick
- Einführung in das Personal Training (PT)
- Zielgruppen und methodischer Aufbau des PT
- Marketingstrategien eines Personal Trainers
- Fortbildungsmöglichkeiten zum Personal Trainer

Leitfragen
- Was kennzeichnet ein erfolgreiches Personal Training?
- Was sind die wichtigsten Zielgruppen des PT?
- Welche Inhaltsbausteine umfasst ein professionelles PT?
- Welche Maßnahmen sind für das PT zur Kundenakquise und Kundenbindung sinnvoll?

3.9.1 Charakteristika des Personal Trainings

Die Durchführung eines persönlichen Fitnesstrainings, kurz Personal Training (PT) genannt, ist die wohl individuellste und effektivste Art der sportlichen Betätigung unter Anleitung eines qualifizierten Trainers. Laut Bundesverband Personal Training e. V. hat sich seit Ende der 90er-Jahre aus einem Trend mittlerweile ein festes Angebot auf dem Fitness- und Gesundheitsmarkt entwickelt. Grundsätzlich bestehen im PT zwei sich häufig vermischende Handlungsfelder:
- Sportliches Einzeltraining mit Fokus auf die Verbesserung physischer Parameter
- Beratung und Coaching zur Optimierung einer gesundheitsförderlichen Lebensweise (z. B. Ernährung, Aktivitätsniveau, Stresskompetenz etc.)

Jedes sportliche Einzeltraining unter Anleitung kann grundsätzlich als PT bezeichnet werden. Das Wort sowie die Berufsbezeichnung als Personal Trainer sind **nicht geschützt,** was Anbietern Raum für z. T. große qualitative Unterschiede bietet.

Ein hochwertiges PT ist durch folgende Merkmale gekennzeichnet:
- Hoher Motivationscharakter
- Vorhergehendes Gespräch für Beratung und Kennenlernen
- Regelmäßige Feedbackgespräche inkl. Zielabfrage
- Prozessorientierte Ausrichtung der Trainingsplanung auf Wünsche und Bedürfnisse des Kunden
- Kundenorientierte Terminierung von Trainingszeit und -ort (Betrieb, zu Hause, Park)
- Beratung bei der Auswahl entsprechender Sportgeräte, Bekleidung etc.
- Ganzheitliche Betreuung (Sport, Ernährung, Erholung, Lifestyle Check, Beratung, Hausaufgaben, regelmäßige Testvergleiche u. v. m.)

Die eigentliche Dienstleistung PT wird erst durch die konkrete Arbeitsweise und das Auftreten eines Trainers definiert. Ein professionell agierender Personal Trainer zeichnet sich durch folgende Eigenschaften und Arbeitsweisen aus:
- Vorbildfunktion und persönliche Affinität zu Sport und Bewegung (Einstellung, Physis, Kleidung, Leistungsvermögen etc.)
- Zertifizierte Weiterqualifizierung (z. B. Fortbildung PT, Ernährung, mental Coaching)
- Erfahrung und Expertise in seinem Tätigkeitsbereich
- Intensive Betreuung während und außerhalb des Trainings (taktil – „hands on“, Feedback durch E-Mails, Telefonate, Motivationsnachricht etc.)
- Hohes Motivationstalent und Empathievermögen
- Kommunikative Fertigkeiten und Zuhörer-Fähigkeit
- Auswahl kundenorientierter Trainingsmethoden und geeigneter Materialien

Formen des Personal Trainings

Neben der originären Form des 1:1-Trainings haben sich aus dem Bedarf der Kundschaft heraus weitere Sonderformen entwickelt.
- Partner-PT: Hier arbeitet der Trainer mit zwei Personen gleichzeitig. Häufig nutzen Partner, Freunde oder Geschäftskollegen diese Form des exklusiven Fitnesstrainings.
- Kleingruppen-PT: Diese aus der Firmenfitness heraus entstandene Variante funktioniert in Gruppenstärken á 3–5 Personen und adressiert hauptsächlich Führungskräfte oder Angestellte im gehobenen Dienst.

Beide Varianten stellen im engeren Sinne eigentlich kein PT mehr dar, da der individuelle (persönliche) Aspekt mit Teilnahme jeder weiteren Person verwässert wird.

Zielgruppen

Personengruppen, die PT in Anspruch nehmen, sind sehr unterschiedlich. Aufgrund des vergleichsweise hohen Kostenfaktors richtet sich dieses Angebot eher an eine finanziell gut aufgestellte Kundschaft.

Im betrieblichen Setting bietet es diversen Zielgruppen eine adäquate Alternative, um überhaupt regelmäßig gesundheitsfördernde Maßnahmen realisieren zu können. Führungskräfte oder Angestellte in leitenden Positionen zählen erfahrungsgemäß häufig zum Kundenstamm. Wechselnde Arbeitszeiten, Einsatzorte oder eine projektbezogene Arbeitsweise mit variierendem Arbeitsaufkommen erschweren dieser Zielgruppe eine regelmäßige Teilnahme an festen BGF-Maßnahmen. Individuell gestaltbare Zeiten, Umfänge, Orte und die persönliche Ausrichtung der Trainingsinhalte auf Bedürfnisse des Kunden ermöglichen eine Umsetzung vor, während bzw. nach der Arbeitszeit. Dabei kann der Coach seine Trainingsprogramme so gestalten, dass diese sportlich intensiv oder regenerativ ausgerichtet sind. Zur Orientierungshilfe ist nachfolgend ein Praxisbeispiel aufgezeigt.

3.9.2 Praxisbeispiel: Personal Training mit einer Führungskraft

Der Abteilungsleiter eines Unternehmens möchte seine körperliche Fitness und Gesundheit fördern. Aufgrund seines Arbeitspensums ist die regelmäßige Teilnahme an BGM-Angeboten nicht möglich. Daher setzt er für sich die Variante des PT mit einem individuellen Trainer zweimal pro Woche um.

Nach einem Erstgespräch inkl. Bedarfsanalyse und Anamnese wurde in einem weiteren Termin die Eingangsuntersuchung (Haltungsanalyse, Muskelfunktionstests etc.) durchgeführt. Auf deren Basis erfolgt nun die Konzeptionierung sowie Umsetzung eines spezifischen Trainings:

1. Montag (12–12:30 Uhr/Büro): regenerativ – sensomotorisches Training zur Aktivierung tiefer Rückenmuskulatur sowie passive Dehnung durch den Trainer (Kunde darf dabei nicht ins Schwitzen kommen)
2. Freitag (18–19 Uhr/Stadtpark): sportlich intensives ausdauerorientiertes Lauftraining inkl. Kraftelemente für Arm- und Rumpfmuskulatur

Beim Kauf geeigneter Laufschuhe und Sportbekleidung war der Trainer anwesend und beratend tätig. Organisation und Bereitstellung der Trainingsgeräte ist ebenfalls Aufgabe des Personal Trainers.

Ablauf – vom Erstkontakt bis zum Training

Bevor das erste Training stattfindet, haben immer schon vorausgehende Termine stattgefunden. Das Ziel einer individuellen Ausrichtung kann nur durch intensive Informationssammlung sowie eine fundierte Anamnese zzgl. Eingangsuntersuchung erreicht werden (➤ Abb. 3.31).

Im Regelfall stehen nach der Interessensbekundung des Kunden dafür zwei Termine zur Verfügung:

1. **Erstgespräch (45–60 min):** Dieses fragenzentrierte Gespräch kann in einem ruhigen Café, im Büro oder einer anderen für den Kunden günstigen Umgebung stattfinden und ist üblicherweise kostenfrei. Hierbei findet eine strukturierte Anamnese mit bedarfsorientierten Fragen zu Zielen, Wünschen, Einstiegsmotivation und Lebensgewohnheiten statt. Es kommen aber auch Fragen zu orthopädischen und internistischen Einschränkungen, Vorerkrankungen, Medikamenteneinnahme etc. zur Sprache. Am Ende dieses Termins werden Themen wie Honorar, Trainingshäufigkeit, -ort und -zeit sowie bevorzugte Kommunikationswege behandelt. Der Trainer gibt abschließend eine Zusammenfassung und vereinbart Termine zur Eingangsuntersuchung sowie für das erste gemeinsame Training.
2. **Eingangsuntersuchung (ca. 60 min):** Diese Maßnahme bietet dem Trainer zusätzliche Orientierung für die Planung und Ausrichtung des Trainings auf objektive sowie subjektive Testparameter. Darüber hinaus kann perspektivisch über Vergleichstests der persönliche Fortschritt des Kunden nachvollziehbar dargestellt werden. Klassische Parameter dieser Untersuchung sind z. B. Haltungsanalysen, Körperfettwertbestimmung, Muskelfunktionstests (Kraft und Beweglichkeit), Ausdauertestung, Stresstest, Koordinations- und Gleichgewichtstests.

Schon das erste Training sollte zu 100 % Fokus auf den Bedarf des Kunden haben (Ziele, Wünsche, therapeutische Ausrichtung etc.). Zusätzlich muss der Kunde diese Einheit mit einem „guten Gefühl“ beenden, um die notwendige intrinsische Motivation für Folgetrainings zu entwickeln. Wie dies gelingen kann, wird in guten Fortbildungen zum Personal Fitness Trainer vermittelt.

Erstkontakt Interesse & Termin	Erstgespräch Anamnese	Eingangsuntersuchung	1. Training

Abb. 3.31 Vorbereitende Maßnahmen zur Organisation und Planung des PT [L143]

Kundenakquise und Kundenbindung

Die Akquise gestaltet sich im betrieblichen Setting vergleichsweise einfach. Vorteilhaft erweist sich dabei der Vertrauensbonus, den eine bereits im Unternehmen tätige Gesundheitsfachkraft genießt. Nachfolgend sind für die Gewinnung von innerbetrieblichen PT-Kunden einige Möglichkeiten benannt:

- Besprechung und Genehmigung dieses Angebots im Steuerungskreis bzw. mit der Geschäftsleitung inkl. nachfolgender Bewerbung über betriebsinterne Kommunikationswege (Intranet, Infoboard etc.)
- Hinweis auf diese Zusatzleistung während und nach bestehenden BGF-Maßnahmen
- Hinweis im Zuge eines Führungskräfte-Seminars „gesundes Führen“
- Verteilung von Visitenkarten, welche diese Zusatzleistung deutlich zeigen
- Konzeptionierung und Angebot von spezifischen Gruppen-PT's für Führungskräfte (à 3–5 Personen)

Im Fall einer Kundengewinnung werden individuelle Trainingseinheiten erfahrungsgemäß von Woche zu Woche bzw. max. 14 Tage im Voraus gebucht. Das heißt, dass spätestens am Ende eines PTs immer eine Absprache zur Terminierung des nächsten Trainings erfolgen sollte. Etabliert hat sich auch das Angebot einer 5+1- bzw. 10+1-Trainingskarte. Dabei kauft der Kunde z. B. zehn Trainingseinheiten im Voraus und erhält die elfte Einheit als Bonus kostenfrei.

Honorar

Honorarsätze von Personal Trainern sind sehr unterschiedlich und liegen im Durchschnitt zwischen **50 und 100 €** (netto) pro Stunde. Diese recht hohe Differenz ist begründet durch Bekanntheitsgrad des Personal Trainers, Nachfrage, regionale Preisunterschiede und den Status des Anbieters (haupt- oder nebenberuflich). Der hohe Aufwand an Vor- sowie Nachbereitung relativiert schnell einen vermeintlich hohen Stundensatz. Sehr bekannte, hauptberuflich tätige Personal Trainer haben durchaus höhere Honorare. Von niedrigen Stundensätzen < 50 € ist abzuraten, da damit die Durchführung eines hochwertigen Trainings zzgl. wichtiger Betreuungsleistungen aus unternehmerischer Sicht kaum noch möglich ist.

3.9.3 Fortbildungsmöglichkeiten zum Personal Trainer

Die Qualität bundesweit tätiger Fortbildungsanbieter auf diesem Gebiet lässt sich sehr schwer beurteilen, da aufgrund des fehlenden Schutzes dieser Berufsbezeichnung noch keine gesetzlichen Standards vorliegen. In dem vom Bundesverband Personal Training aufgestellten, umfangreichen Kriterienkatalog zur Qualitätsbeurteilung geeigneter Fortbildungsinstitute fehlen bis heute noch konkrete Zeitvorgaben.

Folgende Anhaltspunkte sollen Interessenten bei der Auswahl eines geeigneten Anbieters unterstützen:

- Teilnahmebeschränkung der Fortbildung (max. 16 Personen)
- Berufliche Zugangsvoraussetzung (staatl. anerkannter Bewegungsfachberuf bzw. Mindestvoraussetzung für Quereinsteiger z. B. Fitness-B-Trainer zzgl. 1 Jahr Berufserfahrung)
- Mindestumfang an Lerneinheiten mit Präsenzpflicht (> 60 LE)
- Interdisziplinäres Referententeam (mindestens zwei Professionen) inkl. sportwissenschaftlicher oder therapeutischer Grundausbildung
- Hauptreferenten müssen selbst als Personal Trainer praktisch tätig sein
- Prüfung in Theorie und Praxis zur Qualitätsabsicherung
- Obligatorische Seminarinhalte zu
  - Trainingslehre/Trainingsmethodik (indoor und outdoor)
  - Krankheitsbilder und Betreuung
  - Erstgespräch und Bedarfsanalyse
  - Kommunikationswege für unterschiedliche Menschentypen
  - Anamnese und Eingangsuntersuchung
  - Psychologische Aspekte, Motivationsarten
  - Grundlagen der Ernährung
  - Situative Trainingsbeispiele mit 1:1-Situationen
  - Steuerrecht, Marketing & Versicherung
- Zeitliche Aufteilung der Fortbildung über mehrere Wochen/Monate (2–3 Präsenzphasen, zzgl. Zwischenlernphasen für Selbststudium und Anwendung gelernter Inhalte an reellen Kunden)

3.10 Fortbildung von Multiplikatoren

Anne-Marie Glowienka und Carina Hoffmann

Auf einen Blick

- Vorteile der Multiplikatorenfortbildungen für Betriebe
- Ziele und Inhalte der Fortbildungen
- Zwei unterschiedliche Konzepte für Fortbildungen (hochForm und BGF-Institut)

Leitfragen

- Welche Aufgaben können „Bewegungsmultiplikatoren“ in einem Betrieb übernehmen?
- Welche Inhalte sollten in einer Multiplikatorenfortbildung vermittelt werden?
- Was sind wichtige Erfolgsfaktoren für die effektive Arbeit von Multiplikatoren?
- Welche Rolle spielen Führungskräfte für die Arbeit der Multiplikatoren?

3.10.1 Einführung

Die Fortbildung von interessierten Mitarbeitenden zu „Bewegungsmultiplikatoren“ wird zunehmend von Betrieben nachgefragt. Betriebsangehörige werden auf freiwilliger Basis durch eine Fortbildung in die Lage versetzt, dauerhaft kurze Bewegungs- und Entspannungseinheiten für Kolleginnen und Kollegen am oder in der Nähe des Arbeitsplatzes durchzuführen. Weitere geläufige Begriffe für die „Bewegungsmultiplikatoren“ sind: „Ergo-Scout“, „Bewegungs-Scout“ oder „Übungsanleiter“. Die von Multiplikatoren angebotenen Maßnahmen heißen „Bewegungspause“, „Bewegte Arbeitsunterbrechung“, „Aktivpause“ oder „Bewegungs- und Entspannungseinheit“.

Hintergrund

Bewegungsmangel ist in der modernen Wohlstandsgesellschaft zu einem großen Problem geworden. 74,6 % der Männer und 84,5 % der Frauen in Deutschland erreichen den von der Weltgesundheitsorganisation (WHO) empfohlenen Richtwert von mindestens 150 Minuten mäßig anstrengender, aerober körperlicher Aktivität pro Woche nicht (Krug et al. 2013).

Insbesondere tragen auch die veränderten Bedingungen am Arbeitsplatz wesentlich zu dieser Entwicklung bei. Eine vermehrte psychische statt körperlicher Belastung, die Orientierung hin zur Dienstleistungs- und Wissensgesellschaft und innovative Technologien sind nur einige Faktoren, welche die moderne Arbeitskultur prägen und zum Risikofaktor für die allgemeine Gesundheit geworden sind.

Welchen positiven, gesundheitlichen Nutzen Bewegung und körperliche Aktivität mit sich bringen, ist allseits bekannt. Zahlreiche Studien belegen die präventive Wirkung von körperlicher Aktivität auf die physische und psychische Gesundheit und das Wohlbefinden in der gesamten Lebensspanne. Bereits 15 Minuten körperliche Aktivität am Tag sollen ausreichen, um die Lebenserwartung um drei Jahre zu erhöhen (Wen et al. 2011).

Die Tatsache, dass körperliche Inaktivität und Bewegungsmangel Risikofaktoren für die Gesundheit darstellen, und der Fakt, dass auch die Veränderungen in der Arbeitswelt wesentlich zu dieser Entwicklung beitragen, machen die Bewegungsförderung im Rahmen der Betrieblichen Gesundheitsförderung zu einem bedeutsamen Handlungsfeld in Unternehmen. So scheint es unabdingbar, angesichts von Bewegungsmangel, vielfach sitzender Arbeitstätigkeit und einseitiger Belastung, Menschen für mehr bewegungsbewusstes Verhalten zu sensibilisieren.

Bewegungsförderung – auch während des Arbeitsalltags – stellt somit einen bedeutsamen Baustein für den Erhalt und die Stärkung der Gesundheit von Beschäftigten dar. Ein Ansatzpunkt, um mehr Bewegung in den Arbeitsalltag zu integrieren und den einseitigen Belastungen entgegenzuwirken, sind Bewegungspausen.

Bedeutung von Pausen am Arbeitsplatz

Wissenschaftliche Studien belegen seit Langem die Wirkung von Kurzpausen am Arbeitsplatz im Hinblick auf Arbeitsbewältigung und Zufriedenheit. Damit Arbeitsbelastungen ausgeglichen werden können, sollten bereits im Arbeitsverlauf und nicht erst am Arbeitsende oder nach Feierabend Erholungszeiten in Form von Pausen eingeplant werden. Nur so können der durch Ermüdung eintretende Verlust der Leistungsfähigkeit, die Verspannung der Muskulatur und die Abnahme der Konzentration ausgeglichen werden.

Aber auch im Vorfeld lassen sich durch den Einsatz von Pausen Ermüdungserscheinungen und Verspannungen vorbeugen. Wissenschaftliche Studien darüber findet man bei Richter und Hacker 1998 sowie Ulich 2005.

Danach führt das Einhalten regelmäßiger Kurzpausen zu einer Leistungssteigerung und gleichzeitig zu einer Belastungsverringerung. Entgegen der Befürchtung mancher Betriebe bringen die Pausen keinen wirklichen Zeitverlust, da die Arbeit aufgrund geringerer Ermüdung in schnellerem Tempo erfolgt.

Der Erholungswert einer Pause hängt von der Dauer, der Häufigkeit und außerdem von der zeitlichen Verteilung der Pausen ab. Mehrere kurze Pausen sind effektiver als wenige längere Pausen bei gleicher Gesamtlänge (Ulich 2005).

Regelmäßige, kurze aktive Bewegungspausen erlauben den Beschäftigten, sich im Laufe eines Arbeitstages immer wieder zu regenerieren, ihre Muskeln zu lockern und Verspannungen entgegenzuwirken bzw. diese gar nicht erst entstehen zu lassen (➤ Abb. 3.32). Allerdings ist am Anfang zumeist eine extrinsische Motivation notwendig, um den „inneren Schweinehund“ zu bekämpfen. Und genau hier liegt die Aufgabe von Multiplikatorinnen und Multiplikatoren.

Übergeordnete Ziele

Die Fortbildung von Multiplikatorinnen und Multiplikatoren kann dazu beitragen, dass die Betriebliche Gesundheitsförderung nachhaltig gelebt wird, alte Gewohnheiten und Verhaltensmuster nicht zurückkehren und der gesundheitliche Nutzen auf Dauer gewährleistet ist. Ziel der Schulung ist es, das Thema Bewegung dauerhaft in den betrieblichen Strukturen zu verankern. Somit kann auch die Nachhaltigkeit von vorausgegangenen bewegungsfördernden Maßnahmen im Unternehmen langfristig gesichert werden.

Die Teilnehmenden an der Fortbildung sollen

- die wichtigsten Grundlagen der Bau- und Funktionsweise des menschlichen Bewegungssystems kennen,
- die Ursachen für die Entstehung von Muskel-Skelett-Erkrankungen kennen,
- die wichtigsten Grundlagen der ergonomischen Gestaltung von ausgewählten Arbeitsplätzen erfahren,
- die Kennzeichen des dynamischen Bewegungsverhaltens am Arbeitsplatz erfahren,
- für die Anleitung von einfachen Ausgleichs- und Entspannungsübungen am Arbeitsplatz (15–30 Minuten Dauer) qualifiziert werden,
- spezielle methodisch-didaktische Hilfestellungen bei der Anleitung von Bewegungs- und Entspannungsübungen bekommen,
- allgemeine Grundlagen einer auf eine Verhaltensänderung zielenden Kommunikation erlernen,
- den ganzheitlichen Ansatz der arbeitsplatzbezogenen Gesundheitsförderung kennenlernen.

Inhalte und Methoden

- Praktische Einführung in ausgewählte, rückenfreundliche Haltungs- und Bewegungsmuster wie Sitzen, Stehen, Bücken, Heben, Tragen und Gehen
- Kurzvorträge und Gruppengespräche zur Anatomie und Physiologie des Bewegungssystems, Ergonomie und Gesundheitsförderung

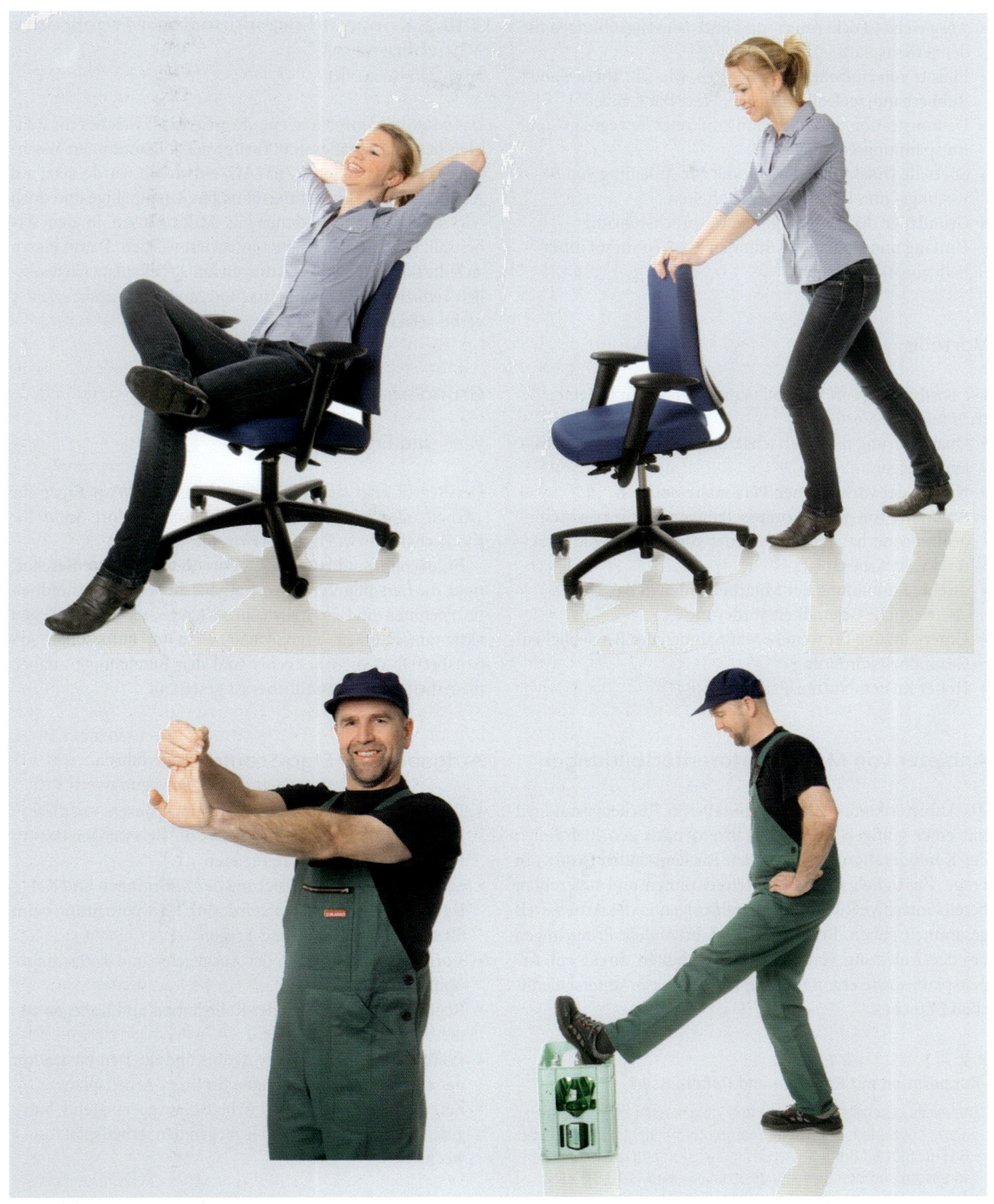

Abb. 3.32 Aktive Bewegungspausen während der Arbeitszeit [P427]

- Ausgleichs-, Lockerungs- und Entspannungsübungen für den Arbeitsplatz
- Einsatz von einfachen Sportgeräten, wie z. B. Thera-Band®, Rubberband, Igelball, Turnstab, Flexi-Bar®, Brasil®
- Demonstration und Reflexion konkreter Bewegungs- und Entspannungseinheiten
- Spezielle Didaktik und Methodik zur Anleitung von Bewegungs- und Entspannungseinheiten
- Grundzüge der Motivierenden Gesprächsführung
- Umfang und Dauer: 4–8 Stunden (2–4 Termine) innerhalb von 4–6 Wochen

Vorteile

Die Fortbildung von Multiplikatoren verspricht für einen Betrieb folgende Vorteile:

- Qualifizierung und Wertschätzung der eigenen Betriebsangehörigen
- Nutzen der vorhandenen Personalressourcen
- Schaffung von guten Voraussetzungen für die regelmäßige und dauerhafte Steigerung der körperlichen Aktivität direkt am Arbeitsplatz
- direkte Einbindung der Mitarbeitenden in das Thema „Betriebliche Gesundheitsförderung"
- Unterstützung für weitere Maßnahmen der Betrieblichen Gesundheitsförderung
- Hoher Kosten-Nutzen-Faktor

Anbieter von Multiplikatorenfortbildungen

Als Anbieter kommen alle Fachkräfte für Rückengesundheit mit einer gültigen Rückenschullizenz nach den Richtlinien der Konföderation der deutschen Rückenschulen (KddR) in Frage. Zusätzlich sollten die Referentinnen und Referenten bereits intensive Rückenschulerfahrungen in der Arbeitswelt gesammelt haben. Relevant sind insbesondere Erfahrungen bei der Anleitung von Bewegungseinheiten direkt am Arbeitsplatz sowie ergonomische Kenntnisse in unterschiedlichen Branchen.

PRAXISTIPP

Kooperation mit Kranken- und Unfallkassen

Zahlreiche gesetzliche Kranken- und Unfallkassen bieten standardisierte Konzepte für die Multiplikatorenfortbildungen an, wie z. B.

- BGF-Institut für Betriebliche Gesundheitsförderung – Multiplikatorenschulung zum Bewegungs-Scout (➤ Kap. 3.10.3)
- Techniker Krankenkasse – „Bewegte Arbeitsunterbrechung"
- UVB Unfallversicherung Bund und Bahn – Projekt: Bewegungsmultiplikatoren

BRg sollten sich bei den regionalen Kranken- und Unfallkassen vorstellen und ihnen die Durchführung von entsprechenden Multiplikatorenfortbildungen anbieten.

3.10.2 Konzept Fortbildung von ErgoScouts – hochForm

Anne-Marie Glowienka

Das Multiplikatorenkonzept „ErgoScouts", welches im Rahmen des Demografie- und Tarifprojekts „Zusammen Wachsen–Arbeit–Gestalten" (ZuWAG) entwickelt wurde, setzt auf Ausgleichs- und Entlastungsübungen. Unauffällige und doch wirksame Übungen können als Mikropausen in den Arbeitsalltag von Beschäftigten integriert werden. Damit lassen sich die körperlichen Belastungen am Arbeitsplatz nachweislich reduzieren, Gesundheitsschutz und Prävention effektiv verbessern und ausbauen.

Grundlagen

Was sind ErgoScouts?

Der Begriff setzt sich aus dem griechischen Wort *Ergon* für „Arbeit oder Werk" und dem englischen Wort *Scout* für Kundschafter bzw. Pfadfinder zusammen.

ErgoScouts sind besonders gesundheitsbewusste Beschäftigte, die freiwillig Verantwortung für ihre eigene Gesundheit übernehmen und zusätzlich ihre Kolleginnen und Kollegen aktiv unterstützen. ErgoScouts helfen im alltäglichen Arbeitsbetrieb dem Arbeitgeber und den Beschäftigten dabei, die Arbeit rückenfreundlicher zu gestalten.

Aufgaben der Ergo-Scouts

- Durchführung von aktiven Bewegungspausen, um diese im Arbeitsalltag zu etablieren und die Belastungen des Bewegungssystems zu reduzieren
- Schulung und Sensibilisierung der Kolleginnen und Kollegen für eine gesundheitsförderliche Körperhaltung beim Sitzen, Stehen, Heben und Tragen
- Vorführen und Festigen der Ausgleichs- und Entlastungsübungen
- Regelmäßiges Erinnern der Kolleginnen und Kollegen an die Übungen
- Frühzeitige Ansprache der Azubis und die Demonstration der entsprechenden Übungen für ihren Arbeitsplatz
- Zeigen von neuen, für den Arbeitsplatz geeigneten Übungen, falls Kolleginnen und Kollegen den Arbeitsplatz wechseln

Rahmenbedingungen

Beteiligen der Führungskräfte

Damit die Fortbildung und Integration von ErgoScouts im Betrieb gelingt, sollte die Geschäftsführung zunächst folgende Fragen beantworten:

- Warum sollen ErgoScouts fortgebildet werden?
- Wer soll ErgoScout im Betrieb werden?
- Welche finanziellen und zeitlichen Ressourcen stehen für die Schulung und für die Arbeit der ErgoScouts zur Verfügung?

Interne Kommunikation

Im nächsten Schritt sollte das „ErgoScout-Modell" im Betrieb kommuniziert werden, beispielsweise über die Vorstellung des Konzepts auf einer Betriebsversammlung. Diese kann durch die Führungskräfte, die Personalabteilung, die Fachkraft für Arbeitssicherheit, den betriebsärztlichen Dienst, den Betriebsrat oder durch einen externen Berater durchgeführt werden. Folgende Inhalte werden dabei kurz vorgestellt:

- Aufgabe und Funktion der Wirbelsäule anhand eines Wirbelsäulenmodells
- Belastungen für das Bewegungssystem im Arbeitsalltag (je nach Betrieb z. B. Verwaltung oder Produktion)
- Aufzeigen der Bedeutung von Ausgleichs- und Entlastungsübungen im Arbeitsalltag
- Information über das Konzept der ErgoScout-Fortbildung
- Falls sich schon ErgoScouts zur Mitarbeit bereit erklärt haben, stellen diese sich persönlich vor.

Dauer der Veranstaltung: ca. 60 Minuten

Auswahl der ErgoScouts

Um ihre Aufgaben erfolgreich erledigen zu können, müssen ErgoScouts keine Übungsleiter oder Bewegungsfachkräfte sein. Fachliche Eingangsvorsetzungen bestehen nicht. Es handelt sich bei den ErgoScouts um Beschäftigte, die sich freiwillig melden und aktiv etwas für ihre Gesundheit und die ihrer Kolleginnen und Kollegen tun wollen.

Anforderungen an Motivation und Persönlichkeit

Motivierte, engagierte Mitarbeitende, die von den Ausgleichs- und Entlastungsübungen überzeugt sind, werden auch andere Personen zum Mitmachen überzeugen können. Auch Einfühlungsvermögen ist wichtig, um auf die einzelnen Beschäftigten eingehen zu können. So können unterschiedliche Personen bei der Vermittlung der Übungen auch individuell angesprochen werden.

Weitere Anforderungen an die Persönlichkeit sind z. B. die Fähigkeit, auf Personen offen zuzugehen, Durchsetzungsvermögen und auch ein gewisses Maß an Organisationstalent. Ebenso notwendig ist die allgemeine Akzeptanz bei den Beschäftigten und Vorgesetzten. Die fachliche Qualifikation erhalten die ErgoScouts in einer vierstündigen Schulung.

Ablauf und Inhalte der einzelnen Schulungssequenzen

Kurzmodul für Führungskräfte

Das zweistündige Kurzmodul für Führungskräfte (FK) (➤ Tab. 3.8) sensibilisiert und informiert Führungskräfte

Tab. 3.8 Ablaufplan des Kurzmoduls für Führungskräfte

Seminarphase	Ziele	Inhalte	Organisation Material/Medien	Zeit (min)
Einstieg	Ankommen, Vorstellung, Erwartungen	Aufwärmen, Abholen Begrüßung	Rundenkommunikation	10
	Die FK kennen das ErgoScout-Modell: den arbeitswissenschaftlichen Hintergrund, die Beteiligten, die Inhalte, die Vorgehensweisen, die Materialien	Vortrag: Das ErgoScout-Modell	Vortrag Demonstration: Materialien	20
Hauptteil	Die TN erhalten Informationen zum Aufbau und zur Funktion der Wirbelsäule Die TN lernen das Basis-Wissen der Ergonomie: sie wissen, wie man rückengerecht sitzt, steht und sich bewegt	Anatomie, Physiologie, Ergonomie	Interaktiv Wirbelsäule, Bandscheibe, Muskulatur werden an verschiedenen Modellen erläutert und praktisch erprobt Selbsterfahrung Praktisches Üben	60
Vertiefung	Die FK werden bzgl. ihrer Aufgaben und Rollen für eine erfolgreiche Umsetzung im Betrieb sensibilisiert und informiert	Aufgaben der FK im betrieblichen Arbeits- und Gesundheitsschutz Rolle der FK im ErgoScout-Modell	Vortrag Austausch	15
Abschluss	Motivation, das Erlernte umzusetzen und Prozesse anzustoßen	Nächste Schritte: erste Lösungsansätze und Maßnahmen	Austausch	15

für die Umsetzung des ErgoScout-Modells im eigenen Betrieb. Sie erfahren und erleben, wie wichtig ihre Rolle für die nachhaltige und erfolgreiche Umsetzung ist.

CHECKLISTE

Aufgaben der Führungskräfte

- Die Führungskräfte vereinbaren ca. 1–2 Wochen nach der ErgoScout-Schulung einen Termin mit den ausgebildeten ErgoScouts und erarbeiten zusammen mit ihnen einen möglichen Umsetzungsplan für die nächsten 6 Monate.
- Sie ermöglichen, dass die ErgoScouts die Beschäftigten anleiten können, und ermutigen die Beschäftigten, die Bewegungspausen und die Materialien in den Alltag einzubauen. Sie sind selbst ein „gutes Vorbild"!
- Nach ca. 6 Monaten sollte ein erneuter Termin mit den ErgoScouts vereinbart werden, um zu schauen, wie alles gelaufen ist, was gut lief und was noch verbessert werden könnte bei der Umsetzung des Konzepts.

Schulung der Ergo-Scouts

Im Rahmen der vierstündigen Schulung (➤ Tab. 3.9) erlangen die Teilnehmenden ein Basiswissen zur ergonomischen Arbeitsgestaltung, erfahren wie sie die körperlichen Arbeitsanforderungen gesundheitsförderlicher gestalten und wie sie gezielte Ausgleichs- und Entlastungsübungen in den Arbeitsalltag integrieren können.

CHECKLISTE

Erste Schritte nach der Schulung zum ErgoScout

In der Woche nach der Schulung:

- Der ErgoScout vereinbart ein Gespräch mit der Führungskraft, um die weitere Arbeit zu planen. Das Ziel des Gesprächs besteht darin, einen Fahrplan zu verabreden, wie die Beschäftigten über die Ausgleichs- und Entlastungsübungen informiert und geschult werden. Der ErgoScout verabredet gemeinsam mit der Führungskraft,
  - wo z. B. Plakate aufgehängt werden sollen;
  - dass er den Beschäftigten zunächst 1–2 passende Übungen zeigt,
  - dass er gelegentlich an die Arbeitsplätze kommen wird, um die Übungen zu vertiefen und evtl. weitere Übungen zu zeigen.

In den 6 Monaten nach der Schulung:

Der ErgoScout erstellt einen Plan für die nächsten 6 Monate, wann, wo, wie und mit welchen Übungen er in den einzelnen Abteilungen arbeiten möchte. Der Plan sollte folgende Punkte beinhalten:

- Es wird jeweils eine passende Übung für jeden Arbeitsbereich ausgesucht.
- Der ErgoScout probiert diese Übung zunächst selber mehrmals aus, bis er sie gut beherrscht und auch weiß, wie sie wirkt und wo er sie einsetzen könnte.
- Dann geht er damit an die Arbeitsplätze und leitet dort die Beschäftigten an, die Übung durchzuführen.
- In den Folgewochen kann er neue Übungen ausprobieren und zeigen.
- Er erinnert die Beschäftigten daran, die Übungen im Arbeitsalltag durchzuführen.
- Azubis werden frühzeitig angesprochen und die entsprechenden Übungen für den jeweiligen Arbeitsplatz gezeigt.
- Wechselt ein Mitarbeiter/eine Mitarbeiterin den Arbeitsplatz, prüft der ErgoScout auch dort, welche der Übungen für den neuen Arbeitsplatz passen.

Tab. 3.9 Ablaufplan Schulung Ergo-Scouts

Seminarphase	Ziele	Inhalte	Organisation Material/Medien	Zeit (min)
Einstieg	Gutes Ankommen ermöglichen Zeitplan/Ablauf klären	Ankommen, Begrüßung, Organisatorisches, Vorstellung, Erwartungen	Flipchart – Zeittafel mit Pausenzeiten Rundenkommunikation	15
Hauptteil	Die TN lernen das Basis-Wissen zur Wirbelsäule	Interaktiver Input: Anatomie/Physiologie, Aufbau und Funktion der Wirbelsäule Zusammenhänge, Erkenntnisse	Interaktiv Im Gespräch, an verschiedenen WS-Modellen	60
	Die TN lernen das Basis-Wissen der Ergonomie: Sie wissen, wie man rückengerecht sitzt, steht und sich bewegt Sie wissen, wie man sich rückengerecht bückt, hebt und trägt	Ergonomie: rückengerechtes Sitzen, Stehen und Bewegen Ergonomie: rückengerechtes Bücken, Heben und Tragen	Selbsterfahrung Praktisches üben	60
Vertiefung	Praktisches Erleben von Entlastungs-und Ausgleichsübungen Die TN wissen, wie sie die Beschäftigten mit den Übungen ansprechen und zum Mitmachen motivieren können	Erlernen und Vermitteln von kleinen, kurzen, aktiven, unauffälligen Ausgleichs-und Entlastungsübungen abgestimmt auf die jeweiligen Arbeitsplätze und dort praktiziert	Selbsterfahrung Praktisches üben Karten-Sets und Poster	90
Abschluss	Feedback Nächste Schritte	Offener Austausch	Rundenkommunikation	15

Erfolgsfaktoren

- Die vierstündige Schulung findet während der Arbeitszeit statt.
- Es werden Materialien (z. B. Karten und Poster) zur Verfügung gestellt.
- Pro Woche steht für die Arbeit der ErgoScouts ein bestimmtes Zeitkontingent zur Verfügung.
- Der entscheidende Erfolgsfaktor ist, dass die Geschäftsführung zuverlässig hinter dem Konzept steht und die Führungskräfte Vorbilder sind, wenn es um die Durchführung der Übungen am Arbeitsplatz geht. Bewährt hat sich, wenn die Führungskräfte an einer ca. zweistündigen Veranstaltung teilnehmen.

Ausblick

Das „ErgoScouts-Modell“ wurde im Rahmen des „Demografie- und Tarifprojekts ZusammenWachsen – ArbeitGestalten“ speziell auf die Arbeitsanforderungen im Einzelhandel zugeschnitten, und es wurden dazu umfangreiche Materialien entwickelt (➤ Abb. 3.33):

- Übungskarten für Beschäftigte
- Poster zur Sensibilisierung
- Leitfaden für ErgoScouts und weitere Multiplikatoren
- Newsletter und Film
- Leitfaden für Führungskräfte

Die Entwicklung wurde unter dem Dach der Initiative Neue Qualität der Arbeit (INQA) vom Bundesministerium für Arbeit und Soziales (BMAS) gefördert und fachlich durch die Bundesanstalt für Arbeitsschutz und Arbeitsmedizin (BAuA) begleitet. Nach der erfolgreichen Erprobung in verschiedenen Unternehmen des Einzelhandels (Galeria Kaufhof, IKEA, REWE) soll nun der Transfer in den Einzelhandel erfolgen, unterstützt durch die Vereinte Dienstleistungsgewerkschaft ver.di und den Handelsverband Deutschland (HDE).

3.10.3 Fortbildung Bewegungs-Scouts – BGF-Institut

Carina Hoffmann

Die Nachfrage von Unternehmen nach arbeitsplatzbezogenen Bewegungspausen steigt stetig. Auch das Institut für Betriebliche Gesundheitsförderung BGF GmbH (kurz BGF-Institut) bietet gezielte Bewegungsprogramme am Arbeitsplatz für Beschäftigte an. Diese finden in der Regel einmal wöchentlich, über einen Zeitraum von zumeist vier bis sechs Wochen, in den jeweiligen Unternehmen statt und werden von Bewegungsfachkräften des BGF-Instituts angeleitet.

Darüber hinaus sind jedoch weitere wirksame Konzepte erforderlich, damit sich Bewegung und körperliche Aktivität auch nach Beendigung dieses oder ähnlicher Angebote nachhaltig im Unternehmen etablieren. Damit dies sichergestellt werden kann, wurde das Konzept der Fortbildung von betrieblichen Multiplikatoren zu Bewegungs-Scouts entwickelt. Es handelt sich hierbei um eine Maßnahme, die Bewegung nachhaltig im Unternehmen etabliert und in der betrieblichen Praxis bereits seit mehreren Jahren erprobt ist.

Zielsetzung der Schulung

Im Rahmen der Schulung werden interessierte Beschäftigte eines Unternehmens zu Bewegungs-Scouts fortgebildet. Die Bewegungs-Scouts fungieren im Anschluss an die Fortbildung als Anleiter für Bewegungspausen im Betrieb. Sie führen die Bewegungspausen eigenverantwortlich durch bzw. weiter und leiten ihre Kolleginnen und Kollegen zur regelmäßigen Bewegung an.

Die Multiplikatoren unterbrechen durch maximal 10- bis 15-minütige Bewegungspausen – im Sinne eines Belastungswechsels – den Arbeitsalltag und tragen so zum Wohlbefinden, zur muskulären Entspannung und zur Rückengesundheit bei. Die Rückmeldungen aus den Scout-Schulungen zeigen, dass auch die Arbeitszufriedenheit durch das Angebot positiv beeinflusst wird.

Zudem motivieren die Bewegungs-Scouts mit ihren regelmäßig durchgeführten und abwechslungsreich gestalteten Bewegungspausen ihre Kolleginnen und Kollegen zur ge-

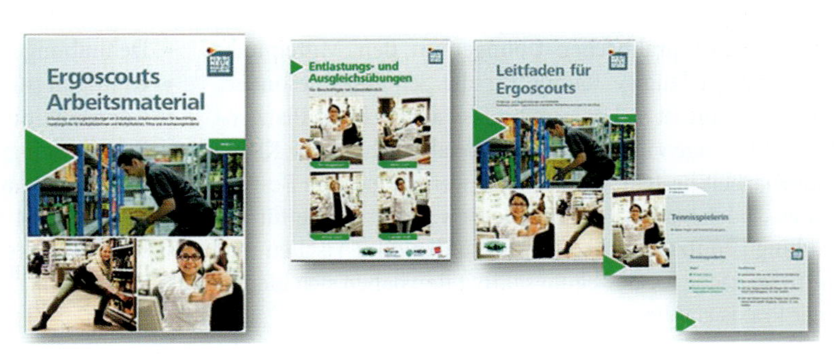

Abb. 3.33 ErgoScout-Materialien, entwickelt im Demografie- und Tarifprojekt „ZusammenWachsen ArbeitGestalten“ (ZuWAG) [W1023]

sundheitssportlichen Aktivität – auch über die angebotenen Übungen hinaus. Zum einen sollen die Mitarbeitenden durch die Bewegungspausen Ausgleichsübungen zur Entlastung besonders beanspruchter Muskelgruppen kennenlernen. Zum anderen soll durch die Bewegungspausen auch eine langfristige Motivation für ein gesundheitsgerechtes Bewegungsverhalten in der Freizeit erreicht werden. Die Bewegungs-Scouts vermitteln Freude und Lust an der Bewegung am Arbeitsplatz und motivieren die Beschäftigten im Sinne des Prinzips „Hilfe zur Selbsthilfe", die Übungen eigenverantwortlich in den Arbeitsalltag zu integrieren.

Rahmenbedingungen

Zeitumfang und Teilnehmerzahl

Eine Multiplikatorenschulung zum Bewegungs-Scout wird nach dem Konzept des BGF-Instituts an drei Terminen zu je zwei Stunden absolviert und umfasst somit insgesamt sechs Unterrichtsstunden. Die Schulungseinheiten finden in der Regel während der Arbeitszeit und jeweils im Abstand von rund einem Monat statt. In den schulungsfreien Wochen beginnen die angehenden Bewegungs-Scouts – sofern gewünscht – bereits mit der Durchführung der Bewegungspausen in ihrem Unternehmen. Je nach Voraussetzung in den Betrieben sind auch alternative Vermittlungsformen (z. B. zwei Termine zu je drei Stunden) möglich. An einer Schulung können bis zu 12 Personen aus einem Unternehmen teilnehmen.

PRAXISTIPP

Eine Teilnehmeranzahl von 6 bis 12 Personen hat sich in der Praxis als besonders empfehlenswert herausgestellt. Bei dieser Teilnehmeranzahl kann sowohl ein umfassender Erfahrungsaustausch stattfinden als auch die individuelle Betreuung eines jeden Teilnehmenden sichergestellt werden.

Räumlichkeiten

In der Regel findet die Schulung bevorzugt in einer geeigneten Räumlichkeit im entsprechenden Unternehmen statt. Da die Schulung vor allem die aktive Mitarbeit und die Durchführung vieler praktischer Übungen in den Mittelpunkt stellt, sind großzügige Räume für die Schulung besonders geeignet. Somit ist sichergestellt, dass ausreichend Platz sowohl für Übungen in der Großgruppe als auch für die Kleingruppenarbeit besteht. Idealerweise werden größere Besprechungs-, oder bereits vorhandene Bewegungsräume für die Schulung genutzt. Halbkreise aus Stühlen oder Tischen und eine freie Fläche für Bewegungsaktivitäten haben sich hierbei in der Praxis etabliert.

Zielgruppe

Die Fortbildung zum Bewegungs-Scout richtet sich zunächst einmal an alle interessierten Mitarbeitenden eines Unternehmens, die Freude am Thema Bewegung und der Leitung von Kleingruppen haben. Vorerfahrungen und Vorkenntnisse in puncto Bewegung, Fitness und Sport sind hinsichtlich der theoretischen Grundlagen und der praktischen Umsetzung der Bewegungspausen von Vorteil, jedoch keine zwingende Voraussetzung, um an der Schulung teilzunehmen.

Die Erfahrungen aus den Multiplikatorenschulungen zeigen vielmehr, dass insbesondere das Interesse und die Freude am Thema Bewegung ein wichtiger Faktor dafür ist, abwechslungsreiche und motivierende Bewegungspausen zu gestalten und durchzuführen.

PRAXISTIPP

- Die Bewegungs-Scouts sollen ihren Kolleginnen und Kollegen vermitteln, dass Bewegung Spaß macht, und als begeisterndes Vorbild fungieren.
- Ebenso ist die Wertschätzung der Tätigkeit des Bewegungs-Scouts seitens der Führungskräfte und Kollegenschaft erforderlich, um das Engagement und die Motivation der Scouts zu fördern und aufrechtzuerhalten.
- Je nach Größe des Unternehmens oder Anzahl der Standorte etc. ist es dabei von Vorteil, mehrere Bewegungs-Scouts fortbilden zu lassen. Krankheitsfälle oder Urlaubszeiten können ansonsten schnell dazu führen, dass die Bewegungspausen ausfallen.
- Durchgeführt wird die Multiplikatorenschulung zum Bewegungs-Scout von Bewegungsfachkräften des BGF-Instituts

Ablauf und Inhalte der einzelnen Schulungssequenzen

In den einzelnen Schulungssequenzen werden neben der Organisation und der Durchführung von Bewegungspausen methodisch-didaktische Aspekte der Wissensvermittlung und sportwissenschaftliche Grundlagen thematisiert.

Den angehenden Bewegungs-Scouts werden darüber hinaus

- Übungen zum Lockern, Beweglich machen und Mobilisieren,
- Dehnübungen,
- Kräftigungsübungen,
- Koordinationsübungen und
- Entspannungsübungen

sowohl mit als auch ohne Geräte vermittelt.

➢ Abb. 3.34 zeigt den zeitlichen Ablauf und eine Übersicht der Inhalte aus den einzelnen Schulungssequenzen.

1. Schulungssequenz
- Einleitung und Zielsetzung
- Organisatorische und personale Rahmenbedingungen
- Methodik und Didaktik
- Praxisvermittlung Teil I
- Ausblick und Fragenrunde

nach ca. 4 Wochen

2. Schulungssequenz
- Moderierter Erfahrungsaustausch: Reflexion der Startphase
- Praxisvermittlung II – Vermittlung weiterer Übungs- und Spielformen
- Ausblick und Fragenrunde

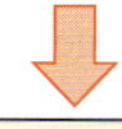
nach ca. 4 Wochen

3. Schulungssequenz
- Moderierter Erfahrungsaustausch: Reflexion der Praxisphase
- Praxisvermittlung III – Kennenlernen von Kleinmaterialien
- Zusammenfassung, Evaluation und Ausblick

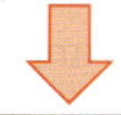
nach 6–12 Monaten

Optional – Auffrischungskurs
- Moderierter Erfahrungsaustausch: Reflexion der Praxisphase
- Methodik und Didaktik: Wie können wir das Projekt am Leben erhalten?
- Neuer Praxis-Input

Abb. 3.34 Zeitschiene für die Ausbildung von Bewegungs-Scouts [L143]

Schulungssequenz 1

Die erste Schulungssequenz beginnt mit der Begrüßung der Teilnehmenden, der Vorstellung der Seminarleitung und der Klärung aller organisatorischen Aspekte. In einer kleinen Vorstellungsrunde wird neben der Vorerfahrung der Teilnehmenden in puncto Gruppenleitung, Bewegung und Sport auch der individuelle Bedarf ermittelt.

Sofern die angehenden Bewegungs-Scouts noch nie an einer Bewegungspause teilgenommen haben, bietet sich an dieser Stelle der Einstieg mit einer kurzen, exemplarischen Bewegungspause an.

Im Anschluss daran werden die Zielsetzungen der Schulung aus Sicht des Unternehmens erörtert und gemeinsam die Aufgaben der angehenden Bewegungs-Scouts erarbeitet. Auch wird über die Bedeutsamkeit von Bewegung und körperlicher Aktivität gesprochen.

Im weiteren Verlauf der ersten Schulungssequenz werden wesentliche Punkte zu den organisatorischen Rahmenbedingungen für die Durchführung der Bewegungspausen vermittelt. Insbesondere geht es darum, zu überlegen und zu planen, welcher Zeitpunkt sich für die Durchführung der Bewegungspausen anbietet – sofern dieser vom Unternehmen noch nicht vorgegeben ist – und welche Räumlichkeiten/Orte sich für die Durchführung eignen.

PRAXISTIPP

Neben der Wertschätzung der Führungskräfte für die Tätigkeit der Bewegungs-Scouts ist auch die aktive Unterstützung durch die Führungskräfte bei der Organisation der Bewegungspausen ein wesentlicher Faktor für den Erfolg des Projektes.

Im zweiten Teil der ersten Schulungssequenz erarbeiten die Teilnehmenden dann methodische und didaktische Grundlagen für die Durchführung der Bewegungspausen, die im Anschluss im Plenum vorgestellt und erläutert werden. Im Mittelpunkt stehen unter anderem Punkte wie die Ansprache und das Auftreten eines Bewegungs-Scouts oder die Stellung vor der Gruppe.

Ebenso lernen die Teilnehmenden die der Schulung zugrunde liegenden Grundformen von Bewegung kennen und tauschen sich über den Aufbau einer Bewegungspause und die praktischen Umsetzungsmöglichkeiten aus.

Als Praxisschwerpunkte werden in dieser Schulungseinheit Übungen zum Lockern, Beweglichmachen und Mobilisieren sowie das Dehnen erarbeitet. Wichtige Leitfragen, welche die Schulung im Praxisteil durchziehen, sind unter anderem:
- Welche kurz- und langfristigen Effekte haben Übungen zum Lockern/Beweglichmachen/Mobilisieren, Dehnübungen, Kräftigungsübungen, Koordinationsübungen sowie Entspannungsübungen?
- Welche Übungen gibt es zu den einzelnen Bereichen, und welche eignen sich für die Anwendung in den Bewegungspausen?
- Worauf muss ich bei der Durchführung entsprechender Übungen achten?
- Welche Umsetzungsmethoden/Möglichkeiten gibt es?

Die erste Schulungssequenz beschließt nach einer ausgiebigen Praxiseinheit zum Lockern und Dehnen mit einem Ausblick auf die nächste Einheit. Außerdem werden offene Fragen geklärt und Teilnehmermanuale sowie erste ergänzende Schulungsmaterialien ausgehändigt.

Schulungssequenz 2

Die zweite Schulungssequenz wird mit einem von der Schulungsleitung moderierten Erfahrungsaustausch eingeleitet. Dieser dient der gemeinsamen Reflexion der Startphase. Sofern die Bewegungs-Scouts bereits mit der Durchführung einzelner Bewegungspausen im Unternehmen begonnen haben, können sich die Teilnehmenden an dieser Stelle hierzu austauschen und Probleme erörtern. Die Schulungsleitung erfährt so, in welchen Bereichen die Bewegungs-Scouts noch Hilfestellung benötigen, und kann ggf. dabei unterstützen, die Umsetzung der Bewegungspausen zu optimieren.

Im weiteren Verlauf werden die theoretischen Grundlagen aus der ersten Schulungssequenz wiederholt und die Bewegungsgrundformen Kräftigen, Koordination und Entspannung besprochen. Gemeinsam werden die Grundlagen zu den einzelnen Bereichen erarbeitet und die Teilnehmenden dazu befähigt, kleine Übungen im Rahmen ihrer Bewegungspausen anzuwenden.

Wie bereits in der ersten Schulungssequenz, sollen die Teilnehmenden die Effekte der Übungen kennenlernen und erfahren, worauf bei der praktischen Umsetzung zu achten ist.

Auch die zweite Schulungssequenz beschließt mit einer Fragenrunde und einem Ausblick zur dritten und letzten Einheit. Erfahrungsgemäß starten die Bewegungs-Scouts häufig nach der zweiten Schulungsrunde mit der Durchführung der Bewegungspausen in ihrem Unternehmen.

Schulungssequenz 3

Der Einstieg in die dritte und letzte Schulungsrunde erfolgt wieder mit einem gemeinsamen Austausch, sodass erneut Zeitraum für die Beantwortung noch offener Fragen geboten wird.

Weiterhin finden in der letzten Schulungsrunde kurze Praxisdemonstrationen durch jeden einzelnen Teilnehmenden statt. Sofern die Bewegungs-Scout in ihrem Unternehmen noch nicht mit der Durchführung der Bewegungspausen begonnen haben, erhalten sie so ein Gefühl für die Gruppenleitung. Ebenso dienen die Praxisdemonstrationen dazu, den Bewegungs-Scouts ein objektives Feedback durch die Kursleitung und die anderen Teilnehmenden zu geben.

Im Anschluss an die Praxisdemonstrationen lernen die Teilnehmenden verschiedene Kleinmaterialien kennen, um – sofern Materialien im Unternehmen zu Verfügung stehen/gestellt werden – variantenreiche Bewegungspausen gestalten zu können. Insbesondere werden Übungen mit unterschiedlichen Kleinmaterialien wie z. B. Thera-Bändern®, Rubberbands, Igelbällen, Turnstäben oder Brasils® vorgestellt.

Ziel ist es wiederum, den Teilnehmenden zu vermitteln, worauf sie bei der Anwendung der einzelnen Kleinmaterialien achten sollen, welche variantenreichen Übungen umgesetzt werden können und welche Effekte die einzelnen Übungen haben.

Die Schulung beschließt mit einer Feedbackrunde und der Aushändigung der Teilnehmerzertifikate. Sie dient dazu, einen positiven Abschluss zu finden und noch offene Fragen zu klären.

PRAXISTIPP

Die Schulungsleitung sollte sich – auch über die Schulung hinaus – weiterhin als Ansprechperson für die Bewegungs-Scouts zur Verfügung stellen.
Optional wird dem Unternehmen ein Auffrischungskurs angeboten, der nach einem halben oder einem Jahr durchgeführt wird. In diesem Kurs wird das Gelernte noch einmal wiederholt, Erfahrungen aus den vergangenen Monaten werden ausgetauscht und neuer Praxisinput an die Bewegungs-Scouts vermittelt.

Evaluation der Schulung

Die Evaluation der Schulung erfolgt über einen Feedbackfragebogen, welcher zum einen eine Bewertung der Schulung, zum anderen aber auch eine Bewertung über die Umsetzung der Bewegungspausen im Unternehmen aus Sicht der Bewegungs-Scouts ermöglicht.

Der Evaluationsbogen dient somit der Schulungsleitung als Feedback und liefert dem Unternehmen zudem wichtige Hinweise für eine weitere erfolgreiche Umsetzung des Projektes.

Die Evaluation umfasst folgende Fragestellungen:

Bewertung der Schulung:
- Haben sich Ihre Erwartungen an die Schulung erfüllt?
- Waren die Inhalte der Schulung verständlich?
- Fühlen Sie sich für die Durchführung der Bewegungspausen gut vorbereitet?
- Wie zufrieden sind Sie mit Ihrer Schulungsleiterin/Ihrem Schulungsleiter?
  - Verständlichkeit/Erklärungen
  - Freundlichkeit/Auftreten
  - Persönliche Betreuung

Durchführung der Bewegungspausen:
- Wie oft in der Woche führen Sie Bewegungspausen am Arbeitsplatz durch?
- Wie bewerten Sie die Unterstützung der Führungskräfte bei der Initiierung der Bewegungspausen?
- Welche Unterstützung/Hilfestellung wünschen Sie sich zu einem weiteren guten Gelingen Ihrer Tätigkeit als Bewegungs-Scout?
  - Auffrischungskurse
  - Geräteanschaffung
  - Unterstützung durch Führungskräfte
  - Andere: …

Zusammenfassung

In der betrieblichen Praxis haben sich einige Faktoren herauskristallisiert, welche dazu beitragen, den Erfolg der beschriebenen Maßnahme sicherzustellen und somit eine langfristige Umsetzung zu gewährleisten (siehe Checkliste).

CHECKLISTE

Erfolgsfaktoren

- Wertschätzung der Tätigkeit der Bewegungs-Scouts durch die Führungskräfte und durch die Kollegenschaft
- Unterstützung durch die Führungskräfte bei der Organisation der Bewegungspausen
- Aktive Teilnahme von Führungskräften und Beschäftigten an den Bewegungspausen

- Bewegungs-Scouts, die Freude und Spaß am Thema Bewegung haben
- Fortbildung von mehreren Bewegungs-Scouts aus möglichst vielen unterschiedlichen Abteilungen
- Rechtzeitige und umfassende Information über die Maßnahme – projektbezogenes Marketing
- Auffrischungsschulungen, um das Gelernte zu festigen, die Motivation der Bewegungs-Scouts zu erhalten und neuen Input zu vermitteln

Das Konzept des BGF-Instituts zur Fortbildung betrieblicher Multiplikatoren zu Bewegungs-Scouts erweist sich in der Praxis als eine Möglichkeit, mehr Bewegung in den betrieblichen Alltag zu bringen und die Nachhaltigkeit vorausgegangener bewegungsbezogener Maßnahmen sicherzustellen.

In Kombination mit anderen bewegungsfördernden Maßnahmen kann das Unternehmen seinen Mitarbeitenden viele Hilfestellungen bieten, mehr Bewegung und körperliche Aktivität in den Alltag zu integrieren, und so nachhaltig die Gesundheit und das Wohlbefinden der Beschäftigten sichern.

LITERATUR

Krug S, Jordan S, Mensink GBM, Müters S, Finger JD, Lampert T. Körperliche Aktivität. Ergebnisse der Studie zur Gesundheit Erwachsener in Deutschland (DEGS1). Bundesgesundheitsblatt, 2013; 56(5/6): 765–771.

Richter P, Hacker W. Stress, Ermüdung und Burnout im Arbeitsleben. Heidelberg: Asanger, 1998.

Ulich E. Arbeitspsychologie. 6. Aufl. Stuttgart: Schäffer/Poeschel 2005.

Wen CP, Wai JPM, Tsai MK et al. Minimum amount of physical activity for reduced mortality and extended life expectancy: a prospective cohort study. The Lancet, 2011; 378(9798): 1244–1253.

3.11 Bewegungsprogramme für Auszubildende

Ulrich Kuhnt

Auf einen Blick

- Ziele und Inhalte der Bewegungsprogramme für Auszubildende
- Methodische Empfehlungen zur Organisation von Azubi-Bewegungsprogrammen
- Konzeptbeispiele der Techniker Krankenkasse und des Energieversorgers „enercity“

Leitfragen

- Welche besonderen pädagogischen Maßnahmen sind bei der Gestaltung von Azubi-Bewegungsprogrammen zu empfehlen?
- Welche Argumente gibt es für das Angebot von speziellen Azubiprogrammen?

3.11.1 Einleitung

Seit Beginn der Betrieblichen Gesundheitsförderung in den 1990er-Jahren werden spezielle Bewegungsprogramme für Auszubildende entweder direkt in den Betrieben oder in den Berufsbildenden Schulen angeboten. Nach dem Motto „ Was Hänschen nicht lernt, lernt Hans nimmermehr“ war auch schon in der Vergangenheit die Bereitschaft bei den Geschäftsführungen, Ausbildenden oder Schulleitungen besonders hoch, für diese Zielgruppe spezielle Schulungen anzubieten. Da der Sportunterricht in der Berufsausbildung gegenwärtig einen sehr geringen Stellenwert hat, werden Azubi-Bewegungsprogramme gern als dessen Ersatz eingesetzt. Die Angebote werden von den gesetzlichen Krankenkassen, Berufsgenossenschaften oder Handwerksinnungen fachlich und finanziell großzügig unterstützt. Für die Fachkraft Rückengesundheit ergeben sich auf diesem Aufgabenfeld gute Einsatzmöglichkeiten. Allerdings müssen die Angebote konzeptionell und organisatorisch besonders gründlich vorbereitet werden, da unterschiedliche Interessen von Betrieb, Schule, Krankenkasse und Anbieter zu berücksichtigen sind. Optimalerweise werden die Bewegungsangebote für Auszubildende ergänzt durch weitere Bausteine der Betrieblichen Gesundheitsförderung. Dazu zählen z. B. die Ernährungsberatung, Entspannung und Stressbewältigung.

Ziele der Azubi-Bewegungsprogramme

Die Auszubildenden sollen
- für die Bedeutung des physischen und psychischen Ausgleichs zur Arbeitsbelastung sensibilisiert werden,
- an einen „bewegten“ Lebensstil mit regelmäßiger körperlicher Aktivität herangeführt werden,
- unterschiedliche, gesundheitsförderliche Trainingsprogramme zur Verbesserung der motorischen Grundeigenschaften kennenlernen,
- rücken- und gelenkfreundliche Verhaltensweisen im betrieblichen Alltag kennenlernen und anwenden,
- für die ergonomische Gestaltung der Arbeitsplätze sensibilisiert werden,
- sich an den im Betrieb angebotenen Maßnahmen zur Betrieblichen Gesundheitsförderung aktiv beteiligen,
- den biopsychosozialen Ansatz der Gesundheitsförderung verstehen.

Inhalte der Azubi-Bewegungsprogramme

Die Programme für Azubis sind sehr unterschiedlich, da sich in den Betrieben die zur Verfügung stehenden Ressourcen unterscheiden. Häufige Inhalte sind:
- Arbeitsplatzbezogene Rückenschule für Azubis
- Ergonomieschulungen

- Allgemeine Fitnessangebote
- Fitness- und Gesundheitssport in betriebseigenen oder kooperierenden Fitness-Studios

3.11.2 Methodische Empfehlungen

Systematische Konzepterstellung

Zur Erreichung eines hohen Qualitätsstandards empfiehlt sich die Erstellung eines schriftlichen Konzepts. Darin enthalten sind didaktische Begründungen zu den Lernzielen/Kompetenzen, Inhalten, Methoden, Medien, Materialien und Räumlichkeiten. Das Bewegungsprogramm sollte modular (ca. 3–5 zweistündige Einheiten) mit genauen Zeitangaben aufgebaut sein. Oft werden für Auszubildende ein einführendes Bewegungsangebot im 1. Lehrjahr und aufbauende Angebote in den folgenden Lehrjahren angeboten.

Beteiligung der Ausbildenden und Lehrerenden

Bei der Programmerstellung und Programmdurchführung sollten die Lehrkräfte unbedingt aktiv eingebunden werden. Sie verfügen über umfangreiche fachliche Informationen und kennen die Bedürfnisse der Auszubildenden. Es ist nicht förderlich, wenn die externe Fachkraft Rückengesundheit das Bewegungsprogramm allein, also ohne Anwesenheit der Lehrkräfte durchführt. In diesem Fall können disziplinarische Schwierigkeiten entstehen und die Übertragung des Gelernten auf die alltägliche Arbeitssituation wird erschwert.

Einteilen von homogenen Ausbildungsgruppen

Nach Möglichkeit sollten die Gruppen unter Berücksichtigung der einzelnen Ausbildungsjahre und Arbeitsfelder eingeteilt werden. Es ist sinnvoll, unterschiedliche Programme für die Auszubildenden aus dem Gewerbe und aus der Verwaltung anzubieten.

Beteiligung der Auszubildenden

Das pädagogische Konzept sollte sich sehr intensiv an den Wünschen und Bedürfnissen der Auszubildenden orientieren. Die Jugendlichen wünschen oft Trainingsempfehlungen für ihren individuellen Sport oder ihr Fitnessprogramm. Über diese Beratungen können sie zu allgemeinen gesundheitsförderlichen Verhaltensweisen geführt werden. Die induktive Lehrmethode ist der deduktiven Methode vorzuziehen. Statt der Erarbeitung im Frontalunterricht sollte möglichst oft die Partner- oder Gruppenarbeit eingesetzt werden. Auszubildende sollten in die Lage versetzt werden, kurze Übungseinheiten für ihre Kollegeninnen und Kollegen anzuleiten. In Kleingruppen können arbeitsspezifische Übungs- oder Ergonomieprogramme erarbeitet werden. Der Einsatz der Foto- oder Videodokumentation hat sich bewährt.

Multimodaler Ansatz

Das Bewegungsprogramm sollte nicht als ein isolierter Baustein behandelt, sondern von der Fachkraft Rückengesundheit mit weiteren Bausteinen kooperativ verbunden werden. So sollte z. B. die Bedeutung der gesunden Ernährung, Entspannung und Stressbewältigung in Zusammenhang mit der Gesundheit des Bewegungssystems betrachtet werden. Es ist ratsam, sich mit den weiteren Referenten inhaltlich und organisatorisch abzustimmen.

3.11.3 Praxisbeispiele

Konzeptbeispiel der Techniker Krankenkasse

Gesund und fit durch die Ausbildung – Das flexible Gesundheitsprogramm für ausbildende Unternehmen
Die Techniker Krankenkasse bietet kooperierenden Unternehmen ein umfangreiches Präventionsprogramm für Auszubildende an (https://www.tk.de/tk/gesund-im-unternehmen/gesundheitsangebote/tk-unterstuetzt/910108).
Kennzeichen des Programms:
- Modularer Aufbau mit jährlich wechselnden Bausteinen
- Wahlmöglichkeit aus den Bereichen: Bewegung, Ernährung, Stressbewältigung und Entspannung
- Zuschnitt der Modulinhalte auf den Bedarf und die Bedürfnisse des Auszubildenden und des Unternehmens
- Hoher Praxisbezug, flexible Zeitgestaltung

Ziele des Programms:
- Sensibilisierung der Auszubildenden und Ausbildungsleiter für das Thema Gesundheit
- Aufbau von Gesundheitskompetenzen
- Bindung zukünftiger Fachkräfte
- Gesundheiterhaltung und Fehlzeitenreduzierung

Das Programm zeigt folgende Struktur:
- Informationsveranstaltung für die Ausbildungsleiter – Auswahl und Abstimmung des Programms mit der Ausbildungsleitung
- Kick-off-Veranstaltung im Betrieb – Auftaktveranstaltung zu Beginn des Programms
- Umsetzung der Präventionsmodule – unterschiedliche Themenschwerpunkte in den drei Ausbildungsjahren
- Feedback-Runde mit allen Akteuren

Den Unternehmen werden vier unterschiedliche Präventionsmodule mit folgenden Themenschwerpunkten angeboten:

- Haltung bewahren: Ergonomie und Rückentraining
- Gut in Form: das gesunde Fitnesstraining
- Clever essen: die richtige Ernährung für mehr Power
- „Freier" Kopf bei Stress: erfolgreich durch die Ausbildung

Die Reihenfolge und Ausgestaltung der einzelnen Module ist flexibel. Schwerpunkte der Bewegungsmodule:

1. Haltung bewahren: Ergonomie und Rückentraining
   - Arbeitsplatzanalyse zur Ermittlung der Belastungsschwerpunkte
   - Vermittlung theoretischer Kenntnisse zum Thema Rückengesundheit
   - Ergonomie-Coaching
   - Ausgleichsübungen und gezieltes Rückentraining
2. Gut in Form: das gesunde Fitnesstraining
   - Kardio-, Kraft-, Beweglichkeits-, und Koordinationstraining
   - Vermittlung theoretischer Grundlagen zum gesunden Fitnesstraining
   - Entspannungselemente

Azubi-Fitnesslauf bei enercity in Hannover

Pünktlich um 7:00 Uhr treten jeden Freitag die ca. 40 gewerblichen Auszubildenden des ersten Lehrjahres zum Azubi-Fitnesslauf an. Die fachliche Einführung erhalten die Auszubildenden gleich in der ersten Woche. Im Rahmen einer zweistündigen Motivationsveranstaltung werden die Jugendlichen über die Bedeutung des Ausdauersportes für die allgemeine Gesundheit und die Organisation des wöchentlichen Trainings informiert.

Das Lauftraining besteht aus folgenden Inhalten:

- Einteilung in unterschiedliche Laufgruppen
  - Gruppe 1 = Walkinggruppe für leistungsgeminderte Auszubildende
  - Gruppe 2 = Kleine Laufrunde ca. 4 Kilometer
  - Gruppe 3 = Große Laufrunde ca. 6 Kilometer
  - Jede Gruppe wird von einem Auszubildenden betreut.
- Gemeinsames Aufwärmprogramm ca. 10 Minuten
- Walken oder Laufen in den Gruppen
- Abschlussgymnastik in den einzelnen Gruppen ca. 10 Minuten

Anschließend können die Jugendlichen duschen und begeben sich danach wieder an ihre Ausbildungsplätze. Am Ende des ersten Ausbildungsjahres wird von allen Jugendlichen die Laufzeit für die große Laufrunde ermittelt. In den weiteren Ausbildungsjahren ist die Teilnahme an dem Lauf freiwillig. Erfreulicherweise bleiben die meisten Jugendlichen dem wöchentlichen Lauftraining treu.

Das Lauftraining konnte sich im Ausbildungsplan deshalb fest etablieren, weil die Geschäftsführung, der Betriebsarzt und die Ausbildenden dieses Projekt überzeugend unterstützen. Die Ausbilder sind sportlich aktiv und beteiligen sich persönlich an den Laufeinheiten. Die Motivationsveranstaltung, die Übungsanleitungen und die Belastungsdosierung/Belastungssteuerung werden von einem externen Sportwissenschaftlicher der Techniker Krankenkasse fachlich betreut. Er vermittelt die Kompetenzen für die individuelle Belastungssteuerung und befähigt ausgewählte Jugendliche zur Anleitung der Aufwärm- und Abschlussgymnastik. Zusätzlich zum Lauftraining werden den Auszubildenden weitere Module aus den Handlungsfeldern Bewegung, Ernährung und Stressbewältigung angeboten.

3.12 Maßnahmen zur Sekundär- und Tertiärprävention

Michael Hamel

Auf einen Blick

- Trainingsmethodik beim Umgang mit Rückenschmerzpatienten
- Ziele, Inhalte und Methodik des Trainingskonzepts „Work Hardening"

Leitfragen

- Worin bestehen die besonderen Prinzipien des Trainings mit Rückenschmerzpatienten?
- Was sind die Ziele des „Work Hardening"?

3.12.1 Das Rückenzentrum – multimodal und interdisziplinär

Nach dem Vorbild „Göttinger-Rücken-Intensiv-Programm" (Hildebrandt et al. 2003) entstanden seit 2001 die verschiedenen Standorte des Rückenzentrums. Der „Markgrafenpark" in Berlin stellt in der nationalen Versorgung von chronischen Rückenschmerzen bereits seit Jahren die meisten Therapieplätze zur Verfügung und ist somit ein erfahrender Spezialist in der Tertiärprävention.

Rückenschmerzen erfordern eine „biopsychosoziale" Betrachtung. Die zunehmend aktivitätsbezogene Herangehensweise ist bereits in den nationalen (Bundesärztekammer 2015) und europäischen (Airaksinen et al. 2006) Versorgungsleitlinien integriert. Bei chronischen Rückenschmerzen gilt eine multimodale interdisziplinäre Herangehensweise als wirksam (Guzmán 2006) und kosteneffizient (Nagel und Korb 2009). Die Interdisziplinarität entsteht durch den engen und häufigen Austausch von Ärzten, Psychologen, Physio- und Sporttherapeuten. Das übergeordnete Ziel ist die „Rückkehr zur Arbeit". Sämtliche Module sind darauf ausgerichtet und miteinander verknüpft. Bei der Betrachtung einzelner Module ist somit stets die Wechselwirkung mit den anderen Bausteinen (z. B. Trainingstherapie, Entspannungsverfahren) zu beachten. Eine bewegungsbezogene Beratung zum Arbeitsplatz findet sich hauptsächlich in den Einheiten „Neue aktive Rückenschule“ und „Work Hardening“ (WH).

Während die „Neue aktive Rückenschule“ in den Leitlinien sowohl für die Sekundär- als auch für die Tertiärprävention empfohlen wird, findet das „Work Hardening“ seine effektive Anwendung beim chronischen Schmerz.

3.12.2 „Neue aktive Rückenschule“

Rückenschmerzen können sämtliche alltagsmotorischen Handlungen beeinträchtigen und somit die Lebensqualität deutlich reduzieren. Es ist also eine zentrale Frage, wie sich die körperlichen Anforderungen des Alltags trotz Schmerzen bewältigen lassen. Die Themen dieser Einheiten orientieren sich an einer vereinfachten Systematik der Alltagsmotorik: Sitzen, Stehen, Gehen, Bücken, Heben, Tragen, Schieben/Ziehen.

Methodik

Die meisten Patienten haben bereits in mehreren erfolglosen Therapieversuchen z. T. kontroverse Konzepte kennengelernt. Weiterhin werden gegenüber Schmerzpatienten oft Schonungsempfehlungen sowie Sport- bzw. Tätigkeitsverbote ausgesprochen. Neben weiteren Faktoren führt dies zu Bewegungsangst und -unsicherheit. Eine Bewegungsberatung bei Schmerzen erfordert somit zunächst ein gewisses Vertrauensverhältnis.

Die Basis dafür kann ein eingespieltes Team schaffen. Die Methodik ist eher induktiv zu wählen mit einer Mischung aus Informieren, Ausprobieren, Vergleichen, Üben und Reflektieren. Weiterhin sind begleitende ärztliche Informationseinheiten zur Anatomie und Biomechanik der Wirbelsäule sehr hilfreich. Schließlich können positive Bewegungserfahrungen in vorbereitenden Einheiten eine gute Grundlage schaffen.

In dem ersten praktischen Schritt demonstrieren die Patienten einander gegenseitig ihre aktuelle individuelle Technik für bestimmte Bewegungsaufgaben. Meisten finden sich dabei viele verschiedene Lösungen für dieselbe Aufgabe. Als Nächstes werden Vor- und Nachteile der Techniken gesammelt. Daraus lassen sich schließlich Prinzipien zur Alltagsbewältigung ableiten.

Allgemeine Prinzipien zur Bewältigung von alltäglichen motorischen Handlungen

- **Suche nach motorischer Harmonie:** Selbstverständlich macht es Sinn, die eigenen körperlichen Ressourcen dosiert einzusetzen. Das bedeutet einerseits die Kontrolle der Bewegungen in biomechanisch sinnvoller Art und Weise, wie sie in vielen Bewegungskonzepten beschrieben ist. Andererseits sind die Arbeitsprozesse und -materialien zweckmäßig zu organisieren. Jeder verhindert somit intuitiv ein ungünstiges Verhältnis von körperlicher Belastbarkeit und äußerer Beanspruchung.
- **Zugeständnis von individuellen Bewegungslösungen:** Schmerzen ziehen aufgrund des damit einhergehenden Vermeidungsverhaltens eine Dekonditionierung nach sich. Die sich daraus ergebenen Beeinträchtigungen sind sehr individuell, und die betroffenen Bewegungsmuster können unterschiedlich sein. Eine grundsätzliche Wertung der Bewegungstechniken als richtig oder falsch schließt sich dadurch aus.
- **Akzeptanz des Unbequemen:** In der alltäglichen Realität gibt es eine Vielzahl von Faktoren, die ein ökonomisches Bewegen verhindern können. Im Alltag lassen sich Zwangssituationen mit ungewohnten Bewegungen oder hohen Belastungen (hohes Gewicht, ungünstiges Hebelverhältnis, hohe Umfänge) nicht immer vermeiden.
- **Belastbarkeitssteigerung durch Training:** Die Trainingswissenschaft kennt viele Prinzipien zur Steigerung der körperlichen Leistungsfähigkeit. Diese Methoden verbessern nicht nur die sportliche Kompetenz. Auch die schmerzbedingten motorischen Defizite können reduziert werden. Ein adäquater Trainingszustand ist die Voraussetzung für eine gute Belastbarkeit im Alltag. Umgekehrt hat der Alltag selbst mit seinen Adaptationsreizen in Form von unbequemen Situationen ein Trainingspotenzial.
- **Gestaltung von Belastung und Entlastung:** Stößt das Training an seine Grenzen, rückt die Dosierung oder Abwechslung in den Vordergrund. Gerade sehr lange statische Haltungen (z. B. Sitzen, Stehen, Oberkörpervorneige) erfordern schließlich Pausen oder Varianten (z. B. dynamisches Sitzen)

BEISPIEL

„Wie bückt man sich?“

Mit Rückenschmerzen kommt es beim Bücken häufig zum Vermeiden der Flexion in der Lendenwirbelsäule und zu einer beinbetonten Aktivität. Kurzfristig ist das die optimale Lösung. Wird diese Technik jedoch zur Gewohnheit, reduziert sich die Beweglichkeit der Wirbelsäule. Kommt der Betroffene nun in eine Situation, bei der ein Beugen notwendig wird (➤ Abb. 3.35), gelingt das dann nur noch beeinträchtigt oder schmerzhaft. Es gilt somit die Flexionsfähigkeit durch strukturiertes Training zu verbessern und das Bücken im Alltag variantenreicher zu gestalten.

Diese aktive Interpretation der Rückenschule zielt auf eine Rückführung zu einem natürlichen Bewegungsverhalten im Alltag. Sie unterliegt einem biopsychosozialen Ansatz. Zentral ist die Reduktion eines unsicherheits- und angstbedingten Vermeidungsverhaltens.

Bausteine neue Rückenschule

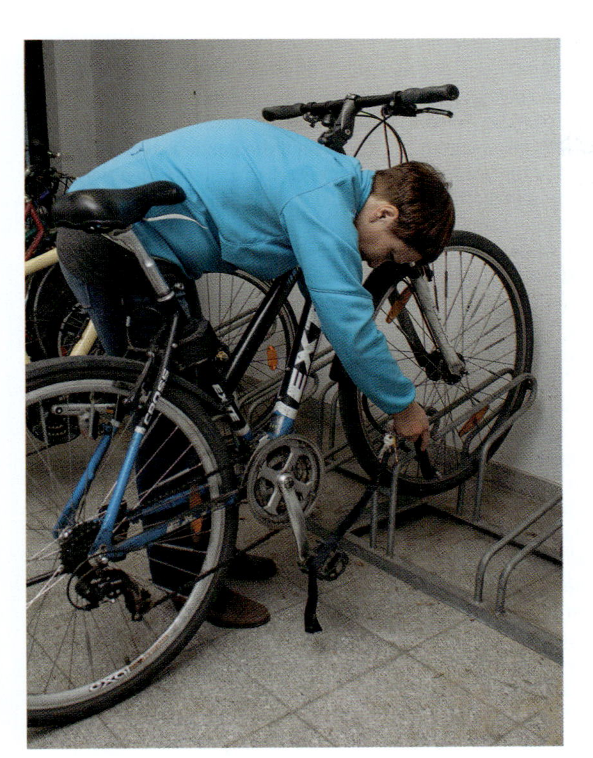

Abb. 3.35 Tätigkeit in gebückter Haltung [P425]

3.12.3 Das „Work Hardening" – Training für den Beruf

Das Work Hardening zielt auf eine Rekonditionierung der körperlichen Voraussetzungen für den Alltag und Beruf. Die Trainingsprinzipien leiten sich aus der Sportrehabilitation ab. Die Übungen orientieren sich jedoch an den komplexen Tätigkeiten aus Alltag und Beruf. Das Work Hardening kann im Rahmen eines multimodalen Therapieprogramms optimal durchgeführt werden (Oliveri 2012).

Methodik

Im Rahmen eines multimodalen Programms können acht bis neun Einheiten stattfinden. Der Betreuungsschlüssel ist mit maximal 1:4 intensiv. Als Organisationsform hat sich ein Stationsaufbau wie beim Zirkeltraining als sehr praktikabel erwiesen. Dabei werden acht bis neun Stationen von jeweils 3–5 Minuten absolviert. Die Stationen beinhalten z. B. Heben, Tragen, Bücken, Arbeiten in Oberkörpervorneige oder über Schulterhöhe, Gehen, Arbeiten im Stehen und im Sitzen.

Hauptprinzipien Work Hardening

- **Gestaltung eines arbeitsbezogenen Assessments:** Die erste und die letzte Einheit bieten sich für einen Prä-Post-Vergleich an. Die Testaufgaben sind sehr nahe an alltäglichen Bewegungsmustern zu orientieren. Gut geeignet sind der Finger-Boden-Abstand, der Drei-Minuten-Steptest und der submaximale Hebetest „PILE" (Mayer et al. 1988). Aber auch das Assessment individueller Arbeitsbedingungen ist sinnvoll.
- **Betonung funktionsorientierter Ziele:** Ein schmerzvermeidendes Training kann keine körperliche Rekonditionierung bewirken. Es bedarf einer Konfrontation mit schmerzhaften oder angstbesetzten Bewegungen und Haltungen. Das Erreichen funktioneller Ziele gilt unabhängig von der kurzfristigen Schmerzentwicklung als Erfolg.

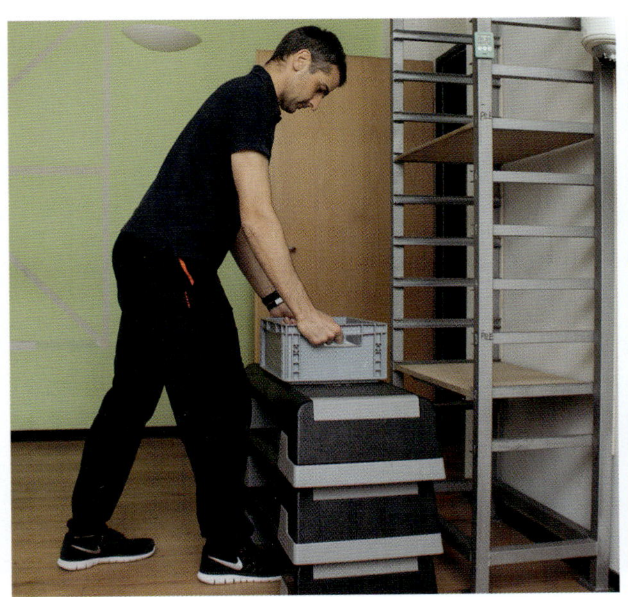

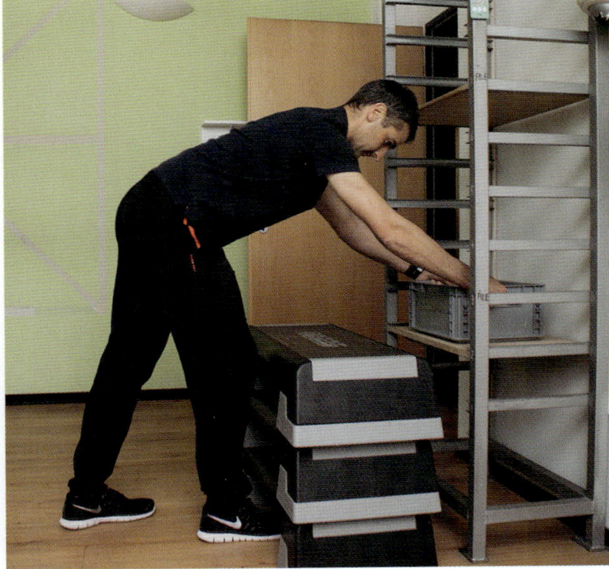

Abb. 3.36 Optimierte Körperhaltung beim Heben und Bewegen einer Kiste mit Griffen [P425]

- **Simulation beruflicher Anforderungen:** Neben allgemeinen Bewegungen aus dem Alltag ist es sehr sinnvoll, an den Trainingsstationen auch annähernd berufsspezifische Tätigkeiten anzubieten. Im Unterschied zu den reellen Arbeitsbedingungen findet der Patient so seine optimale Dosierung der Belastungskomponenten.

BEISPIEL

Trainingsstation: Varianten des (schweren) Hebens

Die Aufgabe besteht darin, verschiedene Gegenstände zu heben. Bei handlichen Gegenständen wie einer Kiste mit Griffen können entweder verschiedene Gewichte oder auch Techniken ausprobiert und geübt werden. Für berufsspezifische Fragestellungen lassen sich auch sperrige Gegenstände oder spezifische Hebeabläufe gestalten. Auch hier gilt es über einen methodischen Trainingsaufbau höhere Belastungen stufenweise zu erarbeiten (➤ Abb. 3.36).

Beim Work Hardening erfolgt eine Konfrontation mit beeinträchtigen Tätigkeiten aus Alltag und Beruf. Die Gestaltung orientiert sich unabhängig vom Schmerz an der Funktion. Die motorischen Basisfähigkeiten (Kraft, Beweglichkeit u. a.) erfahren dadurch eine berufsspezifische Ausprägung. Durch den hohen aktiven und eigenverantwortlichen Anteil steigert sich die Selbstwirksamkeit, und ein Vermeidungsverhalten wird reduziert. Das Training unter Schmerzen erfordert eine interdisziplinäre und intensive Betreuung. Das WH ist ein unabdingbarer Bestandteil eines multimodalen Therapieprogramms.

LITERATUR

Airaksinen O, Brox JI, Cedraschi C, Hildebrandt J et al. (2006). European guidelines for the management of chronic non-specific low back pain. Eur Spine J 15 (Suppl 2): 192–300.

Bundesärztekammer (BÄK), Kassenärztliche Bundesvereinigung (KBV), Arbeitsgemeinschaft der Wissenschaftlichen Medizinischen Fachgesellschaften (AWMF). Nationale Versorgungs Leitlinie Kreuzschmerz – Langfassung, 1. Auflage. Version 5. 2010, zuletzt geändert: Oktober 2015. http://www.kreuzschmerz.versorgungsleitlinien.de (Letzter Zugriff: 17.6.2017).

Guzmán J, Esmail R, Karjalainen K, Malmivaara A, Irvin E, Bombardier C (2006). Multidisciplinary bio-psycho-social rehabilitation for chronic low-back pain. Cochrane database of systematic reviews (Online), Issue 2, CD000963.

Hildebrandt J, Pfingsten M, Lüder S, Lucan S, Pauls J, Seeger J, Strube J, v. Westernhagen S, Wendt A (2003). Göttinger Rücken-Intensiv Programm – Das Manual. Berlin: Congress-Verlag.

Mayer TG, Barnes D et al. (1988). Progressive isoinertial lifting evaluation (PILE) – Part 1. A standardized protocol and normative database. Spine, 13(9): 993–997.

Nagel B, Korb J (2009). Multimodale Therapie – nachhaltig und kosteneffektiv. Orthopäde 2009; 907.

Oliveri M (2012). Work hardening. In Hildebrandt J, Pfingsten M (Hrsg.). Rückenschmerz und LWS: interdisziplinäres Praxisbuch entsprechend der nationalen Versorgungsleitlinien. Kreuzschmerz München: Urban&Fischer 2012.

KAPITEL

4

Dirk Hübel

Praxisleitfaden für die Fachkraft Rückengesundheit

4.1 Einleitung

Der Aufgabenbereich einer modern arbeitenden Fachkraft Rückengesundheit im betrieblichen Setting geht weit über die Durchführung einzelner Rückenkurse hinaus. Neue Aufgaben wie Analysen zur Bewertung der IST-Situation, Erfassung von typischen Arbeitsbelastungen, Unterstützung des betrieblichen Steuerungsgremiums zur Planung und Umsetzung geeigneter Gesundheitsangebote oder die Evaluation bereits durchgeführter Maßnahmen erweitern das klassische Tätigkeitsfeld für Bewegungsfachberufe. Um in diesen neuen Handlungsfeldern gute Arbeit leisten zu können, sind neben einer fundierten Grundausbildung und spezifischer Zusatzqualifikationen in hohem Maße kommunikative Kompetenzen, methodisch-didaktische Fähigkeiten sowie Planungs- und Organisationstalent gefragt.

Dieses Kapitel soll der Fachkraft Rückengesundheit bzw. dem Gesundheitsberater im Betrieb als strukturierter Praxisleitfaden zur Auswahl, Planung, Organisation und Umsetzung geeigneter gesundheitsfördernder Maßnahmen sowie Methoden dienen. Durch Nennung von Erfahrungswerten und häufiges Aufzeigen von konkreten Beispielen soll dabei für den Leser immer wieder der Bezug zur Praxis hergestellt werden.

4.2 Vorbereitung und Organisation

Auf einen Blick

- Anforderungsprofil, Rolle und Stärkenanalyse der Fachkraft Rückengesundheit im Betrieb
- Besondere Bedeutung der Gesprächsführungskompetenzen
- Marketing, Einstiegsstrategien, notwendige Medien und Materialien
- Kalkulation und Angebotserstellung

Leitfragen

- Welche besonderen Fähigkeiten und Fertigkeiten sollte eine Fachkraft Rückengesundheit im Betrieb besitzen?
- Was kennzeichnet eine erfolgreiche Gesprächsführung während einer individuellen Arbeitsplatzberatung?
- Welche Einstiegsstrategien eignen sich für das Setting „Betrieb"?
- Welche Inhalte sollte ein schriftliches Angebot zur Durchführung arbeitsplatzbezogener Maßnahmen enthalten?

4.2.1 Vom Rückenschullehrer zur Fachkraft Rückengesundheit – Anforderungsprofil

Auf die im betrieblichen Setting tätige Fachkraft Rückengesundheit kommen z. T. ganz andere Anforderungen sowie Umgebungsbedingungen zu als bei typischen primär- bzw. sekundärpräventiven Angeboten in Gesundheitseinrichtungen, Volkshochschulen oder Sportvereinen. Im offenen Kursangebot stehen häufig gute räumliche Gegebenheiten zur Verfügung (Sport- bzw. Gymnastikräume, ausgestattet mit Materialien und Geräten). In Betrieben dagegen ist im Regelfall ein größerer Besprechungsraum verfügbar. Darüber hinaus fehlen häufig verwendete Trainingsgeräte, oder die Lagerung dieser Gerätschaften erweist sich als schwierig. Erhöhte Sicherheitsbestimmungen, sich ändernde Nutzungszeiten des Raums, ergonomische Fragen zu individuellen Arbeitsplätzen oder wechselnde Ansprechpartner stellen viele Bewegungsfachkräfte vor eine große Herausforderung.

PRAXISTIPP

Bei der Organisation von betrieblichen Gesundheitsangeboten gelten einige Besonderheiten:

- Beachtung und Umsetzung betriebsinterner Regeln und Bestimmungen (Sicherheit, An- bzw. Abmeldung, Schlüsselorganisation usw.)
- Vor- und Nachbereitung des Bewegungsraums (ggf. Stühle und Tische zur Seite schieben, Geräte und Trainingsmaterialien bereitstellen)
- Vorbereitende Korrespondenz (Hinweise an Geschäftsleitung, Gesundheitsbeauftragten bzw. betriebliche Ansprechperson)
- Transparente Information (Bericht bzw. Zusammenfassung zu den angebotenen Maßnahmen an verantwortliche Personen)

Grundausbildung und Zusatzqualifikationen

Die statistische Entwicklung beruflicher Belastungen und arbeitsbedingter Fehlzeiten in Deutschland bestätigt einen linearen Anstieg der Ausfalltage mit Zunahme des Alters der

Beschäftigten (Badura et al. 2015). Des Weiteren ist eine Konzentration auf zwei Hauptursachen erkennbar.
1. Fehltage aufgrund von hohen körperlichen Belastungen, Zwangshaltungen und monotonen Arbeitshandlungen
2. Arbeitsausfall und Erkrankungen aufgrund seelisch-psychischer Beanspruchung (Stress, Mobbing, fehlende Anerkennung oder negatives Arbeitsklima)

Daraus lassen sich für Anbieter potenzielle Handlungsfelder ableiten. An erster Stelle steht die Aufgabe einer bewegungsbezogenen Gesundheitsberatung mit Fokus auf die Rückengesundheit. Daher sollte die Fachkraft Rückengesundheit, wie in den aktuellen KddR-Qualitätsrichtlinien beschrieben, eine berufliche Grundausbildung als Bewegungsfachkraft mit allen dazugehörigen Kenntnissen in Anatomie, Physiologie, Pädagogik sowie Grundlagen der Kommunikation vorweisen. Dies sind insbesondere Berufe bzw. Studiengänge mit einem staatlich anerkannten Abschluss als Sportwissenschaftler bzw. -lehrer, Physiotherapeut, Gymnastiklehrer, Ergotherapeut, Arzt, aber auch Gesundheitswissenschaftler, Masseur/medizinischer Bademeister sowie Psychologe. Aufbauend auf dieser beruflichen Qualifikation sind diverse Fortbildungen zur Weiterentwicklung sowie eine Schwerpunktsetzung auf typische Tätigkeitsbereiche der Betrieblichen Gesundheitsförderung empfehlenswert:
- Ergonomieberatung, Arbeitsplatz-Check und Verhältnisoptimierung (z. B. Referent für rückengerechte Verhältnisprävention der AGR)
- Analysetools und -methoden (Mitarbeiterinterview, Arbeitssituationsanalyse, Gesundheitszirkel, Auswertung von Gesundheitsberichten)
- Schriftliche Evaluation der Arbeitssituation aus gesundheitlicher Sicht (Fragebogen inkl. Auswertung und Berichterstattung)
- Schulungen zur Moderationsfähigkeit und Mediennutzung
- Weiterbildungen im multimodalen Stressmanagement (instrumentell, mental, regenerativ)
- Demografieberatung inkl. Betreuung älterer Beschäftigter
- Führungskräfteseminare mit Fokus auf „Gesundes Führen"
- Persönliches Fitnesstraining/Gesundheitscoaching
- Fortbildungen zum Aufbau und zur Durchführung von Bewegungspausen, Kurzprogrammen sowie „Mini-Trainings" am Arbeitsplatz
- Gefährdungsbeurteilung

Die Rolle der Fachkraft Rückengesundheit

In der Arbeitswelt agiert die Fachkraft Rückengesundheit neben seiner Kursleiterfunktion in erster Linie als **Berater** zur Förderung von Gesundheitsressourcen sowie **Moderator** für Ideen und Optimierungsvorschläge der Mitarbeitenden. Sämtliche Informationen und Empfehlungen werden dabei ohne den „erhobenen Zeigefinger" oder absolute Bedingung („Sie müssen") gegeben. Kompetenz und Erfahrung bzgl. innerbetrieblicher Arbeitsprozesse haben in erster Linie nur die Beschäftigten.

Die Fachkraft Rückengesundheit als Gesundheitsberater

BEISPIEL

Gemeinsame Erarbeitung von Lösungen mit den Mitarbeitenden

Im Zuge einer Arbeitsplatzbegehung in einem Logistikzentrum fällt der Fachkraft Rückengesundheit eine Situation auf, bei der Pakete ständig über Kopf aus einem hohen Regal gehoben werden. Die Mitarbeitenden bestätigen, dass diese Tätigkeit für den Rücken auf Dauer als sehr belastend empfunden wird. Eine gesundheitsorientierte Vorgehensweise und Argumentation könnte in diesem Fall wie folgt aussehen:

„Die Rückengesundheit hängt von sehr vielen Faktoren ab (‚biopsychosozial'). Körperliche Belastungen sind grundsätzlich sogar förderlich. Monotone, häufig wiederholte, anstrengende Arbeitshandlungen sowie unangenehme Körperhaltungen stellen durchaus Risikofaktoren dar. Wenn Sie diese Situation/Zustand verändern möchten, bieten sich aus meiner Sicht zwei Handlungsansätze an:
1. *Anpassung der Arbeitsverhältnisse und Einsatz von Hilfsmitteln,*
2. *Körperliches Training (physische Konditionierung) für diese typische Arbeitsbelastung"*

Frage der Fachkraft Rückengesundheit:
- Was müsste geschehen, damit dieser Arbeitsvorgang für Sie nicht mehr so belastend wäre?

Ideen der Angestellten:
- Leichtere Pakete
- Niedrigere Regalhöhe
- Einsatz von Tritterhöhungen
- Anschaffung von Tragehilfen

Frage der Fachkraft Rückengesundheit:
- Was ist aus Ihrer Sicht einfach umzusetzen, ohne den Arbeitsablauf zu behindern oder die Sicherheit zu gefährden?

Ideen der Angestellten:
- Einsatz einer Tritterhöhung

Zur Realisierung dieses Lösungsansatzes sollte nun eine verantwortliche Person damit beauftragt werden. Zusätzlich kommuniziert die Fachkraft Rückengesundheit diese Idee der Geschäftsleitung bzw. dem Gesundheitsbeauftragten, um nach allen Seiten transparent zu arbeiten.

Im zweiten Handlungsfeld können den Beschäftigten ausgewählte, funktionelle Trainingsmethoden und Übungen vorgestellt werden. Denkbar wären auch spezielle Lockerungsübungen, welche entlastend wirken und muskulären Verspannungen entgegenwirken.

In einem zweiten Beispiel klagen Kursteilnehmende in einer Steuerkanzlei über häufige Rückenschmerzen, welche durch unangenehmes Sitzen auf den „schlechten Stühlen" hervorgerufen werden. Die Stühle wurden jedoch erst vor zwei Jahren neu angeschafft, sodass ein Austausch unrealistisch ist.

In dieser Situation könnte die Fachkraft folgendermaßen agieren:

„Zunächst einmal kann ich Sie beruhigen – aus Sicht der Rückengesundheit stellen Sitzarbeitsplätze im Vergleich zu anderen Tätigkeiten grundsätzlich kein höheres Risiko für Rückenschmerzen dar.

Um aber dieser für Sie belastenden Situation begegnen zu können, bieten sich aus gesundheitsförderlicher Sicht folgende Maßnahmen an:

1. *Ich stelle Ihnen Kompensationsmöglichkeiten in Form kurzer Bewegungsprogramme am Arbeitsplatz vor. Sie entscheiden dann und wählen das für Sie passende Programm oder einzelne Übungen zur Umsetzung aus.*
2. *Zusätzlich können wir gemeinsam Ansätze finden, um den Arbeitsplatz bewegungsfreundlich zu gestalten. Dabei sollte Ihre Arbeitsleistung und Arbeitsgeschwindigkeit nicht negativ beeinflusst werden.*
   Ich kann gemeinsam mit Ihnen ausgewählte Arbeitsplätze unter ergonomischen Gesichtspunkten analysieren und anpassen. Alternativ können wir das Thema ‚individuelle Einstellung des Bürostuhls' als Stundenschwerpunkt in einer der kommenden Rückenschuleinheiten praktisch umsetzen."

Im ersten Fall kann die Fachkraft Rückengesundheit nach ihren Fähigkeiten und den vorgefundenen Arbeitsplatzbedingungen geeignete, kurze Mobilisations- und Bewegungsprogramme kreieren. Den Teilnehmenden sollten diese nachträglich auf einem Arbeitsblatt bzw. Übungskarte übergeben werden.

Für den zweiten Ansatz bietet sich auf Grundlage gesetzlicher Bestimmungen (Bildschirmarbeitsplatzverordnung) eine ergonomische Optimierung des Arbeitsplatzes an. Auch hierbei sollten die Produktivität sowie der Wohlfühlfaktor des dort arbeitenden Mitarbeiters nicht beeinträchtigt werden. Die Praxiserfahrung zeigt häufig, dass ergonomisch gute Arbeitsmittel nur unzureichend eingesetzt bzw. nicht individuell eingestellt werden. Allein die korrekte Einstellung des eigenen Bürostuhls ist für viele Beschäftigte noch ein „Buch mit sieben Siegeln".

Die Fachkraft Rückengesundheit als Moderator

Innerhalb einer Kurseinheit (Rückenschule im Betrieb) beginnt im Theorieteil unter den Teilnehmern eine Diskussion zur Optimierung von Arbeitsprozessen und -abläufen. Die der Fachkraft Rückengesundheit sollte sich hierbei inhaltlich stark zurückhalten, aber methodisch aktiv werden und Fragen stellen, die ihr helfen, die Vorschläge der Teilnehmenden zu verstehen, oder die für eine Strukturierung hilfreich sind. Folgende Vorgehensweise wäre zielführend:

- Wertungsfreies Sammeln und Visualisieren der Ideen am Flipchart
- Gegenüberstellung dieser Anregungen unter dem Aspekt „Vorteile <-> Nachteile"
- Bewertung der Vorschläge nach Umsetzbarkeit und Erfolgsaussicht durch die Teilnehmer

In diesem Beispiel zeigt sich explizit, dass Fachkräfte für Rückengesundheit, welche im Gegensatz zu den Mitarbeitenden nicht über betriebsinterne Praxiserfahrungen verfügen, vorrangig „als Moderatoren" Methoden und Hilfsmittel anbieten sollten, die den Angestellten (Experten) zur Problemlösung dienen. Die Entscheidung liegt letztendlich immer bei den Mitarbeitern sowie der Geschäftsleitung des Unternehmens.

Die Fachkraft Rückengesundheit als Bindeglied zwischen Geschäftsleitung und Angestellten

BEISPIEL

Divergierende Interessen

Während eines Meetings der BGM-Steuerungsgruppe einer Firma kommt es bei der Frage zum Thema des nächsten Gesundheitstages zu einer intensiven Diskussion zwischen Führungskräften und Arbeitnehmervertretern. Eine Interessensgruppe möchte gern das Thema „Rückengesundheit durch zufriedene Mitarbeiter" umsetzen. Vertreter der anderen Gruppe beharren auf der Formulierung „Rückengesundheit durch ergonomische Arbeitsplätze". Ein Teilnehmer fragt die anwesende Fachkraft Rückengesundheit, welches Thema sie empfehlen würde.

In dieser nicht ganz einfachen Situation sollten unbedingt die Interessen beider Parteien gewahrt bleiben. Dazu empfiehlt sich z. B. folgende diplomatisch orientierte Vorgehensweise und Wortwahl:

„Die Rückengesundheit wird von vielen Faktoren beeinflusst. Neben körperlichen Einflussgrößen wie Arbeitsbelastung und ergonomischen Bedingungen haben auch psychosoziale Faktoren eine große Bedeutung. Was halten Sie von folgender Idee?

Zum Gesundheitstag könnte das Programm mit einem kurzen Vortrag beginnen. Darin kann die Wirkung unterschiedlicher Faktoren (z. B. Ergonomie, psychisches Wohlbefinden, regelmäßige körperliche Aktivität) auf unsere Rückengesundheit dargestellt werden. Im Anschluss daran können dann Ihre Kollegen, je nach Interesse, in thematisch ausgerichteten Workshops beide Ansätze erleben bzw. praktisch umsetzen."

Der Erfolg betrieblicher Maßnahmen zur Förderung der Gesundheit bedarf einer uneingeschränkten Akzeptanz aller Beteiligten. Besonders die Unterstützung und Partizipation durch Führungskräfte bzw. Vorgesetzte ist dabei ein entscheidender Erfolgsgarant (Eberle 2006). Die der Fachkraft Rückengesundheit: muss daher wertungsfrei agieren und versuchen, den Denkansatz bzw. die Beweggründe aller Akteure zu verstehen, um diese ggf. für jeden transparent darstellen zu können.

4.2.2 Organisation und Stärkenanalyse – Ressourcenklärung

Vor der ersten Kontaktaufnahme zu einem Unternehmen sollte sich ein Gesundheitsdienstleister intensiv mit folgenden grundlegenden Fragen auseinandersetzen:

- Was will ich anbieten (persönliche Affinität, Nachfrage am Markt)?
- Was kann ich anbieten (individuelle Kompetenzen, räumliche und materielle Voraussetzungen, Zeitbudget)?
- Was sind meine Stärken bzw. was ist das Besondere an meinen Angeboten?
- Bediene ich einzelne Maßnahmen der Betrieblichen Gesundheitsförderung (BGF), oder agiere ich im Prozess des Betrieblichen Gesundheitsmanagements (BGM)?
- Welche Materialien und Hilfsmittel stehen mir zur Verfügung?

Professionalität beginnt mit der realistischen Einschätzung eigener Kompetenzen sowie bestehender Voraussetzungen. Dazu sollte die der Fachkraft Rückengesundheit: im Vorfeld ihre Angebote strukturieren, Ressourcen erkennen und ggf. bestehende Defizite durch geeignete Maßnahmen/Schulungen kompensieren.

Was will ich anbieten?

Zwei Faktoren wirken maßgeblich auf diese Frage ein. Zum einen sind dies individuelle **Affinitäten bzw. bevorzugte Tätigkeitsbereiche** des Anbieters. Besteht beim Kursleiter eine persönliche Abneigung zu einem Angebot, wirkt dies einer guten Umsetzung stark entgegen.

BEISPIEL

Einfluss persönlicher Einstellungen

Eine Fachkraft Rückengesundheit kann sich mit dem Handlungsfeld der Entspannung nicht identifizieren. Sie selbst hat keine guten Erfahrungen damit gemacht. Obwohl positive Wirkungen auf die Rückengesundheit bekannt sind, wehrt sich die Fachkraft innerlich gegen eine Anwendung. Bisher durchgeführte Versuche zur Umsetzung im Kurs waren eher wenig erfolgreich.

In diesem Beispiel wird deutlich, dass persönliche Einstellungen und Erfahrungen einen großen Einfluss auf die Auswahl und Umsetzung geeigneter Angebote bzw. Trainingsmethoden haben. Im Fall einer konkreten Anfrage zur Durchführung eines Entspannungskurses durch ein Unternehmen wäre aus Qualitätsgründen die Vermittlung an Kollegen oder einen anderen, geeigneteren Anbieter empfehlenswert.

Im Gegensatz dazu wirken Vorlieben für spezielle Aufgaben bzw. Methoden positiv auf deren Umsetzung. So wird z. B. ein begeisterter Läufer im Rahmen eines Gesundheitstages einen Jogging-Schnupperkurs engagiert und leidenschaftlich durchführen. Eine Fachkraft Rückengesundheit, die selber ergonomische Arbeitsbedingungen schätzt, wird den Bereich Ergonomie als festen Bestandteil ihrer arbeitsplatzbezogenen Angebote definieren und motiviert umsetzen. Fachkräfte, die gern vor einer Gruppe reden und Medien einsetzen, werden Vorträge sowie Diskussionsrunden rund um die Rückengesundheit halten wollen.

Der zweite entscheidende Faktor zur Frage, was angeboten werden soll, ist die **Nachfrage am Markt.** Aus Gesundheitsberichten der gesetzlichen Krankenkassen sowie Fehlzeitenreports diverser Institutionen lassen sich weitere Handlungsfelder ableiten, für die aktuell oder perspektivisch ein hoher Bedarf besteht.

BEISPIEL

Anpassung an die Nachfrage

Durch die progressive Entwicklung psychischer Arbeitsbelastungen in deutschen Unternehmen entsteht ein wachsender Bedarf an regenerativen Angeboten (Entspannungskurse, Blitzentspannung am Arbeitsplatz, aktive Erholungspausen) sowie Maßnahmen zur Förderung der Stresskompetenz (Stressmanagement-Seminare). Die Fachkraft Rückengesundheit steht diesen Maßnahmen offen gegenüber und würde sich dazu gern fachlich weiterbilden.

Dieses Beispiel zeigt, dass sich gesundheitsfördernde Angebote einer Fachkraft Rückengesundheit besonders an gesellschaftlichen sowie betriebswirtschaftlichen Entwicklungen sowie dem daraus entstehenden Bedarf der Betriebe orientieren. Bestehende Defizite können durch geeignete Fortbildungsmaßnahmen oder Hospitationen kompensiert werden. In diesem Zusammenhang sollte die Fachkraft Rückengesundheit stets „am Ball bleiben" und aktuelle Entwicklungen frühzeitig erkennen. Neben der Teilnahme an Unternehmertagen, Messen sowie Führungskräftemeetings bieten sich dazu auch Literatur- und Internetrecherchen bestens an.

PRAXISTIPP

Um Angebote gezielt auszuwählen und zukünftige Handlungsfelder bedienen zu können, sollten im Vorfeld folgende Sätze vervollständigt werden können:

- Das mache ich persönlich sehr gerne ...
- Das passt zu meiner Person ...
- In diesen Tätigkeitsfeldern sehe ich großes Potenzial für meine Gesundheitsangebote ...
- In diesen Handlungsfeldern möchte ich mich weiterentwickeln ...

Stärkenanalyse – was kann ich?

Diese Frage korrespondiert neben der Persönlichkeit sehr stark mit **praktischen Vorerfahrungen und fachlicher Expertise.**

Ein jahrelang tätiger Sportübungsleiter fühlt sich in der Durchführung und Anleitung von aktiven Bewegungsangeboten sicher. Dagegen bevorzugen Arbeitspsychologen die Moderation von Stress-Workshops, und Entspannungspäda-

Tab. 4.1 Stärkenanalyse inkl. Gegenüberstellung von Hard Skills und Soft Skills

Hard Skills (messbare Fähigkeiten)	Soft Skills (gefühlte, erlebte Fähigkeiten)
Berufsausbildung/Studium • War meine Ausbildung speziell auf dieses Arbeitsfeld ausgerichtet? • Welche wichtigen Inhalte und Methoden wurden innerhalb meiner Berufsausbildung für diese Tätigkeit vermittelt? **Fort- und Weiterbildung** • Konnte ich mir in Fortbildungsmaßnahmen relevantes Wissen oder Fähigkeiten aneignen bzw. erweitern? • Welche Zertifikate/Zusatzqualifikationen habe ich bereits erworben? **Berufserfahrung** • Wie lang habe ich in diesem Bereich gearbeitet? • Was habe ich schon einmal gemacht, bzw. welche konkreten Praxiserfahrungen konnte ich bereits sammeln? **Fachkompetenz** • Welches Wissen/Können habe ich mir bereits angeeignet? • In welchem Handlungsfeld würden mich andere Personen als Spezialist/Experten bezeichnen? **Referenzen** • Welche konkreten Einsätze habe ich schon einmal im Betrieb durchgeführt? • Welche Empfehlungen anderer Auftraggeber/Unternehmen kann ich konkret vorweisen? **Netzwerk und Kooperationen** • Stehen mir Fachkräfte mit anderen Fähigkeiten zur Verfügung, die mein Portfolio erweitern? • Welche Ansprechpartner/Institutionen kann ich bei Unklarheiten oder in Problemfällen kontaktieren?	**Persönliche Eigenschaften** • Welche positiven Eigenschaften kenne ich von mir selber? • Welche Rückmeldungen habe ich von Freunden, Bekannten oder Kursteilnehmern schon dazu erhalten? • Agiere ich selbstbewusst und gehe offen auf andere Menschen zu? **Flexibilität und Belastbarkeit** • Wie flexibel bin ich bzgl. wechselnder Bedingungen, Arbeitszeiten, Fahrtstrecken oder Inhalte? • Wie gut/schnell kann ich mich auf unterschiedliche Zielgruppen (Berufe, Belastungen) umstellen? • Kann ich über einen längeren Zeitraum Angebote regelmäßig umsetzen? • Wie viel Zeit kann ich für diese Tätigkeit investieren? **Selbstständigkeit und Organisation** • Kann ich selbstständig arbeiten und Aufgaben bzw. Probleme in Eigenregie lösen? • Besitze ich Organisationstalent für Veranstaltungen, Maßnahmen bzw. Projekte (z. B. Gesundheitstag, Ergonomie-Vortrag, Gesundheits-Check für Mitarbeiter)? **Soziale und kommunikative Kompetenzen** • Wie gut kann ich mich in ein Expertenteam (z. B. BGM-Steuerungskreis) integrieren? • Wie gut kann ich mich bestehenden Vorgaben unterordnen? • Welche kommunikativen Fähigkeiten zeichnen mich aus (Medienaffinität, Erreichbarkeit, Transparenz)? • Wie ausgeprägt ist mein Einfühlungsvermögen für wechselnde Berufsgruppen, Abteilungen, Belastungsanforderungen etc.?

gogen agieren gern im Bereich regenerativer Maßnahmen. Je größer meine Vorerfahrung ist, desto sicherer und kompetenter trete ich auf. Ein eher introvertierter Mensch ist unter Umständen mit der Präsentation und Bewerbung neuer BGF-Maßnahmen zur Jahreshauptversammlung eines Unternehmens überfordert. Einsteiger sollten sich zusätzlich fragen, ob sie durch bereits absolvierte Aus- bzw. Fortbildungen hinreichend auf bevorstehende Einsätze vorbereitet sind. Gegebenenfalls können gezielte Hospitationen, Praktika oder eine zeitlich befristete Tätigkeit als Angestellte/Honorarkraft bestehende Defizite kompensieren.

Eine strukturierte, individuelle Stärkenanalyse (➤ Tab. 4.1) hilft dabei, konkrete Angebote auszuwählen bzw. anzupassen.

Stärkenanalyse – was macht mich/mein Angebot besonders?

In diesem Teil der Stärkenanalyse geht es vordergründig um die Klärung, was mich bzw. mein Angebot von dem anderer Mitbewerber abhebt. Dieses **Alleinstellungsmerkmal** oder auch **USP** (unique selling proposition) genannt, ist ein elementarer Grundbegriff des Marketings. Es beeinflusst neben der Ausrichtung von Werbemaßnahmen auch den konzeptionellen Aufbau betrieblicher Angebote sowie damit verbundene Zusatzleistungen.

So bietet vermutlich jeder Rückenschulkurs die bekannten Inhalte einer präventiven Rückenschule unter biopsychosozialem Ansatz. Als Alleinstellungsmerkmal können folgende Elemente zusätzlich angeboten werden:

- Individueller Ergonomie-Check für ausgewählte Arbeitsplätze der Kursteilnehmer
- Erstellung von tätigkeitsbezogenen Kurzprogrammen und Umsetzung am Arbeitsplatz
- Ausgabe von personalisierten Übungskarten
- Praktische Testmöglichkeit rückenfreundlicher Möbel sowie Arbeitsmaterialien
- Wissenstest zur Rückengesundheit inkl. Darstellung der individuellen Wissensentwicklung im Kursverlauf

Das Alleinstellungsmerkmal eines Produkts bzw. Kursangebots im Betrieb bezieht sich auf verschiedene Ebenen:

1. Form bzw. Eigenschaft des Produkts
   - Gestaltung von Übungskarten oder Trainingsvideos zur Umsetzung am Sitzarbeitsplatz
   - Form sowie Aufbau ergonomischer Büromöbel, die der Rückenschullehrer zum Ausprobieren mitbringt
   - Koordinationstest mit einem speziellen Gerät sowie Softwareprogramm
   - Besondere Eigenschaft von Trainingsgeräten, die im Kurs eingesetzt werden (z. B. sensomotorisches Rückentraining mit Schwungstäben, Slashpipe® oder 3D-Rückenübungen mit dem Schlingentrainer)

2. Service bzw. Betreuungsaspekt
   - Beratung zum Aufbau und Inhalt multimodaler Schmerztherapien
   - Individueller Beweglichkeitstest inkl. Trainingsempfehlungen
   - Persönliche Beratung zur ergonomischen Einstellung des Bürostuhls
   - Mitarbeiterinterview zur Feststellung spezifischer körperlicher Arbeitsbelastungen im Vorfeld zum Rückenkurs

Je intensiver sich ein Leistungsanbieter mit der strukturierten Beantwortung der hier erörterten Fragen beschäftigt, umso klarer werden
- die Einschätzung der eigenen Fähigkeiten sowie
- die Besonderheit der eigenen Angebote (USP).

Das wiederum ist Voraussetzung für die Erstellung detaillierter Angebote oder eine qualifizierte Zu- bzw. Absage an anfragende Unternehmen.

PRAXISTIPP

Zur realistischen Einschätzung des eigenen Könnens und der sicheren Umsetzung ausgewählter Maßnahmen sollten folgende Sätze vervollständigt werden können.
- Damit kenne ich mich besonders gut aus …
- In diesem Bereich habe ich bereits hohe Praxiserfahrung …
- Person in meinem näheren Umfeld bestätigen mir folgende individuelle Stärken …
- Für diese Arbeitsfelder kann ich bereits Referenzen vorweisen …
- Das macht mein Angebot im Vergleich zu anderen Anbietern besonders …

BGM oder BGF?

In ➤ Kap. 1 wurde die Trennschärfe zu den Begrifflichkeiten „Betriebliche Gesundheitsförderung" (BGF) sowie „Betriebliches Gesundheitsmanagement" (BGM) ausführlich erläutert.

Nun ergibt sich für die Fachkraft Rückengesundheit neben den Fragen „Was will ich?" und „Was kann ich bzw. wo liegen meine Stärken?" ein weiterer sehr wichtiger Aspekt: Sollen zukünftige Angebote als Einzelmaßnahmen (BGF) oder als Teil eines strukturierten, sich stetig weiterentwickelnden Prozesses (BGM) umgesetzt werden?

Die einfachste Variante ist sicherlich die Umsetzung einer einzelnen BGF-Maßnahme. Dabei kann die Fachkraft Rückengesundheit in Abstimmung mit betrieblichen Entscheidungsträgern die Ziele und Inhalte eigenständig definieren. Angebote innerhalb eines bestehenden BGM-Prozesses bedürfen mehr Abstimmung mit bestehenden Gesundheitsmaßnahmen sowie den involvierten Akteuren wie Betriebsarzt, Gesundheitsbeauftragter, Fachkraft für Arbeitssicherheit, andere Gesundheitsdienstleister etc. Eine einheitliche Ausrichtung erfolgt auf Grundlage beschlossener Ziele sowie Schwerpunkte des BGM dieses Betriebs.

Darüber hinaus entscheidet auch der Umfang des eigenen Portfolios (Analyseinstrumente, Wirksamkeitsprüfung, Leistungskatalog im Bereich Bewegung, Stress, Ergonomie etc.), ob ein Anbieter im Segment des BGM tätig werden kann oder seine Energie auf ausgewählte BGF-Maßnahmen konzentrieren sollte.

4.2.3 Marketing und Einstiegsstrategien

„Klappern gehört zum Handwerk" ist ein viel zitierter Spruch von Werbefachleuten. Man kann die beste Fachkraft Rückengesundheit sein, fachlich, methodisch und sozial hoch kompetent – doch all das hilft nichts, wenn kaum jemand davon weiß. Im Marketing liegt daher häufig eine große Ressource von Anbietern, welche in der Gesundheitsförderung bzw. Prävention agieren. In den zurückliegenden Dekaden hat sich, ausgehend vom deutschen Gesundheitssystem, bei vielen Bürgern die Vorstellung etabliert, dass gesundheitsorientierte Dienstleistungen ähnlich wie viele Therapieleistungen durch die Krankenversicherung abgedeckt und damit kostenfrei angeboten werden sollten.

Gerade für Therapeuten ist ein Umdenken von kosten- und werbefreien Therapieleistungen hin zu kostenpflichtigen Gesundheitsmaßnahmen nicht immer ganz einfach. Dabei entscheidet im betrieblichen Setting neben qualitativ hochwertiger Arbeit auch ein gutes Marketing über Erfolg oder Misserfolg.

Grundsätzlich soll an dieser Stelle auf Profis aus der Werbebranche hingewiesen werden. Stehen finanzielle Mittel zur Verfügung, empfiehlt sich vor allem bei der Präsentation nach außen (Logo, Visitenkarte, Homepage, Flyer) professionelle Hilfe. Damit ist eine Konzentration auf das eigentliche Kerngeschäft, die Planung und Umsetzung von nachhaltigen Gesundheitsangeboten, möglich. Trotzdem muss im Vorfeld eine Auseinandersetzung mit diesem Thema geschehen, um Strategien festzulegen, Prioritäten zu setzen, die USP zu definieren (➤ Kap. 4.2.2) und einen individuell passenden Aktionsradius zu finden.

Im Folgenden werden dazu wichtige Ansätze, Orientierungen und praktikable Möglichkeiten aufgezeigt, sich als Gesundheitsanbieter in einem wachsenden, zukunftsträchtigen Markt erfolgreich zu positionieren und Strategien zu optimieren.

Marketingstruktur

Nicht jede Werbemaßnahme führt zum Erfolg. Voraussetzung für effektives Marketing ist eine strukturierte, gut geplante Vorgehensweise inkl. Auswahl geeigneter Maßnahmen. Dabei empfiehlt sich das Vorgehen nach einem Sechs-Stufen-Plan (➤ Abb. 4.1)

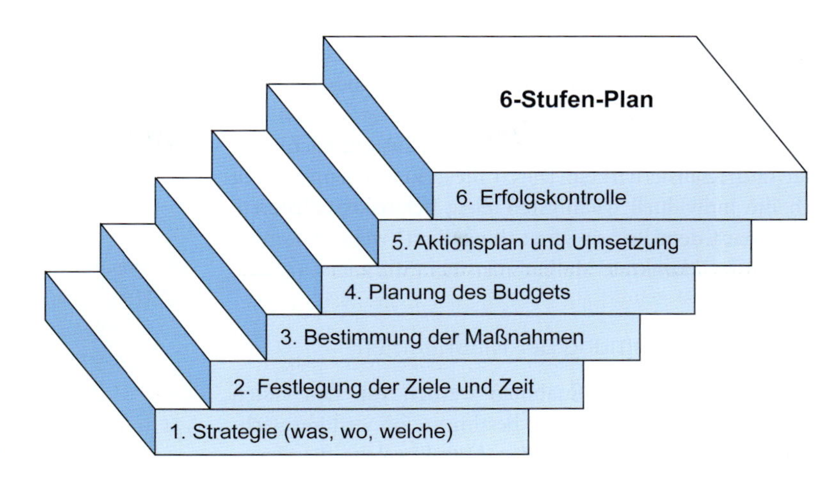

Abb. 4.1 Sechs-Stufen-Plan für ein erfolgreiches Marketing [L143]

Stufe 1 – Strategie

In diesem ersten Schritt geht es um grundlegende Fragen des werbenden Unternehmens bzw. der werbenden Person. Die in ➤ Tab. 4.2 dargestellten W-Fragen sind in diesem Stadium Ausgangspunkt für jedes weitere Vorgehen.

Erst durch die Beantwortung dieser Fragen kann eine individuell ausgerichtete, detaillierte Zusammenstellung und Auswahl geeigneter Marketingoptionen erfolgen.

Tab. 4.2 Vorüberlegung und Fragestellungen zur Ausrichtung der Marketingstrategie

Grundfrage	Erläuterungsfragen aus Anbietersicht
Was soll beworben werden?	• In welchem Bereich liegen große Potenziale (Rückengesundheit, Stressmanagement, ältere Beschäftigte)? • Was möchte ich persönlich anbieten (sofort oder perspektivisch)? • Welchen ganz konkreten Nutzen bietet BGM bzw. BGF den Betrieben und Beschäftigten (Image, Arbeitszufriedenheit, ROI, Motivation, Arbeitsleistung)? • Welchen Vorteil haben Kunden davon, wenn sie meine Dienste/Angebote in Anspruch nehmen?
Die Zielgruppenfrage bestimmt, **wo** geworben werden soll.	• Wer genau ist für mein Marketing die Zielgruppe bzw. Adressat (Betriebe, Krankenkassen, Berufsgenossenschaften, IHK, Verbände, bestehende BGM-Anbieter etc.)? • Wo ist mein Kunde/Unternehmen tätig (Branche, Markt, Region)? • Wie ist die Mitarbeiterstruktur des Betriebs (Alter, Geschlecht, Tätigkeitsbereich)?
USP-Fragen beeinflussen, **welche** Faktoren besonders herauszustellen sind.	• Wo sind meine größten Stärken (Erfahrung, Fachwissen, Tätigkeitsbereiche, Vortrag vs. Übungen)? • Was kann ich im Vergleich zur Mitbewerbern besonders gut/was hebt mich von anderen ab? • Wie setzen sich meine Angebote zusammen? • Was genau kosten meine Dienstleitungen?

BEISPIEL

Anpassung der Marketingstrategie an die Angebotsstruktur

Fachkraft A wird beim Bearbeiten der Marketingstrategie bewusst, dass sie lediglich Rücken-Praxiskurse für Betriebe anbieten und keine Kundenakquise machen will. Auf Grundlage dieser Erkenntnis wendet sie sich mit diesem Angebot und ausgewählten Werbemaßnahmen an potenzielle Kooperationspartner wie z. B. Krankenkassen. Diese können die Fachkraft ggf. als Honorarkraft für BGF-Praxisworkshops zum Thema Rückengesundheit vermitteln.
Fachkraft B beschließt beim Erstellen der Strategie, ihr bestehendes Angebot so zu erweitern, dass sie einen Großteil des BGM bei Kleinst- und Kleinunternehmen abdecken kann. Mit diesem Wissen beauftragt sie eine Werbeagentur mit der Erstellung eines Image-Flyers und wendet sich mit diesem direkt an Betriebe.

Stufe 2 – Ziele und Zeitfenster der Umsetzung

Im Anschluss an die Ausrichtung der Marketingstrategie werden konkrete, realitätsnahe Ziele sowie ein Umsetzungszeitraum der Werbemaßnahmen bestimmt. Damit agiert ein Werbetreibender zielgerichtet und entfernt sich von Denkmustern wie: „Ich mache erst einmal und sehe was passiert" oder „Was dieses Jahr nicht klappt, wird schon im kommenden Jahr funktionieren".

BEISPIEL

Mögliche Marketingziele aus Sicht von Gesundheitsanbietern

- Professionelle Homepage mit Fokus auf BGM/BGF bis Jahresmitte
- Erstellung und Druck eines Image-Flyers mit betrieblichen Angeboten (< 3 Monate)
- Akquise von drei betrieblichen Rückenkursen (< 6 Monate)
- Vortrag zum Thema Rückengesundheit im Rahmen einer Unternehmer-Messe, Fachtagung oder Unternehmerveranstaltung (< 6 Monate)
- Gewinnung von zwei mittelständischen Unternehmen, in denen mehrere Gesundheitsmaßnahmen im Jahr stattfinden (< 1 Jahr)
- Umsetzung eines thematisch auf den Rücken fokussierten Gesundheitstages in fünf verschiedenen Betrieben (< 1 Jahr)

Ohne eine konkrete Definition werden schnell Ziele aus den Augen verloren. Hinzu kommt, dass durch die beschriebene Festlegung auch finanzielle Kosten planbarer werden. Im Anschluss an die Zielfindung erfolgt ein Clustern nach Priorität und Realisierbarkeit. Durch diese Eingrenzung sollen sich die individuell wichtigsten Ziele herauskristallisieren, um so nach dem Prinzip „first things first" weiter voranzukommen und konkrete Maßnahmen zu bestimmen.

Stufe 3 – Bestimmung der Maßnahmen

Relevante Marketingmaßnahmen werden von den ersten beiden Stufen (Strategie/Ziele) bestimmt. Ein weiterer wichtiger Punkt sind die finanziellen Mittel, welche für ausgewählte Maßnahmen eingesetzt werden können, bzw. die Entscheidung über deren Umsetzung. Investitionen in professionelle Marketingmaßnahmen sind wichtig, sollten aber gut überlegt sein. Eine Kosten-Nutzen-Analyse ist hierfür durchaus angebracht.

Zur Orientierung sind nachfolgend einige für die Fachkraft Rückengesundheit relevante Marketingmaßnahmen aufgeführt.

- Professionelle Erstellung einer Homepage sowie Visitenkarten
- Kooperation mit Institutionen und Firmen, die in diesem Segment bereits tätig sind
  - Gesetzliche Krankenkassen (Fachbereich BGF/BGM)
  - Berufsgenossenschaften und gesetzliche Unfallkassen
  - Unternehmen im Bereich der Arbeitssicherheit und Arbeitsmedizin
  - Firmen mit Tätigkeitsschwerpunkt Gefährdungsbeurteilung
- Kooperation mit Verbänden und Gremien
  - Handwerkerinnungen/IHK
  - Rückenschulverbände (z. B. BdR e. V.)
  - BBGM (Bundesverband Betriebliches Gesundheitsmanagement)
- Vortrag bzw. Seminar auf öffentlichen Veranstaltungen
- Anzeige in Printmedien
- Eintragung in Online-Werbeportalen sowie in Online-Verzeichnissen von Verbänden bzw. Netzwerken (z. B. www.bgm-netzwerk.de)
- Erstellen und Druck eines Image-Flyers (BGF bzw. BGM)
- Direktmarketing (Brief, Telefon)
- Kostenfreie aktive Maßnahmen in Betrieben („Schnupper- bzw. Test-Angebote")

PRAXISTIPP

Bei der Bestimmung geeigneter Maßnahmen sollte man sich konsequent an folgenden Fragen orientieren:
- Unterstützt die Maßnahme eindeutig mein vorher definiertes Ziel?
- Wie viele potenzielle Kunden erreiche ich damit?
- Wie hoch ist die Chance, damit Entscheidungsträger zu erreichen?
- Kann ich dieses Vorhaben finanziell realisieren?

Tab. 4.3 Unterschiedliche Varianten der Budgetplanung

Budgetierung nach	Erläuterung
... der jeweiligen **Maßnahme**	Nach einer Recherche wird jede Marketing-Maßnahme mit den zu erwartenden Kosten versehen. Am Ende werden alle Beträge addiert und damit die voraussichtliche Investition bestimmt.
... **Umsatz** des Vorjahres	Auf Grundlage des letzten Jahresumsatzes für BGF-Projekte (z. B. 5.000 €) und mit dem Ziel des gleichen Umsatzes für das kommende Jahr wird eine mögliche Summe für das Budget der Marketingmaßnahmen festgelegt (z. B. 20 % = 1.000 €). Das Budget wird dann nach Priorität auf die verschiedenen Maßnahmen verteilt.
... **Neukunde** bzw. neuem Auftrag	Eine andere Möglichkeit ist, nach Neukunde zu planen. Dazu wird jedem neuen Kunden/Auftrag ein mittlerer Umsatzwert zugeteilt (z. B. 1.000 € pro Jahr). Davon fließen immer 20 % (200 €) in einen „Topf" für Marketingmaßnahmen. Beispielhaft wäre ein Ziel, für das Folgejahr fünf neue Aufträge pro Kunden zu akquirieren, was ein Werbebudget von insgesamt 1.000 € (5 × 200 €) ausmacht.

Stufe 4 – Budgetplanung

Die Budgetierung für Werbemaßnahmen kann unter verschiedenen Gesichtspunkten erfolgen. Einen Überblick gibt ➤ Tab. 4.3.

Viele Maßnahmen haben eine gewisse Anlaufzeit, bis sie wirkungsvoll greifen. Aus diesem Grund sind Investitionskosten in den ersten Monaten bzw. Jahren im Vergleich zu den Einnahmen recht hoch. Es gilt dabei, den Stein zuerst einmal richtig ins Rollen zu bringen.

Stufe 5 – Aktionsplan und Umsetzung

Einen Aktionsplan erstellen heißt, geplante Maßnahmen für das Erreichen definierter Ziele detailliert zu erfassen und umzusetzen. Zur Vereinfachung wird diese Phase an einem konkreten Beispiel dargestellt.

Information: Der Werbende verfügt über eine professionelle Homepage inkl. Logo und kann mehrere betriebliche Angebote durchführen (Rückenkurse, Bewegungspausen, Vorträge, Gesundheitstage, Ergonomie- sowie Gesundheits-Checks). Es bestehen keine ausreichenden Software-Fähigkeiten, um eigenständig den Flyer zu erstellen.

Ziel: 5 neue BGF-Aufträge innerhalb der kommenden 6 Monate

Maßnahme:

A. Erstellung eines professionellen Flyers (z. B. Leporello, A4-Format, farbig, 6-seitig auf dickem Papier)

B. Vorauswahl von ca. 100 ausgewählten Empfängern (z. B. gesetzliche Krankenkassen, regionale Unternehmen/Betriebe)
C. Telefonat mit zuständigen Ansprechpersonen im Unternehmen und Frage, an wen das Infomaterial zugesendet werden soll
D. Versendung des Flyers
E. Nachtelefonieren

Budget: ca. 800 € (davon 600 € Erstellung/Druck sowie 200 € für den Versand)

Aktionsplan:

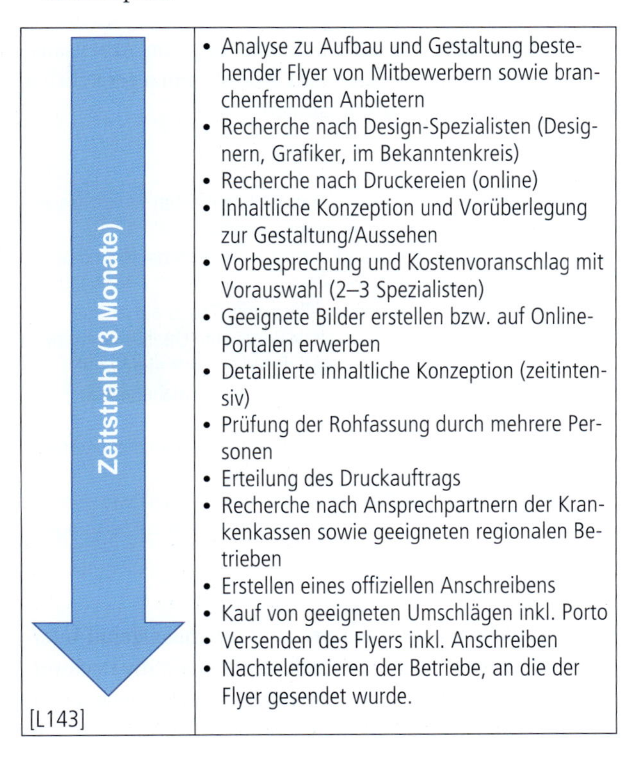

Stufe 6 – Erfolgskontrolle

Erfahrungswerte zeigen, dass im Marketing ca. die Hälfte des investierten Geldes wenig oder sogar keinen Effekt gebracht hat. Im Umkehrschluss sind aber 50 Prozent der Investition wirksam. Durch die enorme Komplexität des Marketings ist es sehr schwer, Ursache (Werbung) und Wirkung (Neukunden, Aufträge) direkt zuzuordnen. Dennoch bestehen Möglichkeiten, den Erfolg bzw. Misserfolg zukünftig zu beeinflussen.

Als gute Variante hat sich dafür eine einfache Frage etabliert. Im Fall der Kontaktaufnahme durch einen Neukunden bzw. Unternehmen kann gefragt werden, **wie dieser auf den Anbieter bzw. seine Leistungen aufmerksam geworden ist.** So kann schnell und kostenlos die Anfrage einer bestimmten Werbeaktion zugeordnet werden.

Einstiegsstrategien für Fachkräfte für Rückengesundheit

Für dieses Thema gelten zwei bekannte Sprichworte: „Aller Anfang ist schwer", aber auch „Jeder Weg beginnt mit dem ersten Schritt". Die Akquise der ersten BGF-/BGM-Aufträge stellt erfahrungsgemäß eine große Herausforderung dar. Die Fachkraft Rückengesundheit agiert noch unsicher und kann kaum auf Erfahrungswerte bzw. bestehende Referenzen verweisen. Trotzdem ergibt sich bei genauerer Recherche eine Reihe guter Einstiegstrategien und Akquisemöglichkeiten für das betriebliche Setting. Grundlage dafür ist jedoch ein Portfolio an elementaren Werbemitteln:

- Abgestimmtes Corporate Design (CD) (Außenauftritt mit Logo, Farben etc.)
- Professionelle Homepage mit Fokus auf BGF/BGM
- Visitenkarten mit Hinweis zu betrieblichen Angeboten
- Optional ein Flyer mit Hintergrundinformationen zu Wirksamkeit, finanziellen Effekten (ROI) sowie Angebotsübersicht des Dienstleisters

Indirekte und direkte Strategie

Darauf aufbauend lassen sich die Strategien in eine indirekte sowie direkte Ausrichtung einteilen (➤ Abb. 4.2).

Die **indirekte Strategie** zielt darauf ab, eine Zusammenarbeit mit Institutionen aufzunehmen, die durch bestehende Kontakte oder Kooperationen mit Betrieben zum Multiplikator bzw. Vermittler von spezifischen Gesundheitsangeboten werden, z. B. Industrie-Club einer Stadt, Berufsgenossenschaften, Unternehmen für Arbeitssicherheit, Organisatoren für Unternehmer(frauen)-Tage. In diesem Fall treten Werbeeffekte häufig verzögert ein und lassen sich dadurch schwer messen. Auch eine Zusammenarbeit mit Unfall- bzw. Krankenkassen wird in diese Marketingstrategie eingeordnet, da konkrete Angebote nicht innerhalb der Kasse selbst, sondern bei den betreuten Betrieben umgesetzt werden.

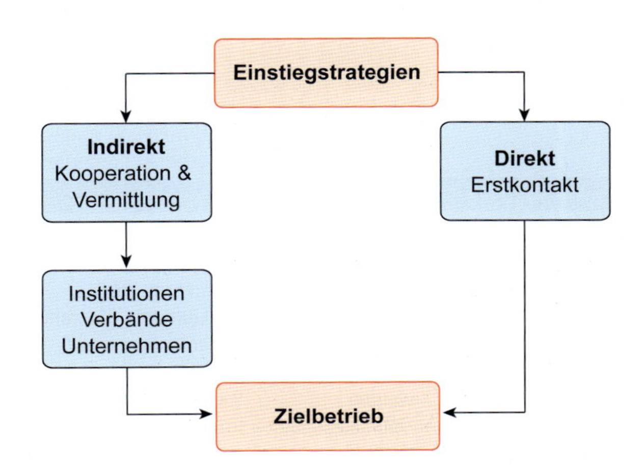

Abb. 4.2 Direkte und indirekte Einstiegsstrategien [L143]

Im Fall der **direkten Strategie** wendet sich der Anbieter mit seinen Leistungen ohne Umwege konkret an Akteure der Betriebe. Dies sind neben Mailings insbesondere Fachmessen (z. B. Jungunternehmer-Messe, Gesundheitsmesse, Branchenmesse). Hierbei lassen sich Werbeeffekte leicht bestimmen, und Kunden erhalten exakt die Informationen, welche der Anbieter für wichtig erachtet.

Einen Überblick über die Vor- und Nachteile der beiden Strategien bietet ➤ Tab. 4.4.

Ranking der besten Einstiegsmöglichkeiten

Nachfolgend werden zur Orientierungshilfe fünf wirkungsvolle Einstiegsstrategien für Betriebliche Gesundheitsdienstleister etwas näher beschrieben:

1. Krankenkassen
2. PR-Veranstaltung (Vortrag, Fachartikel)
3. Kooperation mit bereits aktiven Anbietern (BGM, Arbeitsmedizin)
4. Auftritt bei Messen und Events (regionaler Arbeitssicherheitstag, Firmenlauf Stadt)
5. Briefmailing an ausgewählte Unternehmen

Durch Unterschiede in der Zielsetzung und Leistungsvielfalt kann sich das Ranking von Anbieter zu Anbieter deutlich verschieben.

Tab. 4.4 Vor- und Nachteile von Einstiegsstrategien

Beispiele	Vorteile	Nachteile
Indirekte Strategie		
• Gesetzliche Krankenkassen • Berufsgenossenschaften und Unfallkassen • Unternehmen für Arbeitssicherheit • BGM Unternehmen • Rückenschulverband • Handwerkerinnung • IHK	• Bestehendes Vertrauensverhältnis von Zielbetrieb und Institution • Institution erreicht ggf. sehr viele potenzielle Kunden • Fokus auf Führungskräften und Entscheidungsträgern	• Abhängigkeit vom Engagement und der Motivation der Kontaktperson der Institution • Institution vermittelt erfahrungsgemäß zuerst an bestehende Partner • Gegebenenfalls geringere finanzielle Entlohnung als bei direkter Akquise • Gegebenenfalls Umsetzung vorgegebener Konzepte
Direkte Strategie		
• Messen • Events • Telefonakquise • Mailings/Flyer • Newsletter • Fachvorträge	• Gegebenenfalls Direktkontakt zu verantwortlichen Personen • Honorarsatz kann selber bestimmt werden • Optimale inhaltliche Erläuterung zu den Angeboten	• Häufig hoher Kostenfaktor • Geringe Rücklaufquote (Kontaktaufnahme durch Unternehmen) • Entscheidungsträger werden oft nicht sofort erreicht

1. Krankenkassen

Für die Fachkraft Rückengesundheit ist die Honorartätigkeit im Auftrag gesetzlicher Krankenkassen einer der effektivsten Wege, um rasch seine Dienstleistungen in Unternehmen umzusetzen. Mit Inkrafttreten des überarbeiteten Präventionsgesetzes 2016 wird speziell dieser Markt durch eine verstärkte, finanzielle Bezuschussung gefördert. Der Verteilungsschlüssel sieht vor, Maßnahmen im betrieblichen Setting in einer vergleichbaren Höhe zu unterstützen wie das Gesamtbudget im Bereich der Individualprävention.

Fachkräfte mit der Weiterqualifizierung zum KddR-Rückenschullehrer haben aufgrund der enormen Bedeutung von Rückenproblemen bei der Entstehung von Arbeitsausfällen sowie aufgrund steigender Fördersummen gesetzlicher Kostenträger beste Berufsaussichten.

PRAXISTIPP

Für die Kooperation mit gesetzlichen Krankenkassen ist zur besseren Orientierung ein typischer Ablauf dargestellt.

- Kontaktaufnahme zum verantwortlichen Bereich der Krankenkasse (Kontaktperson)
- Bewerbung als externe Honorar-Fachkraft (Fokus auf ausgewählte Dienstleistungen, die in der Regel eine Qualifizierung mit Zertifikatsnachweis bzw. interne Schulungen erfordern)
- Verhandlung von Honorarsätzen und BGF-Einsatzbereichen
- Honorarvertrag schließen
- Krankenkasse leitet Anfragen von Unternehmen an die externe Fachkraft weiter oder beauftragt diese direkt
- Fachkraft führt den Auftrag im Namen der Krankenkasse durch
- Rechnungslegung erfolgt an die Krankenkasse (diese Leistungen sind für Unternehmen im Regelfall kostenfrei)

Die gesetzlichen Krankenkassen sind durchaus daran interessiert, dass die externe Fachkraft durch qualitativ hochwertige Leistung sowie Überzeugungsarbeit die Betriebe dahingehend motiviert, im Nachgang auf eigene Kosten weiterzumachen. Damit ergibt sich für den Gesundheitsdienstleister eine sehr gute Möglichkeit zur Akquise von Folgeaufträgen und festen Kunden.

Beurteilung	
Potenzial	sehr hoch
Kostenfaktor	sehr gering
Aufwand	gering
Hinweis	Der Anbieter muss sämtliche gesetzlichen Voraussetzungen des Präventionsgesetzes erfüllen (Berufsausbildung und spezielle Qualifizierungen).

2. PR-Veranstaltung

Der Bereich Public Relations ist vielschichtig aufgestellt (Fachartikel, Vorträge, Tag der offenen Tür, Diskussionsrunden) und ermöglicht neben der sachlichen Information zum Thema die Kontaktaufnahme zu wichtigen Entscheidungsträgern. Eine höhere Glaubwürdigkeit sowie der hohe Seriositätsfaktor im Vergleich zum Marketing verringern die Hemmschwelle zur Kontaktaufnahme von potenziellen Kunden. Ein konkretes Praxisbeispiel soll das Potenzial dieser subtilen Marketingvariante verdeutlichen.

BEISPIEL

Fachvortrag als Anknüpfungspunkt

Die Fachkraft Rückengesundheit hält im Rahmen einer Tagung des städtischen Industrieclubs bzw. Handwerkerinnung einen kurzen Vortrag mit dem Thema „Betriebliche Gesundheitsförderung – ein Wert moderner Unternehmenskultur". Während des Vortrags werden eine Reihe von interessanten Vorteilen erläutert, die sich für die Unternehmen ergeben (geringere Fehlzeiten, höhere kognitive Produktivität, Return on Investment, Image sowie Fachkräftegewinnung).

Zur Kaffeepause wird die Fachkraft Rückengesundheit von mehreren Führungskräften gefragt, welche konkreten Voraussetzungen bestehen müssen, um BGF-Maßnahmen im eigenen Betrieb umzusetzen. An dieser Stelle ergibt sich für den Anbieter die einmalige Gelegenheit zum direkten Marketing mit einer Gruppe interessierter Entscheidungsträger.

An erster Stelle von PR steht immer eine sachlich orientierte Informationsweitergabe. Das bedeutet auch, dass im Falle fehlender Begeisterung der Zuhörer bzw. Leser die Möglichkeit zum anschließenden Marketing ausbleibt.

Beurteilung	
Potenzial	sehr hoch
Kostenfaktor	sehr gering
Aufwand	hoch
Hinweis	Grundlage für diese Art der Umsetzung sind hohes Fachwissen (Studienlage) sowie eine mitreißende Vortrags- und Präsentationsfähigkeit des Anbieters

3. Kooperation mit aktiven BGM-Anbietern

Trotz der relativ jungen Geschichte des Betrieblichen Gesundheitsmanagements gibt es bereits eine Reihe von Unternehmen, die schon seit Jahren in diesem Markt aktiv tätig sind. Durch die wachsende Nachfrage bei Unternehmen ergibt sich besonders im Bereich Bewegung/Rückengesundheit ein höherer Bedarf an qualifizierten Fachkräften.

Im Fall eines umfangreichen BGM-Angebots der Fachkraft Rückengesundheit bieten sich auch Kooperationen mit Unternehmen an, die im Bereich der Arbeitsmedizin, des Arbeitsschutzes und der Gefährdungsbeurteilung tätig sind. Größere Betriebe sind nach dem ASiG (Arbeitssicherheitsgesetz) gesetzlich dazu verpflichtet, eigene Betriebsärzte zu beschäftigen oder externe Unternehmen damit zu beauftragen. Diese Unternehmen werden im Zuge ihrer Tätigkeit oft angefragt, welche weiteren Möglichkeiten zur aktiven Gesundheitsförderung im Betrieb bestehen. Daher erweisen sich Kooperationen von Experten der Arbeitsmedizin auf der einen Seite sowie Fachkräften der Gesundheitsförderung auf der anderen als gewinnbringende Symbiose. Arbeitsmedizinisch ausgerichtete Firmen können ihr Portfolio um den Bereich des BGM erweitern, und der Gesundheitsdienstleister hat einen starken Multiplikator mit guten Kontakten zu größeren Betrieben.

Beurteilung	
Potenzial	hoch
Kostenfaktor	sehr gering
Aufwand	mittel
Hinweis	Grundlage für eine wirksame Zusammenarbeit ist die Idee einer finanziellen Beteiligung für vermittelte Aufträge durch das kooperierende Unternehmen

4. Auftritt bei Messen und Events

Veranstaltungen, bei denen eine große Anzahl potenzieller Kunden zusammenkommt, stellen eine weitere wirksame Möglichkeit zum Marketing dar. Ein Stand bzw. Auftritt zur regionalen Unternehmermesse oder Gesundheitsmesse der Stadt bietet Chancen zur direkten Kontaktaufnahme mit betrieblichen Entscheidungsträgern. Zum städtischen Firmenlauf konzentrieren sich im Zielbereich Aktive, Betreuer und Zuschauer eines Betriebs. Auch hier können durch einen werbewirksamen Auftritt bewegungsaffine Mitarbeiter sowie Führungskräfte für die Implementierung gesundheitsfördernder Maßnahmen im Unternehmen gewonnen werden.

Beurteilung	
Potenzial	hoch
Kostenfaktor	mittel bis hoch
Aufwand	mittel bis hoch
Hinweis	Voraussetzung für diese Maßnahme sind werbewirksame Materialien (Messestand, Roll-up-Displays, Aufsteller, Banner bzw. Plakate sowie Flyer)

5. Briefmailing an ausgewählte Unternehmen

Ein Mailing ist neben der Telefonakquise die direkteste Art, auf gesundheitsfördernde Angebote aufmerksam zu machen. Ohne Umwege adressiert der Anbieter dabei seine Kunden. Das Briefmailing empfiehlt sich nur in Kombination mit einem Flyer bzw. einer Broschüre und erfordert im Vorfeld eine Recherche zu den avisierten Unternehmen. Die Gesamtkosten hängen in erster Linie davon ab, ob der Anbieter den Flyer in Eigenregie erstellen kann oder professionelle Hilfe in Anspruch nehmen muss.

Ablauf und Umsetzung dieser Maßnahme wurden als Beispiel vorab schon detailliert beschrieben.

Diese Art des Marketings wird nur dann wirksam, wenn die angeschriebenen Unternehmen im Nachgang strukturiert nachtelefoniert werden. In diesem Telefonat kann auf die Versendung des Flyers Bezug genommen und die Klärung von Rückfragen angeboten werden.

Beurteilung	
Potenzial	mittel
Kostenfaktor	mittel bis sehr hoch
Aufwand	hoch
Hinweis	Erstellung eines professionellen Flyers im Vorfeld, Nachtelefonieren der Betriebe, die sich nicht zurückgemeldet haben

4.2.4 Equipment, Materialien und Medien

Um bestens für bevorstehende Einsätze betrieblicher Gesundheitsmaßnahmen vorbereitet zu sein, sollten im Vorfeld wichtige Geräte und Materialien zusammengestellt werden (➤ Abb. 4.3). Bei der Auswahl muss darauf geachtet werden, dass im Gegensatz zum klassischen Rückenkurs in Gesundheitseinrichtungen alle Materialien für den betrieblichen Einsatz leicht zu transportieren sein sollten. Große Gymnastikbälle oder Geräte mit einem hohen Platzbedarf für die Lagerung sind hierfür eher ungeeignet. Nachfolgend wird die notwendige Basisausstattung für drei Tätigkeitsbereiche näher erläutert.

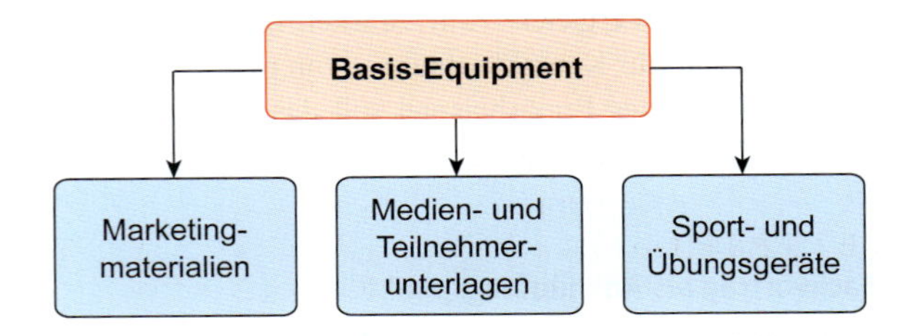

Abb. 4.3 Basis-Equipment zur Durchführung von betrieblichen Rückenschulkursen [L143]

Marketingmaterialien

Zur Akquise, für Repräsentationszwecke sowie zum Kontaktaufbau sind folgende Werbe-Tools sehr zu empfehlen.

- Visitenkarte
- Flyer/Broschüre
- Roll-up-Display

An erster Stelle steht dabei die professionell gestaltete Visitenkarte. Diese sollte grafisch ansprechen, aufgeräumt wirken, die wichtigsten Kontaktmöglichkeiten beinhalten und deutlich den Tätigkeitsbereich der Betrieblichen Gesundheitsförderung aufzeigen. Visitenkarten sind sehr günstig und sollten bei jedem beruflichen Einsatz mitgeführt werden, um im Falle eines Falles griffbereit zu sein.

Häufig enden vielversprechende Erstkontakte mit der Bitte des Gesprächspartners: „Lassen Sie mir doch etwas Informationsmaterial zum genaueren Nachlesen zukommen". Für diese Situation bzw. zur Repräsentation seiner Angebote auf Messen sowie Events sind Flyer/Broschüren das perfekte Medium. Je nach Größe und Umfang kann dem Interessenten damit ein Einblick in das Thema und die Arbeitsweise des Anbieters gegeben werden. Grundsätzlich gilt hierbei die Regel: Je größer das Format und je stabiler das Papier, desto hochwertiger und seriöser wirkt dieses Werbeinstrument auf den Leser.

Bei öffentlichen Veranstaltungen mit höheren Besucherzahlen (Messen, Tagungen, Events) bedarf es größerer, leicht erkennbarer Marketingmittel. Neben Bannern und Plakaten ist ein Roll-up-Display hierfür bestens geeignet. Diese Displays sind in der Herstellung relativ günstig (ab 50 €). Sie sind in beliebigen Größen erhältlich und lassen sich bei Bedarf schnell auf ein handliches Transportmaß zusammenrollen.

Medien und Teilnehmerunterlagen

Betriebe bilden eine ideale Ausgangsposition, um Anpassungen sowie Optimierungsideen direkt auszuprobieren und im Arbeitsbereich der Beschäftigten umsetzen.

Die mediale Ausstattung unterscheidet sich dabei sehr stark von Unternehmen zu Unternehmen. Sie bewegt sich vom umfangreich ausgestatteten Besprechungsraum (Beamer mit Leinwand, Whiteboard, Flipchart etc.) bis hin zum kleinen Aufenthaltsbereich einer Werkhalle ohne Präsentationsmöglichkeit.

Durch den Einsatz geeigneter Medien unterstützt die Fachkraft Rückengesundheit die Mitarbeitenden als Moderator auf dem Weg zum gesundheitsfördernden Arbeitsplatz und visualisiert Entwicklungsprozesse von der Idee bis hin zum Ergebnis. Dazu ist in ➤ Tab. 4.5 eine Mindestausrüstung an notwendigen Materialien dargestellt, die auch in schlecht ausgerüsteten Betrieben eine methodisch gute Umsetzung von Theorieelementen gewährleistet.

Teilnehmerunterlagen, Präsentationen und Arbeitsblätter sollten das **Betriebslogo** mit aufführen (➤ Abb. 4.4). Damit wird bei teilnehmenden Personen die positive Verbindung von Gesundheitsmaßnahme und Arbeitgeber hergestellt.

Sport- und Übungsgeräte

Primär richtet sich die Anschaffung geeigneter Trainingsgeräte nach Lagermöglichkeiten im jeweiligen Betrieb und in den Transportkapazitäten des Kursleiters. Ist dieser innerhalb einer Stadt vorzugsweise mit dem Fahrrad unterwegs, stellt schon die Mitnahme von fünf Schwungstäben ohne geeignete Tragetasche eine Herausforderung dar. Kommt es innerhalb einer Woche zu mehreren Einsätzen in unterschiedlichen Unternehmen, sind diverse **leichte Kleingeräte** empfehlenswert. Möchte ein Betrieb, der über ausreichend Lagerfläche verfügt, längerfristig Gesundheitsmaßnahmen

Tab. 4.5 Mindestausstattung – spezielle Medien und Teilnehmerunterlagen im betrieblichen Einsatz

Medien	Einsatzbereich
Flipchart, Blätter, Stifte Kreppklebeband zur Befestigung	• Vermittlung von Wissen • Visualisierung
Karteikarten und Klebezettel Gegebenenfalls Moderatorenkoffer	• Moderation von Diskussionsrunden • Priorisierung von Ideen • Aktives Einbeziehen der Teilnehmer
Fotoapparat Videoaufzeichnung	• Dokumentation von Veränderungen (Vorher–Nachher) • Festhalten und Analyse von Bewegungsabläufen und typischen Arbeitshandlungen
Fragebögen Checklisten	• Betriebs-Check • Analyse der Arbeitssituation/Arbeitsbelastung (z. B. Leitmerkmalmethode Heben und Tragen) • Ergonomie-Check (z. B. Anordnung des Bildschirmarbeitsplatzes) • Ressourcenanalyse zum individuellen Gesundheitsverhalten • Wissenstest Rückengesundheit • Evaluationsbogen
Teilnehmerunterlagen Arbeitsblätter	• Spezielle arbeitsplatzbezogene Ausgleichs- und Übungsprogramme • Übungskarten (für Schreibtisch bzw. Auto) • Bewegungspausen • Kurzvarianten von Entspannungsmethoden am Arbeitsplatz • Unterschiedlichen Tragevarianten und Effekte • Beispiele für Blitz-Entspannung

für seine Beschäftigten anbieten, ist die Stationierung eines Sortiments an größeren Trainingsgeräten durchaus denkbar. Einige praxisnahe Varianten verdeutlichen die unterschiedliche Vorgehensweise bei der Organisation geeigneter Sportgeräte durch den Kursanbieter (Basisausrüstung ➤ Tab. 4.6).

Premiumvariante

- Die Stadtverwaltung möchte langfristig einen festen Bewegungskurs für ihre Mitarbeiter installieren.
- Es bestehen gute räumliche Gegebenheiten (Teppichboden, Medien, Sitzgelegenheiten).
- Lagerfläche für Geräte ist vorhanden.
- Betrieb ist bereit eine Basisausstattung an Trainingsgeräten (Matten, Igelbälle, Holzstäbe, Hanteln und Elastikbänder) zu stellen und vor Ort zu lagern.

Vorgehen: Die Fachkraft Rückengesundheit bringt zusätzlich benötigte Kleingeräte zur jeweiligen Kurseinheit mit.

Standardvariante

- Ein Steuerbüro möchte für seine Mitarbeitenden einen zeitlich begrenzten Kurs anbieten.
- Dazu steht ein geräumiger Besprechungsraum mit Teppichboden, Medien und Sitzgelegenheiten zur Verfügung (Tische können zur Seite geschoben werden).
- Lagerflächen und bestehende Trainingsgeräte sind nicht vorhanden.
- Matten könnten in einem Schrank im Aktenraum ca. 20 m entfernt gelagert werden.

Vorgehen: Die Fachkraft Rückengesundheit organisiert eigenständig passende Matten und bringt notwendige Kleingeräte für jede Kurseinheit selbst mit.

Minimalvariante

- Ein Tischlereibetrieb möchte für seine Mitarbeitenden eine Schnuppermaßnahme Rückenschule (3× 90 min) anbieten.

Tab. 4.6 Empfehlung zur Basisausrüstung an Sport- und Trainingsgeräten

Sport-Übungsgerät	Einsatzbereich	Kosten/Stück
Transportable Gymnastikmatten (leicht und ggf. faltbar)	• Übungen am Boden • Weiche Unterlage	20–40 €
Sortiment an Tubes oder Elastikbändern	• Kräftigung	8–15 €
Kleine Bälle (Tennis- bzw. Redondo®-Ball)	• Erwärmung • Spiele • Koordinative Aufgaben	<8 €
Kleinere, koordinative Trainingsgeräte (Kippbrett, Dynair®-Kissen, Balance Pad)	• Koordinative Aufgaben • Zirkeltraining • Tiefenmuskeltraining	25–60 €
Einzelgeräte mit Aufforderungscharakter (Schwungstäbe, Togu Brasil®, XCO® Slashpipe®)	• Messen und Gesundheitstage • Koordinative Aufgaben	Je nach Gerät 15–100 €
Große Kiste inkl. passendem Rollbrett	• Transport von Trainingsgeräten und Materialien	30–40 €

Betriebs-Logo | Anbieter-Logo

Rücken-Bewegungs-Kurzprogramm

Um Ihren Rücken mit einem Mini-Bewegungsprogramm auch am Sitzarbeitsplatz verwöhnen zu können, sollen die nachfolgend dargestellten Übungen als Motivation und Orientierung dienen.

Viel Spaß bei der Umsetzung ...

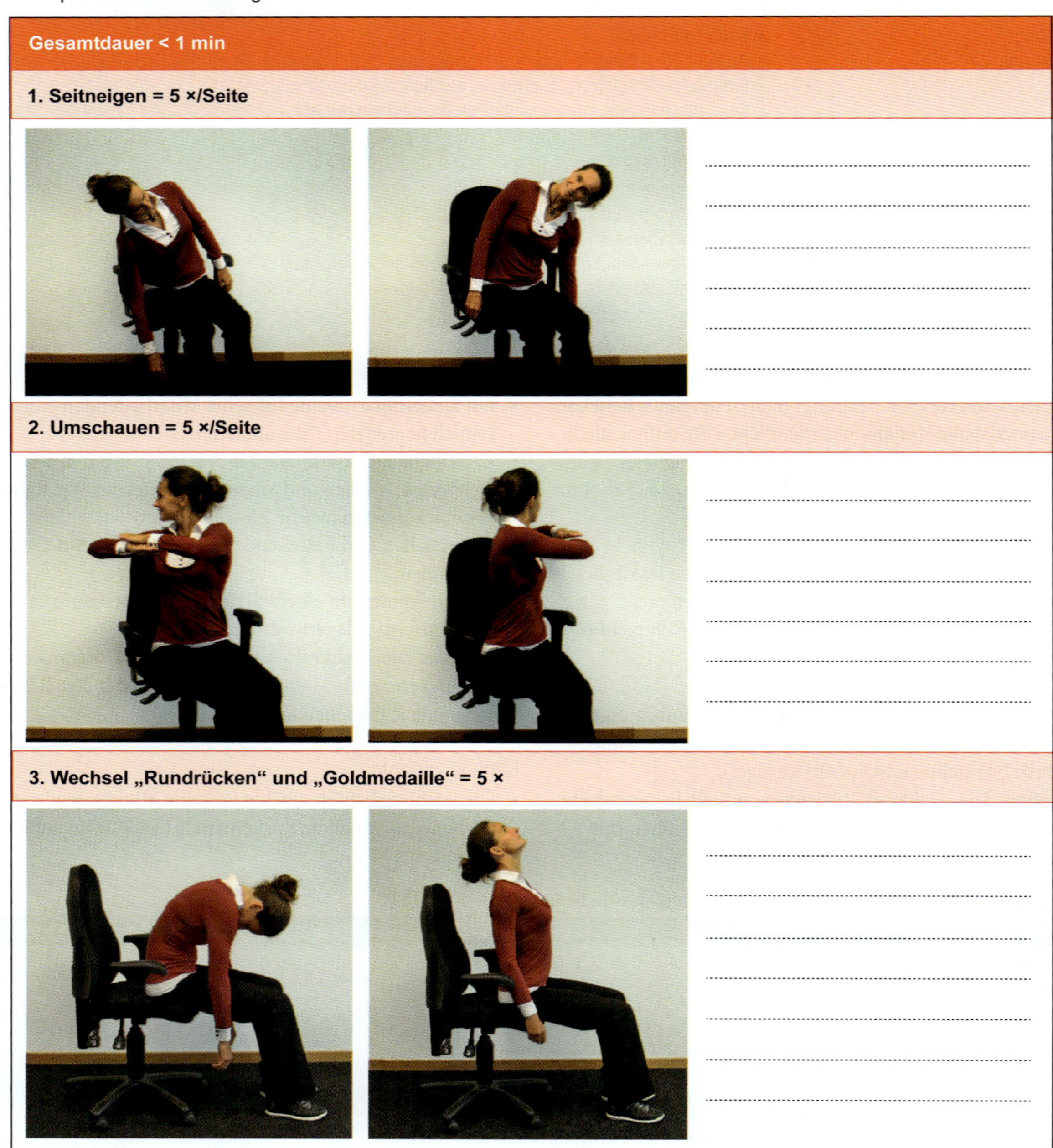

© Max Mustermann – Rückengesundheit & BGF-Maßnahmen (www.bgf-mustermann.de)

Abb. 4.4 Beispiel für Teilnehmerunterlagen (Bewegungspause am Sitzarbeitsplatz) [X309/L143]

- Zur Verfügung stehen eine kleine Sitzecke in der Küche (für Theoriezwecke) und ein mittelgroßer Bewegungsbereich in der Werkhalle (für Praxiselemente).
- Lagerflächen, Medien und bestehende Trainingsgeräte sind nicht vorhanden.

Vorgehen: Die Fachkraft Rückengesundheit organisiert geeignete Medien und bringt notwendige Kleingeräte für jede Kurseinheit selber mit.

Bei der Auswahl geeigneter Trainingsgeräte sind Aspekte wie Gewicht und Transporteigenschaft entscheidende Faktoren. Spezielle Tragetaschen und Transporthilfen erleichtern der Fachkraft Rückengesundheit die oft langen Wege vom Parkplatz bis zum Kursraum.

4.2.5 Kalkulation und Angebotserstellung

In der Regel ist jedem Auftrag ein offizielles Angebot an den Unternehmer vorgeschaltet. Dieses muss den üblichen Standards entsprechen und strukturiert die wichtigsten Informationen beinhalten. Angebote schließen mit einem Preisvorschlag ab, dem eine wohlüberlegte und sämtliche Ausgaben berücksichtigende Kalkulation zu Grunde liegt.

Kalkulation von betrieblichen Maßnahmen

Bei der Kalkulation gehen die Meinungen weit auseinander. Während ein Anbieter versucht, neben der Deckung aller Unkosten für sich einen mittleren Honorarsatz zu erzielen, muss ein anderer neben der Arbeitsleistung seiner eingesetzten Mitarbeiter bzw. Fachkräfte auch sein eigenes Honorar für Organisation und Vorbereitungszeit mit einplanen. Am Ende sollte ein gerechtfertigter, für beide Seiten fairer Wert herauskommen, der sich vor dem Betrieb sehr gut darstellen und vertreten lässt.

Noch vor den ersten Berechnungen steht eine Vorüberlegung zu typischen Aufgaben, die mit BGF-Maßnahmen verbunden sind:

- Korrespondenz mit verantwortlichen Akteuren
- Persönliches Treffen im Vorfeld der Maßnahme inkl. Beratungsgespräch sowie Inspektion der Räumlichkeiten vor Ort
- Zeitaufwand für die Einweisung in betriebliche Regeln und Gegebenheiten
- Gegebenenfalls Weitergabe dieser Informationen an einzusetzende Fachkräfte
- Schriftliche Auftragserteilung an die eigenen Fachkräfte
- Anpassung von Materialien und Teilnehmerunterlagen (Logo sowie CD des Betriebs)
- Rücksprache, Feedback und Nachbereitung der Maßnahme mit Kontaktpersonen im Unternehmen und der eingesetzten Fachkraft

Tab. 4.7 Honorarempfehlungen für betriebliche Gesundheitsangebote (Nettowerte)

Leistung/Angebot	Auftraggeber	Honorarempfehlung Nettowerte (60 min)
Rückenschulkurs	Krankenkasse	50–80 €
	Unternehmen	60–80 €
	BGM Unternehmen als Vermittler	30–50 €
Einfacher Bewegungskurs Aktivprogramme	Krankenkasse	40–70 €
	Unternehmen	50–70 €
	BGM Unternehmen als Vermittler	20–40 €
Ergonomie-Checks und Arbeitsplatzbegehungen	Krankenkasse	50–90 €
	Unternehmen	60–100 €
	BGM Unternehmen als Vermittler	40–60 €
Vortrag (60 min)	Krankenkasse	150–300 €
	Unternehmen	150–400 €
Seminar/Analyse (120 min)	Krankenkasse	120–180 €
	Unternehmen	150–300 €

Besonders einmalig durchgeführte Veranstaltungen (Vortrag, Seminar, Gesundheitstag) sollten diesen organisatorischen sowie zeitlichen Mehraufwand mit einkalkulieren.

Auch die Festlegung von Honorarsätzen unterliegt einer Vielzahl von Faktoren.

- Expertise und Bekanntheitsgrad des Anbieters
- Branche und Größe des Unternehmens (Automobilehersteller vs. kleiner Malerbetrieb)
- Organisationsaufwand (Kurseinheit vs. Vortrag/Seminar)
- Vorbereitungsaufwand (z. B. Raumorganisation, Gerätebereitstellung)
- Fahrzeiten

Die in ➤ Tab. 4.7 angegebenen Honorarwerte stellen lediglich eine Orientierung dar und können im Einzelfall extrem abweichen.

Die nachfolgenden beiden Aufstellungen sollen beispielhaft die Unterschiede zwischen einem fortlaufenden Kurs und einem Gesundheitstag verdeutlichen und dem Leser eine weitere Orientierungshilfe geben.

Beispiel Rückenschulkurs

Eine Bank beabsichtigt, für ihre Beschäftigten einen zeitlich begrenzten Kurs zur Förderung der Rückengesundheit anzubieten (8 × 60 min). Ein geräumiger Besprechungsraum mit Teppichboden, Stühlen sowie Medien steht dafür einmal pro Woche zur Verfügung. Sport- und Trainingsgeräte könnten gelagert werden, sollen vom Anbieter aber selber mitgebracht werden.

Leistung	Umfang	Betrag
Honorar (70 €)	8 × 60 min	560 €
Vorbereitung und Nachbereitung	pauschal	100 €
Organisationspauschale (Teilnehmerunterlagen/Materialien)	pauschal	50 €
Gerätenutzung und Transport (Matten, Kleingeräte etc.)	pauschal	80 €
Nettowert gesamt (zzgl. Fahrtkosten):		**790 €**

Beispiel Gesundheitstag

Der Träger eines Pflegeheims möchte für seine 28 Mitarbeiter einen Gesundheitstag mit dem Schwerpunkt Rückengesundheit durchführen (9–13 Uhr). Zur Verfügung stehen ein Aktivraum (ganztägig) sowie der Speisesaal (9–11:30 Uhr). Bei den Maßnahmen einigt man sich auf folgende Inhalte:

- Impulsvortrag im Speisesaal „Rückengesundheit" (45 min)
- 2 × Praxisworkshop „Rückenübungen" (à 45 min)
- 2 × Praxisworkshop „Bewegungspausen am Arbeitsplatz" (à 30 min)

Der Anbieter wird selbst ganztägig aktiv und beauftragt einen weiteren Mitarbeiter für zwei Stunden (inkl. 30 min Pausenzeit) mit der Durchführung von Praxisworkshops „Rückenübungen".

Leistung	Umfang	Betrag
Honorar Vortrag (200 €)	1×	200 €
Honorar Praxis (80 €)	4×	320 €
Vorbereitung und Nachbereitung (ca. 2 h à 80 €)	2×	160 €
Organisationspauschale (Teilnehmerunterlagen/Materialien)	pauschal	50 €
Nettowert gesamt (zzgl. Fahrtkosten):		**730 €**

Der Anbieter zahlt seinem Mitarbeiter z. B. ein Honorar pro Einsatzstunde von 40 € (netto), sodass der restliche Nettowert für den Anbieter 650 € beträgt.

Angebotserstellung

Ein schriftliches Angebot ist Aushängeschild und damit Werbung für jeden Leistungserbringer und kann beim Empfänger ein gutes Gefühl (Kompetenz, Seriosität) auslösen, aber auch das komplette Gegenteil bewirken (Anfänger, wenig Expertise). Es bildet die wichtigste Diskussionsgrundlage für betriebliche Entscheidungsträger beim Vergleich mit den Leistungen anderer Anbieter. Neben einem professionellen Design und strukturierten Aufbau müssen Leistungen sowie Inhalte ausführlich beschrieben sein. Nur so kann sich die betriebliche Leitung einen qualitativen Überblick verschaffen und daraus den Nutzen für ihr Unternehmen ableiten. Daher sollte der Angebotserstellung genauso viel Aufmerksamkeit geschenkt werden, wie einer detaillierten Stundenplanung bzw. Kurskonzeptionierung.

Wichtige Anhaltspunkte sowie Inhalte zum Aufbau professioneller Angebote:

- Briefpapier im Corporate Design (Logo, Farben, Firmenname, Kontakt, Datum etc.)
- Adresse und Ansprechpartner des Zielbetriebs
- Fortlaufende Angebotsnummer (z. B. 2017/127)
- Titel/Bezeichnung der Maßnahme
- Leistungen des Anbieters (detaillierte inhaltliche Aufstellung und ggf. Erläuterung)
- Qualifikationen der Fachkräfte (Beruf, Weiterbildungen, Erfahrung)
- Termin und zeitlicher Umfang der Maßnahme
- Referenzen (Auflistung von betreuten Unternehmen und zurückliegenden Einsätzen)
- Kosten (üblicherweise Nettowerte/exklusive der Fahrtkosten)
- Rückmeldedatum bzw. Angebotsgültigkeit (Zeitraum, den der BGF-Anbieter für das noch unbestätigte Angebot in seinem Terminkalender blockiert hat)
- Ergänzende Hinweise

Angebote werden grundsätzlich digital (PDF-Datei), als Fax oder per Post versendet.

Vorlage Angebot Rückenschule

Vorlage Angebot Gesundheitstag

LITERATUR

Badura, B, Ducki, A, Schröder, H, Klose, J, & Meyer, M. (2015). Fehlzeiten-Report 2015. Heidelberg: Springer.

Eberle, G. (2006). Erfolgsfaktor Betriebliches Gesundheitsmanagement – betriebswirtschaftlicher Nutzen aus Unternehmersicht. Prävention 2006, 325–338.

4.3 Praktische Umsetzung

Auf einen Blick

- Analysephase: Betriebs-Check, Rahmenbedingungen, Ziele eines Betriebs
- Planung, Durchführung und Finanzierung geeigneter Maßnahmen
- Kommunikation, Information und Netzwerkarbeit
- Evaluation, Auswertung und Ergebnissicherung

Leitfragen

- Welche betriebsspezifischen Faktoren beeinflussen in besonderem Maß die praktische Umsetzung von arbeitsplatzbezogenen Interventionen?
- Welche Art der Kommunikation passt zum jeweiligen Unternehmen und zu den angebotenen Maßnahmen?

- Was sind die Erfolgskriterien für die interne Kommunikation zur Betrieblichen Gesundheitsförderung? Welche Rolle kommt den Führungskräften dabei zu?
- Welche relevanten Ergebnisse und Handlungsansätze ergaben sich durch vorausgegangene Analysemethoden (Mitarbeiterbefragen, Gesundheitszirkel etc.)?
- Welche konkreten Inhalte des Rückenschulkurses bzw. eines anderen Gesundheitsangebots sind zielführend?
- Mit welchen Kooperationspartnern kann ein Betrieb auf dem Gebiet der Betrieblichen Gesundheitsförderung zusammen arbeiten?
- Wie, in welchem Umfang und mit welchen Inhalten erfolgen die Evaluation, Ergebnisdokumentation und Berichterstattung?

4.3.1 Betriebs-Check und Rahmenbedingungen

Jeder Betrieb und jedes Unternehmen ist anders! Neben diversen Kennzahlen des Betriebs (Größe, Mitarbeiterzahl, Zweigstellen) sowie Kenntnissen der Branche (Produktpalette, Tätigkeitsbereich) sind in besonderem Maße innerbetriebliche Strukturen (Hierarchiegedanke, Kommunikation, Personalvertretung und Gremien anderer Interessensgruppen) zu beachten. Unterschiedliche Interessensgruppen haben z. T. unterschiedliche Einstellungen, Bedürfnisse und häufig gegensätzliche Sichtweisen (➤ Kap. 4.2.1). Diese Besonderheiten sollten von der Fachkraft Rückengesundheit im Vorfeld erkannt und während der Umsetzungsphase berücksichtigt werden.

Dazu empfiehlt sich zur unmittelbaren Vorbereitung von Maßnahmen eine Online-Recherche zum Betrieb sowie die Korrespondenz mit mindestens einem verantwortlichen Ansprechpartner für Gesundheitsfragen oder idealerweise eine Betriebsbegehung vor Ort.

Recherche zum Betrieb

Eine kurze Online-Recherche im Vorfeld bietet der Fachkraft Rückengesundheit die Möglichkeit sowohl zur groben Einschätzung des Unternehmens als auch zum Sammeln wichtiger Informationen und Fragen wie z. B.:
- Firmierung (AG, GmbH, GbR)
- Geschichte und Philosophie des Unternehmens
- Größe, Umsatzvolumen sowie Mitarbeiterzahl
- Branche, Produktpalette bzw. Dienstleistungsangebot
- Adresse und Kontaktdaten
- Gegebenenfalls Gesundheitsbeauftragter bzw. konkrete Ansprechperson

Diese Informationen und Fragen sind Grundlage für ein strukturiertes und professionelles Gespräch mit dem Betriebsvertreter auf Augenhöhe. Je umfangreicher das Wissen, umso größer wird das Vertrauen des betrieblichen Ansprechpartners sein.

Vorbereitung und Abstimmung

Die vorbereitende Kommunikation mit dem Unternehmen ist zur reibungslosen Umsetzung von Gesundheitsangeboten besonders im Vorfeld zum ersten Termin entscheidend. Hierfür bieten sich erfahrungsgemäß zwei Varianten an – die Betriebsbegehung (empfohlen) und die Kommunikation per Telefon.

Betriebsbegehung

Eine Betriebsbegehung einschließlich eines persönlichen Gesprächs mit verantwortlichen Personen hat mehrere Vorteile:
- Aufbau einer persönlichen Verbindung zu betrieblichen Ansprechpartnern
- Kennenlernen weiterer Entscheidungsträger (ggf. Rückfragen)
- Einsatz von Mimik/Gestik im Gesprächsverlauf
- Inspektion der Räumlichkeiten und Arbeitsplätze aus Sicht einer Fachkraft Rückengesundheit
- Foto-Dokumentation (Erlaubnis vorausgesetzt)
- Kennenlernen von organisatorischen Besonderheiten (Anmeldung, Sicherheitsregeln)
- Spontane Besichtigung alternativer Räumlichkeiten

Mit dieser Variante kann sehr genau eingeschätzt werden, welche Aufgaben und Leistungen zusätzlich auf den Anbieter zukommen. Hindernisse beim Transport von Gerätschaften, Sicherheits-Checks oder der Zeitaufwand für die Wegstrecke hin zum Bewegungsraum können exakt bestimmt werden. Alternative Ansprechpersonen sowie eine Vorstellung beim Empfangspersonal an der Pforte erleichtern dem Gesundheitsberater später die Vorbereitung. Darüber hinaus können durch ein freundliches, sympathisches Auftreten mögliche Ängste der Beschäftigten abgebaut und Vorfreude auf die bevorstehende Maßnahme geweckt werden.

Im Fall von umfangreichen Aufträgen, länger andauernden Maßnahmen oder der Auftragsweiterleitung an eine Honorarkraft ist für den Rückenschullehrer diese Variante besonders empfehlenswert.

Kommunikation per Telefon

Bei kleineren, kürzeren Aufträgen sowie terminlichen Einschränkungen findet das Vorbereitungsgespräch üblicherweise via Telefon statt. Dafür sollten ein strukturierter Gesprächsleitfaden sowie eine detaillierte Checkliste mit elementaren Fragen bereitliegen. Die Fachkraft Rückengesundheit muss durch gezielte, offene Fragestellungen einen hohen Gesprächsanteil seines Gegenübers fördern, um so möglichst viele Informationen zu erhalten. Hilfreich sind etwa folgende Fragen:

- Welchen Transportweg zum Bewegungsraum würden Sie mir empfehlen?
- Wen können Sie mir als Ansprechpartner empfehlen?
- Was muss ich beim Anmeldevorgang an der Pforte beachten?
- Welche Wünsche bzw. Erwartungen bestehen von Ihrer Seite/seitens Ihrer Kollegen?
- Wo ist Ihrer Meinung nach der beste Parkplatz, wenn ich mehrere, größere Trainingsgeräte mitbringe?

Die nachfolgende Checkliste soll der Fachkraft Rückengesundheit als Orientierung zur Kategorisierung und Informationssammlung (im Vorfeld und während des Gesprächs) dienen.

CHECKLISTE

Kontaktdaten

- Unternehmen/Inhaber
- Adresse
- Ansprechpartner mit Telefon-Durchwahl und E-Mail-Adresse

Betriebsdaten

- **Geschichte**
  - Wann wurde das Unternehmen gegründet?
  - Wer war Gründer?
  - Besondere Erfindungen/Patente etc.
  - Unternehmensphilosophie
- **Kennzahlen** (Was zeichnet den Betrieb aus?)
  - Status (AG, GmbH, GbR etc.)
  - Anzahl der Beschäftigten
  - Größe des Unternehmens (Zweigstellen, Umsatz etc.)
  - Tätigkeitsfelder der Beschäftigten (Büro, Produktion, Außendienst, Werkstatt, Reinigung etc.)
- **Branche/Dienstleistungsbereich** (Was macht der Betrieb?)
  - Tätigkeitsbereich
  - Produktpalette

Daten zur Zielgruppe

- **Zielgruppe** (Wer arbeitet im Betrieb?)
  - Alter (Durchschnitt)
  - Geschlechterverteilung
  - Berufsträger (Ingenieure, Mechaniker, Bäcker …)
  - Fitnesslevel
- **Arbeitsbelastungen** (Welche Arbeiten werden ausgeführt?)
  - Art (körperlich intensiv vs. Sitzarbeitsplatz)
  - Typische Arbeitshandlungen
  - Dauer der Arbeitsvorgänge
  - Anforderungsprofil an die Beschäftigten
- **Vorerfahrung BGF/BGM**
  - Bestehende Prozesse/Maßnahmen
  - Bereits agierendes Gremium (Steuerungskreis etc.)
  - Gesundheitsbeauftragter/Ansprechpartner im Unternehmen
  - Ergebnisse oder Handlungsansätze aus Analysen
  - Erfahrung mit schon durchgeführten Maßnahmen (Gesundheitstage, Seminare, Bewegungskurse etc.)

Rahmenbedingungen

- **Maßnahme**
  - Anzahl der Teilnehmenden
  - Inhaltliche Absprache mit Betriebsarzt, Ergonomiefachkraft oder anderen BGF-Anbietern
  - Zeitfenster zur Durchführung (inkl. Schließzeiten)
- **Objekt und Räumlichkeit**
  - Parkplatzsituation
  - Sicherheitsregeln und Anmeldprocedere
  - Fakten zur Räumlichkeit (Art, Größe, Fußboden, Temperatur, Fenster/Lüftung, Schlüssel etc.)
  - Umbau/Umräumen
  - Verfügbare Trainingsgeräte (Matten etc.)
  - Lagerungsmöglichkeiten für weitere Geräte

Wünsche und Besonderheiten

- Erwartungen der Geschäftsleitung
- Wünsche der Teilnehmenden/Zielgruppe
- Vorgaben des Betriebsarztes
- **Was ist Ihrer Meinung nach noch wichtig?**

Einbezug von BGM-Analyseergebnissen

Die Erhebung des betrieblichen IST-Zustands durch geeignete Maßnahmen ist ggf. ein weiterer wichtiger Schritt zur individuellen Ausrichtung des Gesundheitsangebots. Die dafür relevanten Methoden (Fragebogen, Gesundheitsbericht, ASIA, Interview, Gesundheitszirkel etc.) wurden in ➢ Kap. 1.5 schon detailliert beschrieben. Das nachfolgende Beispiel soll verdeutlichen, wie die Fachkraft Rückengesundheit nun in der Praxis sein Angebot inhaltlich auf die Ergebnisse eines im Vorfeld durchgeführten Analysetools „Gesundheitszirkel“ anpassen kann.

BEISPIEL

Ausrichtung des Rückenschulkurses auf Ergebnisse des Gesundheitszirkels

Ein Callcenter mit 80 Mitarbeitern möchte in den kommenden 12 Monaten ein BGM implementieren. Im Vorfeld wurden durch Gesundheitszirkel der IST-Zustand sowie wichtige Bedürfnisse der Belegschaft ermittelt.

Neben dem Bedarf an Maßnahmen zur Förderung der Rückengesundheit konnten folgende Ergebnisse festgehalten werden:

- Gutes Arbeitszeitenmodell
- Fehlende Wertschätzung durch Kollegen und Vorgesetzte
- Zu kleiner Pausenraum
- Dauerhafte Konzentration ohne Phasen der kognitiven Erholung
- Sehr gute Mittagsverpflegung durch Arbeitgeber
- Starke Schulter-Nacken-Verspannungen

Die Fachkraft Rückengesundheit erkundigt sich konkret nach diesen Ergebnissen und passt ihr variables Kurskonzept folgendermaßen an:

- 1 × Kurseinheit mit Schwerpunkt HWS (Schulter/Nacken) → Mobilisierung und Vorstellung von Bewegungspausen für einen entspannten Nacken am PC
- 1 × Kurseinheit zum Thema Stressbewältigung/Entspannung → Vorstellen und Beüben von Varianten der „Blitzentspannung am Arbeitsplatz < 1 min“
- Vermittlung des biopsychosozialen Gesundheitsmodells inkl. Fokus auf wertschätzenden Umgang mit Kollegen (Hausaufgabe – gezieltes Loben von Arbeitskollegen)

Diese unternehmensspezifischen Anpassungen werden zunächst dem Auftraggeber und anschließend den Kursteilnehmenden transparent kommuniziert und um Zustimmung gebeten.

PRAXISTIPP

Für den Betriebs-Check und die unmittelbare Vorbereitung der Auftaktveranstaltung einer betrieblichen Gesundheitsmaßnahme gelten nachfolgende Empfehlungen:
- Vorbereitende telefonische Korrespondenz mit betrieblicher Ansprechperson
- Checkliste für Rahmenbedingungen und Betriebsinformationen
- Betriebsbegehung (Inspektion räumlicher Bedingungen sowie der Arbeitsplätze, alternative Ansprechpersonen, Sicherheitsregeln, Besonderheiten etc.)
- Positiver erster Eindruck (freundliches, wertschätzendes und lösungsorientiertes Auftreten)
- Einbezug von Ergebnissen aus BGM Analysemethoden – ggf. inhaltliche Anpassung des Angebots

4.3.2 Planung und Durchführung geeigneter Maßnahmen

Welche Maßnahmen, Methoden und Übungen passen auf betriebliche Zielgruppen? Soll eine Bewegungsintervention inhaltlich auf bestehenden Analyseergebnissen aufbauen? Wird der Rückenkurs zeitlich begrenzt sein oder als regelmäßig fortlaufende Maßnahme angeboten? Wie könnte die Jahresplanung mit Gesundheitsangeboten für ein konkretes Unternehmen aussehen? Diese und viele weitere Fragen beschäftigen die Fachkraft Rückengesundheit bei der Planung und Durchführung geeigneter Maßnahmen. Der folgende Abschnitt widmet sich diesen Fragen, gibt Planungshilfen und stellt mehrere Lösungsansätze vor.

Individuelle Unternehmenskonzepte

Es gibt keine Allroundlösung! Grundsätzlich sollten sämtliche Angebote eines betrieblichen Gesundheitsdienstleisters auf die Ziele und Voraussetzungen des Unternehmens, die Bedürfnisse der Beschäftigten sowie örtliche Rahmenbedingungen angepasst werden. Dieser individuelle Ansatz fördert neben der Wirksamkeit einer Intervention auch die Motivation und Zufriedenheit aller beteiligten Akteure. Bei der konzeptionellen Planung und aktiven Umsetzung muss zunächst die Frage geklärt werden, ob die Gesundheitsangebote als Bestandteil eines BGM oder als eigenständige BGF-Maßnahmen stattfinden. Danach erfolgt die in ➤ Abb. 4.5 dargestellte Auseinandersetzung in drei Kategorien – Betriebsspezifik, Zielgruppe sowie Finanzierung. Abschließend werden ggf. Maßnahmen geprüft, um möglichst viele Beschäftigte an den Gesundheitsangeboten zu beteiligen. Nachfolgend werden die Bausteine in ➤ Abb. 4.5 genauer erläutert.

Ziele des Betriebs (BGM vs. BGF)

Die Ziele der Unternehmen bezüglich der Durchführung gesundheitsförderlicher Maßnahmen sind sehr unterschiedlich und reichen vom Aufbau einer gesundheitsorientierten Unternehmensphilosophie bis hin zur Imagepflege. Ist der Betrieb bestrebt, gemeinsam mit der Fachkraft Rückengesundheit ein Betriebliches Gesundheitsmanagement aufzubauen, sollte eine typische Ablaufstruktur eingehalten werden. Diese ist als fortlaufender Prozess zu verstehen (➤ Abb. 4.6), der sich über regelmäßige Wirksamkeitsprüfungen sowie Anpassungen stetig weiterentwickelt.

Auch für den Fall der Einbettung in ein bestehendes BGM oder wenn Bedarf an genaueren Informationen zum Status quo zu besteht, sollte zu Beginn eine Analyse bzw. Erhebung des **IST-Zustands** durchgeführt werden.

Neben einer Betriebsbegehung und der Korrespondenz mit dem Gesundheitsbeauftragten empfiehlt sich als Informationsquelle die Teilnahme an einer Versammlung der Steuerungsgruppe bzw. des Gesundheitsteams. Diese Maßnahme dient neben dem Kennenlernen aller „wichtigen Player" auch der Vorstellung und inhaltlichen Beschreibung des eigenen Leistungskatalogs. Darüber hinaus bietet sie der Fachkraft Rückengesundheit weitere Vorteile:

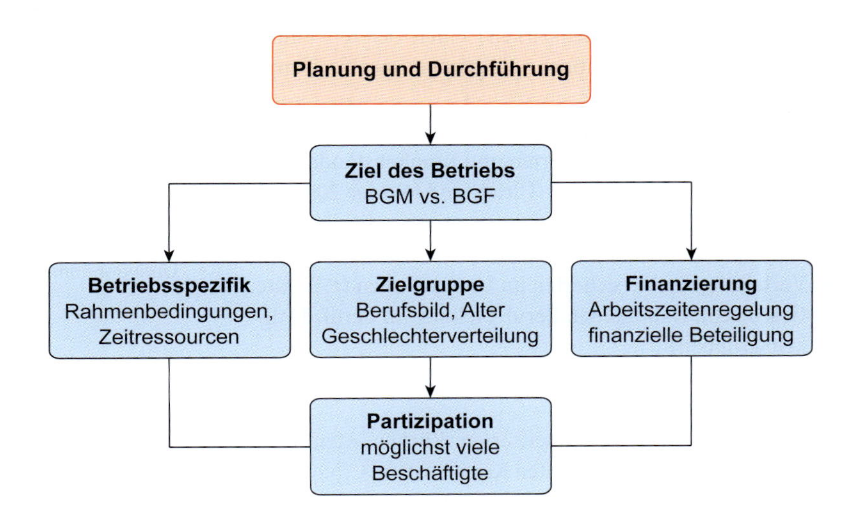

Abb. 4.5 Kategorisierung zur Planung und Durchführung von Gesundheitsmaßnahmen [L143]

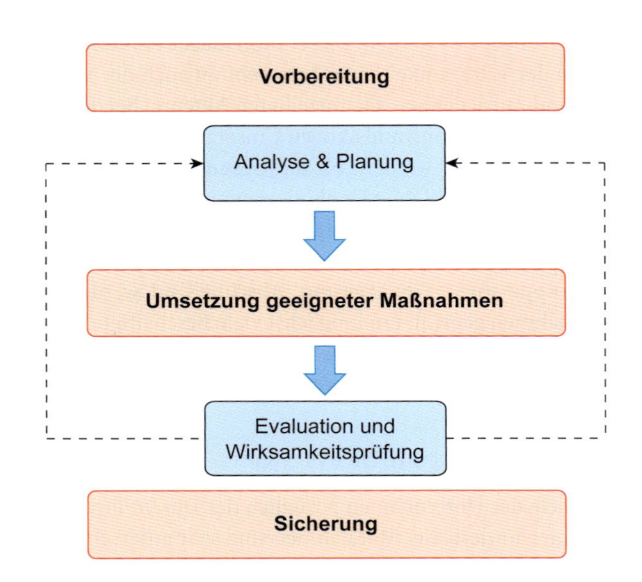

Abb. 4.6 Allgemeine Darstellung eines BGM-Prozesses [L143]

- Besseres Verstehen der Ausrichtung des BGM-Konzepts in diesem Betrieb
- Kennenlernen des Netzwerks der anwesenden Akteure (Betriebsarzt, Personalvertreter, Geschäftsleitung, Geschäftsführung Gesundheitsbeauftragter sowie weitere externe Leistungsanbieter)
- Möglichkeit, Nachfragen zu stellen
- Präsentieren der eigenen fachlichen Expertise

So können die Maßnahmen unterschiedlicher Akteure gut aufeinander abgestimmt werden. Dafür passt der Rückenschullehrer seine Angebote an bereits bestehende an bzw. ergänzt diese mit neuen Inhalten. Erst durch diese interdisziplinäre Vernetzung entsteht ein transparenter, nachhaltig ausgerichteter Gesundheitsprozess, der allen Beteiligten zugutekommt.

Zusätzlich kann sich die Fachkraft Rückengesundheit durch Einsehen bzw. Auswertung diverser Evaluationsinstrumente (Gesundheitsbericht, Mitarbeiterbefragung oder Ergebnisse des Gesundheitszirkels) einen tieferen Einblick verschaffen und Interventionen zielgruppenspezifisch anpassen.

So gibt z. B. der **Gesundheitsbericht** einer Krankenkasse Aufschluss über Krankheitsarten und Krankenstände, aufgeschlüsselt nach Abteilungen (Ulrich und Wüsler 2009). Zusätzlich können daraus folgende Parameter abgeleitet werden.

- Verteilung der Versicherten im Unternehmen (z. B. Alter, Geschlecht, Nationalität, Beruf, Stellung im Beruf, Tätigkeitsgruppen)
- Krankenstand des Unternehmens im Branchen- und Bundesvergleich
- Anteil spezifischer Krankheitsarten (Rücken, Atemwege, Verletzung etc.) am gesamten Krankenstand
- Langzeit- bzw. Kurzzeiterkrankungen

BEISPIEL

Nutzung des Gesundheitsberichts

Für eine Großküche mit 110 Mitarbeitern stellt die betriebliche Krankenkasse einen **Gesundheitsbericht** für 68 Versicherte zur Verfügung, der nach Rücksprache mit der Geschäftsleitung von der Fachkraft Rückengesundheit eingesehen werden darf.
Daraus lassen sich u. a. folgende Parameter ableiten:

- Krankenstand = 9,4 % (im Vergleich zum Mittelwert, der bei ca. 4–5 % liegt, eher hoch)
- Anteil der AU-Tage = 52 % aufgrund von Muskel-Skelett-Erkrankungen
- Davon wiederum 62 % aufgrund von Rückenbeschwerden

Diese Zahlen könnten genutzt werden

- als Indiz für die Dringlichkeit von Angeboten zur Förderung der Rückengesundheit,
- als Grundlage für einen Vorher-Nachher-Vergleich, um die Wirksamkeit von rückenspezifischen BGM-Maßnahmen zu überprüfen

Nicht jeder Betrieb stellt diese Informationen zur Verfügung. Falls doch, muss die Fachkraft Rückengesundheit die Schweigepflicht wahren und sehr sorgsam mit diesen sensiblen Unternehmensdaten umgehen.

Im Gegensatz zum feststehenden Inhalt eines Gesundheitsberichts kann eine gesundheitsorientierte, betriebliche **Mitarbeiterbefragung** je nach Bedarf unterschiedlichste Parameter erfassen. Die häufigsten abgefragten Bereichen sind:

- Ergonomie und Arbeitsbedingungen
- Körperliche Arbeitsbelastungen
- Aspekte der Arbeitsorganisation
- Arbeitszufriedenheit und Betriebsklima
- Gesundheitszustand und Arbeitsfähigkeit

Hierbei besteht die Möglichkeit, standardisierte Fragebögen zu verwenden (z. B. SF-36 oder WAI – Work Ability Index)

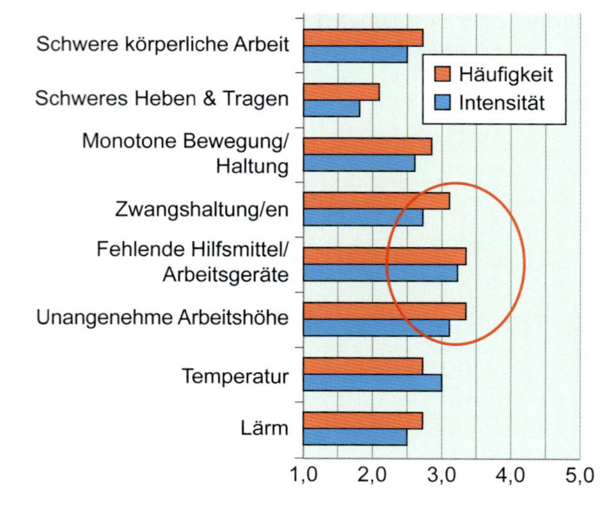

Abb. 4.7 Ergebnisse eines internen Evaluationsbogens – Bereich Ergonomie und Arbeitsbedingungen [L143]

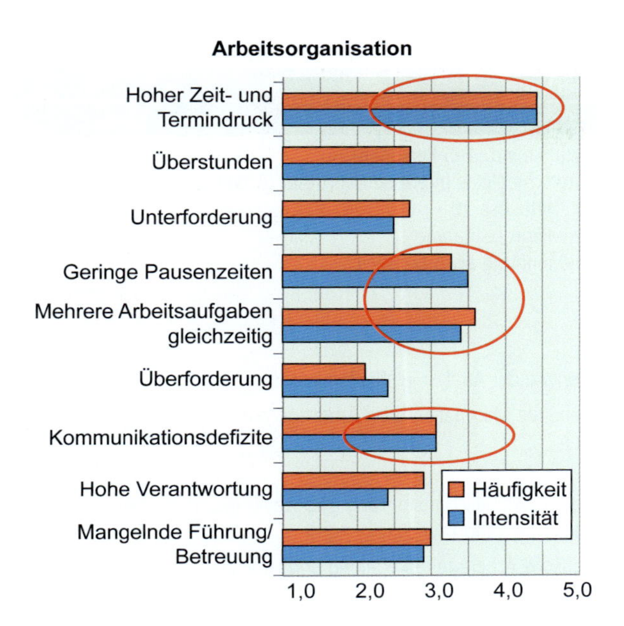

Abb. 4.8 Ergebnisse eines internen Evaluationsbogens – Bereich Arbeitsorganisation [L143]

oder einen betriebsinternen, auf Besonderheiten des Unternehmens ausgerichteten Fragenkatalog zu entwickeln. In ➤ Abb. 4.7, ➤ Abb. 4.8 und ➤ Abb. 4.9 sind beispielhaft Ergebnisse aus drei ausgewählten Kategorien dargestellt. Dabei wurden die Fragen in den beiden Kategorien Häufigkeit sowie Intensität ähnlich dem Schulnotenprinzip (1= nie/sehr

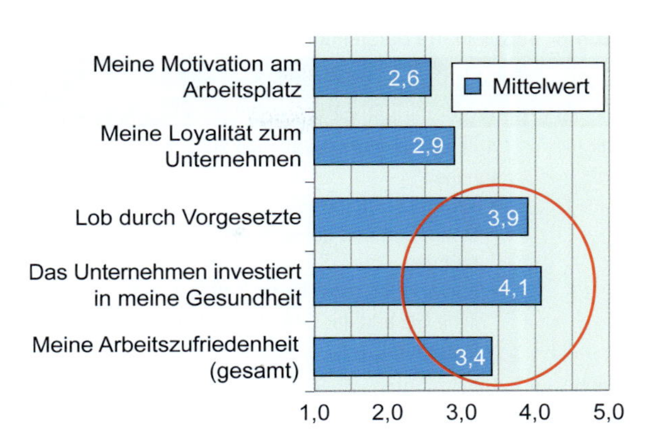

Abb. 4.9 Ergebnisse eines internen Evaluationsbogens – Bereich Arbeitszufriedenheit (Mittelwerte) [L143]

leicht bis 5 = sehr oft/extrem) bewertet. Ein Handlungsbedarf ergibt sich, wenn:

- die Ergebnisse im Mittel einen Wert von 3 übersteigen oder
- die Geschäftsleitung trotz eines Wertes < 3 eine Optimierung in diesem Segment wünscht.

In beiden Fällen können neben der Erhebung des IST-Zustands auch sehr gut die Gesundheitsentwicklung und so die Wirksamkeit durchgeführter Maßnahmen bestimmt werden.

Ergebnisse des **Gesundheitszirkels** geben dem Leser Aufschluss über die Arbeitssituation hinsichtlich gesundheitsrelevanter Merkmale aus Sicht der für diese Analyseform aus-

Tab. 4.8 Beispielhafte Darstellung von Maßnahmen zur Umsetzung eines BGM (Jahresplan)

Zeitraum	Maßnahme	Bemerkung
Vorbereitung		
Januar	Vorgespräche und Vereinbarung mit Geschäftsleitung • Gesundheitsziele des Unternehmens • Bedarfsermittlung • Finanzierung/Jahresbudget • Abriss einer groben Jahresplanung • Verantwortlichkeiten/Ansprechpersonen • Abschluss einer Rahmenvereinbarung	Hundertprozentige Unterstützung der Geschäftsleitung ist für eine erfolgreiche Implementierung des BGM zwingend notwendig.
Planung und Analyse		
Februar	Gesundheitstag mit Schwerpunkt Rückengesundheit • Impulsvortrag • Verschiedene Praxisworkshops • Informationen zum BGM-Projekt • Ernährungs-Point „Gesunde Snacks"	Auftaktveranstaltung: Sensibilisieren der Beschäftigten für das Thema Gesundheit und BGM
Februar bis März	• Analyse des IST-Zustands je nach Größe und Art des Unternehmens • Mitarbeiterbefragung • Gesundheitszirkel • Gegebenenfalls Gesundheitsbericht einsehen	• Wo liegen gesundheitsfördernde Stärken des Unternehmens? • Wo besteht Handlungsbedarf? • Welche Themen/Aspekte der Gesundheitsförderung sollten bearbeitet werden?
März	• Auswertung der Analyse-Ergebnisse • Bericht bzw. Präsentation an die Geschäftsleitung • Empfehlung zur weiteren Vorgehensweise	• Priorisierung der Handlungsfelder Rückengesundheit und Ergonomie • Positive Aspekte betonen • Wünsche der Geschäftsleitung in die weitere Planung einbeziehen

Tab. 4.8 Beispielhafte Darstellung von Maßnahmen zur Umsetzung eines BGM (Jahresplan) *(Forts.)*

Zeitraum	Maßnahme	Bemerkung
Umsetzung von Maßnahmen		
März bis April	Aufbau einer betriebsinternen Steuerungsgruppe „Gesundheit" • Tagung 1 × im Monat (2 × in den ersten 3 Monaten) • Diskussion und gemeinsamer Beschluss von Maßnahmen • Entwicklung eines Organisationshandbuchs betriebliche Gesundheit (Strukturen, Organigramm, Vorlagen etc.)	• Anzahl mind. 4–5 Personen • Unterschiedliche Interessensvertreter (Arbeitnehmer, Arbeitgeber, ggf. Betriebsarzt) • Freiwillige Teilnahme • Anerkennung als Arbeitszeit
April bis Juni	Durchführung von Rückenschulkursen (8 × 60 min)	Ergebnisse der Analyse einfließen lassen
Juni	Arbeitsplatz-Check und Ergonomieberatung • Gesundheitsförderliche Gestaltung des Arbeitsplatzes • Ergonomischer Einsatz vorhandener Arbeitsmittel	Bestehende Materialien bzw. Arbeitsgeräte des Unternehmens nutzen
August	Organisation und Durchführung eines Betriebssportfests inkl. betriebsinternem Fitnesstest	Wünsche der Geschäftsführung und Steuerungsgruppe einbeziehen, Bilddokumentation
Ab September	Angebot zweier unterschiedlicher Gesundheitskurse (fortlaufend à 45 min) • RückenFit-Kurs • Entspannung (Wunsch der Mitarbeiter)	Spezifische Arbeitszeitenregelung und Finanzierung beachten
Evaluation und Qualitätssicherung		
Dezember	Zusammenfassung der durchgeführten Maßnahmen und transparente Kommunikation an alle Mitarbeiter	Kommunikation über betriebstypische Medien (Intranet, Info-Board etc.)
Januar des Folgejahres	Analyse des IST-Zustandes und Abgleich mit Ergebnissen des Vorjahres • Mitarbeiterbefragung • Gesundheitszirkel • Gegebenenfalls Gesundheitsberichte vergleichen → inkl. Abfrage, ob die Beschäftigten eine Fortführung des BGM wünschen	Prüfung von Wirksamkeit und Nutzen durchgeführter Maßnahmen • Maßnahmen ggf. ergänzen und/oder anpassen • Diskussion neuer Angebote • Analyse und Diskussion neuer Handlungsfelder sowie erneute Bedarfsermittlung der Mitarbeiter (Interessenslisten etc.)
Sicherung		
Ab Januar …	• Konsequente Zustimmung zum Fortführen des BGM seitens der Unternehmensführung • Festlegung des neuen Jahresbudgets • BGM/BGF als Führungsaufgabe • Aufbau und Zeitdeputat für innerbetriebliche Gesundheitsbeauftragte • Schulung betrieblicher Multiplikatoren • Zusatzmaßnahmen für hohe Partizipationsquoten • BGM-Hinweis via Homepage/Imagebroschüre des Unternehmens • etc.	

gewählten Beschäftigten (Ulrich und Wüsler 2009). Dabei werden neben den Belastungen auch Ressourcen bestimmt und Optimierungsideen, konkrete Handlungsfelder sowie gezielte Maßnahmen festgehalten.

Nach der Auswertung der Analyseergebnisse erfolgt dann eine Auswahl und Umsetzung zielführender Interventionen. Diese sollten sowohl den Wünschen des Unternehmens als auch dem evaluierten Handlungsbedarf entsprechen (vgl. Werte > 3 der Mitarbeiterbefragung). Nach einem festgelegten Zeitraum (z. B. 12 Monate) wird über eine Wirksamkeitsprüfung durch Analysetools der Eingangsuntersuchung die Ausrichtung der durchgeführten Maßnahmen kritisch bewertet. Eventuell ergibt sich daraus eine Anpassung der Gesundheitsangebote für das Folgejahr.

Um diesen Prozess greifbarer zu machen, soll die in ➤ Tab. 4.8 dargestellte, fiktive Jahresplanung möglicher Maßnahmen als grobe Orientierung dienen. Eine umfangreiche Toolbox zu praxiserprobten Angeboten rund um das Thema Rückengesundheit wird in ➤ Kap. 3 detailliert beschrieben.

Betriebsspezifik

Diese Kategorie wird inhaltlich und konzeptionell von organisatorischen Fragen beeinflusst. Ziel ist hierbei eine Anpassung der Angebote auf die Ziele, Rahmenbedingungen, Besonderheiten und Bedürfnisse des Unternehmens. Dies bedeutet unter anderem:

- Anpassung der Methoden und praktischen Inhalte an räumliche Gegebenheiten (Platzverhältnisse, Fußbodenbelag, verfügbare Gerätschaften etc.)
- Berücksichtigung der Mitarbeiteranzahl sowie -zusammensetzung (Großbetrieb vs. kleine Bäckerei, Bankangestellte vs. Bauarbeiter, Frauen- vs. Männeranteil etc.)
- Konzeption des Angebots aufgrund zeitlicher Ressourcen bzw. Vorgaben (Arbeitszeiten, Pausenzeiten, Schichtsystem etc.)
- Nutzung von Corporate Design (CD) und Corporate Identity (CI) des Auftraggebers in Vorträgen und Seminarunterlagen (Firmenlogo, Farben, Unternehmensphilosophie etc.)

BEISPIEL

Gesundheitskurs in einem Handwerksbetrieb

Eine Fachkraft Rückengesundheit erhält von einer Bäckerei (11 Mitarbeiter) den Auftrag zur Durchführung eines Gesundheitskurses im Pausenraum des Betriebs immer donnerstags von 11–11:45 Uhr. Teilnehmen werden max. 9 Personen (Männer und Frauen) unterschiedlicher Profession (Bäcker, Verkäufer, Bürokraft, Reinigung). Zwei Mitarbeiter werden zu dieser Zeit weiterhin Backwaren verkaufen.

Konzeptionelle Aufgaben:

- Berücksichtigung unterschiedlicher Leistungsniveaus der Mitarbeiter
- Breites Übungsangebot mit Varianten für alle Zielpersonen
- Einbezug mehrerer Handlungsfelder in einem Kursformat (Bewegung, Ergonomie, Stresskompetenz etc.)
- Inhaltliche Anpassung auf Größe und Ausstattung des Pausenraums
- Wöchentliche Vorbereitung des Pausenraums zum Bewegungsraum
- Benötigte Trainingsgeräte müssen immer mitgebracht werden

BEISPIEL

Bewegungspausen für Verwaltungsangestellte

Die Fachkraft Rückengesundheit erhält vom Landgericht einer Stadt (192 Mitarbeiter) den Auftrag zur regelmäßigen Durchführung von 5–6 Bewegungspausen pro Woche à 15 min (je nach Bedarf). Diese sollen immer mittags zwischen 12:00 Uhr und 12:40 Uhr stattfinden. Zur Verfügung steht ein großer Besprechungsraum mit Teppichboden.

Konzeptionelle Aufgaben:

- Zeitliche Bedarfsabfrage (Auswahl an möglichen Zeitfenstern/Wochentagen geben)
- Max. Teilnehmerzahl definieren (ggf. Einschreibelisten bzw. abteilungsweise vorgehen, um den Beschäftigten im Vorfeld eine Kurszeit zuteilen zu können)
- Fokussierung auf das Handlungsfeld Bewegung, ohne stark ins Schwitzen zu kommen
- Raumvorbereitung durch Beschäftigte des Gerichts organisieren lassen
- Lagerung von Trainingsgeräten in unmittelbarer Nähe des Raums (ggf. Geräteschrank)
- Einweisung in Sicherheitsbestimmungen sowie Zuteilung einer Ansprechperson vor Ort

In Unternehmen mit **Schichtarbeit** sind klassische „Wochenmodelle" zur Durchführung von Gesundheitsmaßnahmen kaum umsetzbar. Hierfür bieten sich Sonderregelungen an, die z. B. nur im Zwei- bzw. Drei-Wochen-Rhythmus durchgeführt werden. Denkbar sind auch Kompaktseminare von jeweils zwei bis vier Stunden oder Angebote, die in den frühen Morgenstunden bzw. am späten Abend stattfinden. So passt sich die als Dienstleister agierende Fachkraft Rückengesundheit den Bedürfnissen der Teilnehmenden an und nicht umgekehrt.

Für Tätigkeiten, die keine flexiblen Arbeitszeiten bzw. größere Pausen zulassen (z. B. Fließbandarbeit), oder Unternehmen, in denen die räumlichen Kapazitäten sehr eingeschränkt sind, haben sich folgende **Kurzprogramme (10–20 min)** bewährt:

- Aktive Mittagspause – dazu kann ein Bewegungsprogramm kurz vor, nach oder auch innerhalb der Mittagspause durchgeführt werden.
- Bewegungspause am Arbeitsplatz – dabei geht die Fachkraft Rückengesundheit z. B. von Büro zu Büro und führt in Kleingruppen à 2–5 Personen direkt am Arbeitsplatz ein kurzes Bewegungsprogramm bzw. Training unter Anleitung durch.

Diese Beispiele verdeutlichen, wie unterschiedliche Rahmenbedingungen bzw. Zeitressourcen die Planung und Durchführung von Gesundheitsangeboten beeinflussen können.

Zielgruppe

Im BGM sollten zielgruppenspezifische Angebote geschaffen werden, da Unterschiede in der Ausgangslage verschiedener Beschäftigungsgruppen bestehen. Geschlechts- sowie schichtabhängige Erkrankungsrisiken, unterschiedlich ausgeprägte gesundheitsförderliche Faktoren oder spezielle Anfälligkeiten (Vulnerabilitäten) gegenüber Arbeitsbelastungen erfordern unterschiedlich ausgerichtete Interventionen (Badura et al. 2015). Darüber hinaus wird durch eine zielgruppenorientierte Ausrichtung die Akzeptanz bei den beteiligten Akteuren und damit der Erfolg präventiver Maßnahmen erhöht.

Wichtige Anhaltspunkte zur Planung spezifischer Angebote für Zielgruppen sind u. a.:

- Geschlechterverteilung (Auswahl geeigneter Übungen, Musikeinsatz)
- Altersdurchschnitt der Zielgruppe (Trainingsintensität, körperliche Einschränkungen, Sozialaspekt, Vorlieben für Kommunikationsformen)
- Berufsbild (Arbeitsverhältnis, Belastungsstereotype)
- Hierarchie (Qualifikation, Stellung, Dauer der Betriebszugehörigkeit)
- Bildungsstand (Wortwahl, Methodenwahl, Komplexität der Programme)
- Kulturelle Herkunft

Primär unterscheiden sich praktische Inhalte einer Maßnahme abhängig von der Art der beruflichen Tätigkeit und den damit verbundenen typischen Belastungsmustern. Ob es sich um Kundenberater eines Call Centers, Arbeiter eines Stahlwerks, Führungskräfte einer Bank oder Pflegekräfte eines Altenheims handelt – die Umsetzung ausgewählter Interventionen wird inhaltlich und methodisch stark differieren. Besonders hohe Wirkung auf das Gesundheitsrisiko scheint die Mitarbeiterqualifikation zu haben. Je geringer die berufliche Qualifikation sowie Bildungsstand und je unsicherer die Position im Betrieb, umso höher sind die gesundheitliche Risiken aus (Bambra 2011). Daher sollte diese Personengruppe in besonderem Maße adressiert werden; ggf. sollten Motivationshilfen zur Partizipation gegeben werden.

Bei der Auswahl zielgruppenspezifischer Maßnahmen und Trainingsprogramme müssen neben der beruflichen Stellung (Führungskräfte vs. Angestellte) auch das Alter sowie kulturelle Aspekte (Migrationshintergrund, Sprachbarrieren, Sitten und Bräuche) Berücksichtigung finden.

BEISPIEL

Praxisworkshop für Führungskräfte einer Bank

Eine Fachkraft Rückengesundheit wird von einer Bank beauftragt, für 18 Führungskräfte einen zweistündigen Praxisworkshop inkl. Vortrag zum Thema Stressbewältigung durchzuführen. Dieser soll nachmittags im Rahmen einer Klausurtagung als aktiver Abschluss und teambildende Maßnahme vor dem Abendessen stattfinden. Die Zuhörer (15 Männer und 3 Frauen) sind im Durchschnitt 50 Jahre alt.
Konzeptionelle Aspekte:

- Ausrichtung auf die **Bedürfnisse von vorrangig kognitiv tätigen Führungskräften**
- Hoher Intellekt und Auffassungsgabe der Zuhörer (kognitiv anspruchsvolle Inhalte möglich)
- Zitieren wissenschaftlicher Studien und Evidenzen
- Anpassung der Eloquenz, Kleidung (Dresscode) sowie Auftreten
- Teilnehmende durch offene Fragestellung intensiv einbeziehen
- Konfrontationen vermeiden
- Erklärungsbeispiele der Zielgruppe nutzen (Mitarbeitergespräch, Dienstfahrt)
- Geringe Intensität praktischer Bausteine (kein Schwitzen oder große Bewegungsamplituden)
- Koordinativ ausgerichtete, integrative Bewegungsaufgaben (Teamgedanke)
- Strukturierte, medial ausgerichtete Präsentation (Power Point)
- Umfangreiches Workshop-Skript inkl. CI der Bank
- Gruppenaufgabe zum Abschluss

BEISPIEL

Impulsvorträge für Beschäftigte eines Reinigungsunternehmens

Die Fachkraft Rückengesundheit erhält von einem großen Reinigungsunternehmen den Auftrag, zum Gesundheitstag zweimal einen kurzweiligen Impulsvortrag (à 60 min) zum Thema Rückengesundheit und Prävention von Rückenschmerzen zu halten. Anwesend sind jeweils 30–40 Mitarbeiter im Alter zwischen 20–40 Jahren. 90 Prozent der Teilnehmer sind Frauen und 20 Prozent haben einen Migrationshintergrund.
Konzeptionelle Aspekte:

- Ausrichtung auf die **Bedürfnisse von körperlich tätigen Arbeitnehmern**
- Niedriger Bildungsstand der Zuhörer (einfache Wortwahl, langsam reden, wenig anspruchsvolle Inhalte)
- Bildhafte Darstellung der Themen
- Wenig wissenschaftliche Studien nennen
- Auftreten sowie Kleidung der Zielgruppe anpassen (kein Anzug!)
- Erklärungsbeispiele der Zielgruppe nutzen (Bodenreinigung, Fensterreinigung, Staubwischen)
- Mehrere praktische Bausteine einfließen lassen (physisch anspruchsvoll)
- Kleines Teilnehmer-Handout bzw. Arbeitsblatt
- Rücksicht auf kulturelle Besonderheiten (Religion, Kleidung, Körperkontakt)

Auswahl und Intensität praktischer Elemente sowie Übungen sind für den Praxisbezug und die Glaubwürdigkeit des Gesundheitsdienstleisters ebenfalls wichtig.

Tischlerlehrlinge, die zum regionalen Azubi-Tag mit einem gelben Flexband 10 × Ruderbewegungen zur Kräftigung der Rückenmuskulatur machen müssen, werden den damit verbundenen Sinn einer Konditionierung auf spezifische Arbeitsbelastungen nicht verstehen und die Aufgabe belächeln. Um die Kompetenz bzw. Glaubwürdigkeit des Kursleiters hervorzuheben, benötigt diese Zielgruppe weit intensivere Trainingsvarianten und funktionellere Übungen. Ebenso verhält es sich mit zielgruppenorientierten Bewegungsangeboten oder -empfehlungen. Auch wenn die überwiegend positiven Gesundheitseffekte von Nordic Walking unbestritten sind, wäre dieses Angebot für männliche **Arbeiter eines Bauunternehmens** im Rahmen eines Gesundheitstages mit hoher Wahrscheinlichkeit fehl am Platze und ein Zeichen fehlender Empathie. Ein intensives Langhantel-Krafttraining für **Sachbearbeiterinnen** der Stadtverwaltung wäre ebenfalls an der Zielgruppe vorbei geplant. Zielgruppenspezifisch wäre in diesem Fall der Tausch beider Bewegungsangebote (Nordic Walking für die Sachbearbeiterinnen und Langhanteltraining für Bauarbeiter).

Für Unternehmen mit hohem Mitarbeiteranteil mit **Migrationshintergrund** sollten andere Aspekte bei der Auswahl geeigneter Maßnahmen mitbedacht werden. Aufgrund kultureller Besonderheiten oder Sprachbarrieren sind ggf. homogene Angebote nur für Frauen/Männer sowie zweisprachige Kursleiter bedeutsam.

Die Zielgruppe Führungskräfte weist ebenfalls diverse Besonderheiten auf. Häufige Dienstreisen, flexible Arbeitszeiten und wechselnde Einsatzorte müssen bei der Auswahl geeigneter Angebote genauso beachtet werden wie die hohe kognitive Arbeitsbelastung sowie ein größerer Verantwortungsbereich gegenüber anderen Berufsträgern. Die Erfahrung zeigt, dass diese Zielgruppe gern unter sich agiert (z. B. Lauftreff für Führungskräfte), um Angelegenheiten zu diskutieren, oder häufiger das Angebot eines persönlichen Fitnesstrainings (➤ Kap. 3.9) wahrnimmt.

Durch die demografische Entwicklung in Deutschland und eine wahrscheinliche Erhöhung des Renteneinstiegsalters nimmt auch der Anteil **älterer Berufstätiger** immer

Tab. 4.9 Zielgruppenspezifik – Besonderheiten bei der Auswahl geeigneter Gesundheitsangebote

Zielgruppe	Besonderheit	Geeignete Angebote
Führungskräfte	• Agieren gern unter sich • Sehr variable Arbeitszeiten/Projektaufgaben • Häufig wechselnde Einsatzorte • Hoher Mobilitätsanteil • Hohe kognitive Beanspruchung	• Führungskräfte-Laufgruppe • Personal Training • Individuelles Gesundheitscoaching • Kompaktveranstaltung (z. B. Gesundheitswochenende)
Handwerk	• Vorwiegend Männer • Hohe körperliche Arbeitsbelastungen • Unter Umständen veraltete Sichtweisen und voreingenommene Sichtweise zu Gesundheitsmaßnahmen	• Angebote mit Fitnesscharakter • Hoher Anteil an Kraftelementen • Funktionelles Training
Schichtarbeit	• Wechselnde Arbeitszeiten im Zwei- bis Drei-Wochen-Rhythmus • Schlafprobleme	• Angebote im Zwei- bis Drei-Wochen-Rhythmus • Maßnahmen am frühen Morgen oder späten Abend (zum Schichtwechsel) • Angebote zur Entspannung und Aktivierung
Sachbearbeiter	• Hoher Frauenanteil • Vorrangig sitzende Tätigkeit • Hohe kognitive Beanspruchung • Sehr kommunikativ	• Kurzprogramme am Arbeitsplatz/aktive Mittagspause • Angebote mit hohem Bewegungsanteil (Nordic Walking, Aerobic etc.) • Sanfte, entspannende Maßnahmen (Yoga, Pilates, PMR)
Ältere Berufstätige	• Geringere physische Leistungsfähigkeit • Körperliche Einschränkungen • Reduzierte Mobilität der Gelenke und der Wirbelsäule	• Moderate, einfache Bewegungsangebote (Wirbelsäulengymnastik, Feldenkrais) • Interaktive Kursgestaltung mit hoher Sozialkomponente
Personengruppen mit anderem kulturellem Hintergrund	• Andere Regeln, Sitten, Bräuche • Eventuell kein Körperkontakt erwünscht • Eventuell keine heterogenen Gruppen (Männer & Frauen) möglich • Eventuell Kleidungsvorschriften	• Spezielle Angebote nur für Frauen bzw. Männer • Wenig interaktive Übungen mit Körperkontakt • Eventuell zweisprachiger Kursleiter

mehr zu. Das Berliner Institut für Bevölkerung und Entwicklung schätzt, dass 2060 ca. 30 % der Europäer 65 Jahre oder älter sein werden. Daher sollte auch diese stetig wachsende Personengruppe bei der Auswahl und Umsetzung spezifischer Gesundheitsangebote berücksichtigt werden. Die Bedürfnisse verlagern sich in diesem Fall hin zu moderaten, sanften Bewegungsangeboten mit höherer Sozialkomponente.

In ➤ Tab. 4.9 sind die Aspekte der Zielgruppenspezifik zusammengefasst.

Finanzierung und Arbeitszeitenregelung

Zur Umsetzung betrieblicher Gesundheitsmaßnahmen werden unterschiedlichste Finanzierungsmodelle sowie Arbeitszeitenregelungen angewendet. Auch hierfür existiert keine allgemeingültige Variante. Erfahrungswerte bestätigen aber eine für diese Kategorie hohe Wahrscheinlichkeit zur Partizipation vieler Mitarbeiter an gesundheitsfördernden Maßnahmen, wenn:

- diese durch den Arbeitgeber zu 100 % finanziert werden und
- die Intervention innerhalb der regulären Arbeitszeit stattfindet.

Besonders bei kleinen und mittelständigen Unternehmen (KMU) wird diese Variante oft nicht vollumfänglich umgesetzt. So haben sich neben der o. g. „Premiumvariante" weitere Mischformen zur Finanzierung und Arbeitszeitenregelung entwickelt (➤ Tab. 4.10).

Die aufgeführten Varianten sind aus der Praxis abgeleitet und stellen lediglich Empfehlungswerte dar, die als Orientierungen dienen. Letztendlich muss die Fachkraft Rückengesundheit gemeinsam mit der Geschäftsleitung eine tragfähige Lösung finden, die seitens des Unternehmens finanzierbar bleibt und eine möglichst hohe Beteiligung der Beschäftigten erzielt.

Partizipation der Beschäftigten

Trotz guter Planung, perfekter Rahmenbedingungen, zielgruppenspezifischer Angebote und einem passenden Finanzierungsmodell steht und fällt der Erfolg betrieblicher Gesundheitsmaßnahmen mit der regen Beteiligung möglichst vieler Arbeitnehmerinnen und Arbeitnehmer.

Besonders bei Erstmaßnahmen oder Angeboten, die nicht direkt von der Geschäftsleitung organisiert wurden (z. B. Krankenkasse bzw. einzelne engagierte Beschäftigte), erweist sich das Erzielen einer hohen Mitarbeiterbeteiligung als wahre Mammutaufgabe. Das folgende Negativbeispiel aus eigener Erfahrung soll diesen Sachverhalt verdeutlichen.

Tab. 4.10 Beispiele für Finanzierungsmodelle von BGF Angeboten

Räumlichkeit	Kostenübernahme	Arbeitszeitregelung
Premiumvariante		
Maßnahmen finden in den Räumlichkeiten des Unternehmens statt	100 % durch Arbeitgeber	100 % als Arbeitszeit gewertet
Standardvariante (Krankenkasse)		
Maßnahmen finden in den Räumlichkeiten des Unternehmens statt	100 % durch Arbeitgeber	50 % als Arbeitszeit
Minimalvariante 1		
Maßnahmen finden in den Räumlichkeiten des Unternehmens statt	100 % durch Mitarbeiter	100 % als Arbeitszeit
Minimalvariante 2		
Maßnahmen finden in den Räumlichkeiten des Unternehmens statt	50 % durch den Arbeitgeber	50 % als Arbeitszeit 50 % als Freizeit
Sondervariante 1 (Krankenkasse)		
Maßnahmen finden in den Räumlichkeiten des Unternehmens statt	100 % durch eine Krankenkasse	100 % als Arbeitszeit
Sondervariante 2 (externe Räumlichkeit)		
Maßnahmen finden nicht in den Räumlichkeiten des Unternehmens sondern in umliegenden Einrichtungen (z. B. Verein, Schule, Fitnessclub, Hotel etc.) statt, die dafür angemietet werden	100 % durch Arbeitgeber (inkl. Miete für externe Räumlichkeit)	100 % als Freizeit (findet im Regelfall in der Mittagspause oder nach Dienstende statt)

BEISPIEL

Fehlende Mitarbeiterpartizipation

Ein engagierter Mitarbeiter eines Metallbauunternehmens mit 32 Beschäftigten hat Kontakt mit einer regionalen Krankenkasse aufgenommen und um Mithilfe beim Angebot von betrieblichen Gesundheitsmaßnahmen gebeten.
Die Krankenkasse hat sich bereit erklärt, Organisation und Kosten für einen kleinen Gesundheitstag vollständig zu übernehmen. Geplant wurden Gesundheits-Checks der Mitarbeitenden, Arbeitsplatzbegehungen inkl. Ergonomieberatung sowie Bewegungskurzprogramme am Arbeitsplatz. Der reguläre Geschäftsbetrieb war nicht eingeschränkt.
Der Geschäftsführer bestätigte die Durchführbarkeit der Veranstaltung mit den Worten: *„Von mir aus könnt ihr euern ‚Gesundheitskram' gern machen. Ich werde an diesem Tag nicht dabei sein, weil ich wichtigere Aufgaben zu erledigen habe."*
Der Gesundheitstag wurde drei Tage vor dem geplanten Termin aufgrund zu geringer Teilnehmerzahlen abgesagt.

Um die Wahrscheinlichkeit einer intensiven Beteiligung der Beschäftigten zu erhöhen, bieten sich mehrere Ansätze an.

- Initiative sowie aktive Beteiligung von Führungskräften (Vorbildfunktion)
- Aufnahme von BGM in die Unternehmensphilosophie (z. B. als Inhalt des Arbeitsvertrags für neue Beschäftigte)
- Motivation über Anreize bzw. Bonussysteme
- Einbezug der Beschäftigten in die Auswahl geeigneter Gesundheitsangebote

Der Erfolg betrieblicher Gesundheitsmaßnahmen steht und fällt mit der Unterstützung und aktiven **Partizipation der Geschäftsführung.** Ist der Vorgesetzte engagierter Teilnehmer eines BGM-Angebots, werden Hemmschwellen und kognitive Barrieren der Mitarbeitenden abgebaut. Zusätzlich erhöht sich der wahrgenommene Wert der Maßnahme, wenn selbst Führungskräfte ihre Zeitplanung danach ausrichten und regelmäßig teilnehmen.

PRAXISTIPP

Um Führungskräfte intensiv in den Gesundheitsprozess einzubeziehen, empfehlen sich folgende Maßnahmen.

- Korrespondenz und Entscheidungsfindung zu Gesundheitsangeboten möglichst auf höchster Ebene
- Führungskräften ihre zentrale Rolle und Vorbildfunktion bewusst machen (Hinweis auf erhöhte Wirksamkeit von BGF-Maßnahmen unter Führungsbeteiligung)
- Eröffnung von Veranstaltungen wie Gesundheitstagen, Kursstaffeln, Fachvorträgen etc. durch die Geschäftsleitung
- Regelmäßige Kommunikation mit der Führungsebene sowie Update zum aktuellen Geschehen (besonders positive Nachrichten)
- Wertschätzung besonders engagierter Vorgesetzter gegenüber den Beschäftigten und in Berichten

Beim Aufbau eines BGM in Unternehmen, welche beabsichtigen, alle Mitarbeitenden konsequent einzubeziehen, kann eine **Erweiterung der Arbeitsvereinbarung** um diesen Punkt oder sogar die Anpassung der Unternehmensphilosophie in Betracht gezogen werden. Bedeutung und Stellenwert gesundheitsfördernder Maßnahmen sind in diesem Betrieb damit vertraglich verankert.

Anreize und Bonussysteme für Mitarbeitende, die sich intensiv an betrieblichen Gesundheitsmaßnahmen beteiligen, können motivierend wirken. Einige praxiserprobte Instrumente sind nachfolgend dargestellt.

- **Punktekarte bzw. Bonusheft:** Die Mitarbeitenden erhalten für jede Teilnahme an betrieblichen Gesundheitsmaßnahmen Punkte, Stempel o. Ä. Ab einer bestimmten Anzahl greift das Belohnungssystem z. B. in Form eines zusätzlichen Urlaubstages, einer Sonderzahlung oder materieller Zuwendungen.
- **Anreizsysteme:** Diese Variante zielt im Gegensatz zum individuellen Bonus-Ansatz auf die Teamleistung. Ziel ist hierbei eine erwünschte prozentuale Beteiligung möglichst vieler Beschäftigter über einen längeren Zeitraum

(z. B. 80 %). Wird dieser Wert erreicht, erhält das gesamte Team eine Belohnung (z. B. Teamnachmittag, Aktivwochenende mit Hotelübernachtung, Sonderprämie etc.).

- **Mitarbeitergespräche:** Die Einbettung dieses Themas in regelmäßig stattfindende Mitarbeitergespräche bietet der Führungskraft die Möglichkeit, kontinuierlich auf die Bedeutung dieser Maßnahmen hinzuweisen und die Mitarbeitenden persönlich zu einer regelmäßigen Teilnahme persönlich zu motivieren.

Viele Beschäftigte fühlen sich bei der Auswahl geeigneter Angebote übergangen. In diesem Fall kann eine betriebsinterne Befragung Abhilfe schaffen. Die Kommunikation via Intranet oder ein Aushang am „Schwarzen Brett" mit der Bitte um Ergänzung eigener Vorschläge fördert den Aspekt der Mitgestaltung und erhöht gleichzeitig die Motivation zur Teilnahme an diesen selbstgewählten Angeboten.

4.3.3 Kommunikation, Information und Netzwerkarbeit

Die Kommunikation von Unternehmen ist so individuell wie ein Fingerabdruck. Oft unterscheiden sich die Art und Weise sowie Häufigkeit der Informationsübertragung sogar von Abteilung zu Abteilung.

Wie sieht eine typische Kommunikationsstruktur aus? Von wem erhalten möglichst viele beteiligte betriebliche Akteure die entscheidenden Informationen zu geplanten Gesundheitsangeboten? Welche Art der Kommunikation passt zum jeweiligen Angebot bzw. zur Zielgruppe?

Darüber hinaus muss der Fachkraft Rückengesundheit bewusst sein, dass sie nicht alle Angebote und Aufgaben selbst umsetzen kann. Besonders bei der Betreuung eines größeren Betriebes bedarf es neben der intensiven Zusammenarbeit mit innerbetrieblichen Experten eines gut ausgebauten Netzwerks an spezifisch qualifizierten externen Fachkräften sowie Institutionen. Wo endet der Zuständigkeitsbereich einer Fachkraft Rückengesundheit und welche Kooperationen mit externen Anbietern sind empfehlenswert? Diese Fragen werden auf den folgenden Seiten näher diskutiert und praxisnahe Empfehlungen sowie Beispiele gegeben.

Kommunikationsstruktur

Beim Aufbau eines funktionierenden Kommunikationssystems zwischen der Fachkraft Rückengesundheit und innerbetrieblichen Akteuren kann der in ➤ Tab. 4.11 chronologisch dargestellte Ablauf hilfreich sein.

Insbesondere in **größeren Unternehmen** stellt die gute Zusammenarbeit und direkte Kommunikationsform mit der betrieblichen Kontaktperson eine Schlüsselaufgabe für die Fachkraft Rückengesundheit dar. Bei klarer Abstimmung sowie Aufgabenverteilung lassen sich kommunikative Zuständigkeitsbereiche in einem Organigramm darstellen (➤ Abb. 4.10).

Tab. 4.11 Aufbau einer Kommunikationsstruktur zwischen Fachkraft Rückengesundheit und Betrieb

1. Absicherung und Zustimmung durch die Geschäftsleitung
• Möglichkeit einer direkten Kommunikation zwischen Geschäftsleitung und Gesundheitsberater • Benennen einer innerbetrieblichen Kontaktperson • Möglichkeit zur direkten Kommunikation mit den Beschäftigten (Datensicherheit) • Genehmigung der Teilnahme an internen Gremien (Steuerungsgruppe, ASA)
2. Zuteilung einer betrieblichen Kontaktperson
• Multiplikator für Informationen an Entscheidungsträger und/oder Beschäftigte • Gegebenenfalls stellvertretende Person definieren (bei Urlaub, Krankheit etc.) • Klärung von Verantwortungsbereichen • Festlegen einer bevorzugten Kommunikationsform (E-Mail, Telefon etc.)
3. Teilnahme an betrieblicher Steuerungsgruppe (Gesundheit)
• Kontakt mit verantwortlichen Fachkräften (Betriebsarzt, Ergonomiefachkraft, Sicherheitsbeauftragter etc.) • Regelmäßiger Informationsaustausch zu geplanten Projekten, Aufgaben, Problemen etc.
4. Kommunikation an Mitarbeiter
• Festlegen einer bevorzugten Kommunikationsform (E-Mail, Intranet, Ticker, Aushang, soziale Netzwerke etc.) • Vorlagen erstellen (E-Mail, Aushang) • Informationen zu Angeboten, Änderungen und Inhalten

In **kleineren Unternehmen** ist oft auch die Geschäftsleitung der direkte Ansprechpartner für die Fachkraft Rückengesundheit. Die Weiterleitung von Informationen, Fragen zu betrieblichen Abläufen und die Kommunikation von Änderungen werden in der Regel durch die Fachkraft selbst durchgeführt.

Eine besondere Kommunikationsform liegt dann vor, wenn der Auftrag nicht durch das Unternehmen selbst, sondern über eine **Krankenkasse oder** eine **vermittelnde Institution** (z. B. auf Arbeitsschutz spezialisiertes Unternehmen) erfolgt ist. In diesem Fall übernimmt z. B. ein Vertreter der Kasse den Erstkontakt mit der Geschäftsleitung und definiert einen betrieblichen Ansprechpartner (➤ Abb. 4.11). Dessen Kontaktdaten sowie die des zuständigen Kassenmitarbeiters werden dann mit einer offiziellen Auftragserteilung an die Fachkraft Rückengesundheit übermittelt. Die weitere Korrespondenz zu organisatorischen Fragen zwischen dem Gesundheitsdienstleister und der betrieblichen Ansprechperson sollten aus Transparenzgründen der vermittelnden Institution weitergeleitet werden.

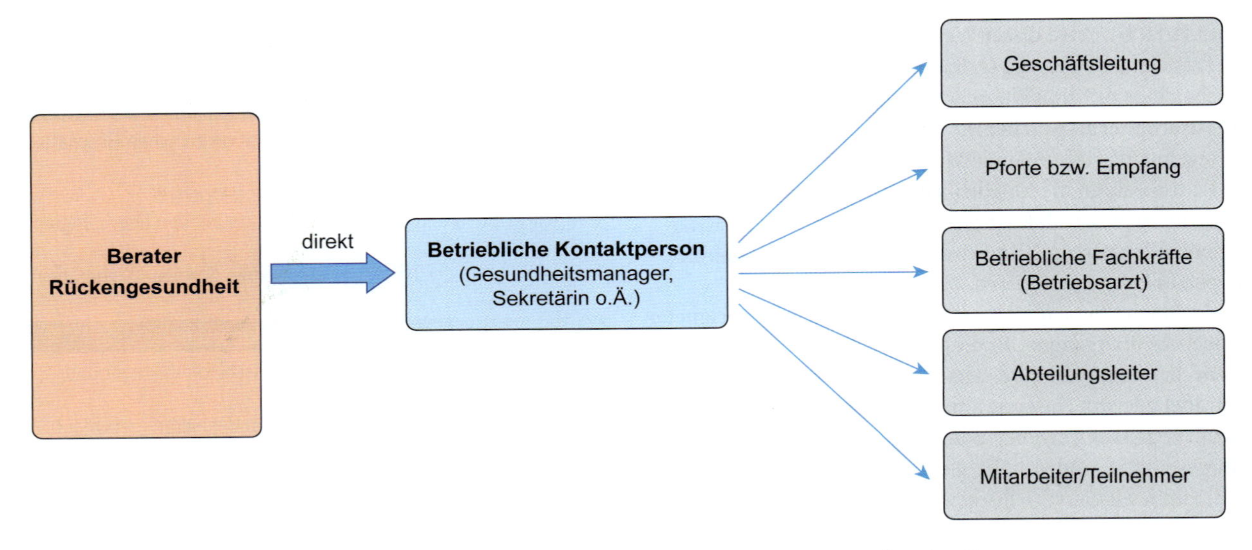

Abb. 4.10 Darstellung einer betrieblichen Kommunikationsstruktur aus Sicht der Fachkraft Rückengesundheit [L143]

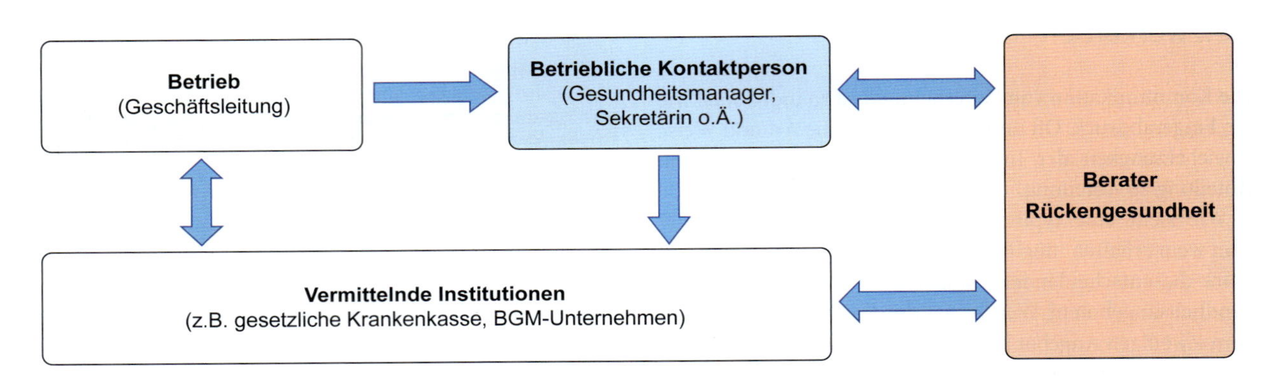

Abb. 4.11 Darstellung der Kommunikationsstruktur bei Auftragserteilung durch eine vermittelnde Institution [L143]

Informationsübertragung

Für die Korrespondenz zwischen Gesundheitsdienstleister und betrieblicher Kontaktperson wird der schriftliche Weg über digitale Medien empfohlen. Bei dieser Form ist die Wahrscheinlichkeit des Informationsverlustes am geringsten. Bei Erstkontakten bzw. nachträglichen Erläuterungen (beispielsweise Organisation eines neuen Seminares zur Rückengesundheit) sind ergänzende Telefonate zielführend.

Um eine professionelle Durchführung von Veranstaltungen zu fördern und den Arbeitsaufwand für betriebliche Akteure möglichst gering zu halten, bieten sich strukturierte E-Mails zur Vor- und Nachbereitung inkl. Vorlagen bzw. Anhängen zur Weiterleitung an verantwortliche Personen sowie die jeweilige Zielgruppe an.

Eine **E-Mail zur Vorbereitung** umfasst zum Beispiel folgende Punkte:

- Eckdaten der Veranstaltung (Datum, Uhrzeit, Art der Veranstaltung und zeitlicher Ablauf, maximale Teilnehmerzahl)
- Benötigte Materialien und Medien (inklusive Angebot, diese bei Bedarfsfall selbst mitzubringen)
- Hinweise zur Bereitstellung und Gestaltung der Räumlichkeit (ggf. Skizze)
- Logistische Aspekte (Ansprechpartner vor Ort, Parkplatzsituation, vorgesehener Veranstaltungsraum, Transportwege für die mitgebrachten Trainingsgeräte)
- Fragen zu betrieblichen Besonderheiten und Wünschen der Kontaktperson bzw. der Geschäftsleitung

Eine **E-Mail zu Feedback und Nachbereitung** kann folgende Aspekte ansprechen:

- Wertschätzendes Feedback zur organisatorischen Vorbereitung seitens des Betriebs
- Informationen zur Teilnahmequote
- Einschätzung zur Motivation der Teilnehmenden und zur Ergebnisqualität der Veranstaltung (ggf. Darstellung des Mehrwerts für das Unternehmen)
- Einschätzung zu Motivation und Bedarfen der Teilnehmenden für weiterführende Angebote

Mail zur Vorbereitung eines Seminars

Mail zur Nachbereitung und zum Feedback eines Seminars

Anhänge mit druckfertigen Plakaten bzw. Aushängen (inkl. Betriebslogo) zu bevorstehenden Maßnahmen verringern ebenfalls den Arbeitsaufwand betrieblicher Kontaktpersonen und fördern eine gute Zusammenarbeit.

Zur Informationsweiterleitung innerhalb betrieblicher Gesundheitsprojekte an die jeweilige Zielgruppe bieten sich verschiedenste Wege und Medien an. Diese sollten zur Unternehmenskultur und bestehenden Informationspolitik passen. Es gibt Betriebe, die auf wichtige Ereignisse über ein Infoboard im Pausenraum hinweisen. Andere wiederum kommunizieren vorrangig via Intranet oder durch ein regelmäßig stattfindendes Abteilungsmeeting. In ➤ Tab. 4.12 sind den klassischen Varianten der innerbetrieblichen Kommunikation Vor- und Nachteile zugeordnet.

PRAXISTIPP

Zur effektiven Kommunikation und betriebsfreundlichen Informationsübertragung sind folgende Punkte zu beachten:
- Definition einer verantwortlichen innerbetrieblichen Kontaktperson (ggf. zzgl. eines Stellvertreters)
- Abfrage, was die vom Unternehmen bevorzugte Kommunikationsform ist, und diese konsequent umsetzen
- Erleichterungen für betrieblichen Multiplikatoren schaffen (E-Mail-Vorlagen, druckfertige Aushänge, Plakate)
- Ergebnisse von Telefonaten und persönlichen Gesprächen via E-Mail zusammenfassen und den betrieblichen Akteuren übermitteln

Kooperationen und Netzwerkarbeit

Neben gesetzlichen Bestimmungen (z. B. Arbeitsschutz, Gefährdungsbeurteilung) wird die Fachkraft Rückengesundheit immer wieder mit Kompetenzgrenzen sowie fachlichen bzw. zeitlichen Herausforderungen konfrontiert, die sie nicht alleine meistern kann. In solchen Fällen haben sich ein gutes interdisziplinäres BGF-Netzwerk mit kompetenten Partnern sowie der Aufbau von Kooperationen bewährt.

Die Kooperation mit **innerbetrieblichen Partnern** und Fachkräften erleichtert neben der Informationsgewinnung auch die Abstimmung sowie Umsetzung diverser Gesundheitsangebote. Je nach entsprechender Betriebsgröße stehen die in ➤ Tab. 4.13 genannten Fachkräfte zur Verfügung, mit denen eine Zusammenarbeit empfohlen wird.

Besteht zwischen Unternehmen und der Fachkraft Rückengesundheit ein Vertrauensverhältnis, wird diese häufig auch zur Organisation bzw. Durchführung themenübergreifender Maßnahmen beauftragt. In diesem Fall wird durch die Zusammenarbeit mit **außerbetrieblichen Kooperationspartnern** eine bedeutsame Erweiterung des Angebots ermöglicht. Dies kann in Form einer Auftragsweiterleitung oder einer Untervermittlung unter eigenem Namen geschehen.

Ranking der drei besten Kooperationspartner

Zum erleichterten Aufbau eines solchen Netzwerks sind folgende häufig nachgefragte bzw. perspektivisch relevante Kooperationen nach Bedeutung dargestellt.
1. Gesundheitsorientierte Fitnesseinrichtungen
2. Institutionen für Arbeitsschutz und Gefährdungsbeurteilung
3. Physiotherapie- und Wellnesseinrichtungen

Tab. 4.12 Innerbetriebliche Kommunikation und Informationsübertragung zu Gesundheitsangeboten

Kommunikationsmedium	Vorteile	Nachteile
Intranet/E-Mail	• Informationen werden an alle relevanten Mitarbeiter adressiert • Übertragung erfolgt sehr schnell • Sehr geringer Informationsverlust • Möglichkeit der Empfangsbestätigung	• Kann aufgrund vieler Nachrichten überlesen werden • Wird in der Regel nur einmal gelesen
Aushang/Plakat, Infoboard bzw. „Schwarzes Brett"	• Wird mehrfach gesehen • Platzierung an prominenten, kommunikativen Orten möglich • Bildhafte Darstellung erregt mehr Aufmerksamkeit • Geringer Informationsverlust	• Erreicht nicht jeden Beschäftigten • Keine Empfangsbestätigung • Übertragung erfolgt mäßig schnell
Betriebsversammlung	• Hoher Stellenwert/Bedeutung • Betonung bzw. Akzentuierung möglich • Möglichkeit für Rückfragen, Erläuterungen und Diskussion • Hohes Motivationspotenzial	• Hoher Informationsverlust möglich • Keine Empfangsbestätigung • Übertragung dauert sehr lange (bis zur nächsten Versammlung)
Monitore	• Platzierung an mehreren prominenten Orten möglich • Hoher Aufforderungscharakter zum Hinsehen	• Häufig wechselnde Inhalte • Überflutung mit Informationen • Informationsverlust möglich
Betriebszeitung	• Hoher Stellenwert/Bedeutung • Kann mehrfach gelesen werden	• Übertragung dauert sehr lange (bis zur nächsten Ausgabe) • Überschneidung mit anderen Informationen/Themen

Tab. 4.13 Kooperation mit innerbetrieblichen Partnern und Fachkräften

Partner/Fachkraft	Schnittstellen
Betriebsarzt	• Informationen zu prominenten Krankheitshäufigkeiten und Ergebnissen von Gefährdungsbeurteilungen • Beratung bzgl. gesetzlicher Bestimmungen zur Arbeitssicherheit • Abstimmung bei der Planung und Durchführung gemeinsamer Projekte (z. B. Gesundheitstag, Ergonomie-Check) • Prüfung und Feedback zu Teilnehmer-Handouts (Rückengesundheit) • Absicherung in schwierigen Fällen (z. B. bzgl. der Teilnahme von Beschäftigten mit starken körperlichen bzw. psychischen Einschränkungen)
Arbeitsschutz	• Rücksprache bzgl. gesetzlicher Bestimmungen (z. B. im Zuge von Ergonomie-Checks, Arbeitsplatzbegehungen, Vorträgen etc.) • Arbeitsschutzveranstaltungen auflockern (z. B. Kombination mit Bewegungselementen bzw. Praxisbausteinen)
Suchtberater	• Abstimmung bei der thematischen Ausrichtung von Gesundheitstagen • Empfehlung bzw. Vermittlung von interessierten bzw. bedürftigen Teilnehmern • Rücksprache und Absicherung bei begründetem Verdacht
Demografiebegleiter (ältere Beschäftigte)	• Abstimmung bei der Planung von geeigneten Gesundheitsangeboten (Bedarfsermittlung, Erfahrungswerte etc.)
Behindertenbeauftragter	• Abstimmung bei der Aufnahme von Betroffenen in Gesundheitsangebote (Machbarkeit, Erfahrungswerte etc.) • Rückfragen und Erläuterung zu Symptomen, Kompensationsstrategien, Wortwahl etc.

1. Kooperation mit hochwertigen Fitnessstudios

Fitnesseinrichtungen, die im Bereich Gesundheitsprävention gemäß § 20 SGB V tätig sind, verfügen neben einem umfangreichen Kursangebot inkl. qualifizierter Kursleiter auch über verschiedenste Trainingsgeräte sowie diverse transportable Testverfahren.

Im Bedarfsfall könnte dieser Partner bei der Durchführung einer größeren Veranstaltung sogar in mehreren Themenfeldern aktiv werden. Darüber hinaus erweisen sich Studioinhaber meist als sehr flexibel und verhandlungsbereit, was Fachkräften ohne jahrelange Erfahrung den Kooperationsaufbau erleichtert. Die Qualität der avisierten Kursleiter sollte im Vorfeld durch eine Hospitation geprüft werden.

Vorteile: umfangreiches Angebot, viele qualifizierte Fachkräfte, unkompliziert, schnell.

PRAXISTIPP

Deutschlandweit bestehen mehrere Fitnessunternehmen mit identischen Qualitätskriterien, die flächendeckend aufgestellt sind (z. B. Fitness First, INJOY). Ein im norddeutschen Raum tätiges, auf den BGF-Bereich ausgerichtetes Fitness-Netzwerk heißt Hansefit (i2c idea 2 consulting e. K., www.hansefit.de). Über dieses Netzwerk ist eine Vielzahl BGF-orientierter Fitnesseinrichtungen zu finden.

BEISPIEL

Durchführung eines Gesundheitstages im städtischen Finanzamt (9–14 Uhr)

Die Fachkraft Rückengesundheit wird mit der kompletten Organisation dieser Veranstaltung beauftragt. Thema soll sein „Rücken und Bewegung".

Die Mitarbeiter des Amtes wünschen sich explizit:

- Krafttests der Rückenmuskulatur (3 h)
- Vortrag zum Thema Rückengesundheit (60 min)
- 3 × Rücken-Workshop (à 45 min)
- 3 × Pilates-Workshop (à 45 min)
- 3 × Zumba® (à 45 min)

Als Budget stehen insgesamt 2500 € (netto) zur Verfügung.

Vortrag und Rückenworkshops werden von der Fachkraft Rückengesundheit selbst durchgeführt.

Für die Krafttests (Dr. Wolf®-Testung) und restlichen Workshops wird eine kooperierende Fitnesseinrichtung beauftragt (Zielgruppenbeschreibung, Aufgaben, Vorgaben etc. durch den Organisator sind vorausgesetzt).

Gerätetransport, Kursleiterauswahl sowie Bereitstellung von Matten und Trainingsmaterialien übernimmt die Leitung des Fitnesscenters und erhält dafür insgesamt ein Honorar von 1000 € (netto).

Hinweis: Die Qualität der avisierten Kursleiter sollte im Vorfeld durch eine Hospitation geprüft werden.

2. Kooperation mit Anbietern für Arbeitsschutz, Analysen und Gefährdungsbeurteilungen

Diese Unternehmen (z. B. Arbeitsmedizinische Dienste, IAS-Gruppe, B.A.D GmbH etc.) bieten Kooperationspotenziale auf zwei Ebenen:

a. Übernahme von Aufträgen durch die Fachkraft Rückengesundheit (Analysen, IST-Zustand)
b. Potenzieller Auftraggeber für Folgemaßnahmen nach der Analysephase (BGF-Angebote)

Im Zuge der Änderung des deutschen Arbeitsschutzgesetzes im Jahr 2013 wurde in § 5 Abs. 3 festgelegt, dass neben physischen Belastungen auch psychische Faktoren im Rahmen einer Gefährdungsbeurteilung zu erfassen sind. Als Ergebnis dieser gesetzlich vorgeschriebenen Maßnahme ergibt sich häufig auch ein Bedarf an rückenspezifischen Angeboten (Ergonomieberatung, Rückenseminare, Bewegungspausen, Entspannungstraining etc.), um ermittelte Gefährdungen zu kompensieren.

Vorteile: hohes Potenzial an Folgeaufträgen, Win-Win-Situation.

3. Kooperation mit Physiotherapie- und Wellnesseinrichtungen

Diese potenziellen Kooperationspartner verfügen neben der Erfahrung im Bereich Bewegung/Prävention auch über eine fundierte therapeutische sowie diagnostische Expertise. Zusätzlich bieten sich hierbei Möglichkeiten für betriebliche Zusatzangebote mit direktem Körperkontakt (z. B. Entspannungsmassagen) oder auch Diagnose- bzw. Testverfahren wie Haltungsbeurteilung, Beweglichkeits- und Krafttests bzw. Ganganalysen.
Vorteile: Erfahrung in Diagnostik, Massagekompetenz, therapeutische Expertise.

PRAXISTIPP
Empfehlenswert hierbei ist die Auswahl von Einrichtungen, die auch Privat- und Wellnessleistungen anbieten. Der Aspekt einer kundenorientierten Arbeitsweise (vs. klassische Patientenorientierung) ist in diesen Fällen wahrscheinlicher.

Weitere Kooperationsformen

Neben den vorgestellten Varianten bieten sich für die Fachkraft Rückengesundheit folgende weitere Möglichkeiten für Kooperationen an, um ein gutes regionales Netzwerk im Bereich der BGF aufzubauen:

- Rückenschulverbände (z. B. Bundesverband deutscher Rückenschulen e. V., www.bdr-ev.de)
- Krankenkassen
- Berufsgenossenschaften
- IHK
- Handwerkskammern
- Unternehmensberatungen
- Therapie- und Reha-Zentren (inkl. Rehabilitationsnachsorge IRENA)
- Arbeitspsychologen (Psychologischer Dienst)
- Universitäten (Fachbereich Sportwissenschaft, Gesundheitswissenschaft)
- Fortbildungsinstitute mit Tätigkeitsschwerpunkt Gesundheit, Prävention & Fitness (z. B. Health & Fitness Academy – www.hfacademy.de, BSA-Akademie – www.bsa-akademie.de oder INLINE-Akademie – www.inlineakademie.de)
- Europäische bzw. staatliche Förderprogramme (z. B. „Unternehmenswert Mensch" – www.unternehmens-wert-mensch.de)

Spezifische BGM-Netzwerke

Die Mitgliedschaft und eine aktive Mitarbeit in spezifischen BGF- bzw. BGM-Netzwerken (➤ Tab. 4.14) ermöglichen der Fachkraft Rückengesundheit sowohl die Wahrnehmung aktueller Erkenntnisse, Trends und Veränderungen als auch den regelmäßigen Austausch mit Kolleginnen und Kollegen sowie Marktbegleitern. Oft werden bei solchen Netzwerktreffen im Anschluss an den offiziellen Teil Kontaktdaten ausgetauscht und im Nachgang lukrative Aufträge gegenseitig zugespielt.

Tab. 4.14 Übersicht spezifischer Netzwerke für BGF oder BGM

Netzwerk		Homepage
DNBGF	Deutsches Netzwerk Betriebliche Gesundheitsförderung	www.dnbgf.de
BBGM	Bundesverband Betriebliches Gesundheitsmanagement	www.bgm-ev.de
DBSV	BGF im Deutschen Betriebssportverband	www.betriebssport.net
Nach Bundesländern (Beispiele)	Thüringen – Thüringer Netzwerk BGF	www.bgf-thueringen.de
	Berlin – Gesellschaft für BGF	www.bgf-berlin.de
Regionale ZPG (Beispiel)	Bayrisches Zentrum für Prävention und Gesundheitsförderung – Netzwerk BGF (Wirtschaftsraum Franken)	www.zpg-bayern.de
Datenbank	Netzwerk für Betriebliches Gesundheitsmanagement	www.bgm-netzwerk.de

4.3.4 Evaluation, Auswertung und Ergebnissicherung

Im Anschluss an BGF-Maßnahmen bzw. nach einem definierten zeitlichen Intervall innerhalb des BGM-Prozesses sollten Evaluationen zu Qualität, Effekt und Wirksamkeit der Angebote durchgeführt werden. Dies bietet einerseits die Möglichkeit zur Bewertung und Qualitätsoptimierung und andererseits eine transparente Variante zur Dokumentation von Ergebnissen.

Welche Methoden und Evaluationsarten sind hierfür zielführend? Wie können Veränderungen deutlich und leicht verständlich dokumentiert werden? Wann war eine Maßnahme erfolgreich? Konkrete Praxisbeispiele und Berichte sollen bei der Beantwortung dieser Fragen sowie der Erstellung eigener Materialien und Instrumente unterstützen.

Auswahl und Einsatz geeigneter Evaluationsmethoden

Die Fachkraft Rückengesundheit muss im Vorfeld abstimmen, ob seitens des Betriebs eine standardisierte Evaluation gewünscht wird (beispielsweise interner Feedback-Fragebogen) bzw. welche Methoden gut zu den bevorstehenden Maßnahmen passen würden. Die Auswahl spezifischer Evaluationsinstrumente erfolgt aufgrund verschiedener Aspekte:

- Art des Angebots (Ergonomie-Check vs. Rückenschulkurs)
- Zeitbudget (kurzer Impulsvortrag – 20 min – vs. 4-stündiges Seminar)
- Ziel der Evaluation (grobe Einschätzung vs. detaillierte Bewertung)
- Weiterverwendung der Daten (z. B. Dokumentationsabsicht, Berichterstattung)

Folgende Praxisbeispiele verdeutlichen diesen Ansatz.

BEISPIEL

Bewertung eines Impulsvortrags „Rückengesundheit" (30 min)

Das Ausfüllen eines umfangreichen Evaluationsbogens wäre für diese Kurzintervention unverhältnismäßig. Stattdessen bietet sich beim Verlassen des Raums eine kurze Visualisierung via Markierungen (z. B. Kreuze) auf einer Flipchart-Seite an.

Wie bewerten Sie den Vortrag insgesamt?
Zentrum = sehr gut
Mitte = gut
Außenring = weniger gut

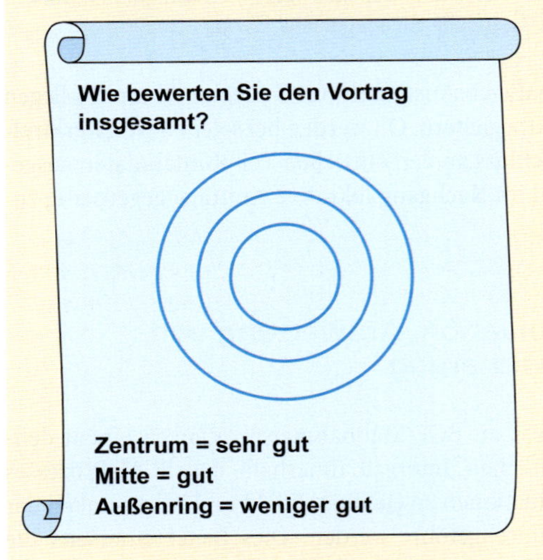

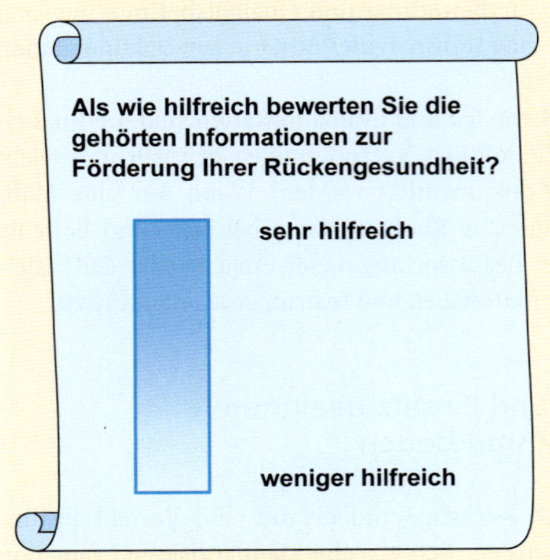

Die Charts können anschließend fotografiert und in einer Feedback-E-Mail zur Maßnahme an den betrieblichen Ansprechpartner versendet werden.
[L143]

BEISPIEL

Bewertung eines Stressmanagement-Seminars mit 12 Führungskräften (4 h)

Die Fachkraft Rückengesundheit erhält vom Gesundheitsbeauftragten des Unternehmens die Vorgabe, den internen Evaluationsbogen zu nutzen. Um detaillierte, maßnahmenspezifische Informationen zu Inhalt und Qualität des Seminars zu erhalten, bittet sie die Teilnehmer zusätzlich – in einer Art „Mikrofonrunde" – um das Vervollständigen der nachfolgenden Satzanfänge.
Dafür sind ca. 10 min Zeit eingeplant.

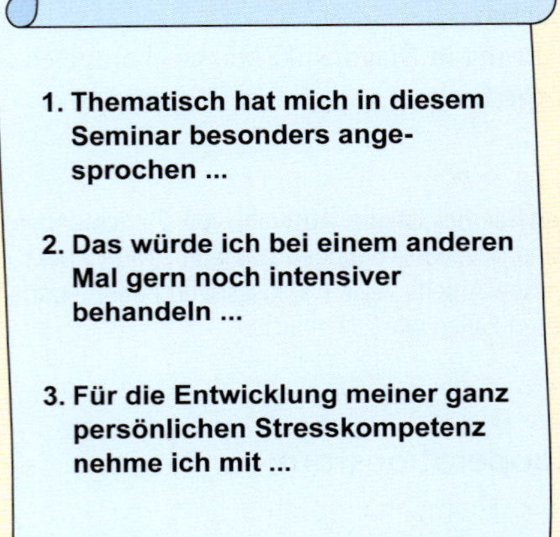

Die Ergebnisse nutzt die Fachkraft Rückengesundheit zur inhaltlichen Optimierung der Maßnahme sowie zur Berichterstattung an die betriebliche Kontaktperson/Geschäftsleitung.
[L143]

BEISPIEL

Interaktive Feedbackrunde via „Zahlenstrahlmethode"

Um die Feedback-Runde am Ende eines Rückenkurses aktiv und interaktiv zu gestalten, bietet sich z. B. die Umsetzung dieser Methode an.
Dazu legt der Kursleiter auf einer gedachten Linie in ausreichendem Abstand 3 Zahlen auf den Boden (1 = gering/5 = mittel/10 = sehr hoch).

1
5
10

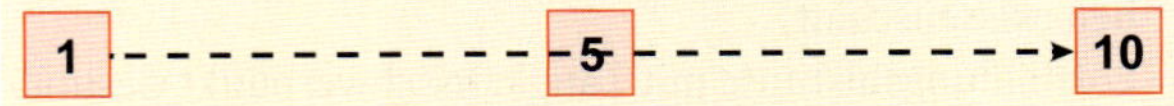

Die Teilnehmer sollen sich dann unter Berücksichtigung der Frage: „Wie würden Sie den Nutzen des Rückenkurses für Ihre Rückengesundheit bewerten?" auf Höhe der Einschätzung (1–10) aufstellen. Nach der Positionierung fragt der Kursleiter mehrere ausgewählte Personen:

- Was hat Sie veranlasst, sich genau in die goldene Mitte zu positionieren?
- Warum haben Sie sich so weit oben bei 9 positioniert?
- Was hätte geschehen müssen, damit Sie einen höheren Bereich (7–10) ausgewählt hätten?

Bei dieser Art von Feedback muss der Kursleiter darauf achten, introvertierte Personen mit dieser sehr persönlichen Methode nicht zu stark unter Druck zu setzen.
[L143]

Soll eine Evaluation dazu genutzt werden, die Wirksamkeit des implementierten BGM zu beurteilen, müssen detaillierte, aussagekräftigere Instrumente zum Einsatz kommen. Zielführend im Sinne eines Vorher-Nachher-Vergleichs wären hierfür eine erneute Mitarbeiterbefragung oder die Durchführung weiterer Gesundheitszirkel. Zusätzlich können in größeren Betrieben die Daten des aktuellen Gesundheitsberichts mit denen des zurückliegenden verglichen werden. Eine Übersicht zu möglichen Evaluationsmethoden und Einsatzmöglichkeiten ist in ➤ Tab. 4.15 dargestellt.

Ergebnisdokumentation und Berichterstattung

Für Auftraggeber wie Unternehmen, Krankenkassen oder Berufsgenossenschaften ist dieser Teil besonders interessant. Die konkrete Darstellung durchgeführter Inhalte oder eine detaillierte Berichterstattung inkl. Angabe von Handlungsbedürfnissen nach der IST-Analyse sind für Entscheidungsträger sowohl ein Update zum Status quo des laufenden Gesundheitsprozesses als auch Grundlage für die Zuteilung weiterführender Maßnahmen. Daher sollte durch die Fachkraft Rückengesundheit eine zeitnahe Dokumentation und Weiterleitung der Ergebnisse an betriebsinterne Ansprechpartner erfolgen. Häufig eingesetzte Methoden sind in ➤ Tab. 4.16 den spezifischen Interventionen zugeordnet.

Analysebericht

Dieses Instrument zur Darstellung und Interpretation der Ergebnisse einer **Mitarbeiterbefragung** ist die umfangreichste Möglichkeit zur Berichterstattung.

Neben dem Aufzeigen der Ergebnisse sollte der Analysebericht mit branchentypischen Mittelwerten verglichen und bewertet werden und mit Empfehlungen abschließen. Dafür sind Gesundheitsreports der gesetzlichen Krankenkassen ein guter Anhaltspunkt und eine Orientierungsmöglichkeit. Neben der Übergabe des schriftlichen Berichts ist ein persönlicher Termin zur Darstellung und Erläuterung der Ergebnisse obligatorisch. Eine Empfehlung sowie Diskussion bedarfsgerechter Interventionen steht immer am Ende der Berichterstattung und soll beiden Seiten Perspektiven bzw. Lösungsansätze bieten.

Tabellarische Ergebnisdarstellung

Diese Form der Berichterstattung bietet sich hervorragend im Anschluss an **Ergonomie-Checks bzw. Arbeitsplatzbegehungen** sowie **Gefährdungsbeurteilungen** an. Neben dem Fokus auf Optimierungsmöglichkeiten in den Bereichen Verhältnis- sowie Verhaltensprävention sollten schon während der Maßnahme vorgenommene Anpassungen aufgezeigt und im Optimalfall bildhaft dokumentiert werden.

Tab. 4.15 Auswahl geeigneter Evaluationsmethoden

Evaluationsmethode	Ziel/Einsatzgebiet	Bemerkungen
Mitarbeiterbefragung via Fragebogen	Bewertung und Wirksamkeit des BGM-Prozesses	• Nach vorher definiertem Zeitintervall (z. B. 12/24 Monate) • Repräsentative Ergebnisse durch Einbezug möglichst vieler Beschäftigter • Detaillierte Befragung möglich • Sehr umfangreich
Gesundheitszirkel	Bewertung und Optimierung von BGF-Maßnahmen bzw. BGM	• Nach vorher definiertem Zeitintervall (z. B. 12/24 Monate)
Gesundheitsbericht der Krankenkasse	Wirksamkeit von BGF-Maßnahmen bzw. BGM	• Aussagekraft beeinträchtigt durch Verteilung der Mitarbeitenden in unterschiedlichen Krankenkassen, konjunkturelle Schwankungen etc.
Mitarbeiterbefragung via Interview	Bewertung und Optimierung von BGF-Maßnahmen bzw. BGM	• Nach vorher definiertem Zeitintervall (z. B. 12/24 Monate) • Möglichkeit für Erläuterungen und Sammeln wertvoller Zusatzinformationen • Repräsentative Ergebnisse nur bei hoher Befragungsdichte • Sehr zeitintensiv und umfangreich
Feedback- bzw. Evaluationsfragebogen (➤ Abb. 4.12)	Bewertung und Optimierung einzelner BGF-Maßnahmen (z. B. Rückenschulkurs, Seminare, Workshop-Serie etc.)	• Im direkten Anschluss an die Maßnahme bzw. letzte Einheit • Häufigste Form der Evaluation • Nutzung des betriebsinternen Fragebogens möglich
Visualisiertes Feedback (Kreuze am Flipchart)	Allgemeine Einschätzung von BGF-Maßnahmen (z. B. Gesundheitstag, Impulsvortrag)	• Am Ende der Maßnahme • Transparente, leicht verständliche Darstellung für alle Beteiligten
Mündliches Feedback	Zielorientierte, individuelle Einschätzung von BGF Maßnahmen (z. B. Seminar, Bewegungskurs)	• Zum Ende der Maßnahme • Lässt Spielraum für persönliche Statements sowie Begründungen • Diskussion zwischen den Teilnehmern möglich • Möglichkeit zur interaktiven Gestaltung • Zeitintensiv

Tab. 4.16 Zuordnung von BGF-Maßnahmen und Varianten der Ergebnisdokumentation sowie Qualitätssicherung

Maßnahme	Varianten der Ergebnisdokumentation	Bemerkungen
Mitarbeiterbefragung	• Schriftlicher Analysebericht • Eventuell mediale Präsentation • Auswertungsgespräch mit Geschäftsleitung	• Detaillierte Darstellung • Strukturierte Unterteilung in Befragungsbereiche • Erläuterungen zur Bewertung der Ergebnisse
Arbeitsplatzbegehung/ Ergonomie-Check	• Tabellarische Darstellung der Ergebnisse inkl. vorgenommener Anpassungen • Fotoprotokoll (Belastungssituation/vorher–nachher) • Videodokumentation typischer, belastender Arbeitsabläufe	• Kommunikation der bevorstehenden Fotodokumentation an die Beschäftigten • Beschäftigte müssen vor Ort gefragt werden, ob Fotos/ Videos erlaubt sind • Eventuell bildhafte Darstellung nur vom Arbeitsplatz – ohne Personendarstellung • Ergebnisse dienen als Grundlage für Verhältnis- sowie Verhaltensoptimierungen
Vortrag bzw. Praxisseminar Rückengesundheit	• E-Mail (Einschätzung aus Sicht des Referenten) • Feedback- bzw. Evaluationsbogen • Gegebenenfalls Info zu ausgewählten Fragebogen-Items (via E-Mail)	• Feedbackbogen des Unternehmens • → Originale weiterleiten • Feedbackbogen des Referenten • → Kopien weiterleiten
Rückenschulkurs oder BGF-Angebot mit mehreren Einheiten	• Feedback- bzw. Evaluationsbogen • E-Mail (Einschätzung aus Sicht des Referenten) • Gegebenenfalls Prä-Post-Vergleiche (z. B. Leitmerkmalmethode, Fitness, Wissen etc.)	• Feedbackbogen des Unternehmens • → Originale weiterleiten • Feedbackbogen des Referenten • → Kopien weiterleiten • Ergebnisse der Prä-Post-Vergleiche archivieren

Zum leichteren Verständnis ist in ➢ Tab. 4.17 eine Ergebnisdokumentation im Anschluss an eine Arbeitsplatzbegehung inkl. Ergonomie-Check näher beschrieben.

Feedback-Fragebogen/Evaluationsbogen

Die wohl typischste Methode der Qualitätssicherung und Ergebnisdokumentation bietet der Fachkraft Rückengesundheit

- eine Möglichkeit zur qualitativen Einschätzung und Optimierung seines Angebots sowie
- eine aussagekräftige Variante zum Qualitätsnachweis an den Auftraggeber.

Durchaus können in Verbindung mit Bewegungsangeboten weitere Fragen eingearbeitet werden, die z. B. auf die freudbetonte Umsetzung oder eine Förderung des Teamgedanken abzielen.

Da Aufbau und inhaltliche Gestaltung dieses Instruments auf unterschiedlichste Art und Weise geschehen kann, ist in ➢ Abb. 4.12 ein Beispiel zur Orientierung aufgeführt.

Feedback-Fragebogen, bearbeitbar

PRAXISTIPP

Um noch mehr Aufmerksamkeit auf die Qualität durchgeführter Maßnahmen zu lenken, kann die Auswertung der Fragebögen z. B. nach einzelnen Items bzw. ausgewählten Fragen separat kumuliert und etwa wie folgt dargestellt werden:

- 92 % der Teilnehmer bewerten die Veranstaltung insgesamt mit gut oder sehr gut.
- 85 % der Zuhörer bewerten die erlernten Inhalte/Übungen für ihre Gesundheit als sehr wichtig.
- 94 % aller Teilnehmer bewerten die Umsetzbarkeit der Inhalte am Arbeitsplatz als gut bzw. sehr gut.

Prä-Post-Wissenstest

Zur Überprüfung des Lerneffekts und der damit verbundenen Lehrfähigkeit der Fachkraft Rückengesundheit können sogenannte Prä-Post-Vergleiche durchgeführt werden. Diese im Bereich der physischen Leistungsentwicklung häufig eingesetzte Methode (z. B. betriebsinterner Fitnesstest) kann ebenfalls zum Nachweis für die Erweiterung relevanten Wissens zur Rückengesundheit Anwendung finden. Die Fragen des nachfolgend vorgestellten Wissenstests (inkl. Auswertung) beziehen sich inhaltlich auf Empfehlungen der Nationalen Versorgungsleitlinie Nicht-spezifischer Kreuzschmerz (BÄK, KBV, AWMF 2017) sowie Vorgaben der Konföderation der deutschen Rückenschulverbände (KddR).

BEISPIEL

Qualitätssicherung durch Prä-Post-Wissenstest zur Rückengesundheit

Zu Beginn und in der vorletzten Einheit eines betrieblichen Rückenschulkurses lässt der Kursleiter die Teilnehmer folgenden Wissenstest ausfüllen (Auswertung folgt in letzter Kurseinheit).

Bei den Fragen sind mehrere richtige Antworten möglich. Mit Ausnahme der ersten Frage wird jede richtige Einzelantwort als Pluspunkt und jede falsche Antwort als Minuspunkt mitgewertet. (Richtige Antworten sind zur Orientierung *kursiv* dargestellt)

Wie häufig gehen Sie regelmäßig pro Woche einer gesundheitssportlichen Aktivität (mindestens 45 min) nach?

(Laufen, Schwimmen, Krafttraining, Tanzen, Gymnastik, Spielsport, Wandern etc.)

☐ ≤ 1× *(0 Punkte)*
☐ 1× *(1 Punkt)*
☐ 1–2× *(2 Punkte)*
☐ ≥ 2× *(3 Punkte)*

Tab. 4.17 Ergebnisdokumentation nach Ergonomie-Check (Hardware eines Betriebs)

Arbeitsplatz/ Beschreibung	Optimierungsansätze	Direkte Umsetzung vor Ort
Technik – Kombiarbeitsplatz Stehen/Sitzen	Stehen: kein Optimierungsansatz Sitzen: 1. Ergonomische Anordnung der Hardware 2. Gleichverteilung der Arbeitsseiten	1. Bildschirm zentral positioniert 2. Telefon umgestellt 3. Effektwissen zur Einstellung des Bürostuhls vermittelt
Fotodokumentation		
Verwaltung – Sitzarbeitsplatz	1. Bildschirmeinstellung 2. Verhaltensschulung	1. Anpassung der Standard-Bildschirmhelligkeit sowie Bildschirmhöhe 2. Vorstellung eines PC-Bewegungs-Kurzprogramms 3. Aufklärung zu Verhaltensweisen bei Rückenproblemen 4. Ausgabe eines Handouts
Buchhaltung – Sitzarbeitsplatz mit zwei Monitoren	1. Anordnung der Hardware 2. Schulung zur ergonomischen Anordnung des PC-Arbeitsplatzes	1. Wechsel der Bildschirme und Umbau der Verkabelungen 2. Anpassung der Bildschirmpositionen (frontale Ausrichtung) 3. Telefonposition optimiert 4. Aufklärung zur Höhe und Neigung des Bildschirms 5. Ausgabe eines Teilnehmer-Handouts
Fotodokumentation		

Abbildungen: [X309]

Was ist Ihrer Meinung nach die effektivste Art zur Förderung der Rückengesundheit?
- ☐ regelmäßige ärztliche Untersuchungen des Rückens
- ☐ kontinuierliche physiotherapeutische Behandlungen
- ☐ Massagen zur Lockerung der Rückenmuskulatur
- ☐ *regelmäßige Bewegung und ein aktiver Lebensstil*

Wenn Rückenschmerzen sehr akut sind, dann:
- ☐ liegt meistens eine Verletzung bzw. Erkrankung vor (z. B. Bandscheibe)
- ☐ *sind die Ursachen mit hoher Wahrscheinlichkeit harmlos*
- ☐ kann lediglich ein spezialisierter Arzt helfen
- ☐ *ist das kein eindeutiges Zeichen für eine Verletzung/Erkrankung*

Die Anpassung meines Arbeitsplatzes unter ergonomischen Gesichtspunkten:
- ☐ hat keinen Einfluss auf meine Rückengesundheit
- ☐ hat vorrangig Auswirkungen auf meine Arbeitsgeschwindigkeit
- ☐ *fördert ein bewegungsfreundliches Arbeitsumfeld*
- ☐ *kann meine Rückengesundheit positiv unterstützen*

Ca. 80–90 % der Rückenbeschwerden in Deutschland:
- ☐ kommen und gehen in regelmäßigen Abständen
- ☐ sind durch einen spezialisierten Arzt exakt diagnostizierbar
- ☐ *verschwinden innerhalb von 4–6 Wochen wieder*
- ☐ *sind unspezifisch (haben keine Verletzung oder Krankheit als Ursache)*

Sportlich aktive Menschen mit einer starken Rückenmuskulatur:
- ☐ kennen das Phänomen Rückenschmerzen gar nicht
- ☐ *sind auch von Rückenschmerzen betroffen*
- ☐ *haben seltener Rückenschmerzen als inaktive Personen*
- ☐ *haben durchschnittlich kürzere Rückenschmerzepisoden als inaktive Personen*

Um wirksame Trainingseffekte meiner Rückenmuskulatur zu erzielen:
- ☐ reicht der tägliche Fahrradweg zur Arbeit aus
- ☐ *sind regelmäßige Kraftübungen notwendig*
- ☐ müssen längere Trainingseinheiten > 45 min durchgeführt werden
- ☐ *sind Übungs-Kurzprogramme von 5–10 min ausreichend*

Anbieter-Logo

Feedback-Fragebogen

Maßnahme .... Datum ....

Fachkraft .... Unternehmen ....

Um die Qualität unserer Maßnahmen im betrieblichen Gesundheitsmanagement ständig verbessern zu können, bitten wir um Ihre Mithilfe durch die Beantwortung folgender Fragen.

1 = sehr gut 2 = gut 3 = befriedigend 4 = mittel 5 = schlecht

	1	2	3	4	5
Wie bewerten Sie die Kommunikation im Vorfeld der Maßnahme? (Informationen zu Ablauf sowie Inhalten)					
Wie bewerten Sie die Organisation? (Raum, Zeit, Teilnehmerzahl etc.)					
Wie beurteilen Sie den praktischen Teil der Maßnahme?					
Wie hilfreich bewerten Sie die Informationen und erlernten Übungen/ Methoden für Ihre Gesundheit?					
Wie beurteilen Sie die Umsetzbarkeit der Inhalte in Ihrem Betrieb bzw. Tätigkeitsbereich?					
Wie bewerten Sie die Kompetenz und Arbeitsweise der Fachkraft?					
Wie nützlich bewerten Sie die Arbeitsblätter/Unterlagen?					
Wie beurteilen Sie die Veranstaltung insgesamt?					

Würden Sie die Maßnahme anderen Arbeitskollegen weiter empfehlen?

☐ Ja, weil ....

☐ Nein, weil ....

Besteht Ihrerseits Bedarf an einer Vertiefung bzw. weiterführenden Angeboten?

☐ Ja ☐ Nein

Was möchten Sie uns gern noch mitteilen?

....

....

....

Vielen Dank für Ihre Bemühungen!

Abb. 4.12 Beispiel für einen Feedback-Fragebogen zur Evaluation betrieblicher Gesundheitsangebote [L143]

Die Rückengesundheit wird maßgeblich positiv beeinflusst durch:
☐ *eine hohe Arbeitszufriedenheit sowie Wertschätzung*
☐ *die regelmäßige Teilnahme an einem Fitnesskurs*
☐ die aufrechte Haltung meiner Sitzposition
☐ einen geringen Körperfettanteil

Auswertung:
15–17 Punkte: Ihr Wissen zur Rückengesundheit ist sehr hoch – die Wahrscheinlichkeit für chronischen Rückenschmerz eher gering.
12–14 Punkte: Sie haben einen durchschnittlichen Wissensstand zur Rückengesundheit. Zusätzliche Maßnahmen werden Ihnen helfen, dieses Thema noch besser zu verstehen.
9–11 Punkte: Ihr Wissen zur Rückengesundheit ist unterdurchschnittlich. Ohne Veränderung besteht durchaus die Gefahr für chronische Rückenschmerzen.
≤ 8 Punkte: Es wird dringend empfohlen, an rückenspezifischen Angeboten teilzunehmen und spezifisches Wissen zu erlangen!

LITERATUR

Badura B, Ducki A, Schröder H, Klose J, Meyer M (2015) Fehlzeiten-Report 2015. Heidelberg: Springer.
Bambra C (2011) Work, worklessness and the political economy of health inequalities. Journal of Epidemiology and Community Health 2011; 65:746–750.
Bundesärztekammer (BÄK), Kassenärztliche Bundesvereinigung (KBV), Arbeitsgemeinschaft Wissenschaftlich-Medizinischer Fachgesellschaften (AWMF) (2017) Nationale Versorgungsleitlinie Nicht-spezifischer Kreuzschmerz. 2. Aufl. Version 1. AWMF-Register-Nr. nvl-007.
Ulrich E, Wüsler M. (2009). Gesundheitsmanagement in Unternehmen. 3. Aufl. Wiesbaden: Gabler, S. 54–58.

KAPITEL

5 Good Practice im Betrieb

5.1 „Ergonomics in Motion" in der Automobilproduktion

Franz Mätzold, Heike Streicher, Petra Wagner

Auf einen Blick

- Muskuloskeletale Belastungen in der Automobilmontage
- Methode zur Verringerung von monotonen Zwangshaltungen
- Ansatz der „Inneren Rotation" zur Förderung des Haltungswechsels
- Differenzielles Lernen nach Schöllhorn mit dem Weg über vielfältige Bewegungserfahrungen und Differenzen

Leitfragen

- Welche Vorteile hat der Haltungswechsel an Montagearbeitsplätzen für das menschliche Bewegungssystem?
- Welche Methoden zur Vermeidung von Monotonie und Zwangshaltungen in der Montage haben sich bewährt?
- Welche Widerstände können bei dem Ziel der Förderung des Haltungswechsels bei den Mitarbeitenden auftreten?
- Welche didaktisch-methodischen Prinzipien sollten Berater bei der Vermittlung von arbeitsplatzbezogenen Bewegungskompetenzen beachten?

Muskel-Skelett-Erkrankungen und insbesondere Rückenbeschwerden, verursacht durch z. B. langanhaltende körperliche Zwangshaltungen oder auch ungünstigen Lastentransport im Berufsalltag, gehören zu den häufigsten Gesundheitsproblemen in der Arbeitswelt (Frieling, Buch und Wieselhuber 2006). Eine Betriebliche Gesundheitsförderung, welche einen Beitrag zum Erhalt und Förderung der Arbeitsfähigkeit leistet, erscheint vor diesem Hintergrund unentbehrlich.

Das hier dargestellte „Best Practice"-Beispiel entstammt dem Projekt „Ergonomics in Motion" und zielt auf die Förderung eines gesundheitsgerechten, im engeren Sinne vor allem rückengerechten, Arbeitsverhaltens für **Mitarbeiter der Automobilmontage** ab. Die Intention des Projekts besteht darin, passend zu den Arbeitsverhältnissen der Zielgruppe wesentliche Kompetenzen eines produktiven und zugleich gesunden Bewegungsverhaltens für den eigenen Arbeitsplatz zu vermitteln und nachhaltig zu implementieren.

Hierbei ist besonders hervorzuheben, dass der dargelegte Ansatz für arbeitsplatzspezifische, vielseitige Bewegungskompetenzen direkt im Arbeitsprozess, d. h. „acht Stunden pro Schicht" wirksam angewendet werden kann. Somit grenzen sich diese Maßnahme und die genutzte Strategie von bisherigen primär- oder sekundärpräventiven Bewegungsprogrammen wie z. B. herkömmlichen Rückenschulen, Gymnastikübungen in der Pause oder Ausgleichssport nach der Arbeitszeit ab. Das Pilotprojekt wurde in Zusammenarbeit mit einem Unternehmen der Automobilproduktion erprobt.

5.1.1 Beschreibung des Berufsbilds und der Arbeitssituation

Je nach Produktionsbereich prägen zwischen 336 (in der Karosseriemontage) und bis zu 2.000 (im Presswerk) Wiederholungen derselben Handgriffe den Schichtalltag. Aus den einseitigen, zyklischen Tätigkeiten, teilweise unter Zwangshaltungen, resultieren an erster Stelle erhöhte Muskel-Skelett-Erkrankungen (MSE), die (je nach Produktionsbereich) bis zu 35 % der Arbeitsunfähigkeitstage (AU-Tage) bei der Zielgruppe einnehmen. Diese MSE bedingen insbesondere die mehrwöchigen Ausfallzeiten (Frieling, Buch und Wieselhuber 2006) und steigen abhängig vom Lebensalter (und Betriebszugehörigkeit) stark an. Aber auch besondere psychophysische Belastungen, z. B. infolge des den Arbeitsanforderungen immanenten Monotonie-Erlebens, prägen die Lebenswelt Arbeit in der Automobilproduktion.

5.1.2 Ist-Analyse der Branche

Bisher genutzte Wege, einen Belastungsmix zu fördern, stellen vor allem die etablierte „Job-Rotation" (Arbeitsplatzwechsel im Schichtverlauf) sowie z. B. physiotherapeutisch angeleitete Ausgleichsübungen in den Pausen oder auch Seminarangebote zur Rückengesundheit außerhalb der Arbeitszeit dar. In größeren Betrieben existieren gesundheitsdienstliche Strukturen, z. B. mit eigenem Werksarzt sowie teilweise auch werkseigenem Gesundheits-/Fitnesszentrum, in dem nach Schichtende subventionierte Kursangebote und Trainingsmöglichkeiten (außerhalb der Arbeitszeit) wahrgenommen werden können.

Diese bisher angebotenen Wege stoßen allerdings beim Erreichen der Zielgruppe auf diverse Grenzen:

- **Organisational:** Rotationsmodelle und deren Implementierung im Tagesgeschäft versus fehlende, kranke Mitarbeiter für die zu erledigenden Taktaufgaben bzw. weniger taktspezifische Montagefähigkeiten anwesender Mitarbeiter
- **Motivational:** Ausgleichübungen versus „Pause ist Pause" bzw. dem Verständnis „Wir müssen erst einmal Autos bauen"
- **Logistisch:** Präventionskursangebot nach der Arbeit versus Bedürfnis nach Ruhe und Erholung nach Schichtende.

In der Regel wird die wesentliche Zielgruppe somit noch nicht optimal angesprochen.

5.1.3 Strategie, Ziele und Zielgruppe

Der spezielle Fokus für die Entwicklung vor allem „variabler" Bewegungskompetenzen bei der Montagetätigkeit (abwechslungsreiche Haltungsvariationen im biomechanisch sinnvollen Lösungsraum – ergonomisch, vielseitig, gelenkschonend, axial) liegt in den taktgebundenen, hoch repetitiven Arbeitsanforderungen (Fließbandarbeit) der Zielgruppe begründet. Auf diese Hauptanforderung zur Förderung eines Belastungsmixes verweisen bereits einschlägige Studien im Sinne der präventiven Strategie für die Herausforderungen der Zukunft im vorliegenden Setting (Flothow 2011).

Wie lassen sich bis dato ungenutzte Präventionspotenziale erschließen und die Zielgruppe erreichen? Ein Schlüssel liegt in einer in den Schichtverlauf integrierten Befähigung der Mitarbeiter zu einem gesundheitsgerechten, rückenschonenden Arbeitsverhalten. Dies ist idealerweise so gestaltet, dass die Mitarbeiter bei den Interventionen erfahren, dass die Inhalte direkt mit ihrem Arbeitsplatz kompatibel sind. Ein diesbezüglich erlebbares, partizipatives und freudvolles Vorgehen soll dabei das Verständnis des Zusammenhangs von Gesundheit und Leistungsfähigkeit mit den vorliegenden Arbeitsplatzverhältnissen und dem eigenen Arbeitsverhalten fördern.

Im Sinne eines Ergonomie-Kompetenzlernens wird mit dieser Strategie die Entwicklung und Verankerung eines vielseitigen, gesundheitsgerechten Arbeitsverhaltens verfolgt, werden betriebliche Akteure eingebunden und die Kompetenzen von Fachkräften für Rückengesundheit, Physiotherapeuten, Sportwissenschaftlern aufgegriffen.

Die Generierung von ergonomischen Lösungsvorschlägen orientiert sich im Rahmen dieses Projekts am Prinzip der sogenannten **Inneren Rotation.** Anders als bei der Vermittlung des Dogmas *einer* für alle Mitarbeiter gültigen ergonomischen Arbeitsweise für einen Arbeitsplatz erfährt der Mitarbeiter über das Prinzip der Inneren Rotation individuelle Lösungsmöglichkeiten und erwirbt eine für sich flexible Handlungskompetenz. Angelehnt ist dieses Vorgehen an folgende wesentliche Prinzipien der Neuen Rückenschule (Flothow 2011):

- Eröffnung eines vielfältigen Bewegungsrepertoires (z. B. Nutzen der Bilateralität)
- Kein Fokus auf per se „richtige" und „falsche" Bewegungen, sondern Aufzeigen eines sinnvollen Lösungsraums
- Erleben der Wirksamkeit veränderter ergonomischer Bedingungen, Haltungs- und Bewegungsformen und Transfer auf eine spezifische Arbeitstätigkeit
- Förderung von Körperwahrnehmung und Effektwissen
- Aufbau von aktiven Bewältigungsstrategien

Bei der Anwendung dieser Prinzipien wird die Wirkung verschiedener ergonomischer Haltungen erprobt und erfahrbar gemacht. Damit werden auch Konsequenzerfahrungen eines abwechslungsreichen Arbeitsverhaltens vermittelt und die Selbstwirksamkeit gefördert.

Die typische Zielgruppe im Setting sind zu über 90 % Männer; das Durchschnittsalter im Pilotprojekt beträgt 42 Jahre bei mittlerem Bildungsniveau.

5.1.4 Umsetzung der Maßnahme

Zur Veranschaulichung des Prinzips der Inneren Rotation wird hier das Verlegen eines Kabelbaums in der Automobilmontage beschrieben.

➤ Abb. 5.1 zeigt verschiedene Variationen der Körperhaltungen im Lösungsraum eines Montagetaktes unter Berücksichtigung der vorgegebenen Taktzeit und der Anforderungen an den fehlerfreien, stabilen Montageprozess. Die interindividuell gebräuchliche Standardarbeitshaltung ist eine eher geschlossene Beinstellung mit stark gebeugtem Oberkörper und somit hoher Rumpfbelastung im Schichtverlauf. Hier profitiert der Mitarbeiter vor allem von einem Repertoire an verschiedenen Beinvariationen und alternativen Positionierungen zum Fahrzeug, welche die Rumpfbelastung jeweils variieren.

Diese Haltungsvariationen bzw. für den Montagearbeiter individualisierte, erprobte und angenommene Auswahl an Haltungen können nach einer bestimmten Anzahl an Fahrzeugen im Arbeitstakt gewechselt werden. Etabliert haben sich die Aneignung und Akzeptanz von wenigstens drei verschiedenen Strategien im individuellen Lösungsraum. Im Beispiel (➤ Abb. 5.1) können das Schrittstellung (mit Führungsbeinwechsel), Grätschschritt mit leichter Kniebeuge sowie auch ein sitzender Verbau sein. Aus 336 standardmäßig gleichen Bewegungsabläufen im Schichtverlauf würden daraus in diesem Beispiel jeweils 112 × 3 variierte Belastungen resultieren.

Die Befähigung zu einer Inneren Rotation als einem eigenverantwortlichen Belastungsmix innerhalb eines Arbeitstaktes ist insofern eine an die speziellen Produktionsbedingungen angepasste und bisher ungenutzte Ergänzung zur etablierten „Job-Rotation" im Produktionsalltag. Dem sollte eine geeignete Sinnvermittlung und Erschließung des Themas unter Partizipation der Zielgruppe vorausgehen. Einen inter-

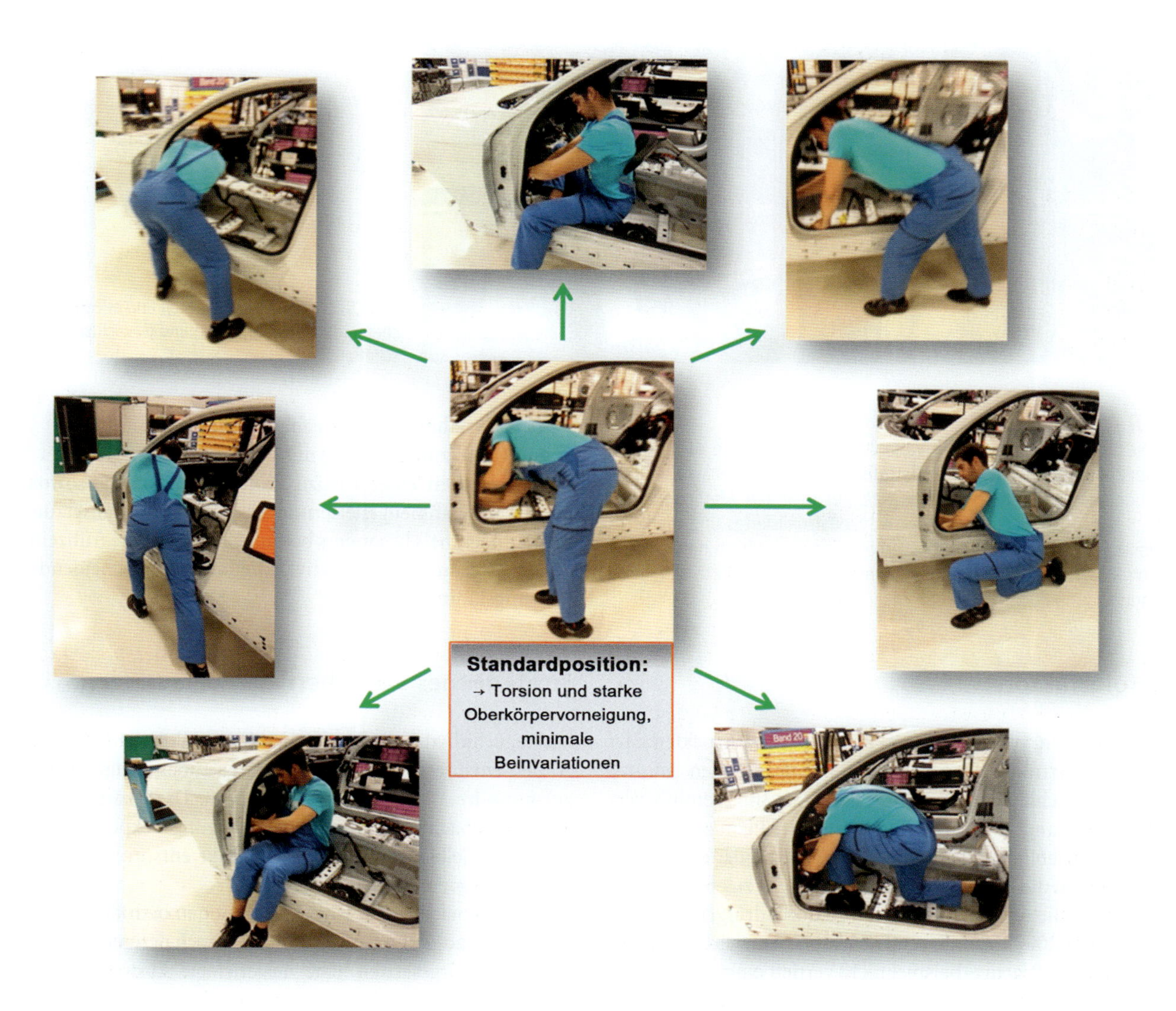

Abb. 5.1 Beispiel für einen Belastungsmix durch die Innere Rotation in einem Arbeitstakt – Rumpfentlastung durch Beinvariationen und vielseitige Positionierung zum Fahrzeug [P411]

essanten „Methodikkoffer" zur Unterstützung der Interventionsgestaltung liefert dabei z. B. der Ansatz des Differenziellen Lernens nach Schöllhorn mit seinem Weg über vielfältige Bewegungserfahrungen und Differenzen (Schöllhorn 2005).

Spürbare Kontraste können im Rahmen des Lernprozesses erzeugt und genutzt werden (z. B. auch durch bewusst eingenommene unergonomische Körperhaltungen und deren Wirkung). Diese Lernerfahrung bzw. ein gewisses Nachempfinden kann z. B. durch das Tragen von Gewichtsmanschetten oder die Übertreibung von Zwangshaltungen temporär verstärkt werden (➤ Abb. 5.2).

Schulungsschwerpunkte

Bezogen auf die Karosseriemontage können von der Fachkraft Rückengesundheit vor allem folgende **Schulungsschwerpunkte** im Rahmen der Inneren Rotation für verschiedene Montagesituationen gezielt erarbeitet werden:

- **Senkung des Körperschwerpunkts:** z. B. anstelle des rückenbelastenden, stark vorgebeugten Arbeitens Nutzung von Grätschschritt, Schrittstellung, Hüftsenkung mit Beugung in den Knien
- **Gelenkabsicherung durch Unterstützung mit zweiter Hand:** z. B. Stütz am Ellenbogen beim Akkuschrauben, Fixierung des Handgelenks
- **Lösen von Zwangshaltungen beim Verbau in körperfernem Raum:** z. B. durch engstes Herantreten und seitliche Verbauposition zum Fahrzeug, angepasste Rückenhaltung sowie Armstütz an der Karosse und vielseitige Beinvariationen
- **Bimanuales Arbeiten:** z. B. Handwechsel bei sonstiger permanenter Nutzung der „starken Hand", auch in Kombination mit Umpositionierung zum Fahrzeug.

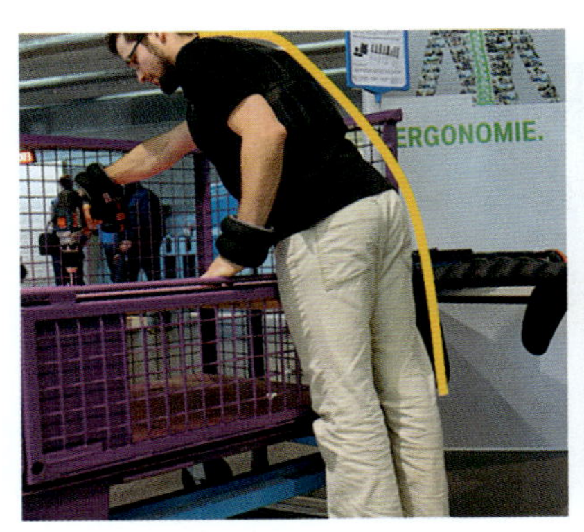

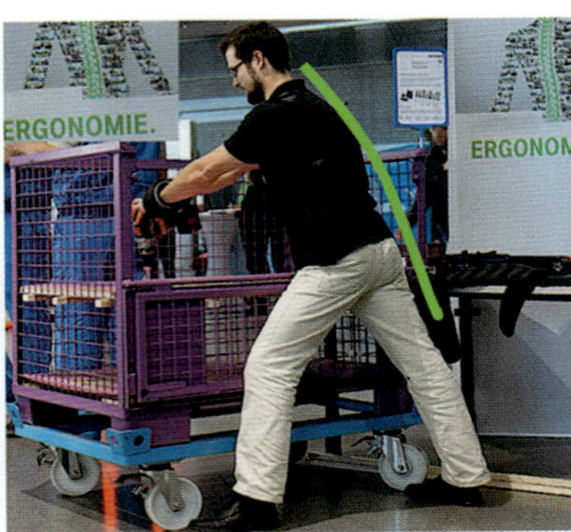

Abb. 5.2 Kontraste verstärken und erlebbar machen – durch Zwangslagen und Gewichtsmanschetten [P411]

PRAXISTIPP

Die Sinnvermittlung zu den variablen Strategien sollte durch eine verständliche, **praxisnahe Visualisierung** von Arbeitsweise und zugehöriger Belastung deutlich unterstützt werden. Methoden wie z. B. ein 3-D-kameragestütztes, echtzeitvisualisiertes und markerloses Erfassen des Bewegungsverhaltens zur Abschätzung ergonomischer Bewegungsstrategien können dazu perspektivisch ihre Anwendung finden.

Erfolgsfaktoren

Neben diesen inhaltlichen und methodischen Aspekten darf auch eine strukturelle Einbindung der dargelegten Ansätze nicht vernachlässigt werden. Der gesamte Interventionsverlauf und Change-Prozess sollte in bewährte Planungsmodelle eines Betrieblichen Gesundheitsmanagements eingebettet werden, um die Zielgruppenbedarfe passend zu eruieren und langfristig die Arbeitsorganisation zu durchdringen (Schlicht und Brand 2007). Auf diesen Gesamtprozess wird im vorliegenden Best-Practice-Beispiel nicht vertieft eingegangen.

Als wesentlich für eine gelingende Etablierung des neuen Ansatzes, insbesondere bei taktgebundenen Arbeitsumgebungen, lassen sich folgende **Erfolgsfaktoren** zusammenfassen:

1. **Integration aller Trainings in betriebliche Routinen:** etablierte Prozesse statt zusätzliche Programme (z. B. Teamsitzungen, interne Trainingsmaßnahmen, geplante Qualifizierungstermine für Mitarbeiter, Ausbildungsprozesse)
2. **Adressatengerechtheit:** einfach verständlich, praxistauglich, umsetzbar, individualisierte Vermittlung und Implementierung
3. **Praxis- und Handlungskompetenz-Orientierung der Schulungsmaßnahmen:** Erleben, Sehen und Nachspüren der Variationen im individuell bedeutsamen Lösungsraum; Vermittlung positiver Konsequenzerfahrungen, Förderung von Selbstwirksamkeit an Schulungsarbeitsplätzen mit entsprechenden Trainingsumgebungen und Produktionsnähe
4. **Inhaltsgenerierung „bottom-up" statt „top-down":** verantwortliche Einbindung der Montagemitarbeiter bei der Entwicklung der Variationsstrategien auf der Basis ihrer Arbeitserfahrungen und Fähigkeiten, Zieldefinitionen und Umsetzungsplanung mit den Betroffenen

Die Wichtigkeit einer Partizipation der Zielgruppe sowohl bei der Maßnahmengenerierung als auch bei der Umsetzung sei hier nochmals besonders betont, ebenso wie die frühzeitige Begeisterung und proaktive Einbindung entscheidender Führungskräfte.

Strategisches Vorgehen

Die tägliche Arbeitsbelastung sowie das aktuelle Verhalten an den entsprechenden Arbeitsplätzen (über geeignete Wege) muss im Vorfeld analysiert werden. Dazu können z. B. Prozessbeobachtung, Mitarbeiterbefragung, Experteninterview oder Selbstversuch am Arbeitstakt entsprechende Erkenntnisse generieren.

In einem nächsten Schritt erfolgt mit den betroffenen Mitarbeitern (und optimalerweise zugleich auch deren täglich betreuenden Vorgesetzten) eine zielgerichtete Auswertung und Ideensammlung hinsichtlich der individuellen Erfahrungen und Unterschiede im Bewegungsverhalten. Bereits sichtbare oder potenzielle ergonomische Alternativstrategien werden aufgezeigt und reflektiert („kleine Gesundheitszirkel" mit Partizipation der Zielpersonen). Mit Führungskräftesupport und guter Kommunikation können dafür die i. d. R. wöchentlich stattfindenden Teamsitzungen genutzt werden, ohne Zusatzkosten zu generieren. Leitfragen im Gesundheitszirkel, um die Mitarbeitererfahrungen zu erschließen, könnten sein:

- Was ist Ihre bisherige Körperhaltung und Bewegungsstrategie in dem Takt?
- Wo spüren Sie die Belastungen bei Ihrer Strategie besonders?
- Welche weiteren Lösungen, Körperhaltungen lassen sich bei Ihren Kollegen erkennen, und welche wären für Sie noch denkbar?

Diese Ideensammlung wird fachlich begleitet und angereichert durch die Fachkraft Rückengesundheit, durch den Sportwissenschaftler, Physiotherapeuten etc. Als Ergebnis dieses Prozesses können **Taktinfoblätter** mit einem Überblick zu Arbeitsbelastungen herkömmlicher Verbauweise

Ergonomics In Motion – Taktinfoblatt

Ergonomie Sehen – Lernen – Leben

Montage – Taktname/Beschreibung

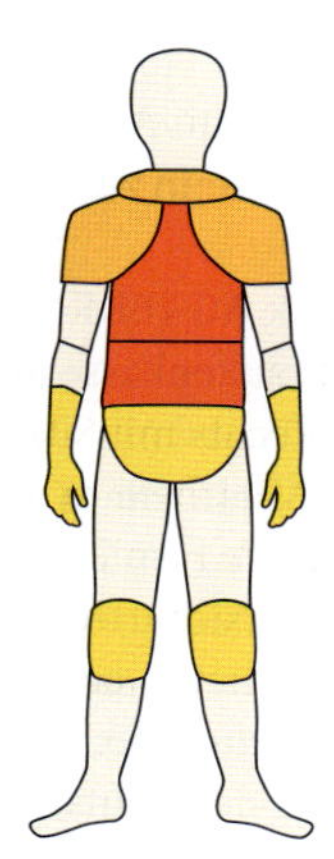

Belastung aus Mitarbeitersicht für Standardarbeitshaltung:

Hauptbelastung auf Wirbelsäule aufgrund Rumpfvorbeuge und Zwangshaltung mit seitlichem Eindrehen des Oberkörpers

Standardarbeitshaltung/Hinweise

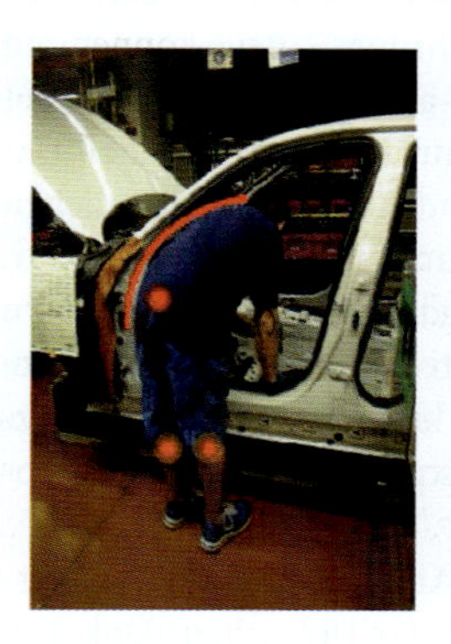

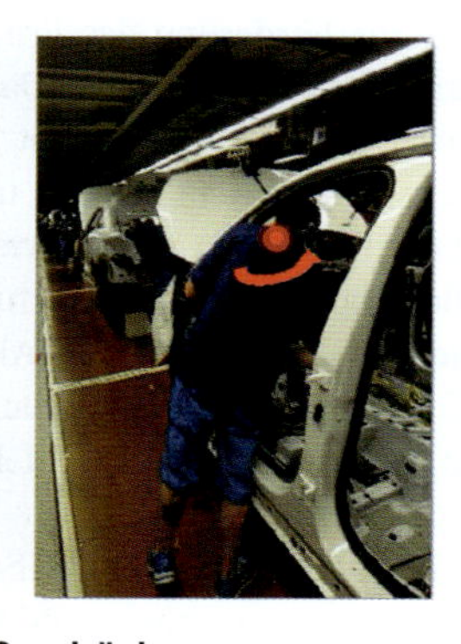

Oberkörpervorneigung, Rundrücken
Überstreckung der Beine,
Seitneigung der Wirbelsäule mit Zwangshaltung des Kopfes beim Verschrauben

Variation für einen besseren Belastungsmix

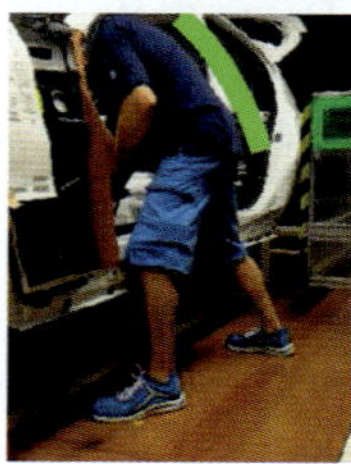

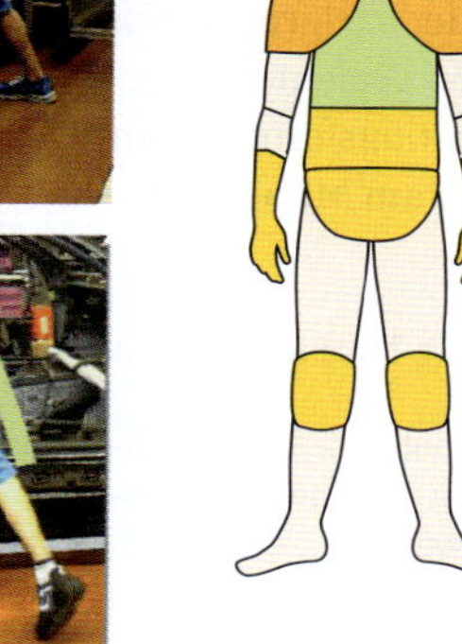

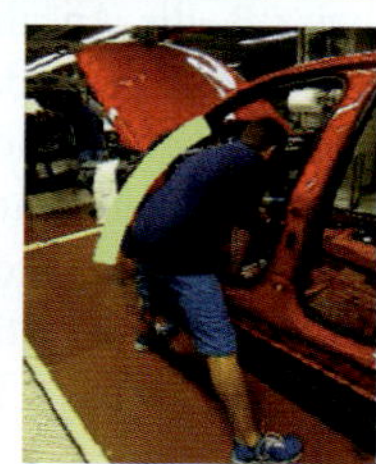

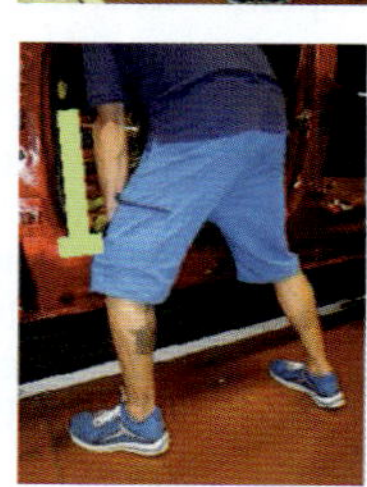

Variierte Beinstellungen zur Entlastung von Lendenwirbelsäule & Schulter-Nacken-Bereich

Schrittstellung (linkes Bein vor)
- nah an Verbauraum treten, rechten Fuß seitlich nach hinten, ggf. Ferse leicht abheben

Grätschschritt (breite Beinstellung)
- Körperschwerpunkt durch Grätsche absenken (variabel in Verbindung mit leichter Kniebeuge) → weniger Beugung in der Wirbelsäule nötig

Variation von Armeinsatz und Oberkörperposition
- beide Hände vielseitig für den Verbau nutzen

Möglichkeiten zum Abstützen nutzen
- Hand an Karosse abstützen, wo ohne Schaden möglich

Reduzierung der Rumpfbelastung bei gewissenhafter Berücksichtigung

Abb. 5.3 Taktinfoblatt für einen besseren Belastungsmix bei taktgebundener Arbeit – Inhaltsgenerierung unter Beteiligung der betroffenen Mitarbeiter [P411/L143]

und Alternativstrategien erstellt werden, welche bandnah (z. B. am Teamboard) ausgehängt und in den Teamrunden regelmäßig thematisiert werden. Ein Beispiel für ein solches Taktinfoblatt zeigt ➢ Abb. 5.3.

Reflektiert, gefestigt und im Tagesgeschäft nachgehalten werden die variablen Arbeitsstrategien im günstigsten Fall durch interne **Multiplikatoren.** Dies können befähigte Mitarbeiter, Gesundheitsbeauftragte bzw. Vorarbeiter sein. Ein täglicher Kontakt zur Zielgruppe, Freiwilligkeit mit Vorbildfunktion und Eigeninteresse sind hier entscheidende Auswahlkriterien.

Zur weiteren Implementierung im Unternehmen können die Inhalte und Methoden modular in bereits geplante betriebliche Qualifizierungen (Anlernsituationen, Schulungen im Trainingscenter, Ausbildungen, Gesundheitsworkshops etc.) modular integriert werden. So werden Ressourcen geschont, und es müssen i. d. R. keine zusätzlichen Workshopzeiten kostenwirksam ausgelöst werden.

5.1.5 Bewertung des Projekts

Bislang sind über 1.000 Montagemitarbeiter über den neuen verhaltenspräventiven Ansatz informiert und zur Umsetzung befähigt worden. Die begleitende **Prozess- und Effektevaluation** dieses Projekts erfolgt aktuell anhand qualitativer und quantitativer Faktoren. Ausgewählte Kennwerte sind dabei z. B. die Anzahl befähigter Mitarbeiter, Dropoutrate, Zufriedenheit mit den Schulungsmaßnahmen, aber auch ganzheitliche Gesundheitsparameter wie physisches Belastungsempfinden/Schmerzverlauf.

Das bisherige Feedback der Zielgruppe zeigt sich durchweg positiv und bestärkt den geplanten Weg zu neuen verhaltenspräventiven Interventionsformen am Industriearbeitsplatz – **mit, für und nah am Mitarbeiter.**

LITERATUR

Flothow, A., KddR-Manual. (2011). Neue Rückenschule. Urban & Fischer München.

Frieling, E., Buch, M. und Wieselhuber, J. (2006). Alter(n)sgerechte Arbeitssystem-gestaltung in der Automobilindustrie – die demografische Herausforderung bewältigen. *Zeitschrift für Arbeitswissenschaft,* 12 (4), 213–219.

Gröben, F. (2002). *Gesundheitsförderung in der Automobilindustrie. Hemmende und fördernde Faktoren.* Eine Bilanz. Karlsruhe: Bertelsmann Stiftung.

Kesting, M. & Meifert M. T. (2004). Strategien zur Implementierung des Gesundheitsmanagements im Unternehmen. In M. Kesting & M. T. Meifert (Hrsg.), *Gesundheitsmanagement im Unternehmen. Konzepte. Praxis. Perspektiven* (S. 29–40). Berlin, Heidelberg: Springer.

Knieps, F. & Pfaff, H. (Hrsg.) (2014). BKK Gesundheitsreport 2014. Gesundheit in Regionen. Berlin: MWV.

Piper & Schröer, 2013: Gesundheitsreport 2013, BKK Nordwest.

Schlicht, W. & Brand, R. (2007). *Körperliche Aktivität, Sport und Gesundheit – Eine interdisziplinäre Einführung.* München: Juventa.

Schöllhorn, W. I. (2005). Differenzielles Lernen und Lernen von Bewegungen. Durch veränderte Annahmen zu neuen Konsequenzen. In H. Gabler, U. Göhner & J. Schiebl (Hrsg.), Zur Vernetzung von Forschung und Lehre in Biomechanik, Sportmotorik und Trainingswissenschaft (S. 125–135). Hamburg: Czwalina.

Schwarzer, R. (2004). Psychologie des Gesundheitsverhaltens. Einführung in die Gesundheitspsychologie (3., überarb. Aufl). Göttingen: Hogrefe.

5.2 Rückencoaching Basic in der Deutschen Bank

Melissa Perk und Ute Manthey-Wasserfuhr

Auf einen Blick

- Einstiegsprogramm zur arbeitsplatzbezogenen Rückenschule für Bildschirmarbeitsplätze
- Das Programm besteht aus zwei Modulen:
  - 60-minütige Basisinformationen in der Kleingruppe
  - ca. 15-minütige individuelle Beratung am Arbeitsplatz
- Organisatorische und methodische Hinweise für die praktische Umsetzung

Leitfragen

- Welche Inhalte zu Handlungs- und Effektwissen können bei bildschirmarbeitsplatzbezogenen Schulungen vermittelt werden?
- Welche individuellen Einstellmöglichkeiten können an einem ergonomischen Arbeitsstuhl vorgenommen werden?
- Welche Verhaltensempfehlungen formulieren Sie für Mitarbeitende in Büros zur Steigerung der körperlichen Aktivität?
- Welche weiteren Maßnahmen empfehlen Sie im Anschluss an das Rückencoaching-Basic-Programm zur Förderung der Rückengesundheit?

Die Betriebskrankenkasse der Deutsche Bank AG (BKK DB) ist eine klassische, nicht geöffnete Betriebskrankenkasse und rechtsfähige Körperschaft des öffentlichen Rechts mit Sitz in Düsseldorf. Neben Mitarbeiterinnen und Mitarbeitern der Deutschen Bank gehören unter anderem direkte Familienangehörige und ehemalig Beschäftigte zu den Versicherten. Die BKK DB ist mit der Deutschen Bank eng vernetzt, und ein Teil ihrer Leistungen ist ein integraler Bestandteil des internen Betrieblichen Gesundheitsmanagements der Deutschen Bank. Die enge Kooperation ermöglicht es, weitreichende und nachhaltige Konzepte von gesundheitsfördernden Angeboten auf die Bedürfnisse der Beschäftigten zu konzipieren.

Die BKK DB legt jedes Jahr einen individuellen Themenschwerpunkt, wie z. B. Herz-Kreislauf-Prävention oder Maßnahmen zur Förderung des Ernährungs-, Bewegungs- und Entspannungsverhaltens fest. Das arbeitsplatznahe Angebot wird in enger Zusammenarbeit mit dem Betrieblichen Gesundheitsmanagement (BGM) und dem betriebsärztlichen Dienst der Deutschen Bank sowie mit weiteren externen Kooperationspartnern aus unterschiedlichen Handlungsfeldern umgesetzt. Die betrieblichen Aktivitäten werden in Form von Workshops, Gruppenkursen, kurzen Experten-Präsenzphasen, Gesundheitstagen und Expertenvorträgen angeboten.

Somit verzahnen sich die BGF-Angebote der BKK DB systematisch mit dem internen BGM der Deutschen Bank. Für das BGM spielen der Arbeits- und Gesundheitsschutz eine entscheidende Rolle. Zur Bedarfsermittlung von gesundheitsfördernden Aktivitäten werden vor allem Betriebs- und Arbeitsplatzbegehungen, Arbeitssituationserfassungen sowie Belastungs- und Gefährdungsanalysen durchgeführt. Zudem können die Beschäftigten umfangreiche Screenings in Form von medizinischen Untersuchungen in Anspruch nehmen. Des Weiteren werden anonymisierte Routinedaten der BKK DB miteinbezogen, um die Betriebliche Gesundheitsförderung zu optimieren.

5.2.1 Ist-Analyse des Betriebes

Laut Angaben des BKK-Gesundheitsreportes 2016 sorgen vor allem Muskel- und Skeletterkrankungen für krankheitsbedingte Fehlzeiten am Arbeitsplatz. Rund ein Viertel aller Krankheitstage gehen auf diese Art der Erkrankungen zurück. Vor allem das Thema Rückenschmerzen betrifft hierbei eine Vielzahl von Berufstätigen (Knieps und Pfaff 2016). Aus diesem Grund hat die BKK DB bereits in der Vergangenheit ein besonderes Augenmerk auf das Thema „Präventive Maßnahmen zur Vorbeugung von Rückenschmerzen" gelegt.

Ein wesentlicher Faktor für die Entstehung von Rückenschmerzen ist mangelnde Bewegung. Daher zielt das umfassende Angebot der BKK DB vor allem auf die Reduktion von Bewegungsmangel und Bewegungsmonotonie ab.

Auf der Grundlage des GKV-Leitfadens (GKV 2017) unterstützt die BKK DB ihre Versicherten im Handlungsfeld „Bewegungsgewohnheiten" nach § 20 Abs. 1 SGB V. Hierzu beteiligt sie sich an den Kosten für ausgewählte Rückenkurse und hat umfangreiche Tipps für den Büroalltag sowie für zuhause zusammengestellt. In Kooperation mit der Rückenschule Hannover – Ulrich Kuhnt sind die Angebote vor allem auf die Veränderung des individuellen Verhaltens am Arbeitsplatz und in der Freizeit (Haltung, Bewegung, Entspannung) ausgerichtet.

Das Konzept „Rückencoaching Basic" verfolgt den Setting-Ansatz in der Betrieblichen Gesundheitsförderung nach § 20b SGB V (Bisheriger § 20a SGB V). Es basiert auf einem modernen, ganzheitlichen Ansatz zur Gesundheitsförderung, dessen nachhaltige Wirksamkeit wissenschaftlich belegt werden konnte (vgl. Lühmann 2006, iga 2015).

Das Konzept wurde 2009 gemeinsam in einer Arbeitsgruppe, bestehend aus Vertretern der BKK DB, der Deutschen Bank und der Rückenschule Hannover, entwickelt. Besonders eng arbeiteten dabei die Fachkräfte für Arbeitssicherheit und Arbeitsmedizin sowie die Vertreter des Betriebsrats und des Betriebssports zusammen. Seit 2010 wurde das Konzept an zentralen Verwaltungsstandorten der Deutschen Bank, wie z. B. in Frankfurt, Berlin, Leipzig und Düsseldorf, aber auch bundesweit in zahlreichen Filialen der Bank umgesetzt. 2014 konnten auch alle Beschäftigten der BKK DB (über 100 Personen) an dem Schulungsprogramm teilnehmen.

5.2.2 Strategie und Ziele

Zielsetzung

Die zentralen Konzeptziele entsprechen den Zielen der neuen Rückenschule nach der Konförderation der deutschen Rückenschulen (KddR) zur Förderung der Rückengesundheit. Zusätzlich werden arbeitsplatzbezogene Verhaltensänderungen und eine optimierte Arbeitsplatzgestaltung angestrebt.

In ➤ Tab. 5.1 werden alle Ziele des Rückencoachings kurz dargestellt:

Tab. 5.1 Maßnahmenzielsetzung zur Stärkung der Rückengesundheit – „Rückencoaching Basic" in der Deutschen Bank AG

• Informationsbereitstellung der wichtigsten Grundlagen über den Aufbau und die Funktionsweise der Wirbelsäule
• Informationsvermittlung über die vier Säulen der Rückengesundheit (A. aufrecht-dynamische Haltung, B. Haltungswechsel C. muskuläre Stabilität und D. psychische Balance)
• Sensibilisierung für eine aufrecht-dynamische Körperhaltung während der Arbeit und in der Freizeit
• Kennenlernen der Funktionen und Einstellungen eines Bürostuhls sowie Befähigung, den Bürostuhl individuell einstellen können
• Kennenlernen der wichtigsten ergonomischen Gestaltungsmöglichkeiten des Arbeitsplatzes
• Sensibilisierung für die Vorteile des Haltungswechsels am Arbeitsplatz (Wechsel zwischen Sitzen, Stehen und Gehen)
• Koordinations- und Lockerungsübungen ausführen können, um diese anschließend in den Alltag zu integrieren
• Ausführen von funktionellen Ausgleichsübungen mit dem Thera-Band®
• Kennenlernen von einfachen Entspannungsübungen unter Berücksichtigung der Augenentspannung
• Wissen über den biopsychosozialen Ansatz der Rückengesundheit

Inhalte des Rückencoaching Basic

In ➤ Tab. 5.1 wird ersichtlich, dass die Ziele des Programmes „Rückencoaching Basic" aus zwei Hauptbereichen bestehen. Einerseits geht es darum, den Teilnehmenden Handlungs- und Effektwissen zu vermitteln. Andererseits geht es um die praktische Anwendung der ergonomischen Gestaltung des Arbeitsplatzes und um das Kennenlernen verschiedener Übungen, die zur Rückengesundheit beitragen. Das Programm besteht dementsprechend aus zwei Modulen.

Modul 1 – Basisinformationen und Bewegungseinheiten in der Kleingruppe

Im ersten Modul erhalten die Teilnehmenden die wichtigsten Informationen über die Rückengesundheit. Zentrale Inhalte sind die Anatomie und Funktionsweise der Wirbelsäule, Hinweise zum rückenfreundlichen Verhalten im Büro und in der Freizeit, individuelle Einstellung des Bürostuhls, Anforderungsprofil an ein ergonomisches Büro und die Rolle der psycho-sozialen Faktoren bei der Chronifizierung von Rückenschmerzen. Einfache Lockerungs- und Koordinationsübungen mit Musik, Kräftigungsübungen mit Thera-Bändern® und eine Igelballmassage bereichern das Einführungsprogramm (➤ Tab. 5.2).

Modul 1 kann in einem separaten Seminarraum, in der Kantine, im Büro oder auf dem Flur durchgeführt werden.

Tab. 5.2 Seminarplan für das Modul 1 (60 min)

Phase	Ziele	Inhalte	Organisation/Medien und Materialien	Zeit (min)
Einstieg	Vertrauen aufbauen, Klarheit schaffen	• Vorstellen des Referenten • Ziele und Inhalte der Veranstaltung • Erwartungshaltung der TN	• Sitzen im Stuhlkreis, möglichst auf den eigenen Bürostühlen • Flipchart	5
Wissensvermittlung	Grundlagen über Aufbau und Funktionsweise verstehen	• Anatomie und Physiologie der Wirbelsäule • Vier-Säulen-Modell zur Rückengesundheit	• Kurzvortrag • Wirbelsäulenmodell	5
Haltungsschulung	Kriterien für das aufrecht-dynamische Sitzen und Stehen erfahren	Schulungskurzprogramm für das Sitzen im Bürostuhl	Einzel- und Partnerübungen mit dem Turnstab	10
Erarbeitung	Den Bürostuhl individuell einstellen können	Kriterien für das ergonomische Einstellen eines Bürostuhls	Gruppenarbeit	10
Übung	Ausgleichsübungen im Büro kennen lernen	Angeleitete Bewegungseinheit mit Musik	• Gruppenarbeit • Musikanlage	10
Training	Thera-Band®-Übungen kennenlernen	Angeleitete Übungseinheit mit dem Thera-Band®	• Einzel- und Partnerübungen im Sitzen und im Stehen • Thera-Bänder® • Musikanlage	10
Entspannung	Sensibilisieren für Entspannung	Igelballmassage	• Partnerarbeit • Igelbälle	5
Abschluss	• Feedback der TN • Ausblick auf den weiteren Ablauf	• Abschlussbefragung der TN • Ausblick auf den weiteren Ablauf des Coachings		5
			Gesamt:	60

Die Teilnehmenden sollten nach Möglichkeit als Sitzgelegenheit ihre eigenen Bürostühle benutzen. Für den CD-Player wird ein Stromanschluss benötigt.

Am Ende des ersten Moduls wird den Teilnehmern ein BKK-Stoffbeutel ausgehändigt. Darin sind enthalten:

- Thera-Band®
- Igelball
- Broschüre „Fit for Job"
- Kugelschreiber
- Weitere BKK-Informationen

Modul 1 dauert ca. 60 Minuten und sollte in einer Kleingruppe mit ca. 10 Personen erfolgen.

Modul 2 – Individuelle Beratung am Arbeitsplatz

Nach dem Modul 1 folgt die individuelle Beratung direkt am Arbeitsplatz (➤ Abb. 5.4). Möchten mehrere Mitarbeitende mit gleichartiger Ausstattung bzw. Arbeitsplatzgestaltung teilnehmen, so ist dies problemlos möglich.

Im Modul 2 erhält der Teilnehmer weitere Tipps und Hilfen zur ergonomischen Einstellung des Bürostuhls. Besondere Schwerpunkte bilden dabei folgende Aspekte:

- Stuhlhöhe
- Lendenlordosenstütze
- Sitztiefe/Sitzneigung
- Synchronmechanik
- Einstellung der Armlehnen

Darüber hinaus wird die günstige Benutzung bzw. Positionierung von Tastatur, Maus, Vorlagenhalter und Monitor behandelt. Dabei geht es nicht nur um die Einhaltung von Verordnungen, sondern hauptsächlich um die Berücksichtigung der individuellen Voraussetzungen und Bedürfnisse. Für diese Beratung reichen in der Regel ca. 15 Minuten.

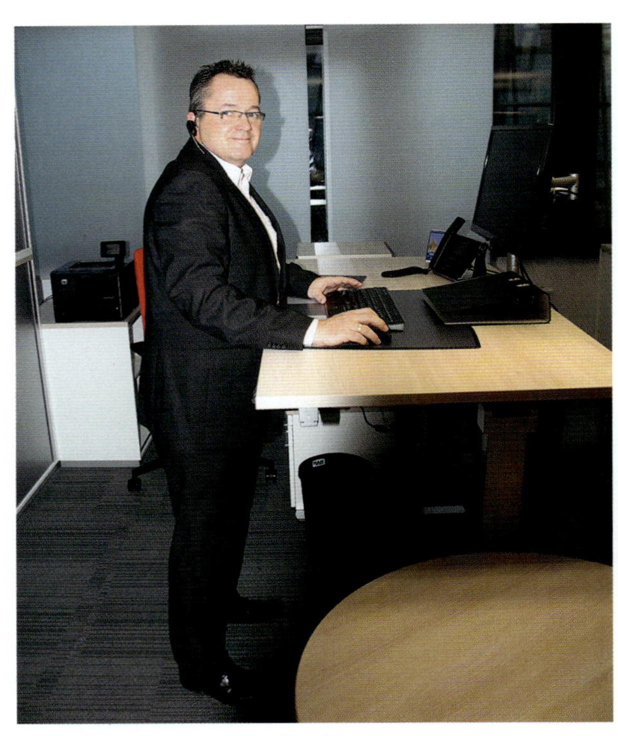

Abb. 5.4 Beratung am Arbeitsplatz [P411]

5.2.3 Umsetzung der Maßnahme

Voraussetzung für eine erfolgreiche Durchführung der Schulung ist ein klares Signal der Führungskraft, dass sie hinter dieser Maßnahme steht und die Teilnahme der Mitarbeitenden an diesem Angebot ausdrücklich unterstützt.

Interne Kommunikation

Für die interne Kommunikation stellt die BKK DB eine Teilnehmerinformation zur Verfügung. In einem weiteren Schritt benennen die interessierten Standorte bzw. Filialen einen Koordinator und ermitteln die Höhe des Bedarfes zur Durchführung der Maßnahme. Interessierte Mitarbeitende können sich in Listen eintragen. Der Koordinator sollte den betreuenden Betriebsarzt und die Fachkraft für Arbeitssicherheit informieren und ggf. auch zur Teilnahme einladen. Danach sendet der Koordinator das Anmeldeformular zur BKK DB. Das Formular wird von der BKK DB durch weitere Angaben ergänzt und innerhalb einer Woche an die Rückenschule Hannover weitergeleitet. Innerhalb einer weiteren Woche stimmen Filiale und Rückenschule Hannover den konkreten Bedarf und die Termine telefonisch ab. Die vereinbarten Termine werden in das Anmeldeformular von der Rückenschule Hannover eingetragen und an die BKK DB und die Filiale per Mail zurückgeschickt. Der Ansprechpartner in der Filiale informiert die Führungskräfte und die Mitarbeitenden des Bereichs über die konkrete Durchführung der Schulung zur Betrieblichen Gesundheitsförderung. Die Vordrucke der Teilnehmerlisten werden von der BKK DB zur Verfügung gestellt und vom Koordinator vor Ort geführt.

Organisation

Besonders vorteilhaft ist es für die Durchführung des Programms, wenn im Vorfeld homogene Gruppen aus gleichen Arbeitsgebieten gebildet werden können. Folgender Zeitplan hat sich bei Tageseinsätzen bewährt:

- 8:00–9:00 Uhr Modul 1 (Basisinformationen)
- 9:00–12:00 Uhr Modul 2 (individuelle Arbeitsplatzberatung)
- 12:00–13:00 Uhr Mittagspause
- 13:00–14:00 Uhr Modul 1
- 14:00–17:00 Uhr Modul 2

Auf diese Weise können mit dem Konzept pro Tag ca. 20 Beschäftigte betreut werden.

Lässt sich eine vorherige Anmeldung nicht realisieren bzw. ist diese aus Sicht der Filiale nicht gewünscht, ist es auch möglich, dass die Schulung „von Büro zu Büro“ bzw. „von Team zu Team“ erfolgt. Interessierte Mitarbeitende können dann spontan teilnehmen. Voraussetzung ist hier eine vorherige Grobplanung durch den Koordinator vor Ort.

Die Durchführung des Programms ist in Verwaltungseinheiten relativ einfach. Etwas schwieriger ist die Betreuung der Beschäftigten in den Filialen, da hierbei der Kundenverkehr berücksichtigt werden muss. Sehr hilfreich ist bei der Durchführung die begleitende Unterstützung durch den Koordinator. Dieser erstellt die Teilnehmerlisten, sorgt für die interne Kommunikation und nimmt die Bewegungsfachkraft quasi an die Hand. In der Deutschen Bank übernehmen diese Aufgaben oft Mitglieder des Betriebsrats.

Empfehlungen und Wünsche der Beschäftigten

Die Fachkraft Rückengesundheit dokumentiert die Empfehlungen und Wünsche der Beschäftigten zur Optimierung der Arbeitsplätze. Die Dokumentation enthält Informationen über Mängel bei der Arbeitsplatzgestaltung oder defekte bzw. nicht vorhandene Arbeitsmittel. Die Dokumentation erfolgt schriftlich oder mündlich. Besonders wertvoll ist ein gemeinsames Abschlussgespräch mit den Vorgesetzten am Ende eines Tages oder am Ende der Maßnahmen in einer Filiale.

Individuelle Voraussetzungen für die Teilnahme

Das Rückencoaching Basic hat keine vorrangig therapeutische Ausrichtung, sondern zielt auf die Steigerung des allgemeinen Gesundheitszustands, der Arbeitszufriedenheit und des persönlichen Wohlbefindens. Somit dürfen die Teilnehmenden nicht unter akuten Rückenbeschwerden leiden, die eine ärztliche Behandlung notwendig machen. Das Tragen von Freizeit- oder Sportkleidung ist nicht erforderlich.

Referenten

Das Programm wurde so konzipiert, dass es von vielseitig ausgebildeten Fachkräften durchgeführt wird. Hierzu zählt die Integration von Physiotherapeuten, Sportpädagogen und Gymnastiklehrern. Alle einzusetzenden Fachkräfte besitzen die Rückenschullizenz nach den Richtlinien des Bundesverbandes deutscher Rückenschulen (BdR) e. V. und werden von Ulrich Kuhnt, dem Leiter der Rückenschule Hannover, ausgewählt und eingewiesen.

5.2.4 Bewertung des Projekts

Die Mitarbeitenden der Deutschen Bank können kostenlos an der Maßnahme teilnehmen. Im Rahmen des § 20b Absatz 1 SGB V sieht die Satzung der Krankenkassen Leistungen zur Gesundheitsförderung in Betrieben und insbesondere den

Aufbau und die Stärkung gesundheitsorientierter Strukturen vor. Aus diesem Grund werden die Kosten zur Durchführung der Betrieblichen Gesundheitsförderung grundsätzlich von der BKK DB getragen. Um eine spätere Evaluation der Maßnahme sicherzustellen, wird ein Feedback-Bogen an die Teilnehmenden ausgeteilt. Diese haben nun die Möglichkeit, die Beratungsleistung individuell zu bewerten.

- Anleitung Rückengesundheit im Büro
- Feedback-Fragebogen „Rückencoaching Basic“

Weiterführende Angebote

Das Schulungskonzept „Rückencoaching Basic“ wird den Beschäftigten nicht als isolierte Maßnahme angeboten. Es schließen sich daran aufbauende arbeitsplatzbezogene Rückenschulkurse oder vielfältige andere Gesundheitskurse, wie z. B. Pilates, Nordic Walking oder Yoga an. Einige Standorte der Deutschen Bank betreiben firmeneigene Gesundheits- und Fitness-Studios, in denen die Beschäftigten sportlich aktiv werden können.

LITERATUR

GKV-Spitzenverband (2017) Leitfaden Prävention. Handlungsfelder und Kriterien des GKV-Spitzenverbandes zur Umsetzung der §§ 20, 20a und 20b SGB V, vom 21. Juni 2009, i. d. F. vom 9. Januar 2017. www.gkv-spitzenverband.de/krankenversicherung/praevention_selbsthilfe_beratung/praevention_und_bgf/leitfaden_praevention/leitfaden_praevention.jsp (Letzter Zugriff: 19.7.2017).

Knieps F, Pfaff H. (2016). BKK Gesundheitsreport 2016. Langzeiterkrankungen. Zahlen, Daten, Fakten mit Gastbeiträgen aus Wissenschaft, Politik und Praxis. In: BKK Dachverband e. V (Hrsg.) BKK Gesundheitsreport 2016. Berlin: Medizinisch Wissenschaftliche Verlagsgesellschaft.

Lühmann D et al., Deutsches Institut für Medizinische Dokumentation und Information DIMDI (Hrsg.) (2006): Prävention rezidivierender Rückenschmerzen – Präventionsmaßnahmen in der Arbeitsplatzumgebung. Schriftenreihe Health Technology Assessment, Bd. 38. Köln: DIMDI.

Pieper C, Schröer S (2015) Wirksamkeit und Nutzen Betrieblicher Gesundheitsförderung und Prävention – Zusammenstellung der wissenschaftlichen Evidenz 2006 bis 2012. In: Initiative Gesundheit & Arbeit – iga (2015) Wirksamkeit und Nutzen betrieblicher Prävention. iga.Report 38. Berlin: iga.

5.3 Betriebliches Gesundheitsmanagement bei der PLATAL Mobilsysteme GmbH Kakerbeck

René Bethke

Auf einen Blick

- Ist-Analyse, bestehend aus Ergonomie- und Bewegungsanalyse sowie einer Mitarbeiterbefragung
- Ziele des Betrieblichen Gesundheitsmanagements im produzierenden Gewerbe
- Übersicht über durchgeführte Maßnahmen zur Betrieblichen Gesundheitsförderung

Leitfragen

- Welche besonderen körperlichen Belastungen treten an gewerblichen Arbeitsplätzen in der Produktion auf?
- Welches sind typische Aspekte zur Verbesserung der ergonomischen Verhältnisse im produzierenden Gewerbe?
- Worin bestehen die inhaltlichen Schwerpunkte einer arbeitsplatzbezogenen Rückenschule in der Produktion?

5.3.1 Berufsbild und Arbeitssituation

Das zur Branche des Stahl- und Leichtmetallbaus gehörende Unternehmen im Herzen der Altmark beschäftigt ca. 60 Mitarbeiter. Das Produktionsspektrum umfasst Spezialanhänger, Auflieger, Behälter und modulare Raumeinheiten, die meist als Unikate hergestellt werden und europaweit in den Verkauf gehen.

In der Produktion arbeiten hauptsächlich Schweißer, Konstruktionsmechaniker, Maler/Lackierer, Tischler, Elektriker und Sanitärfachleute. In der Verwaltung sind Konstrukteure, Ingenieure, technische Zeichner, Buchhalter und Bürokaufleute tätig.

Der jüngste Mitarbeiter im Unternehmen ist 17, der älteste 65 Jahre alt. Etwa 70 Prozent sind in der Produktion tätig, 30 Prozent in der Verwaltung. 85 Prozent aller Mitarbeiter sind männlich.

Zu den typischen Arbeitstätigkeiten gehören Zuschneiden/Abkanten und Bohren von Blech, Schweißen, Holzbearbeitung, Sanitärinstallation, Elektroinstallation, Lackieren, Aufbauarbeiten am Container sowie Konstruktions- und Bürotätigkeiten.

Die Arbeitsumgebung sind Produktionshallen, Büros, der Empfang sowie die Montage auf Baustellen. Gearbeitet wird in Normalschicht von 6 Uhr bis 15 Uhr, in der Verwaltung von 7 Uhr bis 16 Uhr.

5.3.2 Ist-Analyse der Branche bzw. des Betriebes

In der Branche des Stahl- und Leichtmetallbaus, und somit auch bei der PLATAL Mobilsysteme GmbH Kakerbeck, entfallen die meisten Arbeitsunfähigkeitstage schwerpunktmäßig auf Krankheiten des Muskel-Skelett-Systems und des Bindegewebes (Kapitel XIII der ICD-10). Danach folgen Krankheiten des Atmungssystems (Kapitel X der ICD-10). Nach Auswertungen der AOK Sachsen-Anhalt betrug der Krankenstand der Branche im Jahr 2014 landesweit 6,4 Prozent. Bundesweit lag er im Jahr 2014 bei 6,2 Prozent.

Durchschnittlich treten bei der PLATAL GmbH jährlich sieben Arbeitsunfälle auf. Hauptsächlich sind dies Prellungen, Zerrungen, Stauchungen, Platz- und Schnittwunden sowie Augenverletzungen.

Die auftretenden Belastungen wurden in einer Ergonomie- und Bewegungsanalyse und mit einer Mitarbeiterbefragung bewertet und lassen sich unter zwei Hauptaspekten zusammenfassen:

1. Einseitige bzw. ungünstige Körperhaltung
2. Körperlich schwere Arbeit

Einseitige/ungünstige Körperhaltung

Insgesamt sind recht unterschiedliche, häufig wechselnde Arbeitshaltungen an den verschiedenen Arbeitsplätzen beobachtet worden. Diese reichten von einer natürlichen, aufrechten, rückengerechten Rumpfhaltung über ein leichtes Vorneigen von Kopf, Hals und Rumpf bis hin zur ungünstigen, gebeugten und auch seitlich geneigten Rumpfhaltung. Neben den vorhandenen Bedingungen an den Arbeitsplätzen (teilweise ungünstige Arbeitshöhen) tragen hierzu auch persönliche Gewohnheiten seitens der Mitarbeiter bei.

In den Containerräumen werden auch Arbeiten über Kopfhöhe ausgeführt, die als besonders beanspruchend gelten. Statische Oberarmhaltungen sollten möglichst vermieden und wechselnde Arbeitshaltungen angestrebt werden. Die verschiedenen Montagetätigkeiten beanspruchen auch Hände, Handgelenke und Unterarme, insbesondere beim Halten und Bewegen von schweren Teilen, aber auch beim Hantieren in ungünstigen Arbeitspositionen. Auch klagen Mitarbeiter neben Beschwerden im Rücken sowie Schulter- und Nackenbereich über Schmerzen in den Unterarmen nach längerer gleicher Tätigkeit.

Körperlich schwere Arbeit (Heben und Tragen, Ziehen und Schieben schwerer Gegenstände)

Soweit möglich wird der Lastentransport mit technischer Hilfe durchgeführt, entsprechende Krananlagen (Deckenkran, Säulendrehkran) sind vorhanden. Die Mitarbeiter sind bestrebt, diese zu nutzen. Dennoch bleiben auch beim Transportieren per Lastkran manuelle Handhabungen, z. B. beim Aufrichten bzw. Positionieren mannshoher Platten für die nachfolgende Montage und Schäumung.

Nach den Leitmerkmalen zur Beurteilung von Heben, Halten, Tragen der Bundesanstalt für Arbeitsschutz und Arbeitsmedizin ergeben sich für die Mitarbeiter in den Produktionsbereichen erhöhte (bei manueller Arbeit mit Kranunterstützung) bis wesentlich erhöhte Belastungen (bei schweren manuellen Arbeiten ohne technische Unterstützung).

5.3.3 Strategie und Ziele

Im Jahr 2010 entschloss sich die Firma PLATAL, ein Betriebliches Gesundheitsmanagement im Unternehmen aufzubauen, und schloss dazu mit der AOK Sachsen-Anhalt eine dreijährige Kooperationsvereinbarung.

In einem ersten Schritt schufen die AOK und die PLATAL GmbH Projektstrukturen (Projektlenkungsgruppe, Rahmenvereinbarung mit konkret benannten Zielen, Ressourcen, Verantwortlichkeiten), um folgende Ziele realisieren zu können:

- Den Gesundheitszustand der Mitarbeiter verbessern, indem gesundheitsgerechtes Verhalten und gesundheitsfördernde Bedingungen am Arbeitsplatz gefördert werden
- Krankheitsbedingte Fehlzeiten reduzieren und die Mitarbeiterverfügbarkeit erhöhen
- Die Motivation und Arbeitszufriedenheit durch die aktive
- Einbeziehung der Mitarbeiter am Prozess erhöhen und damit die Bindung an das Unternehmen stärken
- Die Flexibilität und Kreativität zur Bewältigung laufender Veränderungsprozesse fördern
- Das Betriebliche Gesundheitsmanagement in die Unternehmensphilosophie und Organisationsentwicklung integrieren

5.3.4 Umsetzung der Maßnahme

Im Ergebnis der Analyse entschied der Arbeitskreis Gesundheit, das Thema Rückengesundheit zu priorisieren. Um die Mitarbeiter für das Thema zusätzlich zu sensibilisieren, wurde ein Rückenscreening (MediMouse®) für die Mitarbeitenden in der Arbeitszeit angeboten und mit einer persönlichen Beratung der Teilnehmenden angereichert. An dem Screening nahmen 80 Prozent der Beschäftigten teil. Zusätzlich wurde eine arbeitsplatzbezogene Rückenschule im Unternehmen angeboten (➤ Tab. 5.3). Die Rückenschule wurde im betriebseigenen Fitnesscenter durchgeführt, welches im Rahmen des Projekts speziell für die Beschäftigten eingerichtet wurde.

Da die ausgewählte Fachkraft Rückengesundheit sowohl die Ergebnisse der an den Arbeitsplätzen durchgeführten Ergonomie- und Bewegungsanalyse als auch die neuen Fitnessgeräte in der Rückenschule berücksichtigte, konnte eine hohe Motivation der Teilnehmenden und eine sehr positive Einschätzung des Praxisbezuges festgestellt werden.

5.3.5 Bewertung des Projekts

An einigen Arbeitsplätzen konnten wirksame Verbesserungen für die Arbeitssituation (Verhältnisse am Arbeitsplatz) gestaltet werden. Dazu gehörten erhöhte Trittflächen und eine lokale Schweißrauchabsaugung, die die Arbeitsbelastungen für die Schweißer reduzieren. Dieser praxisnahe Einstieg

Tab. 5.3 Ablauf der Rückenschule

Seminarphase	Ziele	Inhalte	Organisation/ Medien und Materialien	Zeit (min)
Einstieg	Ankommen, Erfahrungsaustausch	• Begrüßung, Rückblick, Erfahrungsberichte • Vorstellen der Idee und der Ziele der arbeitsplatzbezogenen Rückenschule	Gruppe steht im Halbkreis	5
	Aufwärmen (abwechslungsreich in allen 10 Übungsstunden)	Kursleiter leitet die Bewegungsübungen an • Freies Bewegen im Raum • Schwunggymnastik, Pezziball, Luftballon, Igelball, Sandsäckchen, Thera-Band® • Kleine Spiele • Faszientraining mit Faszienrolle bzw. Tennisball • Aerobic	Einsatz von speziell ausgewählter Musik	10
Hauptteil		1. Stunde: Kräftigung der globalen Rückenmuskeln (mit und ohne Geräte) 2. Stunde: Propriozeptives Training der kleinen Rückenmuskeln und Kräftigung der Lendenwirbelsäulenmuskulatur auf der Matte 3. Stunde: Propriozeptives Training der kleinen Rückenmuskeln und Kräftigung und Mobilisierung der Brustwirbelsäulenmuskulatur 4. Stunde: Propriozeptives Training der kleinen Rumpfmuskeln und Kräftigung und Mobilisierung der Halswirbelsäulenmuskulatur im Sitzen 5. Stunde: Propriozeptives Training der kleinen Rumpfmuskeln und Kräftigung und Mobilisierung der gesamten Wirbelsäule 6.–10. Stunde: Wiederholung und Festigung der gelernten Übungen und persönlichen Übungsprogramme	• Teilnehmer sitzen, liegen oder stehen im Halbkreis auf Matten, Hockern, Pezzibällen und an den Fitnessgeräten • Flipchart zur Erläuterung der Übungen und des Arbeitsplatzbezuges, inkl. Hinweise zur Anwendung im Arbeitsablauf (Anspannung und Entspannung) • Vermittlung von Hintergrundwissen zu körperlichen, psychischen Risikofaktoren für die Rückengesundheit	30
Entspannungsfähigkeit	Verbessern der Entspannungsfähigkeit, Aufzeigen von Einsatzmöglichkeiten und Techniken für den Arbeitsplatz	Progressive Muskelrelaxation in Gruppenarbeit • rechte Hand, rechter Unter- und Oberarm • linke Hand, linker Unter- und Oberarm • Gesicht • Schultern • Bauchmuskeln • rechter Fuß, rechter Unter- und Oberschenkel • linker Fuß, linker Unter- und Oberschenkel	Teilnehmer liegen auf Matten	10
		Weitere Entspannungsübungen • Fantasiereisen • Blitzentspannung • Augentraining	Teilnehmer liegen auf der Matte sowie Einsatz von Musik	
Abschluss	Reflexion, Alltagstransfer, Feedback	Gesprächsrunde und moderierte Zusammenfassung, Fazit Hausaufgaben: Anwenden des Erlernten im privaten Umfeld und am Arbeitsplatz		5
				Gesamtzeit: 60 Minuten

in die Interventionsmaßnahmen führte im Folgenden zu einer hohen Beteiligung an den Maßnahmen in den anderen Handlungsfeldern.

Präventive, individuelle Gesundheitsvorsorgemaßnahmen waren an den dafür geplanten Tagen immer vollständig ausgebucht. So erfolgten zusätzlich Arterienvermessungen zur Detektion oder zum Ausschluss einer peripheren arteriellen Verschlusskrankheit (pAVK), Fußvermessungen bzw. Ganganalysen durch einen Orthopädieschuhmacher und Angebote zur gesunden Ernährung im Arbeitsalltag, jeweils mit begleitenden Informationen und Empfehlungen für die teilnehmenden Beschäftigten.

Insbesondere gemeinschaftliche Veranstaltungen, wie die arbeitsplatzbezogene Rückenschule, förderten zusätzlich die bereichsübergreifende Kommunikation zwischen den Beschäftigten und auch zu den Führungskräften. Inzwischen steht das Thema Betriebliche Gesundheitsförderung bei der Firma PLATAL regelmäßig auf der Tagesordnung und ist Bestandteil der Unternehmensphilosophie.

Vortrag Ergonomie in der Produktion

5.4 „Fit im Forst" – Betriebliche Gesundheitsförderung für Forstwirte

Sabrina Rudolph

Auf einen Blick
- Belastungsprofil für die Forstwirte der Niedersächsischen Landesforsten
- Ziele und Strategie des Projekts
- Beispiel einer 90-minütigen Trainingseinheit
- Bewertung des Projekts

Leitfragen
- Worin bestehen die typischen Belastungen für das Muskel-Skelett-System von Forstarbeitern?
- Welche Ziele und Inhalte sollte ein arbeitsplatzbezogenes Bewegungsprogramm für Forstwirte beinhalten?
- Welche organisatorischen Herausforderungen können bei der Durchführung eines Bewegungsprogramms für Forstwirte auftreten?
- Welche gesundheitsrelevanten Parameter sollten im Rahmen einer Evaluation berücksichtigt werden?

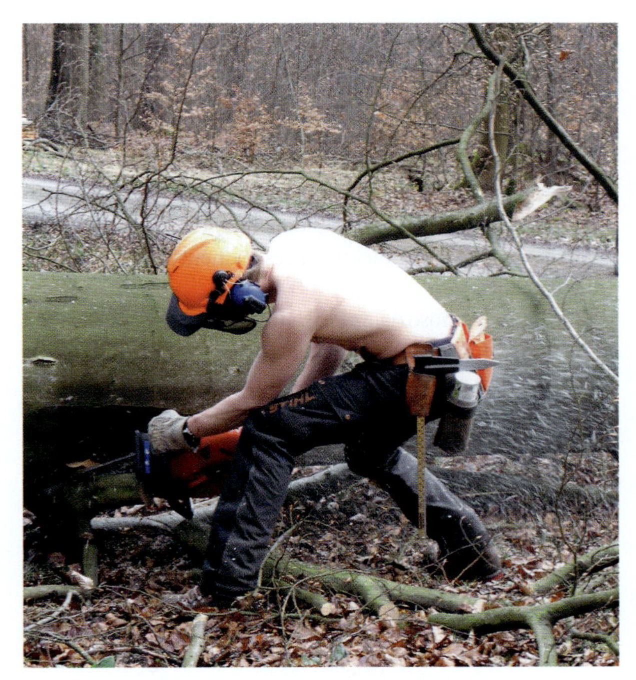

Abb. 5.5 Forstwirt beim Entasten eines Baums [P412]
(Die Arbeitshaltung mit freiem Oberkörper entspricht nicht den Sicherheitsvoraussetzungen bei der Waldarbeit und wurde lediglich zu Beobachtungs- und Analysestudien nachgestellt.)

5.4.1 Berufsbild und der Arbeitssituation

Forstwirte absolvieren eine dreijährige, staatlich anerkannte Ausbildung. Die Niedersächsischen Landesforsten sind Arbeitgeber von ca. 550 Forstwirten, die die Probanden in der hier vorgestellten Studie darstellen. In einer zweifach dezentralen Organisationsstruktur verteilen sich dabei 24 Forstämter auf die gesamte Fläche Niedersachsens. Innerhalb dieser 24 Standorte arbeiten die Forstwirte in sogenannten teilautonomen Gruppen (in der Regel zu dritt), für die jeweils ein Revierförster verantwortlich ist. Die Aufgabe der Forstwirte ist die Bewirtschaftung des Landeswaldes, wobei die Haupttätigkeiten die motormanuelle Holzernte (Fällen, Entasten und Auf-Länge-Schneiden von Bäumen), die Waldpflege (Auslichten des Bestands und Absägen von Ästen) sowie die Waldbegründung (Pflanzen von Bäumen) darstellen.

5.4.2 Ist-Analyse des Betriebes

Die Arbeit der Forstwirte ist gekennzeichnet durch das Heben und Tragen schwerer Lasten, stereotyper Bewegungsmuster, Einnehmen von Zwangshaltungen sowie das Arbeiten in allen Geländeformen und auf unterschiedlichen, unebenen Untergründen (➢ Abb. 5.5). Dies geht mit einer hohen Belastung des Stütz- und Bewegungsapparates, der Entwicklung eines unausgeglichenen Muskelkorsetts sowie einer erhöhten Sturzgefahr einher. Langfristig können daraus Rückenbeschwerden und eine eingeschränkte Belastbarkeit resultieren, die bis hin zur Arbeitsunfähigkeit führen können.

Ein durch die Krankenkassen erstellter Gesundheitsbericht mit Daten zu über 700 Forstwirten aus dem Jahr 2003 offenbarte, dass die gesundheitliche Situation der Forstwirte grundsätzlich als gefährdet angesehen werden muss. Dieser Trend verdichtete sich im Jahr 2006 durch eine Abfrage bezüglich der Einsatzkapazitäten. Der Anteil der eingeschränkt bzw. nicht mehr einsatzfähigen Forstwirte lag bei knapp 20 %. Aufgrund dieser Entwicklung und der vorliegenden Zahlen wurde die Einführung einer gesundheitsförderlichen Maßnahme beschlossen.

5.4.3 Strategie, Ziele und Zielgruppe

Als Projektpartner wurde das Institut für Sportwissenschaften der Universität Göttingen gewonnen. Zunächst wurde ein partizipativer Gesundheitszirkel mit Vertretern aller Statusgruppen und externen Experten eingerichtet. Es folgte eine umfangreiche Analyse des Ist-Zustands. Dazu zählte die Durchführung von Beobachtungsstudien zum Belastungs- und Beanspruchungsprofil bei der Waldarbeit. Zudem wurden eine Analyse der wirbelsäulenstabilisierenden Muskulatur sowie eine Erhebung des subjektiven Gesundheitszustands durchgeführt.

Ableitend aus den Ergebnissen der Analysephase wurde eine Trainingsstruktur erstellt und die bewegungsbezogene Intervention inhaltlich konzipiert und implementiert. Es wurden folgende Zielsetzungen formuliert:

- Erstellung eines saisonalen Belastungsprofils bei Forstwirten (anhand Maximalkrafttestungen ausgewählter Muskelgruppen)
- Kräftigung der wirbelsäulenstabilisierenden Muskulatur und Reduzierung muskulärer Dysbalancen
- Verbesserung der Gleichgewichtsfähigkeit
- Verbesserung der Wirbelsäulenbeweglichkeit
- Verbesserung der subjektiven gesundheitsbezogenen Lebensqualität
- Stärkung psychosozialer Ressourcen
- Verringerung der Arbeitsunfähigkeitstage

5.4.4 Umsetzung der Maßnahme

Die Intervention wurde in einer sechsmonatigen Pilotphase in fünf Forstämtern implementiert und nach erfolgreicher Evaluation auf alle 24 Standorte ausgeweitet.

Als einleitende Maßnahme erfolgte zu Projektbeginn in jedem Forstamt für alle Teilnehmer eine informierende und Bewusstsein schaffende Auftaktveranstaltung. In jedem Forstamt findet seitdem an 36 Terminen pro Jahr eine 90-minütige Trainingseinheit pro Woche statt (➤ Tab. 5.4, ➤ Abb. 5.6). Das Training findet zu 45 min. in der Arbeitszeit und zu 45 min. außerhalb der Arbeitszeit statt. Die Quote derjenigen, die auch in der Freizeit teilnehmen, liegt bei über 80 %.

Geleitet wird das Training von Sportwissenschaftlern bzw. Übungsleitern sowie jeweils einer physiotherapeutischen Fachkraft. Die Trainerinnen und Trainer wurden vor Projektbeginn speziell vom Institut für Sportwissenschaften der Universität Göttingen qualifiziert und werden seitdem einmal jährlich fortgebildet.

Das Training wird in jeweils vier Module à neun Einheiten pro Jahr gegliedert. Die Module ergeben sich aus dem (saisonalen) Belastungs- und Beanspruchungsprofil bei der Waldarbeit. Zu den zentralen Inhalten gehören:

- Ganzkörperkräftigung und Rumpfstabilisation (insbes. im Sommer)
- Kräftigung der Bauchmuskulatur
- Mobilisation und Dehnung der Rumpfmuskulatur (insbes. im Winter)
- Körperwahrnehmungs- und Haltungsschulung
- Koordination und Propriozeption
- Stärkung psychosozialer Ressourcen durch den Einsatz Kleiner Spiele (➤ Abb. 5.7)

Zu jedem Modul wird vom Institut für Sportwissenschaften ein Übungsmanual erstellt. Dieses gewährleistet eine Standardisierung und dient zur Orientierung und Anregung für alle Trainerinnen und Trainer. Die Modulbezeichnungen bilden zwar den Trainingsschwerpunkt über jeweils neun Einheiten, die einzelnen Trainingseinheiten sind jedoch vom Ablauf gleichermaßen aufgebaut.

Um das Projekt im Sinne eines ganzheitlichen Ansatzes auszurichten, werden zusätzlich alle zwei Jahre Gesundheitstage zu unterschiedlichen gesundheitsrelevanten Themen durchgeführt. Diese Seminare sind als Tagesveranstaltungen organisiert und für alle Mitarbeitenden der Niedersächsischen Landesforsten ausgerichtet. Unter anderem geht es dabei um folgende Themen:

- Folgen von Fehlbelastungen
- Die Auswirkungen von Sport und Bewegung auf die Psyche
- Warum essen wir so, wie wir essen?
- Tipps und Tricks beim Einkaufen
- Nikotinentwöhnung
- Borreliose – Prävention und Therapie

Tab. 5.4 Beispiel einer 90-minütigen Trainingseinheit

Phase	Ziele	Inhalte	Zeit (min.)
Erwärmung	• Ankommen • Aktivierung des Herz-Kreislauf-Systems • Vorbereitung auf die anstehende Belastung • Verbesserung der Gruppendynamik	Lockeres Einlaufen, Lauf- bzw. Gangschule, Kleine Spiele, ggf. Aerobic	20
Koordinatives, propriozeptives Training (Schwerpunkt: Gleichgewichtsfähigkeit)	• Verbesserung der Gleichgewichts- und Reaktionsfähigkeit • Sturzprophylaxe	Training auf instabilen Untergründen (Therapiekreisel oder Airex® Pads), verkleinerten Unterstützungsflächen, Ausschalten des optischen Analysators	10
Kräftigung	• Verbesserung der Kraftausdauer (Rumpfmuskulatur) • Verbesserung der rumpfstabilisierenden Muskulatur • Verbesserung der Bauchmuskulatur	• Funktionelles Training mit dem eigenen Körpergewicht • Einsatz von Kleingeräten, wie z. B. Thera-Bänder®, Swingstick, Balance Pad, Kleinhanteln, Sandsäckchen	30
Mobilisation und Dehnung bzw. Myofasziales Training	• Verbesserung der Beweglichkeit • Reduzierung des Muskeltonus, Reduzierung von Verklebungen des Bindegewebes	• Dehnübungen (insbesondere der phasischen Muskulatur) • Selbstmassage mit der BlackRoll	15
Entspannung	Stundenausklang	Fantasiereisen oder Progressive Muskelentspannung, ggf. Autogenes Training	15

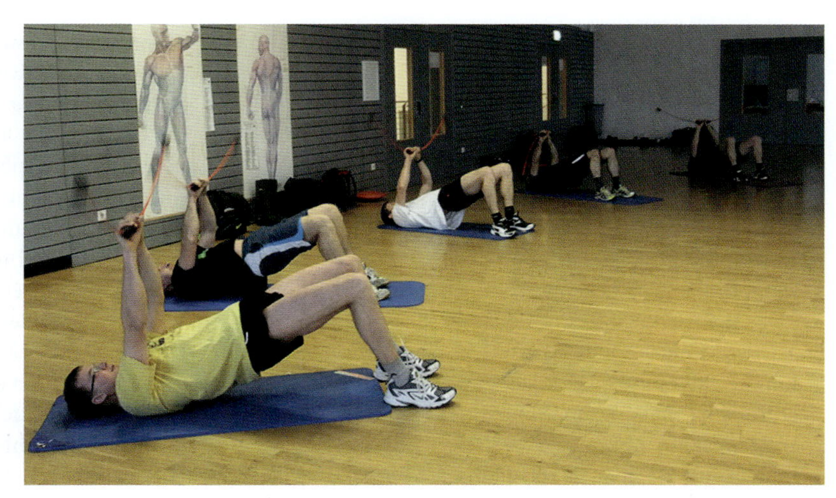

Abb. 5.6 Berufsspezifisches Training für Forstwirte (Beispiel einer Trainingseinheit) [P412]

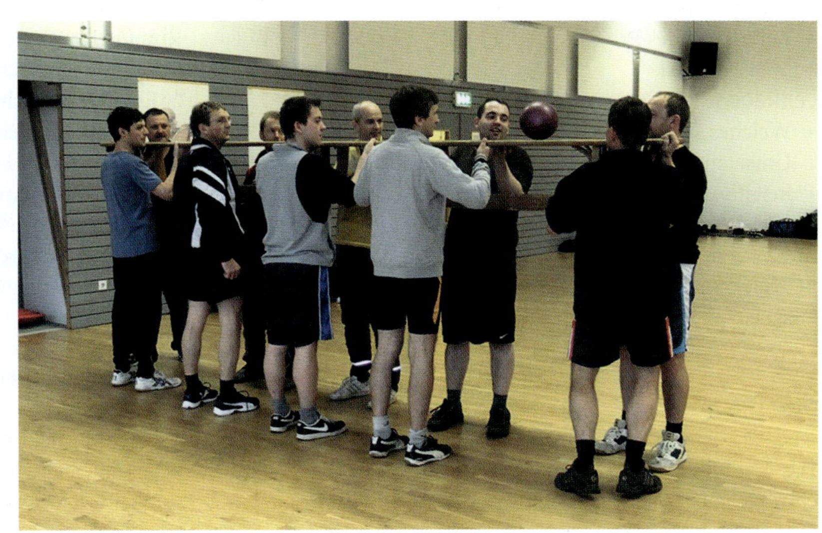

Abb. 5.7 Förderung psychosozialer Ressourcen mittels Kleiner Spiele [P412]

Im Rahmen eines 2011 eingeführten Qualitätsmanagements findet einmal jährlich eine Befragung aller teilnehmenden Forstwirte zu qualitativen Aspekten der Intervention statt (Rahmenbedingungen, Übungsleiterkompetenz, Kursqualität, soziale Unterstützung). Dazu werden vom Institut für Sportwissenschaften ebenfalls einmal pro Jahr alle Forstämter beim Training besucht, um den qualitativen Anspruch zu sichern. Die regelmäßigen Treffen (zweimal pro Jahr) der Arbeitsgruppe „Fit im Forst" dienen zudem zur Qualitätssicherung und -optimierung.

5.4.5 Bewertung des Projekts

Anhand unterschiedlicher Parameter wurde die Effektivität der Intervention nachgewiesen. Im Rahmen der Prozessevaluation konnte das Training inhaltlich fortlaufend modifiziert und optimiert werden (Analyse der rumpfstabilisierenden Muskulatur, Erstellung eines saisonalen Belastungsprofils). Die Ergebnisevaluation zeigte folgende Resultate:

- Beweglichkeitsverbesserung der Wirbelsäule (Längsschnittuntersuchung mit der MediMouse® über 2,5 Jahre)
- Verbesserung der subjektiven gesundheitsbezogenen Lebensqualität (Längsschnittuntersuchung mit dem Fragebogen SF-36)
- Verbesserung psychosozialer Ressourcen (selbst konzipierter Evaluationsfragebogen in Anlehnung an die Kernziele des Gesundheitssports)
- Verringerung der Arbeitsunfähigkeitstage bei denjenigen, die an 80 % der Trainingseinheiten pro Jahr teilgenommen haben (Auswertung von Krankenkassendaten)

Die überzeugenden Ergebnisse der wissenschaftlichen Begleitforschung belegen eindrucksvoll die positive Entwicklung gesundheitsrelevanter Parameter und die Relevanz einer bewegungsbezogenen Intervention für ein Berufsbild mit vergleichsweise hoher körperlicher Belastung. Seit 2009 wird die Intervention jährlich verlängert mit der Bestrebung, diese dauerhaft zu verstetigen.

5.5 Prävention von Rückenbeschwerden in der Pflege in den Einrichtungen der katholischen St. Lukas Gesellschaft

Angelika Ammann

Auf einen Blick

- Komplexität der Rückenbelastungen für Pflegekräfte
- Zielgerichtete Reduzierung der arbeitsbedingten Belastungen des Muskel- und Skelettsystems beim Pflegepersonal
- Einsatz eines für die Ist-Analyse speziell entwickelten und erprobten Erhebungsinstruments, der Situationsanalyse (Bestandsaufnahme)
- Inhalte und Methode der Schulung der Pflegekräfte in rückengerechter Arbeitsweise
- Bewertung des Projekts

Leitfragen

- Welches sind die Voraussetzungen für die erfolgreiche Umsetzung von Maßnahmen zur Betrieblichen Gesundheitsförderung in einer Pflegeeinrichtung?
- Welche organisatorischen Schwierigkeiten können bei der Umsetzung in Pflegeeinrichtungen auftreten?
- Welches sind die biopsychosozial ausgerichteten Ziele der arbeitsplatzbezogenen Begleitung einer Pflegeeinrichtung?

5.5.1 Rahmendaten der Einrichtungen

Das Katholische Krankenhaus Dortmund-West, das St. Rochus-Hospital in Castrop-Rauxel, das St.-Josefs-Hospital in Dortmund-Hörde und das Altenzentrum St. Lambertus in Castrop-Rauxel haben sich unter dem Dach der Katholischen St. Lukas Gesellschaft mbH zusammengeschlossen. Die drei Kliniken verfügen über insgesamt 800 Krankenhausbetten, und 1.600 Beschäftigte. Sie behandeln pro Jahr ca. 35.000 Patientinnen und Patienten stationär. An allen Standorten sind die Kernbereiche Innere Medizin, Chirurgie, Orthopädie und Unfallchirurgie vertreten. Weitere medizinische Fachbereiche, die an einzelnen Standorten zur Verfügung stehen, sind die Urologie, die HNO- und die Augenheilkunde, die Rheumaorthopädie, die Gefäßchirurgie sowie die Frauenheilkunde und Geburtshilfe. Integriert in das Altenzentrum St. Lambertus sind die Sozialstation, das Angebot betreuten Wohnens und das Altenpflegeheim. Das Altenzentrum St. Lambertus verfügt über 51 Einzelzimmer und 22 Zweibettzimmer. Betreut und versorgt werden dort 61 Bewohner und Bewohnerinnen.

5.5.2 Arbeitsbelastungen im Pflegealltag

Dass besonders Pflegekräfte hohen Belastungen des Stütz- und Bewegungsapparats ausgesetzt sind, ist hinreichend bekannt. Unberücksichtigt bleibt oft die Tatsache, dass Auslöser für Rückenbeschwerden sehr komplex sein können. Die Pflege und Betreuung alter, kranker und verwirrter Menschen, der Umgang mit Angehörigen, mit Sterben und Tod führen zu erheblichen physischen und psychischen Belastungen. Hinzu kommen die Arbeitsverdichtung, auftretende Konflikte in der Kooperation mit anderen Berufsgruppen, Über-/Unterforderung und mangelnde Wertschätzung bzw. Anerkennung – um nur einige zu nennen. Die Belastungen auf das Muskel- und Skelettsystem werden oft hervorgerufen durch

- schwierige oder statische Körperhaltung,
- häufiges Beugen und Verdrehen des Oberkörpers bei direkten und indirekten patienten- bzw. bewohnerbezogenen und
- Ziehen und Schieben schwerer Lasten.

Mit Blick auf den demografischen Wandel sowie den steigenden Unterstützungs- und Pflegebedarf sind Strategien zur Krankheitsprävention und Gesundheitsförderung für die Pflegenden notwendig.

Es gibt zahlreiche Ansätze und Methoden zur Implementierung eines Betrieblichen Gesundheitsmanagements (BGM). Jeder Betrieb in seiner Einzigartigkeit hat seine spezifischen Gegebenheiten, Anforderungen und Probleme, die ganz individuelle, maßgeschneiderte Interventionsprogramme erfordern. Erfolgversprechend sind dabei Vorgehensweisen, die bei den Arbeitsbedingungen und bei den Beschäftigten ansetzen.

5.5.3 Ziele und Zielgruppe

Mit dem Projekt soll eine Reduzierung der arbeitsbedingten Belastungen des Muskel- und Skelettsystems beim Pflegepersonal erreicht werden, die Mitarbeiterzufriedenheit und die Nutzung verhaltensorientierter Angebote gesteigert und notwendige verhältnisorientierte Maßnahmen umgesetzt werden. Eine bedarfsorientierte Anschaffung von kleinen und technischen Hilfsmitteln für die Positionsveränderung der Patienten oder Bewohner und die konsequente Nutzung dieser Hilfsmittel unter Einbeziehung vorhandener, ressourcenfördernder Pflegekonzepte gehören ebenso zur Zielsetzung. Hinzu kommen weiterführende Ziele (Fernziele):

- Die Entwicklung eines Problembewusstseins bei den Mitarbeitenden
- Die Senkung der Ausfallzeiten der Beschäftigten
- Die Steigerung der Motivation und Arbeitszufriedenheit

Zielgruppe sind die Pflegekräfte in der stationären Kranken- und Altenpflege und der ambulanten Pflege der genannten Einrichtungen.

5.5.4 Ausgangssituation und Umsetzung des Projekts

Aufbauend auf einem gut funktionierenden Arbeit- und Gesundheitsschutz, den bisherigen Maßnahmen in der Betrieblichen Gesundheitsförderung und einem umfassenden Qualitätsmanagement konnten die vorhandenen Strukturen für das Projekt genutzt werden. Begonnen wurde es 2010 im St.-Josefs-Hospital in zwei Pilotbereichen: einer chirurgischen Station mit 33 Betten und einer urologischen Station mit über 35 Betten mit integrierter urologischer Ambulanz. Das Krankenhaus stellt 293 Planbetten bereit; tätig sind dort insgesamt 600 Mitarbeitende. Die Pilotphase wurde 2012 mit einem Abschlussworkshop beendet.

Ein Nachhaltigkeitsworkshop nach acht Monaten diente der Erfassung und Auswertung der bisherigen Umsetzung und der Planung weiterführender Maßnahmen. Parallel wurde das Projekt in der gesamten Klinik umgesetzt. Die Implementierung im Katholischen Krankenhaus Dortmund-West, im St. Rochus-Hospital und im Altenzentrum St. Lambertus in Castrop-Rauxel hat Anfang 2014 begonnen und wurde in einzelnen Pilotbereichen durchgeführt. Auch hier fand vorab eine genaue Analyse der rückenbelastenden Faktoren statt, und anschließend wurden Maßnahmen und eine langfristige Implementierung geplant. Zugrunde liegt ein ganzheitliches Konzept zur Prävention von Muskel- und Skeletterkrankungen in der Pflege und Betreuung, das eine Vielzahl von Ursachen berücksichtigt.

Durchführung der Ist-Analyse in den Pilotbereichen

Für die Analyse wurde ein speziell entwickeltes und erprobtes Erhebungsinstrument (die Situationsanalyse) genutzt, das zum einen die subjektiv genannten Belastungen der Pflegekräfte erfasst und das zum anderen die direkten Belastungen abbildet, die sich aufgrund der baulich-technischen, arbeitsorganisatorischen und persönlichen Voraussetzungen (T-O-P-Faktoren) ergeben. Die Situationsanalyse wurde von einer externen Beraterin der Berufsgenossenschaft für Gesundheitsdienst und Wohlfahrtspflege (BGW) durchgeführt und dauerte i. d. R. pro Bereich 3–4 Stunden, inkl. einer Fotodokumentation, verbunden mit einer gleichzeitigen Anleitung in der Handhabung des Analyse-Instruments. So können die Einrichtungen auch zukünftig ohne externe Beratung die Analysen durchführen.

Das Konzept berücksichtigt eine Vielzahl von Ursachen. Um diese zu strukturieren und situationsgerecht handeln zu können, wird zwischen den T-O-P-Faktoren unterschieden. Folgende Faktoren haben Einfluss auf die Belastungen des Muskel- und Bewegungsapparates und wurden genauer in den Blick genommen:

Bauliche und technische Gegebenheiten
- Patientenzimmer
- Pflegebetten
- Vorhandene kleine und technische Hilfsmittel
- Nasszellen
- Lagerräume/Schmutzarbeitsräume
- Dokumentationsarbeitsplatz/PC-Arbeitsplatz
- Sozialraum
- Therapieräume
- Funktionsräume/OP/Endoskopie
- Kommunikationstechnik

Arbeitsorganisatorische Faktoren
- Personalentwicklung/Fort- und Weiterbildung
- Dienstplangestaltung/Arbeitszeiten
- Pausenregelung
- Arbeitskleidung/Arbeitsschuhe
- Informationsfluss in der Einrichtung
- Belastungen in Bezug auf Arbeitsaufgaben und -inhalte und auf die Arbeit im Team

Personenbezogene Faktoren
- Bedarfsorientierte Fort- und Weiterbildung
- Physische Voraussetzungen der Mitarbeitenden
- Belastung im Umgang mit anderen Personengruppen/Berufsgruppen

Die Ergebnisse der vorhandenen Gefährdungsbeurteilungen sind ebenfalls mit eingeflossen. Die Auswertung der Situationsanalyse und die Festlegung der verhaltens- und verhältnisbezogenen Maßnahmen wurden von einer Steuerungsgruppe vorgenommen. Diese setzt sich zusammen aus der Geschäftsführung, der Pflegedirektion, der Sicherheitsfachkraft als Projektleitung, der Betriebsärztin, der Mitarbeitervertretung, Leitungen der Pilotbereiche und der externen Beraterin der BGW. Ebenfalls dabei waren die Schulleitung der Ausbildungsstätte und die Qualitätsmanagement-Beauftragte.

5.5.5 Eingeführte Präventionsmaßnahmen

Der Geschäftsführung ist es ein besonderes Anliegen, Strategien zur Rückenprävention einzuführen, die über den gesetzlich vorgeschrieben Arbeits- und Gesundheitsschutz hinausgehen. Darauf aufbauend werden vorhandene Projektstrukturen gezielt für die Analyse, Maßnahmenplanung, Umsetzung und Evaluation genutzt. Zur Sensibilisierung für das Thema Rückenprävention haben die Stationsleitungen und die Einrichtungsleitungen mit Projektbeginn das Inhouse-Seminar „Prävention von Rückenbeschwerden in der Pflege und Betreuung“ der BGW absolviert. Vermittelt wurden u. a. die rechtlichen Grundlagen und deren Bedeutung für das Arbeitsumfeld und die Gefährdungsbeurteilung bezogen auf die Rückenproblematik. Damit verbunden waren einrichtungsbezogene Strategien für die betriebliche Umsetzung von Präventionsmaßnahmen.

Als Verhältnisprävention wurden weitere Maßnahmen umgesetzt. Unter anderem erfolgten die bedarfsorientierte Ausstattung der Stationen mit kleinen Hilfsmitteln sowie eine ergonomische Anpassung der PC-Arbeitsplätze auf Station. Bei der Neubestellung von Pflegebetten werden die Kriterien für die Anforderungen an ein Pflegebett unter Berücksichtigung ergonomischer Aspekte berücksichtigt.

Im Rahmen der Verhaltensprävention haben unterschiedliche Schulungen in rückengerechter, ressourcenorientierter und ergonomischer Arbeitsweise unter Einbeziehung unterschiedlicher Pflegekonzepte und des Einsatzes kleiner Hilfsmittel stattgefunden.

Teilgenommen an der Schulung haben Gesundheits- und Krankenpflegerinnen und -pfleger, Altenpflegerinnen und -pfleger, Physiotherapeutinnen und -therapeuten sowie Mitarbeitende der Ausbildungsstätte. Weitere regelmäßige Schulungen im Rahmen der innerbetrieblichen Fortbildung sind vorgesehen.

Tagesseminare in rückengerechter Arbeitsweise im Seminarraum

Der erste Schulungsteil befasste sich mit der Erfassung des Belastungserlebens in der Pflege. Es wurden aktuelle Studienergebnisse zur Belastung des Muskel- und Skelettsystems vorgestellt und Aspekte der Arbeitsergonomie und allgemeine Voraussetzungen zur rückengerechten Arbeitsweise besprochen. Im Praxisteil ging es u. a. um Selbsterfahrung beim Transfer (➤ Abb. 5.8) und um die Beweglichkeit der Massen, d. h. die Grundprinzipien der Kinästhetik. Eine vorab festgelegte Auswahl an kleinen Hilfsmittel (Gleittuch ➤ Abb. 5.9, Antirutschmatte ➤ Abb. 5.10, Haltegurt und Rutschbett) wurde vorgestellt und deren sichere Anwendung umfassend geübt. Die zuständige Hygienefachkraft ging auf den hygienischen Umgang mit kleinen Hilfsmitteln ein. Der zeitliche Rahmen der Schulung umfasste 7 Stunden, 15 Personen haben i. d. R. teilgenommen.

Praxisbegleitung im Pflegealltag

Im zweiten Schritt wurde in Absprache mit der Leitung die Praxisbegleitung der Pflegekräfte auf den Projektstationen/-bereichen durchgeführt. Die Pflegekräfte wurden unterstützt, begleitet und beraten bei der Umsetzung der erlernten Inhalte. Die Praxisbegleitung fand im Früh- und Spätdienst an zwei Tagen statt. Ebenso wurden anhand eines Kriterienkatalogs die Praxissituationen bezogen auf die Rückenbelas-

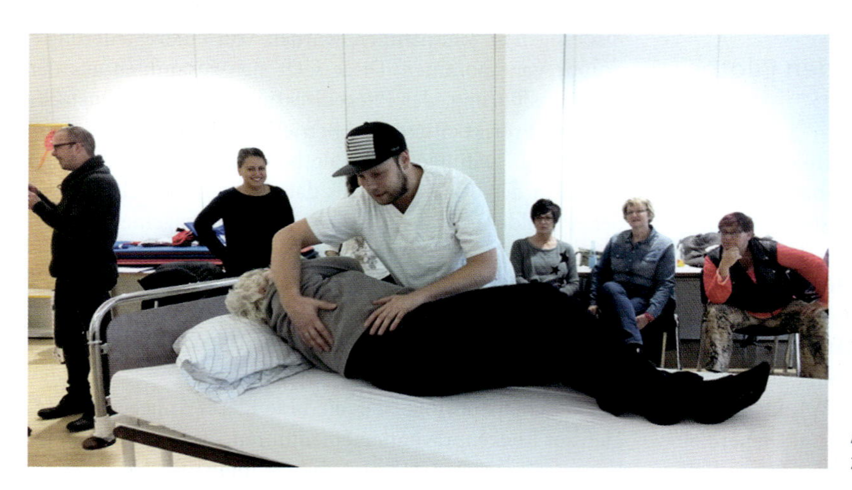

Abb. 5.8 Aus der Seitenlage in die Rückenlage zurückbewegen [P413]

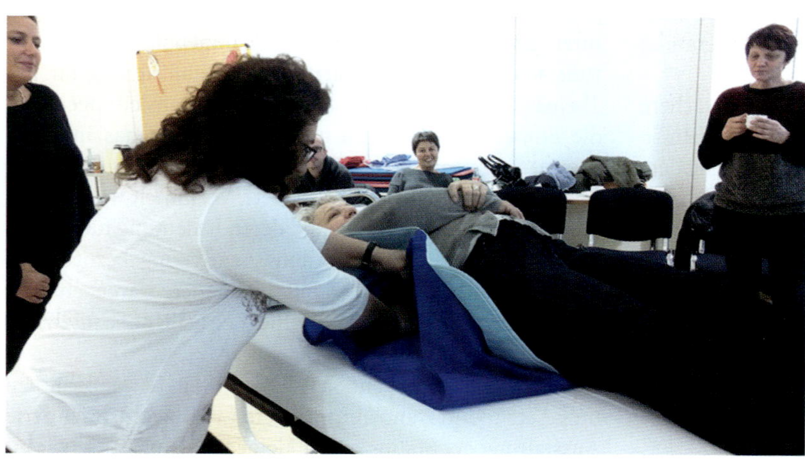

Abb. 5.9 Entfernen des Gleittuchs [P413]

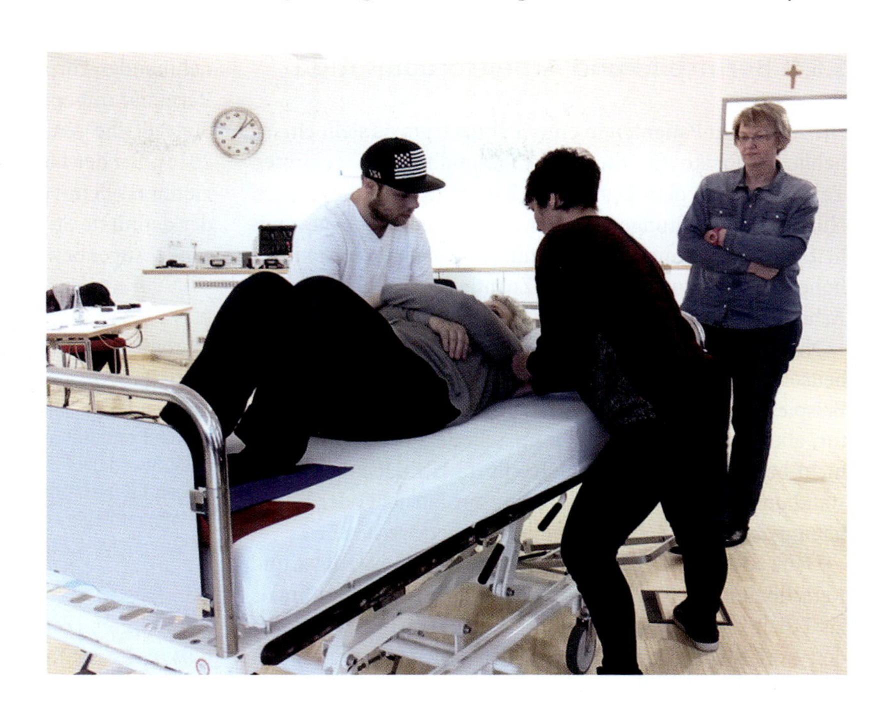

Abb. 5.10 Bewegung Richtung Kopfende mit Gleitgriff/Antirutschmatte [P413]

tung für die Pflegekraft beurteilt. Schwerpunkte der Praxisbegleitung waren folgende Aspekte:

- Arbeitsplatzgestaltung
- Körperhaltung bei der Arbeit
- Nutzung von Entlastungsmöglichkeiten (kleine Hilfsmittel, zweite Person etc.)
- Besprechung der Ergebnisse

5.5.6 Bewertung des Projekts

Das Projekt fand mit Unterstützung der Berufsgenossenschaft für Gesundheitsdienst und Wohlfahrtspflege (BGW) statt. Eine wichtige Aufgabe des Arbeitgebers ist demzufolge die gesundheitsgerechte Gestaltung der Arbeit und damit die Prävention gesundheitlicher Schädigungen durch die Ausübung der beruflichen Tätigkeit. Dies wurde mit dem Pilotprojekt im St.-Josefs-Hospital am Standort Dortmund-Hörde erreicht und in der Folge auf die weiteren Einrichtungen übertragen.

Die Finanzierung der Berater- und Schulungstage wurde von der Einrichtung übernommen. Die Schulungen wurden von einer Gesundheits- und Krankenpflegerin mit entsprechenden Zusatzqualifikationen durchgeführt. Die Evaluation fand in Form eines Auswertungsworkshops am Projektende statt, an dem alle aktiv am Projekt Beteiligten teilnahmen. Die kontinuierliche Umsetzung wird mithilfe eines Nachhaltigkeitsworkshops gefördert, der ca. sechs bis acht Monate nach Projektende stattfindet.

Zur Rückenentlastung kann die optimierte, rückengerechte Arbeitsweise, d. h. die Nutzung von Pflegekonzepten in Kombination mit „kleinen Hilfsmitteln" beitragen. So vielfältig wie die Ursachen sind, muss auch der Ansatz zur Prävention von arbeitsbedingten Rückenerkrankungen sein. Zielführend ist ein umfassendes Konzept. Dies ist mit dem Projekt zur Rückenprävention in einem ersten Schritt gelungen. Der zweite Schritt beinhaltet die Umsetzung in der gesamten Einrichtung mit Aufbau der entsprechenden Managementstrukturen.

5.6 Empfehlungen zur Rückengesundheit in der Zahnarztpraxis

Thomas Senghaas

Auf einen Blick

- Übersicht über die typischen Belastungen für Mitarbeitende im zahnärztlichen Team
- Inhalte der ergonomischen Optimierung am Patientenstuhl
- Ergonomische Arbeitsorganisation

Leitfragen

- Warum stellt die Zahnarztpraxis ein besonderes Risiko für die Rückengesundheit dar?
- Welche aktuellen und zukünftigen Entwicklungen verstärken das Risiko?
- Wie kann die unmittelbare Arbeit am Patienten ergonomisch optimiert werden?
- Was ist im Umfeld der Praxis und beim Teamverhalten für eine Rückenschulung hilfreich?

5.6.1 Berufsbild und Arbeitsorganisation

Die Arbeit am Patienten in einer Zahnarztpraxis stellt ein erhebliches Risiko für die Rückengesundheit des gesamten Teams dar. Um dem Team einer Zahnarztpraxis die nötigen Hilfen und Anleitungen für den Erhalt der Rückengesundheit geben zu können, müssen zunächst die außerordentlich hohen Anforderungen an den Zugang zum zahnärztlichen Arbeitsfeld verstanden werden.

Nahezu jeder andere Berufszweig kann klaglos sein Arbeitsobjekt ergonomisch in jede gewünschte Stellung bringen. Beispielsweise das Buch, die Schreibunterlage oder die Tastatur, aber auch das Stück Stahl im Schraubstock werden sich nicht beschweren, wenn sie lotrecht im richtigen Arbeitsabstand und in beliebiger Orientierung zur Einsicht oder Handhabung durch die Beschäftigten positioniert werden.

Ganz anders sieht das in der Zahnmedizin aus (Hilger und Kerschbaum 2000). Der Kunde/Patient der Zahnarztpraxis lässt sich im wahrsten Sinne des Wortes nicht beliebig auf den Kopf stellen. Die Sicht und der Arbeitszugang zu den verschiedenen Zahnflächen im Mundraum sind bei begrenzter Mundöffnung und Lippendehnung an eng definierte Einsichtswinkel gebunden. Das gilt ganz besonders für den Zugang zum Oberkiefer. Regelmäßig erkämpfen sich die Behandelnden den arbeitsgerechten Einsichtswinkel mit der eigenen Kopf- und Rumpfneigung anstatt mit der geeigneten Positionierung des Patientenkopfes. Wie dieses maximale Risiko für die Rückengesundheit der Behandelnden aufgelöst werden kann, ist in ➤ Kap. 5.6.3 aufgezeigt.

Weitere Risiken für die Rückengesundheit sind sowohl der Arbeitsstress als auch der wirtschaftliche Druck, die häufig zu einer kontinuierlichen Akkordarbeit führen. Der dichte Arbeitsrhythmus mit einem pausenlosen Wechsel von einem zum nächsten Behandlungszimmer lässt für die statisch hoch belastete Wirbelsäule keine Regenerationspausen zu und verhindert mit seiner Alltagshektik zugleich eine sorgfältige ergonomische Patientenpositionierung.

Der Stress für die Behandelnden besteht auch darin, dass sie während der Therapie den nicht immer willigen Patienten führen, das Personal anweisen und kontrollieren müssen und parallel dazu häufig noch ein Ohr für das Geschehen an der Rezeption haben, um den gesamten Praxisablauf im Auge zu halten. Diese Anforderungen, neben der eigentlichen Therapietätigkeit, führen in der Regel zu mangelnder Aufmerksamkeit gegenüber der eigenen Körperhaltung bzw. dem eigenen Körpergefühl.

5.6.2 Ist-Analyse der Branche

Die heute deutlich steigenden Ansprüche an Qualität und Ästhetik der Zahnmedizin werden mit aufwendigeren Therapien und Techniken beantwortet. Solche Therapien bedeuten längere und konzentriertere Sitzungen mit entsprechend zunehmender körperlichen Belastung und sind zudem in der Regel nur mit optischen Sehhilfen (Lupenbrillen/Mikroskop) State of the Art zu erbringen (Harders 2003, Perrin et al. 2016). Bei der Lupenbrille führt das zu einer noch stärker fixieren HWS mit geneigter Kopfposition. Gründe hierfür sind der definierte Strahlengang und die dann nicht mehr zu nutzende Augenbeweglichkeit.

BEISPIEL

Aufwendige Therapien unter Verwendung optischer Sehhilfen

- Adhäsive Klebetechniken für alle Arten der Komposit- und Keramik-Restaurationen
- Aufwendigere Endodontie (Wurzelfüllungen) auch bei schwierigen Kanalanatomien
- Implantologie
- Subgingivale Zahnreinigungen (bis zu den Wurzeloberflächen)

Ein weiterer Trend ist die deutliche Zunahme des Frauenanteils in der Zahnmedizin. Die Zahl der weiblichen Studierenden der Zahnmedizin ist in Deutschland mittlerweile auf über 70 % gestiegen, Tendenz weiter zunehmend. Da die körperliche Anspannung in der zahnärztlichen Therapie hoch ist und die anatomischen Größenverhältnisse (Hokwerda et al. 2006) für den Zugang zum Patientenmund von großer Bedeutung sind, steht zu befürchten, dass für diesen zunehmendem Frauenanteil in der Zahnmedizin die Rückengesundheit noch weitaus stärker leiden wird.

5.6.3 Umsetzung von Präventionsmaßnahmen

Ergonomische Optimierung am Behandlungsstuhl

Die für eine ergonomische Sitzposition des zahnärztlichen Teams nötigen Einsichtswinkel lassen sich nicht so leicht patientenfreundlich darstellen. Zudem ist zu bedenken, dass an dem ergonomisch zu positionierenden Kopf des Patienten der restliche Patientenkörper „hängt“. Das klingt zunächst banal, ist aber genau das im Alltag oft schwierig zu lösende Problem:

Der Patient liegt auf einem Behandlungsstuhl, der aus einer Sitzauflage (SAL), einer Rückenlehne (RL) und einer Kopfstütze (KS) besteht. Eine State-of-the-Art-Kopfstütze führt selbsttätig eine automatische Voranpassung aus und ist jeder Zeit fußgesteuert individualisierbar. Sie sollte zum Wohle des Patienten das Bewegungsmuster der gesamten Halswirbelsäule und besonders von Atlas und Axis nachempfinden. So kann der Behandler in jeder Therapiesituation leicht mit dem Fuß die benötigten Einsichtswinkel nachjustieren, ohne die Hände vom Arbeitsfeld zu entfernen. Die erforderliche Kopfposition kann selbstverständlich auch mit manuellen Kopfstützen und bei Bedarf unterstützend mit geeigneten Schaumkissen/Körnerkissen etc. eingestellt werden (Kimmel 2001). Die Kopfposition des Patienten mit einem Einsichtswinkel, der sich ausschließlich nach der Körperhaltung des Behandlers richtet, ist das führende Element des ergonomischen Setups. Aber wie geht es jetzt weiter mit dem ergonomischen Gesamt-Setup?

Behandelnde sollen auf keinen Fall mit einer Seitenverdrehung der Rumpfstatik arbeiten. Also müssen beide Oberschenkel so unter dem Patienten Platz finden, dass sich der Mundpunkt des Patienten mittig auf Arbeitshöhe vor der Körperachse befindet. Auch der Sehabstand ordnet sich dieser Gegebenheit unter und wird mit einer korrekt ausgewählten Lupenbrille (= Vergrößerung und „Fernglas" in einem) überbrückt.

Und jetzt stellen wir fest, dass an dem Kopf des Patienten ja noch ein Oberkörper „hängt", der auch noch auf einer mehr oder weniger hinderlichen Rückenlehne des Behandlungsstuhls liegt – dass also kein Platz für die Beine vorhanden ist.

An dieser Stelle scheitern die meisten Zahnärztinnen und Zahnärzte mit ihrer „Ergonomie". In Ermangelung des nötigen Knieraums wird das rechte Bein rechts neben den Patientenstuhl (RL+SAL) gegrätscht und das Linke unter dem Patientenkopf positioniert. Der Zahnarzt/die Zahnärztin wird in der Regel mit der eigenen Deutungshoheit dem Ergonomie-Coach unmissverständlich zu verstehen geben, dass man nur so, mit dem dann nach links rotierten und nach rechts geneigten Oberkörper, zahnärztlich richtig sehen und arbeiten könne.

Wichtigstes Ziel einer ergonomischen Korrektur muss es also sein, den Rumpf des Patienten (die RL) so flach wie möglich zu lagern (für die Unterkiefer-Behandlung RL ca. 0–12°, für die Oberkieferbehandlung RL ca. 20°) um damit die SAL so hoch wie möglich zu bekommen. Nur so ist bei einer gegebenen Arbeitshöhe ausreichend Raum unter der RL für die Oberschenkel und Knie des Behandler-Teams. Zu beachten ist dabei aber, dass die Nasenspitze nicht tiefer liegt als die Kniescheibe. Siehe grüne „Wohlfühlhorizontale" (➤ Abb. 5.11, ➤ Abb. 5.12).

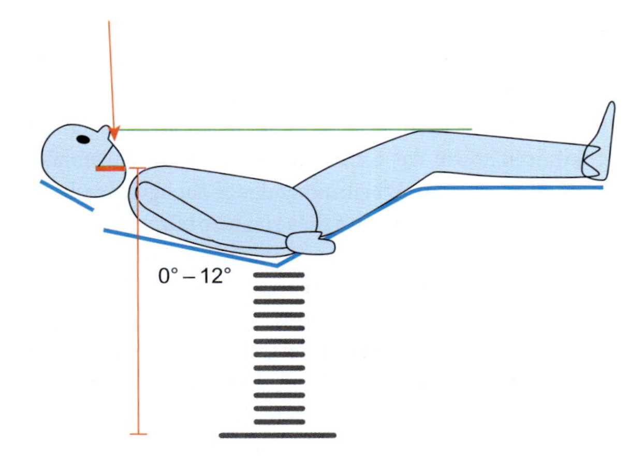

Abb. 5.11 Unterkieferlagerung RL ca. 0–12° [L143]

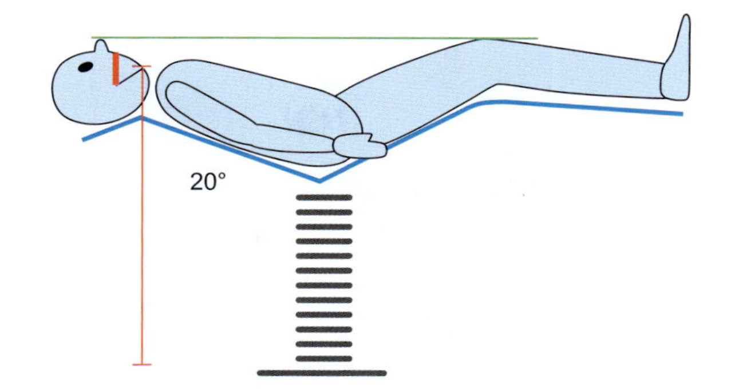

Abb. 5.12 Oberkieferlagerung RL ca. 20° [L143]

Um den nötigen Raum zwischen Arbeitshand (mit nahezu horizontalem Unterarm und ergonomisch verlängertem Sehabstand durch die Lupenbrille) und den Knien des Behandlers zu gewinnen, ist es erforderlich, möglichst hoch zu sitzen. Ideal sind hier alle Arten von Sattelsitzen mit entsprechend hohen Sitzpositionen. Das gilt besonders für kleinere Behandelnde/Frauen bei großen Patienten.

Um ein solches ergonomisches Setup auch bei sehr kleinen Patienten z. B. Kindern, zu nutzen, ist der Kopf des Kindes regelrecht auf der Kopfstütze zu lagern. Führendes Element in der zahnärztlichen Ergonomie ist immer der korrekt gelagerte Patientenkopf. Rumpflagerung und Kniefreiraum unter der RL müssen entsprechend angepasst werden (➤ Abb. 5.13). Das ergonomische Setup mit allen Greifabständen und Sitzpositionen baut sich also immer um die gleiche Kopfposition mit definiertem Einsichtswinkel auf (➤ Abb. 5.14).

Ergonomische Arbeitsorganisation

Auch in der Organisation des Arbeitsumfelds kann viel für die Rückengesundheit getan werden (Kimmel 2001). Schwierige Behandlungsfälle mit hoher körperlicher Anspannung sollten sich in der Terminplanung mit leichteren Untersuchungsterminen abwechseln.

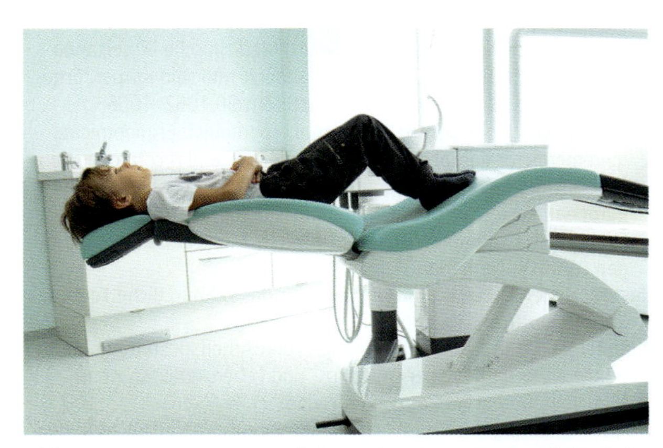

Abb. 5.13 Lagerung eines 6-Jährigen mit 118 cm Körpergröße [P424]

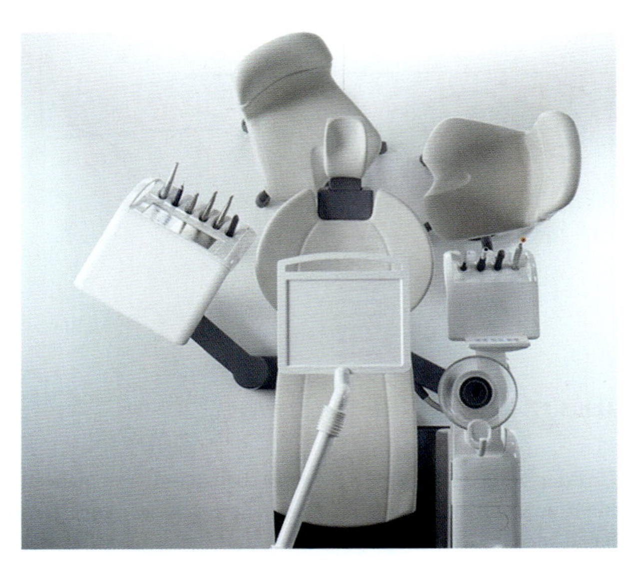

Abb. 5.14 Ergonomischer Arbeitsplatz um die zentrale KS [V773]

Sogenannte Mikropausen zwischen den einzelnen Therapien können zur Auflockerung und Bewegung der Rückenmuskulatur bewusst wahrgenommen werden, z. B. der Gang ins Büro, als reine Bewegungsmaßnahme mit wiegendem Schritt und entsprechenden Dehnbewegungen, und wieder zurück zum nächsten Patienten.

Auch in der Behandlung ist das Einbauen solcher Mikropausen mit bewussten Greifwegen möglich. Das kann z. B. das lange Strecken zum Einstellen der OP-Lampe sein oder auch das Abspülen der Hände/Handschuhe am Handwaschbecken hinter dem Behandelnden mit einer Rechtsdrehung anstelle der naheliegenden Linksrotation (für Rechtshänder).

Rechtshänder sollten den Arbeitsplatz im Büro mit dem Bildschirm eher rechtsseitig orientieren im Gegensatz zur linksseitigen Arbeit am Patienten. Für Linkshänder gilt das Gegenteil. Und natürlich sind alle weiteren Maßnahmen des kleinen Einmaleins der Rückengesundheit auch für die Zahnarztpraxis anwendbar.

LITERATUR

Harders TJ (2003): Auswirkungen einer Prismenlupenbrille auf den Arbeitsabstand, die Arbeitshaltung und die Präparationsqualität bei der zahnärztlichen Tätigkeit. Frankfurt: Medizinische Dissertation.

Hilger M, Kerschbaum T (2000): Der Zahnarzt und sein Körper. Ergonomie heute. Eine Umfrage. Zahnärztl Mitt 90:1062–1066.

Hokwerda O (2006): Dentist and dental ergonomist: Ergonomic requirements for dental equipment. Guidelines and recommendations for designing, constructing and selecting dental equipment. European Society of Dental Ergonomics (ESDE). Academic Center Oral Health Groningen (ACMG). Universiy Medical Center Groningen (UMCG), Netherlands.

Just M, Hilger R (2004): Rückenschule für das zahnärztliche Team. 3. Aufl. Stuttgart: Thieme.

Kimmel K (2001): Zahnärztliche Praxis- und Arbeitsgestaltung. Ergonomie als Grundlage der Leistungs- und Lebensqualität. Köln–München: Deutscher Zahnärzte Verlag.

Perrin P et al. (2016): Visual acuity and magnification devices in dentistry. Swiss Dental Journal 126(3): 222–235.

5.7 Schulungskonzept Rückengerechtes Arbeiten im Kita-Bereich der Stadt Hannover

Ulrich Kuhnt

Auf einen Blick

- Ziele des arbeitsplatzbezogenen Schulungskonzepts für Erzieherinnen und Erzieher im Kita-Bereich
- Schulungskonzept bestehend aus vier Inhaltsmodulen
- Ansatzpunkte für betriebliche Gesundheitsförderungsmaßnahmen in einer Kita zur Steigerung der Rückengesundheit

Leitfragen

- Worin bestehen für Kita-Mitarbeitende die wichtigsten Risikofaktoren zur Entstehung von Rückenschmerzen?
- Welche individuellen Ressourcen können von Kita-Mitarbeitenden zur Förderung ihrer Rückengesundheit genutzt werden?
- Welche organisatorischen Ressourcen können für Kita-Mitarbeitenden zur Förderung ihrer Rückengesundheit genannt werden?
- Welche Verhaltensweisen der Eltern können die Arbeit der Kita-Mitarbeitenden erschweren?

5.7.1 Berufsbild und Arbeitssituation

Kaum ein anderes Arbeitsfeld im sozialen Bereich hat in den letzten Jahren so umfassende Veränderungen erfahren wie die Kindertagesstätten. Zudem wird derzeit ein umfassender Ausbau von Betreuungsangeboten, insbesondere der unter dreijährigen Kinder (U3) vollzogen werden. Die Mitarbeitenden stellt dies vor erhebliche neue Herausforderungen, was sich nicht zuletzt in einer deutlichen Zunahme von körperlichen und psychischen Belastungen sowie hohen Krankheitsständen äußert.

Die im Rahmen der Projekte Kita 2020 durchgeführten Gesundheitswerkstätten zur Analyse und Verbesserung der Arbeitssituation verdeutlichen, dass mit dem Ausbau der U3-Betreuung eine zunehmende Arbeitsbelastung einhergeht. In der U3-Betreuung gehört das Heben und Tragen von Kleinkindern sowie das Sitzen und Spielen auf Augenhöhe mit den Kindern zum Arbeitsalltag der pädagogischen Fachkräfte. Bei Erwachsenen kann dies zu einer körperlichen Anstrengung und einer möglichen Fehlhaltung mit langfristigen gesundheitlichen Folgen führen.

Wird der Gefahr der Entstehung von Rücken- und Gelenkschmerzen durch geeignete Maßnahmen nicht vorgebeugt, sind hier erhebliche Beanspruchungsfolgen mit entsprechenden negativen Auswirkungen für die Beschäftigten und den Ablauf der Arbeit in den Kitas zu befürchten.

5.7.2 Strategie, Ziele und Zielgruppe

Das Schulungskonzept basiert auf dem aktuellen Wissensstand zur Rückengesundheit. Grundlage ist der biopsychosoziale Ansatz nach der „KddR-Rückenschule" (Konföderation der deutschen Rückenschulen). Bei der Förderung der Rückengesundheit wird das menschliche Bewegungssystem als eine Einheit betrachtet. Daher beziehen sich die Inhalte nicht nur isoliert auf den Rücken, sondern auf alle wichtigen Muskeln und Gelenke. Das Konzept zielt sowohl auf die Förderung der individuellen psychischen und psychosozialen Gesundheitsressourcen als auch auf die Optimierung der ergonomischen Verhältnisse in den Kindergärten. Die Verhaltens- und Verhältnisprävention werden als zwei Seiten einer Medaille betrachtet. Die angewandten Methoden orientieren sich an den Empfehlungen der modernen Gesundheitswissenschaften. Besondere Berücksichtigung finden die folgenden Ansätze:

- Prinzip der Salutogenese nach Antonovsky
- Motivierende Gesprächsführung nach Miller und Rollnick
- Themenzentrierte Interaktion (TZI) nach Cohn
- Stressbewältigung nach Kaluza

Zentrale Anliegen des Konzepts sind die Förderung einer dauerhaften körperlichen Aktivität und die Bereitschaft zu einem nachhaltigen Bewegungstraining.

Die Mitarbeitenden in den Kindertagesstätten der Stadt Hannover sollen über die Beobachtung und Reflexion ihres Verhaltens in der Praxis befähigt werden, sich während der Arbeit rücken- und gelenkfreundlicher zu verhalten. Eine weitere Intention der Schulung ist es, günstige Bewegungsabläufe zu erlernen und geeignete Hilfsmittel kennenzulernen. Die Maßnahmen sind verhaltens- und verhältnispräventiv mit den jeweiligen örtlichen und personellen Gegebenheiten abzustimmen. Die Mitarbeitenden sollen:

- funktionelle arbeitsplatzbezogene Haltungs- und Bewegungsmuster lernen (Sitzen, Stehen, Heben und Tragen, Bücken) und diese in den Arbeitsalltag integrieren,
- Empfehlungen zur Optimierung der ergonomischen Verhältnisse in einer Kita erproben und in die Praxis umsetzen, wie z. B. spezielle Sitzmöbel, Gestaltung der Ruheräume, Büroergonomie,
- einfache funktionelle Bewegungsübungen zur Integration in den Alltag kennenlernen und dauerhaft ausführen,
- langfristig an einem speziellen Bewegungsprogramm zur Förderung der Rückengesundheit in der Freizeit teilnehmen,
- Hinweise zur Förderung der allgemeinen körperlichen Aktivität in der Freizeit erhalten,
- den Zusammenhang zwischen Stressbewältigung und Rückengesundheit erkennen,
- förderliche kognitive Einstellungen zu ihren psychischen und psychosozialen Ressourcen entwickeln,
- die Kernaussagen zum biopsychosozialen Ansatz der Betrieblichen Gesundheitsförderung vermittelt bekommen.

5.7.3 Umsetzung der Maßnahme

Das Programm besteht aus folgenden Modulen:

- Modul 1: Zweistündiger Einführungsworkshop
- Modul 2: Rückencoaching am Arbeitsplatz (vier Zeitstunden)
- Modul 3: Einstündige Modellstunde zur Rückenfitness
- Modul 4: Arbeitsplatzbezogener Rückenschulkurs 10 × 60 Minuten

Modul 1: Zweistündiger Einführungsworkshop

Erfahrungsgemäß ist es zu Beginn des Projekts zur Förderung der Rückengesundheit sinnvoll, das gesamte Kita-Team in einer angemessenen Atmosphäre über die Ziele und Inhalte der Maßnahme zu informieren. Ohne die Anwesenheit der Kinder sollte sich die Fachkraft Rückengesundheit dem Team zunächst persönlich vorstellen und wichtige Hintergrundinformationen zur Rückengesundheit in der Kita geben. Erzieherinnen und Erzieher sind im Allgemeinen für Bewegung und Entspannung leicht zu begeistern, daher sollte der Einführungsworkshop betont aktiv und freudvoll gestaltet werden. Auf eine ausführliche Beschreibung der rückenbelastenden Tätigkeiten von Erzieherinnen und Erziehern ist zu verzichten. Somit liegt der Fokus nicht auf den Risikofaktoren für Rückenbeschwerden, sondern auf den Chancen und Ressourcen zur Förderung der Rückengesundheit im Kita-Alltag.

Der Workshop findet in der Regel im Rahmen einer Dienstbesprechung in der Kita statt. Besonders geeignete Räume sind die für die Bewegung genutzten Funktionsräume. ➢ Tab. 5.5 zeigt ein Beispiel für einen zweistündigen Einführungsworkshop.

Modul 2: Rückencoaching am Arbeitsplatz (vier Zeitstunden)

Die Fachkraft Rückengesundheit begleitet an einem ganz normalen Arbeitstag das Team einer Kita über vier Stunden. Alle Mitarbeitenden werden unter Berücksichtigung günstiger Haltungs- und Bewegungsabläufe individuell beraten. Eine Beratung dauert pro Person ca. 20 Minuten. Die Festlegung des Termins und der Uhrzeit des Rückencoaching erfolgt in Absprache mit der Kita-Leitung.

PRAXISTIPP

Die Fachkraft Rückengesundheit sollte
- sich wenige Tage vor dem Coaching noch einmal telefonisch bei der Kitaleitung ankündigen,
- sich zu Beginn in Kleingruppen den Mitarbeitenden vorstellen und den Ablauf des Coachings erklären,

Tab. 5.5 Ablauf eines zweistündigen Einführungsworkshops für Kitas

Seminar-phase	Ziele	Inhalte	Organisation/Medien und Materialien	Zeit (min)
Einstieg	Ankommen, gemeinsame Ablaufplanung	• Begrüßung, Vorstellen des Referenten und Teilnehmenden • Vorstellen der Inhaltsschwerpunkte, Berücksichtigung der Wünsche der Teilenehmenden, Ablauf des Workshops auf Flipchart skizzieren	• Stuhlkreis • Hocker • Flipchart	15
Einstimmung	körperliche Aktivierung, Hinführung zur Bewegung	Bewegungseinheit mit Musik im Stehen und Gehen	• Freies Bewegen • Musikanlage	15
Erarbeitung	Arbeitsplatzbezogene Haltungs- und Bewegungsmuster erarbeiten	• Allgemeine Haltungs- und Bewegungsschulung (Sitzen, Stehen, Bücken, Heben) • Schwerpunkte: Beckenbalance, physiologische Wirbelsäulenstellung, Schultergürtelbalance	• Einzelarbeit • Partnerarbeit • Turnstäbe • Musikanlage	20
Übung	Einfaches Übungsprogramm kennen lernen	Thera-Band®-Gymnastik unter besonderer Berücksichtigung der Beckenstabilität (Beckenboden) mit anschließender Igelballmassage	• Einzelarbeit • Partnerarbeit • Thera-Bänder® • Musikanlage	15
Erarbeiten	• Sensibilisieren für rückenbelastende Arbeitshaltungen • Gemeinsames Entwickeln von Strategien zum rückengerechten Arbeiten in der Kita	Arbeitsplatzbezogene Rückenschule in der Kita – rückenfreundliche Verhaltensweisen im Eingangsbereich, Gruppenraum, Außengelände, Vorleseraum, Schlafraum, Küche, Toilette, Wickelraum, Büro …	Gruppenarbeit	30
Übung	Kennenlernen von Ausgleichs- und Entspannungsübungen	ausgewählte gymnastische Übungen	• Üben im Sitzen und Stehen • Musikanlage	15
Abschluss	Informieren der TN über die weiteren Module	• Feed-Backrunde • Auswertung und Ausblick	• Stuhlkreis • Flipchart	10
			Gesamt	120

- ihre Beratung von Anfang an sehr zurückhaltend gegenüber den Mitarbeitenden und Kindern beginnen,
- ihre Sprache und Körperhaltung der Atmosphäre in der Kita anpassen, d. h. Sitzen auf niedrigen Stühlen, Sitzen auf dem Boden,
- sehr hilfsbereit agieren, d. h. auch mit Kindern spielen, ihnen vorlesen, beim Essen helfen oder im Garten Verstecken spielen,
- die Arbeitsplatzberatung in die aktuelle Betreuungssituation einfließen lassen,
- gymnastische Ausgleichsübungen ebenfalls gemeinsam mit den Kindern ausführen,
- möglichst alle Funktionsbereiche einer Kita (Gruppenraum, Bewegungsraum, Ruheraum, Küche, Waschraum, Toiletten, Flur, Außengelände) gemeinsam mit den Erziehern und Kindern erkunden,
- eventuelle Ruhe- und Schlafphasen der Kinder für intensivere, individuelle Beratungsgespräche mit den Beschäftigten nutzen,
- sich am Ende des Coachings von allen persönlich verabschieden.

Modul 3: Einstündige Modellstunde zur Rückenfitness

Ein zentrales Anliegen des Schulungskonzepts ist die Hinführung der pädagogischen Fachkräfte zur regelmäßigen, körperlichen Aktivität. Daher sollen sie im dritten Modul eine motivierende Modellstunde zur Rückenfitness praktisch erfahren. Die Modellstunde sollte im Rahmen der regelmäßigen Dienstbesprechungen durchgeführt werden. In dieser Stunde ist es besonders wichtig, dass die Beschäftigten die wohltuende Wirkung eines freudvollen Bewegungsprogramms erfahren. Erzieherinnen und Erzieher schätzen einen körperwahrnehmungsorientierten, ganzheitlichen Ansatz. Die Vermittlung von Ausgleichsübungen für den typischen Kita-Alltag ist wichtig. Dabei dürfen Entspannung und Partnermassage nicht zu kurz kommen. ➢ Tab. 5.6 zeigt ein Beispiel für eine Modellstunde zur Rückenfitness.

Modul 4: Rückenschulkurs 10 × 60 Minuten

Der arbeitsplatzbezogene Rückenschulkurs dient der Automatisation des individuellen, rückenfreundlichen Bewegungsverhaltens. Dieser Kurs findet in der Kita ohne Kinder statt. Die Schwerpunkte der einzelnen Kursstunden sind in ➢ Tab. 5.7 dargestellt.

5.7.4 Bewertung des Projekts

Qualifikation der Kursleitung

Als Kursleitung werden vielseitig ausgebildete Bewegungsfachkräfte eingesetzt (Krankengymnast/in, Sportpädagoge/

Tab. 5.6 Ablauf einer Modellstunde zur Rückenfitness

Seminarphase	Ziele	Inhalte	Organisation/Medien/Geräte	Zeit (min)
Einstieg	Begrüßung, Vorstellung der Inhalte	Gruppengespräch im Stuhlkreis	• Gruppenarbeit • Stühle	5
Aufwärmen	Bewegter Einstieg in die Kursstunde	Einfache Bewegungsübungen und Spielformen	• Gruppenarbeit • CD-Player	15
Hauptteil I	• Erarbeiten des aufrecht-dynamischen Sitzens • Kennenlernen von einfachen gymnastischen Übungen	Gruppenarbeit, Stundenschwerpunkt: Aufrecht-dynamisches Sitzen unter Einsatz von Rubberbändern	• Gruppenarbeit • Hocker • Rubberbänder	15
Hauptteil II	Kennenlernen einer Funktionsgymnastik auf der Matte	funktionelles Übungsprogramm auf der Matte	• Gruppenarbeit • Matten	15
Entspannung	Sensibilisieren für die Entspannungsfähigkeit im Alltag	Einzelarbeit Beispiel für eine Entspannungseinheit, z. B. Atemübung	• Einzelarbeit • Turnmatten • Musikanlage	7
Abschluss	Feedback, Ausblick	Gruppengespräch	Stuhlkreis	3
			Gesamt (Minuten)	60

Tab. 5.7 Inhalte der Kurseinheiten

Kurseinheit	Inhalt
1	Dynamisches Sitzen auf niedrigen Stühlen – Beckenbalance bewusst machen
2	Schultern und Nacken entspannen – den Kopf ins Lot bringen
3	Auf festen Füßen ausbalancieren – Gleichgewichtsschulung
4	Bücken und Hinlegen im Kitaalltag – Kleine Hilfsmittel mit großer Wirkung
5	Rückenschonendes Heben und Tragen der Kinder – Rumpf stabilisieren
6	Gute Verhältnisse schaffen – Ergonomie in der Kita
7	Die tägliche Aktivpause – Ausgleichs- und Entspannungsübungen
8	Dem Rücken Stabilität geben – Tiefenmuskeltraining
9	Gelassen und locker bleiben – Stress und Rücken
10	Fortschritte erkennen und weitermachen – Rückenparcours mit Ausblick

in und Gymnastiklehrer/in). Alle Kursleiterinnen und Kursleiter der Rückenschule Hannover besitzen eine spezielle Rückenschullehrer-Lizenz nach den Richtlinien des Bundesverbandes deutscher Rückenschulen (BdR e. V.). In diesem Projekt arbeiten alle eingesetzten Kursleiterinnen und Kursleiter aus Qualitätsgründen nach einem einheitlichen, schriftlichen Trainermanual.

Organisatorische Rahmenbedingungen

- Das zweistündige Modul 1 sowie das einstündige Modul 3 werden schwerpunktmäßig im Rahmen der bestehenden Teambesprechungen in den Kitas durchgeführt, z. B. mittwochs in der Zeit von 16:00–18:00 Uhr.
- Die Module 1–3 sollten innerhalb von vier Wochen durchgeführt werden.
- Die zeitlichen Absprachen erfolgen zwischen jeder einzelnen Kita und der Rückenschule Hannover.
- Bei der Durchführung des Moduls 4 sollten mehrere Kitas kooperativ zusammenarbeiten, d. h., die Mitarbeitenden verschiedener Kitas absolvieren den Rückenschulkurs gemeinsam.
- Die Referentenkosten für die Bausteine 1–3 übernimmt die Stadt Hannover. Die Kosten für Modul 4 übernehmen die Teilnehmenden privat. Die gesetzlichen Krankenkassen erstatten in der Regel 80 % der Kursgebühren.
- Nach Durchführung der Module 1–4 erfolgt eine Evaluation der Maßnahme durch Einsatz und Auswertung eines Abschlussfragebogens.

Dokumentation: Spezielle Erfahrungen und Verbesserungsempfehlungen

Die Fachkraft Rückengesundheit dokumentiert die besonderen Aspekte der arbeitsplatzbezogenen Schulung für den Auftraggeber. Folgende Aspekte können in einer Dokumentation angesprochen werden:

- **Aus- und Anziehen der Kinder:** Die Mitarbeitenden (MA) knien beim Aus- und Anziehen der Kinder direkt auf dem Boden oder gehen in die Hocke. Diese Verhaltensweise belastet die Knie in besonderer Weise. Daher sollten in diesem Bereich Drehhocker mit Rollen oder zumindest Kniepolster zur Verfügung gestellt werden. Ebenso sollten die vorhandenen Bänke zum Hinsetzen genutzt werden.
- **Tragen der Kinder:** Die MA sollten möglichst selten die Kinder auf den Arm nehmen. Die Kinder sollten im Sitzen in den Arm oder auf den Schoß genommen werden. Wenn die Kinder auf dem Arm getragen werden, dann

möglichst vor dem Körper und nicht seitlich auf dem Beckenkamm.

- **Herunterbeugen zu den Kindern:** Beim Herunterbeugen zu den Kindern sollten die MA die mehrgelenkige Beugung der Knie- und Hüftgelenke beachten. Dabei wird das Gesäß nach hinten geschoben. Das eingelenkige In-die-Hocke-Gehen belastet auf Dauer die Kniegelenke. Eine weitere gute Alternative zum Bücken ist der einbeinige Kniestand.
- **Hinsetzen auf dem Boden:** Das Hinsetzen auf den Boden sollte möglichst über den einbeinigen Kniestand mit nachfolgender Drehbewegung erfolgen. Dieser Bewegungsablauf schont die Knie und den Rücken.
- **Sitzen auf dem Boden:** Beim Sitzen auf dem Boden sollten die MA den Rücken möglichst an einer warmen Wand abstützen können. Freies Sitzen belastet die Rückenmuskulatur einseitig. Vor allem das einseitige Sitzen auf dem Boden, bei dem das Gesäß seitlich neben den Knien abgestützt wird, belastet auf Dauer die Knie- und Hüftgelenke sowie die Wirbelsäule.
- **Häufiges Bücken beim Aufräumen:** Neben der Beteiligung der Kinder beim Aufräumen können auch Besen und Kehrbleche mit langen Stilen das häufige Bücken verringern.
- **Bücken im Sanitärbereich:** Die Hilfestellung beim Waschen und beim Toilettengang erfordert häufiges Bücken. Diese ungünstige gebückte Haltung sollte durch das Bereitstellen von höhenverstellbaren Hockern mit Rollen auch in diesem Bereich reduziert werden.
- **Sitzen beim Frühstück und Mittagessen:** Die MA sollten auf etwas höheren Hockern mit Rollen sitzen. Die Hilfestellung beim Essen sollte möglichst wenig im Stehen erfolgen, da hierbei die Rückenmuskeln monoton belastet werden.
- **Ergonomische Tische:** Kinder und Erzieher sollten möglichst oft an für Erwachsene normal hohen Tischen sitzen. Die Kinder benutzen Hochstühle und die Erzieher normale Besucherstühle.
- **Ergonomische Wickeltische:** In der Kita sollten ergonomische Wickeltische in günstiger Höhe angeschafft werden. Entsprechende Treppen oder Aufstiegshilfen für die Kinder, die schon laufen können, entlasten die Mitarbeitenden, da das häufige Tragen auf den Wickeltisch entfällt.
- **Stehen im sanitären Bereich:** Auch hier sollte das monotone Bücken durch die Benutzung von Hockern unterbrochen werden.
- **Hohe Lärmbelastung durch schreiende/weinende Kinder:** Erwiesenermaßen führt Lärm auch zu muskulären Verspannungen. Daher sollten die Chancen guter pädagogischer, organisatorischer und räumlicher Konzepte zur Lärmreduktion genutzt werden. So können z. B. laut sprechende MA, zusätzliche Dauerberieselung durch Musik oder schlechtes Konfliktmanagement den Lärmpegel erhöhen.
- **Kalte Böden:** Das Stehen und Sitzen auf kalten Böden verstärkt muskuläre Verspannungen. Daher sollten alle technischen Lösungen geprüft und erprobt werden, um kalte Böden in der Kita zu vermeiden. Das oft beobachtete gehäufte Auftreten von Schnupfen bei den Kindern kann auch auf die vorherrschend kalten Böden zurückgeführt werden.
- **MA-Motivation:** Die Motivation und Begeisterung der MA für die Arbeit mit kleinen Kindern ist eine sehr wichtige Voraussetzung für ein gesundes Muskel-Skelett-System. Hierbei spielen der Teamgeist und die Arbeitszufriedenheit der MA eine besondere Rolle. Die erfolgreiche Umsetzung der pädagogischen Konzepte funktioniert nur so gut, wie diese von allen MA mitgetragen werden.
- **Individuelle Fitness:** Die Gesundheit der Gelenke und der Wirbelsäule hängen sehr stark von der Qualität der allgemeinen körperlichen Fitness ab. Die MA benötigen einen körperlichen Ausgleich zum häufigen Bücken, Knien, Sitzen, Tragen. Bei übergewichtigen MA werden die Knie zusätzlich sehr stark belastet. Ebenso bedeutsam sind die Entspannung und das individuelle mentale Stressmanagement.
- **Individuelle Haltungs- und Bewegungsmuster:** Die Gelenke und die Wirbelsäule der MA können durch günstige Haltungs- und Bewegungsmuster entlastet werden. Besondere Schwerpunkte liegen beim Sitzen, Stehen, Bücken und Heben.
- **Fußgerechtes Schuhwerk:** Üblicherweise tragen die MA fuß- und rückenbelastende Schuhe, da diese den Fuß nicht fest umschließen. Offene Schuhe verhindern ein gutes Gangbild und verspannen die Fußmuskulatur. Es ist zu empfehlen, dass MA geschlossene Schuhe (mindestens mit Fersenriemen) tragen.
- **Gute Teamatmosphäre ist wichtig:** Die jahrelangen Erfahrungen bei der Durchführung von Rückenschulungen für Erzieherinnen und Erzieher weisen eindeutig auf den Zusammenhang von Rückenerkrankungen und Teamatmosphäre hin. Die Kita-Leitung spielt für die Qualität des Teams eine besonders wichtige Rolle. Wenn sie es versteht, z. B. ein harmonisches Team aufzubauen, eine wertschätzende Kommunikation vorzuleben und eine Begeisterung für die Arbeit des Erziehers zu wecken, kann dies den Gesundheitszustand eines Teams erheblich verbessern.

LITERATUR

Greine R (2010). Stress war gestern! Mehr Gelassenheit im Kita-Alltag. Düsseldorf: Cornelsen.

5.8 Rückenschulausbildung für Musiker/Instrumentalisten

Egbert Seidel

Auf einen Blick

- Betreuung von Musikern in Orchestern, an Theatern und Musikhochschulen unter primär-, sekundär- und tertiärpräventiven Aspekten
- Typische exogene und endogene Belastungs- und Beanspruchungsfaktoren von Musikern
- Inhalte der Rückenschulausbildung für Musiker/Instrumentalisten mit 13 Modulen
- Erfahrungsbericht und Auswertung der Schulungen

Leitfragen

- Welche Gründe gibt es für die Zunahme der psychosomatischen Beschwerden bei Musikern?
- Welches sind die wichtigsten Belastungs- und Beanspruchungsformen von Musikern?
- Welche Inhalte sollten in einer spezifischen Rückenschulung für Musiker behandelt werden?

5.8.1 Berufsbild und Arbeitssituation

Die Arbeitssituation des Berufsmusikers in klassischen Orchestern, an Theatern und von Schülern/Studenten an Musikschulen und Hochschulen ist durch hohe Anteile statischer Haltearbeit über Zeiträume von 5–8 h täglicher Arbeits- und Übezeit (Dienste) gekennzeichnet. Dabei besteht eine hohe Variabilität hinsichtlich der einzelnen Instrumente, ihrer Hilfseinrichtungen und der erforderlichen konditionellen Voraussetzungen.

Die Analyse von Beschwerdebildern hat einen hohen Anteil an Rückenschmerzen und Ermüdungszeichen an den Schnittstellen des Rumpfes zu den Extremitäten ergeben (siehe Literaturverzeichnis). Anfang der 70er-Jahre wurden die ersten Ergebnisse von J. Glücksmann et al. 1973 (vgl. Seidel 2001 und 2002, ➤ Abb. 5.15) noch ungläubig zur Kenntnis genommen. Wieso sollten Musiker einer stärkeren Belastung als Industriearbeiter ausgesetzt sein?

Inzwischen haben viele Studien diese Ergebnisse bestätigen können (➤ *Literaturverzeichnis*). Dabei ist auffällig, dass bereits Musikschüler und -studenten in hohem Maße von Erkrankungen des muskuloskeletalen Systems betroffen sind.

Aber auch der psychische Druck ist enorm hoch, sowohl hinsichtlich der Arbeitssituation (vor allem solistisches Spiel) als auch in Bezug auf die Arbeitsmarktsituation. Es besteht in Deutschland ein hoher ökonomischer Druck auf die Träger der Einrichtungen und damit die Reduktion von Stellen und Orchestern.

Die Orchesterlandschaft in Deutschland hat sich seit 1992 dramatisch verändert. 1992 bestanden 168 öffentlich finan-

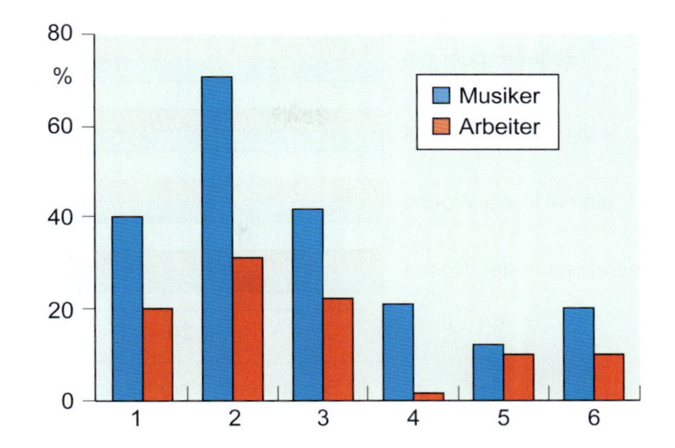

Abb. 5.15 Wirbelsäulenveränderungen bei Streichern der Tschechoslowakischen Philharmonie im Vergleich zu Fabrikarbeitern (Glücksmann et al. 1973 in Seidel 2001) [L143]

zierte Orchester in Deutschland, 2015 waren es noch 131. Dies ging einher mit einer Planstellenreduktion von 12.159 auf 9.816 (minus 19 %). Auch 2016 werden erneut Fusionen (u. a. Thüringen) zur weiteren Reduktion führen, bestehende Planstellen werden nicht wieder besetzt. Dies führt zu einer weiteren Zunahme der psychosomatischen Beschwerden, eine Ausheilung kann sich der Musiker nicht leisten, da bei längerer Erkrankung seine Stelle bedroht ist.

Die Betroffenen haben in der Regel ein Studium der Musik (Instrumentalfach) absolviert (früher Dipl.-Mus.; heute MA). Dabei haben sie abweichend von anderen Hochschulabsolventen bereits vor dem Studium mindestens 5–8 Jahre mit hoher Leistung ihr Instrument an einem Musikgymnasium, einer Musikschule oder einem Konservatorium gelernt und mit Übezeiten zwischen 4–6 Stunden täglich hohe Belastungen absolviert. Somit kommt der durchschnittliche Orchestermusiker bereits zu Beginn seiner Arbeitsaufnahme auf einen Zeitraum der intensiven Instrumentennutzung von 13–15 Jahren. Dies erklärt auch die bereits sehr hohen Beschwerdepotenziale bei angehenden Studenten und Berufseinsteigern (über 33 %, vgl. z. B. Bienert 1996, Höpfner 1996, Mühlbach 1996, Veit 2008). Die Prävalenz von Rückenschmerzen bei Musikern und Musikstudenten wird in verschiedenen Studien mit 50–75 % beschrieben (Blum 1995). Die Untersuchung des Freizeitverhaltens junger Musiker der Musikhochschule „Franz Liszt" in Weimar hinsichtlich sportlicher Aktivitäten erbrachte jedoch überraschende Ergebnisse: Während die Häufigkeit des Sporttreibens positiv mit dem Rückgang allgemeiner körperlicher Beschwerden am Stütz- und Bewegungssystem korrelierte, konnten keine Auswirkungen auf die instrumentenspezifischen Beschwerden beobachtet werden (➤ Abb. 5.16), (Seidel 2002).

Bei der Arbeitsplatzbeschreibung finden sich die üblichen Belastungs- und Beanspruchungsfaktoren, welche eine sitzende Tätigkeit (außer Schlagwerker, Kontrabass, Dirigent) hervorruft. Hinzu kommt die statische Haltearbeit das Instrument betreffend.

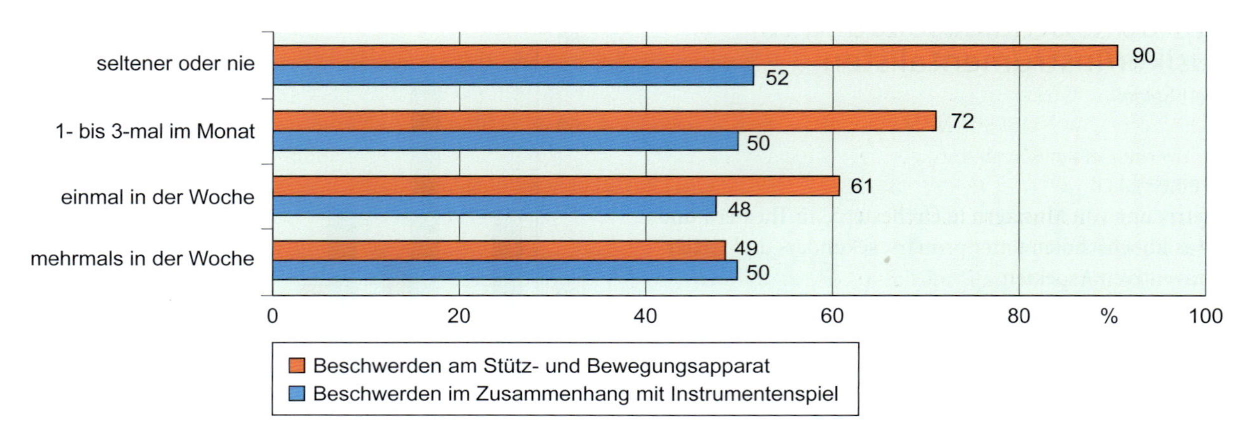

Abb. 5.16 Zusammenhang zwischen sportlicher Betätigung und Beschwerdehäufigkeit (Stütz- und Bewegungssystem ohne/mit Instrumentalspiel) [L143]

Verschiedene Orchester haben einen hohen Anteil an Fahrzeiten, da sie überregional tätig sind (vor allem Symphonieorchester) und nicht nur ein bestimmtes Haus/Theater bespielen. Hinzu kommen Konzertreisen in andere Länder und Kontinente mit einem hohen Anteil aller Belastungsfaktoren solcher Interkontinentalreisen.

Ein weiterer Belastungsfaktor ist die täglich enorm hohe Übezeit mit Diensten und abendlichen Veranstaltungen, welche teilweise nicht vor 23:00 Uhr abgeschlossen sind. Die Vereinbarkeit von Familie und Arbeit ist sehr schwer umzusetzen, da auch häufige Wochenend- und Feiertagsarbeitszeit hinzukommt.

Nach Blum (1995) haben 80 % der Holz- und Blechbläser Erkrankungen des Stütz- und Bewegungssystems, 78 % der Streicher und 85–89 % der hohen Streicher (Geige). Die Seitenlokalisation der vorrangigen Beschwerden ist instrumentenabhängig (Blum 1995, Seidel 2001):

- Streich- und Zupfinstrumente sowie Blechblasinstrumente: linke obere Extremität
- Keyboarder, Holzbläser und Tasteninstrumente: vorrangig rechte obere Extremität

Die Beschwerden werden vor allem durch folgende Faktoren beeinflusst:

- **Exogene Einflüsse:**
  - Hilfseinrichtungen (Gurte, Halterungen, Stützen)
  - Physikalische Umgebung (Staub, Lärm, Licht)
  - Menschliche Umgebung (Stress, Mobbing, Arbeitsplatzverlust)
- **Endogene Einflüsse:**
  - Aktuelles Bewusstsein (Konzentration)
  - Allgemeine Konstitution und Kondition (Hypermobilität, Ausdauer)
  - Instrumentenspezifische Konstitution und Kondition

Beschwerden durch Unfälle oder Erkrankungen sind in der Musikersprechstunde eher die Ausnahme. In der Mehrzahl der Fälle handelt es sich um Beschwerden des Musikers infolge einer Fehl – oder Überbeanspruchung des muskuloskeletalen Systems (sogenanntes Overuse-Syndrom).

FAKTENWISSEN

Anerkannte Berufskrankheiten bei Orchestermusikern sind bisher nur die Lärmschwerhörigkeit, die Überlastung der Sehnen und Sehnen-Muskel-Übergänge sowie die fokale Dystonie (sogenannter „Musikerkrampf", eine neurologische Erkrankung).

5.8.2 Ist-Analyse der Branche

Belastungsfaktoren

Zur Studienlage bezüglich der Belastungsfaktoren und Beanspruchungsformen in Orchestern gibt es sehr zahlreiche Publikationen *(siehe Literaturverzeichnis).*

Dabei spielt nicht nur die enorm hohe Sitzbelastung in Zwangshaltung (beispielsweise Harfe oder Kontrabass) eine große prädisponierende Rolle, sondern auch die zusätzliche Haltearbeit am Instrument (Geige und Querflöte für die Halswirbelsäule, Klavier und Fagott Lendenwirbelsäule) (Seidel und Fischer 2008; Günther und Seidel 2008). Folgende prädisponierende Faktoren sind herausgearbeitet worden:

1. Inadäquate körperliche Voraussetzungen (Hypermobilität, Bindegewebsschwäche)
2. Plötzliche Steigerung der Gesamtspieldauer (Konzertvorbereitung)
3. Fehler in den Übungsgewohnheiten
4. Fehler in der Technik (zu hoher Druck, zu viel Hilfsmuskeln)
5. Änderung des Instruments oder Repertoires (Umbauten)
6. Unzureichende Rehabilitation nach früheren Gesundheitsschäden (zu früher Beginn nach Antibiotika, Frakturen mit Weichteilverklebungen)
7. Fehlerhafte Körperbewegung und Körperhaltung

8. Belastende außermusikalische Aktivitäten (Sport, Garten, Haushalt)
9. Anatomische Varianten
10. Geschlecht (Medikamente zur Behandlung von Beschwerden in der Menopause oder bei Prostatahypertrophie)
11. Qualität des Instruments (Gewicht, Hilfseinrichtungen, Halterungen)
12. Umweltfaktoren (Lärm, Licht, Staub, Temperatur, psychosoziale Faktoren)

BEISPIEL

Am Beispiel der Gitarre lässt sich zeigen, welchen enormen Einfluss Hilfsmittel auf die Belastung der Lendenwirbelsäule haben können:
Gitarre kann man im Sitzen (mit Fußbank oder Gitarrenstütze) und im Stehen spielen. Die Belastung des Segments L5/S1 ist im Sitzen mit Fußbank um 20 % höher (Seidel et al. 2015). Dies liegt an der Retroflexion des Beckens und der damit verbundenen Entlordosierung der Lendenwirbelsäule.

Die Ergebnisse solcher Untersuchungen an den jeweiligen Instrumentengruppen werden in der musikermedizinischen Rückenschule thematisiert und ursachenbezogen vermittelt. Es würde an dieser Stelle zu weit führen, Belastungsanalysen zu allen Instrumenten und Instrumentengruppen aufzuzeigen. Zur Präventionsarbeit ist jedoch die Beschäftigung mit der einschlägigen Literatur dringend erforderlich. Ein erster Einstieg können die Übersichten von Blum (1995) und Seidel (2001, 2002, 2008) sein.

Präventionsmaßnahmen

Zusammenhänge zwischen körperlicher Aktivität und Gesundheit sind heute durch zahlreiche internationale Studien hinreichend belegt. Es wird jedoch immer mehr erkannt, dass es neben einer allgemeinen Gesundheitsprävention notwendig ist, eine beanspruchungsspezifische Prävention instrumentenspezifisch bei Musikern durchzuführen.

Gemäß den Erkenntnissen der instrumentenspezifischen Diagnostik müssen Maßnahmen zur individuellen Gesundheitsförderung deshalb auf Arbeitsbelastung, Gesundheits- und Trainingszustand abgestimmt sein. Damit können sie dazu beitragen, Manifestation und Folgen arbeitsbedingter Erkrankungen im Orchester zu vermeiden bzw. zu vermindern und eine möglicherweise reduzierte Leistungsfähigkeit bei älteren Musikern (50+) zu verbessern. Eine Möglichkeit dieser Wissensvermittlung und Anleitung zu gesundheitsbewusstem Verhalten stellt die „Rückenschule für Berufsmusiker" dar.

In Orchestern sind bisher nur wenige Maßnahmen der Gesundheitsvorsorge integriert. Die bisher erarbeiteten Ergebnisse großflächiger multizentrischer Studien zu Belastungsfaktoren und Beanspruchungsfolgen haben dies noch nicht wesentlich ändern können, was meistens den finanziellen Rahmenbedingungen geschuldet ist. Die besten Analysen sind in den Arbeiten von Bienert (1996), Mühlbach (1996) und Theilig (2001) zu finden. Einen 10-Jahres-Verlauf hat Veit 2008 durchgeführt und veröffentlicht.

5.8.3 Strategie, Ziele und Zielgruppe

In den zurückliegenden Jahren wurden mehrere Projekte durch den Lehrbereich Musikermedizin/Musikphysiologie der Hochschule für Musik Weimar umgesetzt:

- Vorträge in Musikgymnasien, Musikschule, Orchestern, Theatern
- Praktika und Workshops mit instrumentenspezifischen Ansätzen
- Orchesterproben mit Bewegungspausen
- Erarbeitung von Heimübungsprogramm mit Orchestergruppen (Streicher, Bläser, Tasteninstrumente)
- Musikermedizinische Rückenschule

Intention aller durchgeführten Projekte war die Sensibilisierung der Träger und Mitarbeitenden von Theatern und Orchestern für die spezifischen Aspekte der Betrieblichen Gesundheitsförderung mit folgenden Zielen:

- Reduktion von Ausfallzeiten
- Vermeidung vorzeitiger Berufsunfähigkeit
- Ermöglichung eines beschwerdefreien Instrumentalspiels, damit verbunden Reduktion von Medikamentenverbrauch und psychischen Stressfaktoren

Daneben sind auch für die Träger positive Aspekte zu erwarten, insbesondere eine Reduktion von Ersatzstellen und Kosten sowie die bessere Nutzung der vorhandenen individuellen instrumentenspezifischen Leistungscharakteristika. Damit verbessern sich auch die Kollegialität und die Leistungsbereitschaft der Musiker, was letztlich zu besseren künstlicheren Leistungen des Klangkörpers führt.

Zielgruppen sind neben den künstlerischen Mitarbeitenden (Musiker, Dirigenten) vor allem auch das technische Personal. Dieses Vorgehen schafft die Voraussetzungen für die Umsetzung der empfohlenen Maßnahmen (Bestuhlung, Licht, Übezeiten, Bewegungspausen, Reiseplanung, Integration von primärpräventiven Maßnahmen in den Musikeralltag und deren Finanzierung).

5.8.4 Umsetzung der Maßnahmen

In den zurückliegenden Jahren wurden verschiedene Projekte mit Theatern und Orchestern vom Lehrbereich Musikermedizin/Musikphysiologie an der Hochschule für Musik Weimar durchgeführt:

- Schüler- und Elternabende am Musikgymnasium Belvedere Weimar

- Präventionsvorlesung und Rückenschulen an der Hochschule für Musik Franz Liszt Weimar
- Vorträge und instrumentenspezifische Beratung am Theater Hof/Franken
- Probenbegleitung mit Rückenschulelementen, Vorträge, Rückenschule, Vermittlung von Präventionsprogrammen am sächsischen Landesjugendsinfonieorchester.

Im Mittelpunkt der Projekte standen die Risikobeschreibung (Belastungsprofile und Beanspruchungsfaktoren) und die Vermittlung von primär- und sekundärpräventiven Inhalten. Dies wurde in einem Dreistufenplan realisiert:

1. Vortrag vor den Musikern/Instrumentalisten
2. Durchführung von Inhalten einer Rückenschule unter besonderer Beachtung der instrumentenspezifischen Arbeitssituation
3. Bewegungstherapeutische Begleitung von Übesituationen

Dabei waren immer vorrangig die hohen Beschwerden und Beanspruchungen der Musiker das auslösende Moment für die Initiierung dieser Maßnahmen. Die meisten Maßnahmen wurden durch die Zusammenarbeit mit der Deutschen Orchestervereinigung (DOV) und dem Deutschen Bühnenverein organisiert.

Kostenträger waren entweder die Trägereinrichtungen oder Krankenkassen. Unfallkrankenkassen haben sich bisher in diesem Bereich nicht engagiert. An der Konzepterstellung waren die Kostenträger nie beteiligt.

Die Maßnahmen dauerten drei bis vier Stunden bzw. fünf Tage (Projektwochen). Vorrangig vermittelten wir die Inhalte der Rückenschule für Musiker/Instrumentalisten, welche wir seit 1995 durchführen und in denen wir Rückenkursleiter ausbilden.

Rückenschulausbildung für Musiker/ Instrumentalisten mit 13 Modulen

Die Rückenschulausbildung (vgl. Hartmann et al. 2008) umfasst 13 Module:

1. Einführung in die Musikermedizin
2. Epidemiologie und funktionelle/strukturelle Belastungen der Wirbelsäule des Musikers
3. Neurophysiologische Aspekte – Belastung und Beanspruchung im Rückenbereich
4. Ursachen und Risikofaktoren funktionelle/strukturelle Erkrankungen der Wirbelsäule bei Musikern
5. Konstitutionelle Hypermobilität – Talentbedingung oder pathogenetischer Nachteil?
6. Funktionelle Diagnostik/Therapie der Wirbelsäule bei Musikern (Stereotypien, instrumentenbezogene Betrachtung)
7. Präventive und Kurative Konsequenzen
8. Therapeutische Intervention – Kiefergelenk & Halswirbelsäule als funktionelle Einheit (Bläser, Sänger, Streicher)
9. Therapeutische Intervention – Atmung und Brustwirbelsäule/Rippen (Bläser, Sänger)
10. Therapeutische Intervention – Sakroiliakalgelenk/Becken & Lendenwirbelsäule (Bläser, Sänger, Streicher, Tasteninstrumentalisten, Schlagwerker, Zupfinstrumente)
11. Wahrnehmungs- und Entspannungsverfahren/Selbstübungen als wesentlicher Bestandteil zum Therapieerfolg
12. Spezifisches Gerätetraining (gerätegestützte Krankengymnastik – KGG, medizinische Trainingstherapie – MTT) konzentrische vs. exzentrische Beanspruchungen
13. Besonderheiten des Berufsalltages von Berufsmusikern

5.8.5 Bewertung des Projekts

Die Projekte wurden sehr engagiert von den Teilnehmern aufgenommen, es ergaben sich sehr viele positive Rückmeldungen. Über einen 10-Jahres-Zeitraum wurden dazu prospektive begleitende Untersuchungen durchgeführt und ausgewertet. Diese ergaben eine hohe Resonanz, aber die Kontinuität der Durchführung ist in hohem Maße vom Wiederansprechen und regelmäßigen Setting der Maßnahmen abhängig (Veit 2008). Ebenfalls beeinflusst werden die 10-Jahres-Ergebnisse durch Stellenwechsel im Orchester.

Gleichfalls ist eine besondere Herausforderung die zunehmende Überalterung der Stelleninhaber. Altersmedizinische Aspekte werden daher zunehmend, auch bedingt durch das höhere Renteneintrittsalter, eine Rolle spielen müssen.

Die Intervention sowohl bei den Musikstudenten als auch beim Landesjugendsinfonieorchester Sachsen wurden evaluiert und die Ergebnisse in wissenschaftlichen Graduierungsarbeiten publiziert (Bienert 1996, Höpfner 1996, Mühlbach 1996, Theilig 2001, Veit 2008).

Diese Arbeiten zeigen die Notwendigkeit der Durchführung und sollten die Trägereinrichtungen und Kostenträger auffordern, die notwendige Finanzierung im Rahmen der BGF zu übernehmen.

Die Nachhaltigkeit dieser Maßnahmen ist nur durch regelmäßige Präsenz und Interaktion in den Trägereinrichtungen zu sichern. Dies geschieht durch Vorträge, Ansprechen zu Konsultationsterminen und Pressearbeit sowie Kooperation mit den betriebsärztlichen Diensten, der DOV und dem Bühnenverein.

LITERATUR

Arndt KH (2002) Prävention – Investition in die Zukunft der Gesundheit. Ärztebl Thüringen 13(1): 19–22.

Bienert S (1996) Retrospektive Longitudinalstudie zu klinisch relevanten Belastungsfaktoren und Belastungskomplexen bei Studierenden der Musikhochschule Franz Liszt Weimar. Diplomarbeit. Weimar: Hochschule für Musik.

Blair SN, Cheng Y, Holder JS (2001) Is physical activity or physical fitness more important in defining health benefits? Med Sci Sports Exerc 33: 379–399.

Blum J (1995) Medizinische Probleme bei Musikern. Stuttgart: Thieme.

Deutscher Musikrat (1994): Zeit für Musikphysiologie – Sprechstunde für Musiker. Sonderdruck aus Musikforum – Referate und Informationen des Deutschen Musikrates, Heft 80.

Fischer A, Seidel EJ: Herausforderungen des Fachgebietes Physikalische und Rehabilitative Medizin im Bereich der Prävention. Phys Med Rehab Kuror 14(1): 37–42.

Günther P, Seidel EJ (2008) Die Wirbelsäule des Musikers – Physiotherapeutische Intervention bei Instrumentalisten. Die Säule 18(2): 71–75.

Günther P, Seidel EJ, Smolenski UC: Craniomandibuläre Dysfunktion (CMD) – Therapiekonzepte der Physikalischen Medizin. In: Seidel EJ, Lange E: Die Wirbelsäule des Musikers. 3. Symposium der Deutschen Gesellschaft für Musikphysiologie und Musikermedizin, Institut für Musikpädagogik und Musiktheorie 2001. Bad Kösen: GfBB, S. 75–82.

Hartmann D, Günther P, Hartmann J, Fischer A, Seidel EJ, Reinhardt U (2008) Inhaltliche Aspekte einer präventiven Rückenschule für Instrumentalisten. Die Säule 18(2): 66–70.

Hollmann W, Löllgen H (2009): Kongressbericht: Bedeutung der körperlichen Aktivität für kardiale und zerebrale Funktionen. Dt Ärztebl 99 (20): 1077–1079.

Höpfner R (1996) Vergleichende Studie zu klinisch relevanten Belastungsfaktoren und Belastungskomplexen bei Musikschülern, Musikstudenten und Berufsmusikern. Diplomarbeit. Weimar: Hochschule für Musik.

Klein-Vogelbach S, Lahme A, Spirgi-Gantert I (2000) Musikinstrument und Körperhaltung – Eine Herausforderung für Musiker, Musikpädagogen, Therapeuten und Ärzte. Heidelberg: Springer.

Klöppel R (2003) Das Gesundheitsbuch für Musiker. Anatomie – berufsspezifische Erkrankungen – Prävention und Therapie. Kassel: Bosse.

Lewit K (2007) Manuelle Medizin – bei Funktionsstörungen des Bewegungsapparates, 8. Aufl. München: Urban & Fischer.

Meyers WT (2004): Anatomy Trains, Myofasziale Meridiane. München: Urban & Fischer.

Mühlbach M (1996) Retrospektive Longitudinalstudie zu klinisch relevanten Belastungsfaktoren und Belastungskomplexen bei Orchestermusikern. Diplomarbeit. Weimar: Hochschule für Musik.

Pankert R, Loock F (2004): Musikermedizin, Musikerarbeitsplätze. GUV-Information 8626, 3. Aufl. München: Bundesverband der Unfallkassen.

Payne RA (1998) Entspannungstechniken, Ein praktischer Leitfaden für Therapeuten. Stuttgart: Gustav Fischer.

Radant S (1998) Der Kausalzusammenhang zwischen Belastung und Beanspruchung. Ansatz für eine systemorientierte Prävention. In: Radandt S, Grieshaber R, Schneider W (Hrsg.) Prävention von berufs- und arbeitsbedingten Gesundheitsstörungen und Erkrankungen – 4. Erfurter Tage. Leipzig: monade, S. 11–22.

Sachse J, Schildt-Rudloff K (2000) Wirbelsäule – Manuelle Untersuchung und Mobilisation. München: Urban & Fischer.

Schneider S (2007) Zur diametralen Wirkung körperlicher Bewegung in Beruf und Freizeit auf das Rückenschmerzrisiko. Dtsch Z Sportmed 58(12): 433–439.

Schreiber TU, Smolenski UC, Seidel EJ (2001) 3-dimensionale Bewegungsanalyse zur Funktionsbeurteilung der Halswirbelsäule – Messverfahren und Reliabilität. Phys Med Rehab Kuror 11(4): 113–122.

Schultz B(2004) Die Muskulatur in Untersuchung und Behandlung aus Sicht der ÄMM. Manuelle Medizin 42(3): 220–223.

Seidel EJ (2003) Kryotherapie – Einsatz- und Anwendungsmöglichkeiten in Klinik und Praxis. 2. Auflage. Hohenneudorf: Uniphy (ehemals TUR) Elektromedizin GmbH & Co. KG, S. 1–58.

Seidel EJ, Conradi S (2001) Funktionelle Diagnostik der Wirbelsäule bei Musikern. In: Seidel EJ, Lange E: Die Wirbelsäule des Musikers. 3. Symposium der Deutschen Gesellschaft für Musikphysiologie und Musikermedizin, Institut für Musikpädagogik und Musiktheorie 2001. Bad Kösen: GfBB, S. 26–43.

Seidel EJ, Fischer A (2008) Rückenschmerz bei Berufsmusikern – Grundlagen der Diagnostik und Stellenwert der berufsspezifischen Prävention. Die Säule 18(2): 61–65.

Seidel EJ, Fischer A, Günther P, Hartmann J (2008) Praktische Erfahrungen und Ergebnisse aus der Betreuung von Berufsmusikern und Musikstudenten im Zentrum für Physikalische und Rehabilitative Medizin Weimar. Die Säule 18(2): 60.

Seidel EJ, Fischer A, Wick HC, Seidel P, Zweiling K, Günzel W (2004) Spinal diseases by musicians – Diagnosis and preventional possibilities. 14th European Congress of Physical and Rehabilitation Medicine Vienna, 12.–15. May 2004, Abstract S. 76.

Seidel EJ, Lange E (2001) Die Wirbelsäule des Musikers. Bad Kösen: GfBB.

Seidel EJ, Seidel P, Henkel A (2015) Computergestützte Funktionsanalyse der Wirbelsäule bei Gitarristen, Manuelle Medizin 53(1): 31–38.

Seidel EJ, Wick HC, Fischer A, Zweilling K, Günzler W (2003) Work specific prevention of spine dysfunction and disorders by musicians. Abstracts – 9. Europäischer Kongress für Musikphysiologie und Musikermedizin 4.–6.4. 2003 Freiburg. Musikphys Musikermed 9(1): 62–63.

Seidel EJ: (2002) Die Musikerwirbelsäule – Belastungen, funktionelle Diagnostik und Prävention. Herbstkonferenz der Gesellschaft für Arbeitswissenschaften. Technische Universität Ilmenau 26.–27. September 2002, Tagungsband, 107–110.

Streeck U, Focke J, Klimpel L, Noack DW (2006) Manuelle Therapie und komplexe Rehabilitation – Grundlagen obere Körperregion. Heidelberg: Springer

Theilig S (2001) Klinisch Relevante Belastungsfaktoren und Belastungskomplexe bei Musikpädagogen. Diplomarbeit. Weimar: Hochschule für Musik.

Titel K, Seidel EJ (2012) Beschreibende und funktionelle Anatomie des Menschen. 15. Aufl. München: Kiener.

Veit U (2008) Vergleichende retrospektive Longitudinalstudie zu klinisch relevanten Belastungsfaktoren und Belastungskomplexen bei Studierenden der Hochschule für Musik Franz Liszt Weimar. Diplomarbeit. Weimar: Hochschule für Musik.

Wagner C (1995) Medizinische Probleme bei Instrumentalisten – Ursachen und Prävention. Regensburg: Laaber Verlag.

Register